中国医师协会皮肤美容专业医师培训教材

皮肤美容学

主　编　何　黎　刘　玮
副主编　李　利　李　航
　　　　项蕾红　周展超
　　　　赖　维　王学民
主　审　郑志忠　朱学骏

人民卫生出版社

图书在版编目（CIP）数据

皮肤美容学/何黎等主编. —北京：人民卫生出版社，
2008.11

ISBN 978 - 7 - 117 - 10702 - 0

Ⅰ.皮⋯　Ⅱ.何⋯　Ⅲ.皮肤 – 美容术 – 教材
Ⅳ.R622

中国版本图书馆 CIP 数据核字（2008）第 157362 号

人卫智网　www.ipmph.com	医学教育、学术、考试、健康，	
	购书智慧智能综合服务平台	
人卫官网　www.pmph.com	人卫官方资讯发布平台	

皮 肤 美 容 学

主　　编：何黎　刘玮
出版发行：人民卫生出版社（中继线 010 – 59780011）
地　　址：北京市朝阳区潘家园南里 19 号
邮　　编：100021
E – mail：pmph @ pmph. com
购书热线：010 – 59787592　010 – 59787584　010 – 65264830
印　　刷：三河市潮河印业有限公司
经　　销：新华书店
开　　本：787×1092　1/16　印张：27.75
字　　数：681 千字
版　　次：2008 年 11 月第 1 版　2022 年 11 月第 1 版第 19 次印刷
标准书号：ISBN 978 – 7 – 117 – 10702 – 0
定　　价：88.00 元

参编人员 (按姓氏笔画为序)

万苗坚（中山大学附属第三医院皮肤科）

马　琳（首都医科大学附属北京儿童医院）

王玮蓁（武汉市第一人民医院）

王学民（上海市皮肤性病医院）

方　方（中国医学科学院皮肤病研究所）

邓　军（第三军医大学西南医院）

朴永君（大连医科大学附属第一医院）

刘本胜（大连皮肤病医院）

刘　玮（中国人民解放军北京空军总医院）

刘　玲（昆明医学院第一附属医院）

刘　洁（北京协和医院）

刘　流（昆明医学院第一附属医院）

汤依晨（上海皮肤性病医院）

孙素姣（大理学院附属医院）

杨淑霞（北京大学第一医院）

杨　森（安徽医科大学）

杨　智（昆明医学院第一附属医院）

李远宏（中国医科大学附属第一医院）

李　利（四川大学华西医院）

李　航（北京大学第一医院）

吴　艳（北京大学第一医院）

何　黎（昆明医学院第一附属医院）

谷廷敏（北京军区总医院）

汪黔蜀（昆明市中医医院）

张立新（首都医科大学附属北京儿童医院）

张怀亮（中国医学科学院皮肤病研究所）

张　良（武汉市第一人民医院）

陈晓栋（南通大学附属医院）

范文成（兰州军区总医院三附院）

罗东升（四川省医学科学院皮肤病研究所）

周春英（青岛海慈医疗集团）

周展超（中国医学科学院皮肤病研究所）

郑　敏（浙江医科大学附属第二医院）

项蕾红（上海复旦大学华山医院）

赵　亮（中国医学科学院皮肤病研究所）

骆　丹（南京医科大学第一附属医院）

高建武（陕西省人民医院）

涂彩霞（大连医科大学附属第二医院）

涂　颖（昆明医学院第一附属医院）

曾维惠（西安交通大学第二附属医院）

赖　维（中山大学）

蔡　涛（重庆医科大学附属第一医院）

戴耕武（四川省医学科学院皮肤病研究所）

主编简介

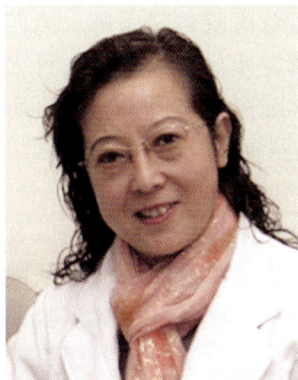

何黎，女，1962 年出生，博士，博士生导师，教授，先后毕业于昆明医学院及云南大学生命科学院。1993 年—1995 年在泰国朱拉隆宫大学留学，专修皮肤美容。现为昆明医学院第一附属医院皮肤性病科主任，云南省皮肤性病临床研究所所长，昆明医学院医学美容专业主任。任《皮肤病与性病》杂志主编及《国际皮肤性病学杂志》、《中华医学美学美容杂志》、《中国美容医学》等 7 个国家级杂志编委；中国医师协会皮肤科分会常务委员及皮肤美容亚专业委员会主任委员、中华医学会皮肤性病学分会委员及皮肤美容学组副组长、中国中西医结合学会皮肤科分会常务委员及化妆品委员会委员、云南省医学会皮肤性病学分会主任委员、云南省医学会医学美学与美容分会副主任委员；云南省学术技术带头人、云南省教委教学科研带头人。获享受国务院特殊津贴专家、全国三八红旗手、全国先进女职工、首届中国皮肤科优秀中青年医师奖、云南省首届十大女杰、云南省三八红旗手、云南省有突出贡献优秀专业技术人才、云南省第十八届劳动模范等荣誉称号。

何黎教授从事皮肤性病临床、教学、科研 20 余年，特别擅长皮肤美容及损容性皮肤病基础及临床研究。曾对颧部褐青色痣、痤疮、紫外线致皮肤光损伤机理及治疗进行了多项研究，主持过国家级及省级多项重大攻关项目，获云南省自然科学类一等奖 2 项、云南省科技进步二等奖 1 项、云南省科技进步三等奖 7 项；发表论文 90 余篇，其中 SCI 收录 5 篇；编写书籍 14 部：主编《皮肤科疑难病例精粹》、《皮肤科医师推荐-皮肤保健与美容》、《皮肤保健与美容知识问答》；副主编《现代实用美容学》、《美容化妆品学》、《皮肤性病学》（教材）。

主编简介

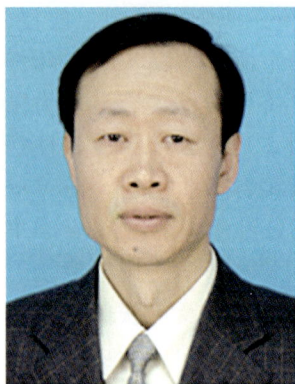

刘玮，医学博士，解放军空军总医院主任医师，第四军医大学皮肤科兼职教授，博士研究生导师，中国医科大学博士研究生导师，中国医学科学院皮肤病研究所客座研究员。1996 年～1998 年曾赴荷兰鹿特丹 Erasmus 大学医学院完成博士后研究。

近十余年来主要从事皮肤美容、化妆品不良反应以及化妆品功效研究。曾参加编制有关化妆品皮肤病的七项国家标准，负责编写卫生部《化妆品卫生规范》人体试验部分，负责编制《防晒化妆品 SPF 值人体测定方法》国家标准。目前承担卫生部化妆品标准委员会科研课题 7 项，主要涉及中国九大类特殊用途化妆品的功效研究，建立标准的功效评价程序和方法，为中国化妆品行业的监督和管理工作提供依据。

主要社会兼职包括：

中国光生物学及光化学专业委员会主任委员

卫生部全国化妆品卫生标准委员会副主任委员

中国医师协会美容与整形医师分会副主任委员

中华工商联美容化妆品商会专家委员会副主任委员

中华医学会医学美学及美容学分会常委

中华医学会皮肤科分会皮肤美容学组副组长

中国中西医结合学会变态反应分会常委

中国中西医结合学会化妆品皮肤科学研究会副会长

国际皮肤科学会（ISD）会员

目前任《中华医学美容杂志》副总编，《中华皮肤科杂志》特约编委，《中国美容医学杂志》编委，《中国中西医结合皮肤性病学杂志》编委，《中国麻风与皮肤病杂志》编委，《皮肤科时讯》编委，《解放军军医进修学院学报》编委，《中国化妆品杂志》编委等。

担任专家评委情况：国家卫生部化妆品专家评审委员会评委，国家质检总局中国名牌化妆品专家评审委员会评委。

获国家及省部级科研成果 7 项，参加编写国家标准 7 项，在国内外专业杂志上发表科研论文 50 余篇，主编或参编著作 8 部，代表作为：刘玮、张怀亮主编：《皮肤科学与化妆品功效评价》，北京：化学工业出版社，2005。

序

由何黎教授、刘玮教授主编的《皮肤美容学》是由中国医师协会皮肤科医师分会皮肤美容亚专业委员会成员编写，为协会推出的第一部针对皮肤美容专业医师培训教材。本书汇聚了我国众多皮肤美容学专家的共同智慧，它的问世将会大大促进皮肤美容的整体发展，为我国培养皮肤美容专业医师提供了科学、系统、规范的理论指导。

皮肤美容学是建立在皮肤科学基础上的一门学科。随着医学科学的不断发展，皮肤美容学作为一门新型学科亦日新月异，迅速发展。但目前大多数临床皮肤科医师尚缺乏将皮肤科知识与美容知识相结合的理念，缺乏皮肤美容专业相关知识，如何让广大皮肤科医师尽快、系统的掌握皮肤美容专业知识，并应用于临床，促进我国皮肤美容事业向科学化、规范化方向发展已成为当今亟待解决的重要问题，加强对皮肤美容专业医师的培训不失为解决这一问题的有效对策。中国医师协会皮肤科医师分会的工作就是帮助皮肤科医师提高医疗技术水平，更好地服务于患者，为此，协会组织了我国皮肤美容专家编写了《皮肤美容学》，相信该书的出版将会为皮肤美容医师的培训提供有力的保障。

该书具有如下特点：①权威性：编辑作者均是我国在本领域从事多年临床、教学、科研的专家；②系统性：所涉及的内容几乎覆盖了皮肤美容相关领域，包括了皮肤美容基础理论、皮肤保健与美容、毛发保健与美容、化妆品皮肤科学、激光与光子美容治疗技术、美容应用技术、皮肤外科学、美容中医学及常见损容性皮肤病治疗等内容；③先进性：反映了国内外皮肤美容的最新动态及各位专家在本领域的最新研究成果；④实用性：所有内容均来自编者们多年临床丰富经验的积累，体现内容来源于临床又服务于临床的特色，能够直接应用于临床，服务于患者。

我们相信该书的出版，是对我国皮肤美容专业医师培训及继续教育的初步探索，有助于广大的皮肤科医师和皮肤美容工作者提高业务工作水平。希望该书能得到广大皮肤科医师和皮肤美容工作者的认可和欢迎。

中国医师协会皮肤科分会会长　　　郑志忠
上海复旦大学附属华山医院
中国医师协会皮肤科分会副会长　　朱学骏
北京大学第一医院

前　言

　　近年来，我国美容业快速发展，在一定程度上满足了广大人民群众日益增长的美容需求。但是，随着服务领域和服务数量的不断扩大，有的皮肤科医师缺乏皮肤医学美容专业知识，在治疗皮肤疾病的同时往往不能指导患者进行正确的皮肤美容，达不到疾病治愈与皮肤美容相结合的效果。因此，提高皮肤专科医师的美容服务素质，培训规范的皮肤美容专业医师，引领我国规范的美容市场已迫在眉睫。中国医师协会担任着维护医师权益，培训专科医师，保障患者利益，提高我国医疗服务水平等责任。本书正是在这样的背景下，受中国医师协会皮肤科医师分会委托，由皮肤美容亚专业委员会牵头，组织编写了皮肤美容专业医师培训教材《皮肤美容学》。

　　皮肤美容学是一门以皮肤科学为基础、以美学为指导的学科。它是皮肤科学、美学、美容学三者有机结合的产物，是皮肤科学一个新的分支。从事皮肤美容的医师首先应当具备扎实的诊断及治疗皮肤病的知识，同时应熟悉相关的皮肤医学美容技术。在应用各种药物和医学美容技术治疗疾病的同时，达到调整皮肤的功能和结构，维护、改善、修复和再塑人体美，提高人类生命质量的目的。

　　本书包括了皮肤美容基础理论、皮肤保健与美容、毛发保健与美容、化妆品皮肤科学、激光与光子美容治疗技术、美容应用技术、皮肤外科学、美容中医学及常见损容性皮肤病治疗九个章节，将皮肤科知识与皮肤美容紧密结合起来，由浅入深，多角度、全方位阐明了皮肤美容的基本理论和技术；增加了无创性皮肤检测、医学护肤品等新内容，同时还反映了当前皮肤美容学的发展趋势和新的研究成果，特别强调皮肤病治疗与各种美容方法、技术相结合的新理念。不仅恢复了皮肤生理功能，还尽力满足了心理学和社会学视角的美感。

　　本书作者多是全国长期从事皮肤医学美容临床、教学和科研工作的专业人员，编者们丰富的理论知识和实践经验为本书内容的实用性、新颖性奠定了坚实的基础。但由于时间紧迫、内容繁多，加之皮肤美容学的发展日新月异，难免有疏漏、错误等不完善之处，恳请各位同道和广大读者不吝批评指正，以期再版时补充和修正。

　　本套教材的编辑出版得到了中国医师协会皮肤科分会各领导以及众多专家的支持和关爱。书将付梓，衷心向他（她）们表示感谢！

何黎 刘玮

2008 年 11 月

目　录

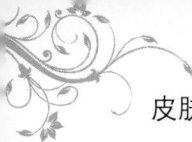

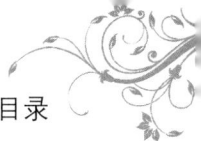

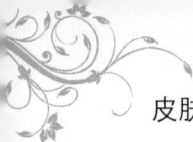

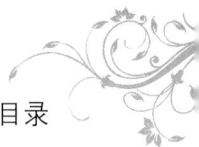

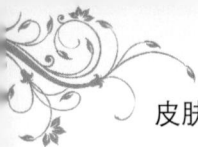

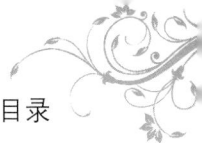

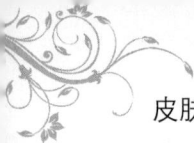

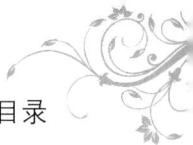

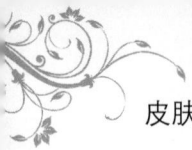

第一章　皮肤美容基础理论

第一节　皮肤结构与皮肤美容

皮肤（skin）由表皮、真皮、皮下组织构成，并含有皮肤附属器、丰富的神经、血管、淋巴管及肌肉。皮肤被覆于整个人体表面，与外界环境直接接触，除了保护机体免受外界各种因素的伤害外，又是反映全身健康状态的一面镜子，许多全身性疾病可通过皮肤的变化反映出来，健康状况不好，面色往往变得憔悴。同时，皮肤位于人体体表，是人体的天然外衣，自然构成了人体美的重要标志。健美的皮肤体现了一个民族的健康、自信和希望。皮肤的健美与皮肤的结构密切相关。（图1-1）

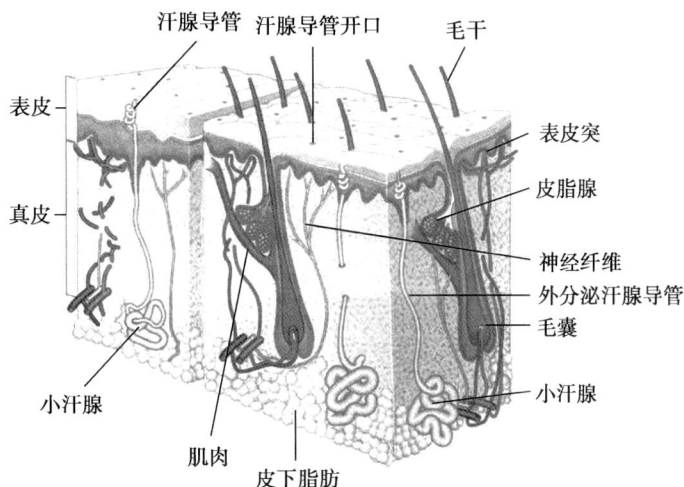

图1-1　皮肤结构

一、表　皮

（一）角质层

角质层是皮肤的"卫士"，由5~15层角质细胞和角层脂质组成，与皮肤美容关系

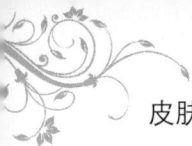

最密切，具有五大功能：

1. 美学功能　光线在厚薄不一的皮肤中散射后，表皮颜色会出现变化，如光滑含水较多的角质层有规则的反射可形成明亮的光泽，而干燥、有鳞屑的角质层以非镜面反射的形式反射光线，使皮肤灰暗。角质层过厚，皮肤会显得粗糙、暗淡无光；角质层过薄，如过度"去死皮"、"换肤"等，皮肤的防御功能减弱，容易受到外界不良因素的侵害出现皮肤问题，如：出现皮肤潮红、毛细血管扩张、色素沉着、皮肤老化，甚至引起某些皮肤疾病。

2. 保护功能　角质层的主要成分角蛋白及脂质紧密有序的排列能抵御外界各种物理、化学和生物性等有害因素对皮肤的侵袭。

3. 防晒功能　角质层可吸收紫外线，主要是中波紫外线 UVB，因此角质层具有防晒功能。

4. 吸收功能　角质层是皮肤吸收外界物质的主要部位，占皮肤全部吸收能力的90%以上。由于角质层间隙以脂质为主，所以角质层主要吸收的是脂溶性物质，所以皮肤科的外用药物和美容化妆品多是乳剂和霜剂。

5. 保湿功能　正常角质层中的脂质、天然保湿因子使角质层保持一定的含水量，稳定的水合状态是维持角质层正常生理功能的必需条件。角质层能保持经皮肤失水量仅为 $2\sim5g/(h\cdot cm^2)$，使皮肤光滑柔韧而有弹性。

（二）透明层、颗粒层、棘层

位于表皮的中间。透明层和颗粒层中的酸性磷酸酶、疏水性磷脂和溶酶体等构成一个防水屏障，使水分既不易从体外渗入，也阻止了角质层下水分向角质层渗透。棘细胞层有分裂功能，可参与表皮的损伤修复，还具有一定吸收紫外线（UVA）的作用。

（三）基底层

位于表皮的最底层，仅为一层柱状或立方状的基底细胞，与基底膜带垂直排列成栅栏状，是除角质层以外与皮肤美容关系最密切的结构，为表皮细胞的"发源地"，与皮肤自我修复、创伤修复及瘢痕形成有关。外伤或手术时，尤其是进行面部美容磨削术与激光治疗，只要注意创面不突破真皮浅层，没有破坏嵌在真皮浅层的表皮脚，其修复由基底层完成，皮肤就能恢复到原来的状态。若突破真皮浅层，由真皮结缔组织增生修复创面，则会形成瘢痕。

（四）表皮通过时间

角质形成细胞从基底细胞层移至角质层脱落，约需要 28 天，称为角质形成细胞的通过时间（transit time），或称表皮更替时间（turnover time）。表皮更替时间可以评价表皮的功能，表皮更替时间过快或过慢都不利于皮肤的健美。皮肤美容应该遵循"皮肤生命周期"，不应人为干预，特别是在进行美白祛斑时应注意遵循皮肤代谢生理特点，不宜使用强效剥脱剂，打破细胞经表皮通过的时间规律；同时也提示皮肤基础护理美容是一个循序渐进的过程，必须持之以恒。

（五）黑素细胞（melanocyte）

位于基底细胞层，是黑色素的"加工厂"，黑素细胞的功能为：

1. 决定皮肤颜色的主要因素　不论何种肤色，产生色素的黑素细胞数量是大致相同的，肤色不同是由于各种人种黑素小体的大小、种类、数量和分布不同。黄种人皮肤

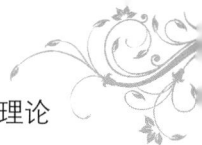

内的黑素主要分布在表皮基底层，棘层内较少；黑种人则在基底层、棘层及颗粒层都有大量黑素存在；白种人皮肤内黑素分布情况与黄种人相同，只是黑素的数量比黄种人少。

2. 防晒作用　黑色素可吸收或反射紫外线 UVA，保护深部组织免受辐射损伤。此外，黑素还能保护叶酸和类似的重要物质免受光线的分解。

3. 黑素细胞影响因素　黑素的产生和代谢受多种因素影响，如紫外线、内分泌、细胞因子、精神因素、睡眠及使用含铅汞重金属化妆品等。黑素细胞功能异常可导致色素增加性皮肤病，如：黄褐斑、雀斑、瑞尔氏黑变病，黑素减少性皮肤病，如：白癜风、白化病等。这些疾病发生于身体的暴露部位时，直接影响皮肤的颜色、光泽、细腻等美学特征。

（六）几种与皮肤美容密切相关的重要结构

1. 皮脂膜　为覆盖于皮肤表面的一层透明薄膜，又称为水脂膜。主要由皮脂腺分泌的皮脂、角质层细胞崩解产生的脂质与汗腺分泌的汗液乳化形成，呈弱酸性，其主要成分神经酰胺、角鲨烯、亚油酸、亚麻酸及其他脂质成分。

2. 皮肤"砖墙结构"　"砖墙"代表角质形成细胞；"灰浆"则指角质细胞间隙中脂质（含神经酰胺、脂肪酸、胆固醇等），限制水分在细胞内外及细胞间流动，保证不丢失水分，"砖墙"和"灰浆"使表皮形成牢固的结构，使皮肤维持重要的屏障功能。银屑病、皮炎、湿疹及长期外用激素等均会破坏皮肤"砖墙结构"，经表皮水分丢失（transepidermal water loss，TEWL）增多，皮肤变得干燥、脱屑。（图 1-2）

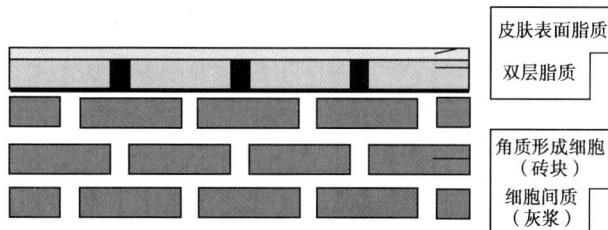

图 1-2　皮肤砖墙结构

3. 皮脂膜和"砖墙结构"具有四大功能：

（1）屏障功能：构成了物理、化学和生物因素进入皮肤的第一道屏障。

（2）保湿功能：皮脂膜中的脂质能锁住水分，阻止真皮营养物质、保湿因子、水分散失，使角质层含水量保持在 20% 左右，对皮肤起到滋润保湿作用。

（3）调节炎症反应：皮脂膜中的亚油酸、亚麻酸可对炎症有一定的调节作用。

（4）防晒功能："砖墙结构"本身就是一道抵御日光的屏障，而皮脂膜内的角鲨烯具有防晒作用。

4. 水通道蛋白（AQPs）　AQP_3 在角质形成细胞中是一个完整的跨膜蛋白通道，它的分子量为 28kDa。一个 AQPs 分子每秒钟可以允许 30 亿个水分子通过。由于 AQPs 的存在，细胞才可以快速调节自身体积和内部渗透压。AQPs 家族成员主要存在于动物和植物中，目前哺乳动物中已发现 13 种 AQPs，根据 AQP 的特性可分为 3 类：第一类为能透水的 AQP_0 至 AQP_6，第二类为能透水、甘油和尿素的 AQP_3 和 AQP_7，第三类为能

透水和中性物质的 AQP_9 和 AQP_{10}，其中分布于皮肤的主要是 AQP_3。AQP_3 不仅能转运水，而且也能转运尿素和甘油等物质进出皮肤，是维持皮肤水合作用的一个关键因素，AQP_3 与细胞的迁移以及皮肤的创伤愈合有密切的关系。昆明医学院第一附属医院的研究表明，紫外线可导致 AQP_3 表达下调，损伤皮肤的屏障功能，引起皮肤水分散失、干燥及皮肤光老化的发生。（图 1-3）

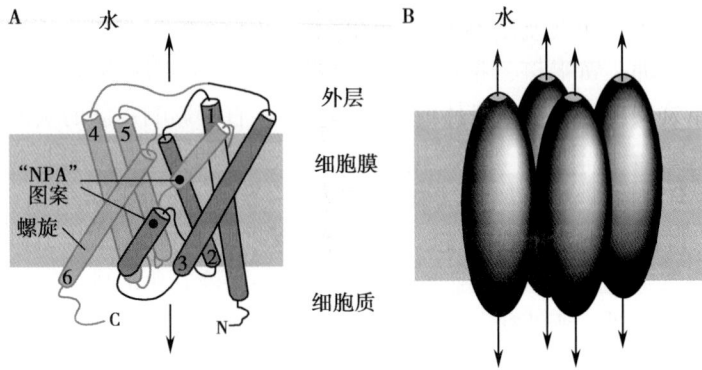

图 1-3　水通道蛋白

5. 天然保湿因子（natural moisturizing factor，NMF）　NMF 是存在于角质层内能与水结合的一些低分子量物质的总称，包括氨基酸、乳酸盐、尿素等及其他未知的物质。NMF 是角质层细胞中中间丝相关蛋白不断降解并最终由多种氨基酸产物衍化而成，其代谢周期为 48 小时。NMF 是参与减少皮肤透皮水分丢失的重要生物分子，它的水溶性极强，很容易随着水分移出细胞外。

6. 角质层"三明治"结构(sandwich model)　"三明治"结构存在于角质层中，厚度约为 13nm，由三层组成，第一层及第三层由晶状体网格结构组成，中间是液相，由类脂构成，主

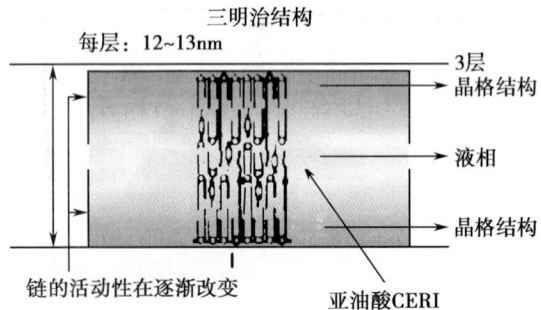

图 1-4　角质层"三明治"结构

要含有不饱和脂肪酸及胆固醇，由于存在少量流动的长链饱和烃链，靠近液相的晶状体结构具有缓慢的流动性。层状结构形成过程中，神经酰胺与胆固醇起到很重要的作用，而在其横向堆积中，是脂肪酸在起作用，"三明治"结构在角质层的保湿、保护方面起到了很重要的作用。（图 1-4）

二、真　皮

真皮（dermis）由胶原纤维、弹力纤维、基质、细胞成分、皮肤附属器及血管、神经组成。

（一）胶原纤维（collagen fiber）

又称胶原蛋白，大部分为Ⅰ型和Ⅲ型胶原，其中Ⅰ型胶原占 80% 左右，是成熟的

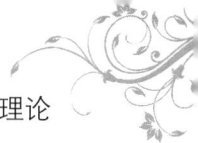

胶原；Ⅲ型胶原是幼稚、纤细的胶原纤维。胶原纤维的主要作用是维持皮肤的张力，其韧性大，抗拉力强，但缺乏弹性。日晒可减少Ⅰ型胶原的形成，皮肤出现松弛和皱纹。因此胶原蛋白可用来添加在化妆品中、注射或口服，以达到保湿、抗皱的目的。（图1-5）

（二）弹性纤维（elastic fiber）

又称弹性蛋白（elastin），弹性纤维是由交叉相连的弹性蛋白外绕以微纤维蛋白所构成，对皮肤的弹性和顺应性起着重要的作用，使皮肤有弹性，光滑，减少皱纹的产生。在皮肤的自然老化中，弹力纤维可进行性的降解、变细、消失，锚纤维变短；紫外线所至的皮肤光老化可使弹力纤维变性、增生、变粗、卷曲、形成浓染的团块状聚集物，锚纤维几乎消失，皮肤弹性和顺应性亦随之丧失。（图1-6）

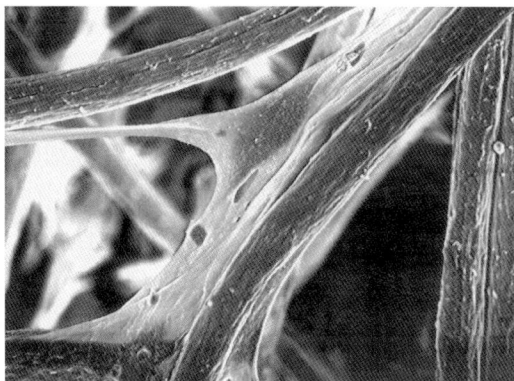

图1-5 胶原蛋白

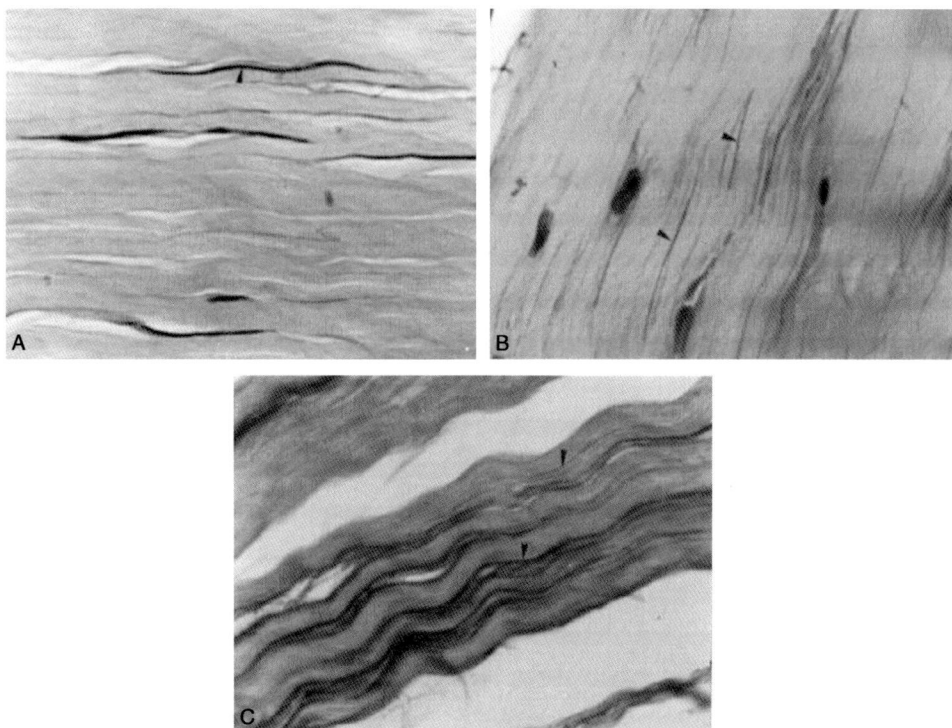

图1-6 弹力蛋白

（三）网状纤维（reticular fiber）

创伤愈合时或肉芽肿组织中可大量增生。

（四）基质（ground substance）

基质为填充于纤维、纤维束间隙和细胞间的无定形物质，是皮肤的"营养剂"，不仅有支持和连接细胞的作用，而且还有保湿、参与细胞的形态变化、增殖、分化、迁移及促进胶原纤维成熟等多种生物学作用。基质由多种结构性糖蛋白、蛋白多糖和氨基聚糖构成。氨基聚糖包括透明质酸、硫酸软骨素、肝素等，虽然氨基聚糖占皮肤干重不足1%，但它组织的水化起重要作用，可结合1000倍于自身重量的水。真皮组织含有大量的水，是细胞生理活动的基础，也是表皮的物质基础，因此皮肤不仅需要表皮层的保湿，还需要真皮层保湿。

（五）细胞

主要有成纤维细胞、肥大细胞、巨噬细胞、淋巴细胞、朗格汉斯细胞和噬色素细胞等，还有少量淋巴细胞和其他白细胞。其中成纤维细胞是真皮结缔组织中最重要的细胞，它主要功能包括合成各种胶原、弹性蛋白及细胞外基质成分，同时还产生分解这些成分的酶类，来维持代谢平衡，在创伤愈合过程和皮肤的老化中十分重要。成纤维细胞过度增生可产生病理性纤维增生，形成瘢痕疙瘩。在皮肤的老化中，皱纹部位胶原萎缩与紫外线介导的成纤维细胞损伤有明显的关系，它可使成纤维细胞合成胶原的能力下降。

（六）皮肤附属器

1. 皮脂腺　分布于头面及躯干中部、外阴部皮脂腺较多的皮脂溢出区，是皮肤的"润滑器"。皮脂腺的分泌受雄激素、年龄、性别、饮食、温度、湿度等因素影响。皮脂腺分泌皮脂，润滑皮肤，对真菌和细菌的生长有一定抑制作用。此外，皮脂腺吸收脂溶性物质，参与形成皮肤表面的pH值。皮脂分泌过多，易出现痤疮、酒渣鼻、脂溢性皮炎等皮肤问题，皮脂分泌过少，皮肤容易干燥、衰老。

2. 汗腺　是皮肤的"呼吸通道"分为小汗腺及大汗腺。小汗腺分布于除口唇、龟头、包皮内层、阴蒂外分布全身，以掌趾部较多，其分泌受乙酰胆碱能作用的影响，起到调节体温作用；大汗腺分布在腋窝、脐周、乳晕、外生殖器，主要受肾上腺皮质激素的调控，大汗腺在青春期开始发育，汗液排出后经皮肤表面的葡萄球菌、革兰阴性杆菌等的分解，产生六碳至十碳的不饱和脂肪酸而发出臭味，称为腋臭。汗腺可吸收水溶性物质，汗腺分泌的汗液有调节体温、软化角质、作为水相参与形成皮脂膜的作用，酸化的汗液还可调节皮肤表面的酸碱度。

3. 毛发　具体见后面的毛发与保健章节。

4. 甲　甲是指（趾）末端伸面的坚硬物质，由甲板以及其周围组织构成，外露部分称甲板（nail plate）；伸入近端皮肤中的部分称为甲根（nail root）；覆盖甲板周围的皮肤称为甲襞（nail fold）；甲板下的皮肤称为甲床（nail bed）；甲根之下的上皮细胞称为甲母质（nail matrix），是甲的生长区；甲的近端有一新月状淡色区称为甲弧影（nail lunula）。不同个体和同一个体的各指（趾）上均存在差别，其厚度约为0.5～0.75mm。指甲生长速度为0.1mm/d，趾甲生长速度为指甲的1/2～1/3。

（1）甲的作用

1）保护作用：甲可保护其下方的组织免受伤害。

2）反映机体的健康状况：①健康人的指甲色泽粉红。把十个指甲放在阳光下观察，手指上下移动，如指甲表面有闪耀的反射，那就显示整体健康处于极佳状态，体内各器官的功能都完好正常；②指甲表面出现棕色的纵纹或纵裂，由指尖向指甲根部延

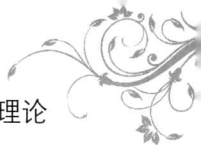

伸，显示患有肠道炎症疾病或预示维生素缺乏和缺铁等症，指甲部分发白表示缺锌。普通发白表示贫血。指甲上出现带棕黄色的条纹是肝脏生病讯号。不过，值得注意的是，此棕黄色条纹要同时显现在十个手指甲上，才是肝病，单独出现并不能作为诊断的依据；③指甲上若有许多顶针样的小坑内陷，一般是银屑病的晚期病症表现；④指头有肿胀，指甲上有紫晕，很可能是肺部疾病。指甲变薄变脆，甚至裂开，显示呼吸系统和循环系统有疾病；⑤指甲的中间内陷，形同羹匙状，显示已患有糖尿病、贫血、甲状腺功能亢进或营养不良等症；⑥指甲下面见到有暗红紫色血斑，常表示患紫癜、血液病等。

（2）甲部疾病：由于变应性接触性皮炎、银屑病、湿疹、扁平苔藓等疾病可导致甲剥离；有时会出现甲变色、弧影病变；甲板受累时会出现杵状指、反甲、甲板增厚、钩甲、甲营养不良；甲会发生恶性肿瘤，如：恶性黑素细胞瘤。

5. 皮肤血管　皮肤血管构成了微循环的一个重要动力系统，是皮肤的"生命之源"对皮肤颜色、温度调节、皮肤代谢和透皮转运起着非常重要的作用。它将血红蛋白运输到皮肤，单位时间内通过皮肤的数量增多，血红蛋白量也增多，从而使皮肤的红色成分增多，皮肤颜色红润。微循环障碍，可加速皮肤老化，因此，改善皮肤微循环是预防和延缓皮肤老化的一个手段。

三、皮下组织

皮下组织由疏松结缔组织及脂肪小叶组成，又称皮下脂肪层。皮下脂肪具有海绵肤垫的作用，适量厚度的皮下组织可使皮肤显得丰满，表现女性的曲线美和青春丰满美，但皮下脂肪过度沉积显得臃肿；太薄则显得干瘪，易出现皱纹。皮下组织的厚度随体表部位、年龄、性别、内分泌、营养和健康状态等有明显差异。

在以往的皮肤科治疗中，医生注重的是疾病本身的治疗，而不注意疾病愈后皮肤的状态及预防疾病的发生。随着人民生活日益提高，人们对美的要求也越来越高，皮肤美容变得越来越重要。皮肤科医师只有掌握皮肤结构与美容的关系，才能在有效治疗皮肤疾病的基础上，恢复皮肤正常生理功能，达到治疗疾病与美容的统一。

（何　黎　孙素姣）

第二节　皮肤屏障功能与皮肤美容

皮肤位于人体体表最外层，具有屏障功能。一方面皮肤具有对外界机械性、物理性、化学性、细菌等微生物损伤的防护作用，保护着体内各个重要脏器；同时，正常皮肤对光有吸收能力，基底层的黑素细胞产生的黑素也能吸收紫外线，对防止紫外线引起的皮肤光损伤起防护作用。另一方面可防止体内营养物质、水分等的丢失，维持皮肤的含水量，使皮肤滋润。如果皮肤不完整，如：烧伤患者皮肤受损，失去了对外界微生物的防护作用，而且烧伤创面没有皮肤保护，组织液渗出引起营养物质和水分丢失，严重的烧伤会危及生命。

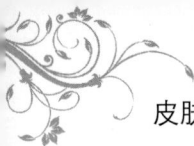

皮肤的屏障功能是皮肤科最基本的问题之一。在健康皮肤研究领域，皮肤屏障结构的形成涉及蛋白质分化表达、脂质合成和分泌等一系列生理代谢活动，在临床皮肤疾病方面，皮肤屏障结构的异常则贯穿在众多相关皮肤疾病的病因病理过程之中。深入研究皮肤的屏障功能，或从皮肤屏障功能的视角审视众多皮肤病，可能会有新的启发和认识。

一、皮肤屏障功能解析

广义上看来，皮肤的屏障功能不仅仅指其物理性屏障作用，还应包括皮肤的色素屏障作用、神经屏障作用、免疫屏障作用以及其他与皮肤功能相关的诸多方面；狭义的皮肤屏障功能通常指表皮尤其是角质层的物理性或机械性屏障结构，本文将对此进行重点讨论。

从细胞分化和组织形成的角度来看，皮肤的物理性屏障功能不仅依赖于表皮角质层，而且依赖于表皮全层结构；从生化组成和功能作用方面看来，表皮的物理性屏障结构不仅和表皮的脂质有关，也和表皮的各种蛋白质、水、无机盐以及其他代谢产物密切相关。这些成分的任何异常都会影响皮肤的屏障功能，不同程度地参与或触发临床皮肤疾病的病因及病理过程。下面试从皮肤的基本结构和生化组成入手，在不同层次上对皮肤物理性屏障功能加以解析。

（一）表皮蛋白质终末分化及其屏障作用

在表皮细胞从基底层向棘细胞层、颗粒层、角质层的移行过程中，角质形成细胞历经一系列生长分化，最后成为无生命的角质细胞。在这一变化过程中，表皮蛋白质的特异性表达有两种含义：在形式上代表细胞的不同分化阶段，在结果上导致产生完全角质化的细胞套膜（cornified envelope），后者正是表皮角质层屏障结构的物质基础。上述涉及的蛋白质主要有两类：即细胞角蛋白（keratin）和角蛋白中间丝相关蛋白（keratin intermediate filaments-associated protein，KIFAP），现分述如下。

1. 角蛋白的分化表达及临床意义　角蛋白是表皮细胞的主要结构蛋白，呈纤维状，直径约10nm，属于中间丝家族。根据角蛋白基因核酸序列的同源性将其分为两型，Ⅰ型分子量较小，呈酸性，Ⅱ型分子量较大，呈碱性。成熟的角蛋白纤维是由Ⅰ型和Ⅱ型以1:1比例聚合而成的异种二聚体，因此在表皮中角蛋白是成对表达的[1]。基底层细胞处于未分化状态，具有生长分裂能力，细胞中特异性表达角蛋白5/14，即增生特异性K5/K14（图1-7）；细胞一进入到棘细胞层就出现了K1/K10角蛋白对的表达，即分化特异性K1/K10（图1-8）。

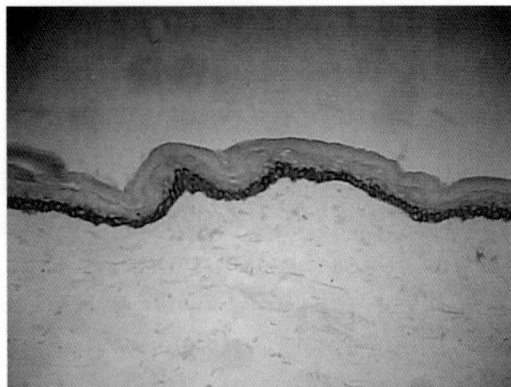

角蛋白的不同表达不仅代表了

图1-7　表皮基底层 K5 表达 APAAP 染色

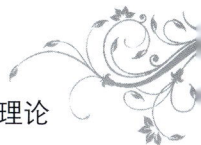

表皮细胞的不同分化阶段，也能反映不同的组织类型。如在掌跖部位表皮基底层还表达 K2e/K9；K6K16 角蛋白在正常表皮看不到，而主要表达在毛囊外毛根鞘和皮脂腺导管部位；K15 在表皮和毛囊都很少表达，而主要出现在外泌汗腺及支气管上皮；K17 在正常表皮中不出现，而在病理状态下如银屑病、扁平苔藓等则强表达（图 1-9）。

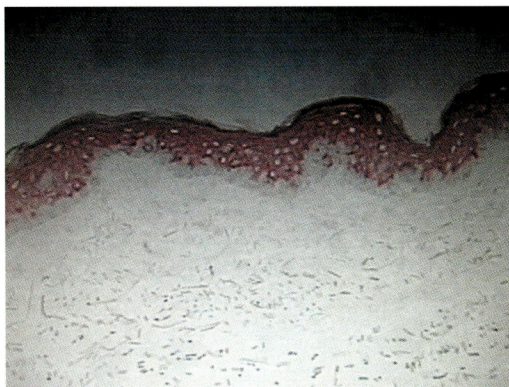

图 1-8　表皮棘细胞层 K10 表达
APAAP 染色

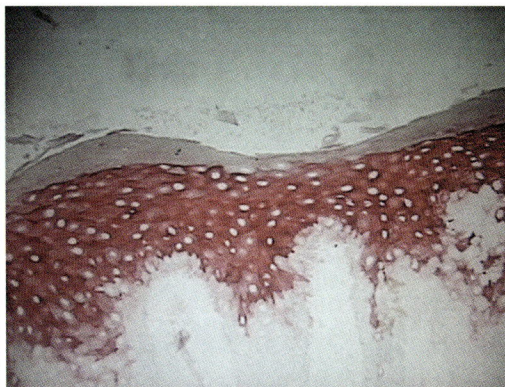

图 1-9　银屑病棘细胞层表达角蛋白 K17
APAAP 染色

角蛋白基因的正确表达和角蛋白细胞骨架的完整构建是表皮物理性屏障结构的基础。角蛋白的基因突变或其他先天性缺陷将直接影响表皮组织结构的完整性，导致出现一系列以皮肤屏障结构损害为主要临床特征的皮肤疾病，如表 1-1。

表 1-1　角蛋白基因缺陷：角质层屏障损伤性皮肤病

基 因 缺 陷	临 床 疾 病
K5 或 K14	单纯型大疱性表皮松解症（EBS）
K10 或 K1	表皮松解性角化过度鱼鳞病（EHI）
K10 或 K1	豪猪状鱼鳞病，Broc 型，Curth-Macklin 型
K1 或 K10	非表皮松解性掌跖角化病
K10	EH 型表皮痣
K6a 或 K16	先天性厚甲症-1 型
K6b 或 K17	先天性厚甲症-2 型
K16 及 K17	多发性脂囊瘤
K2e	Siemens 大疱性鱼鳞病，主要在颗粒层
K9	表皮松解性掌跖角化病，掌跖部位

2. 中间丝相关蛋白的分化表达及临床意义

在表皮细胞向终末分化的过程中，不仅包括上述角蛋白的特异性分化表达，而且也涉及到一系列重要的中间丝相关蛋白，如丝聚合蛋白（filaggrin），兜甲蛋白（loricrin），内皮蛋白（involucrin），角质形成细胞转谷酰胺酶（transglutaminase of keratinocyte，TGk），小分子富含脯氨酸蛋白（small proline rich proteins，SPRPs）等。其中 Filaggrin

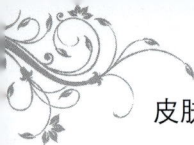

主要存在于表皮颗粒层和透明层，其功能是与角蛋白中间丝相互作用，凝聚形成致密的角蛋白纤维束，从而形成角质细胞扁平坚韧的支架结构；TGk 表达在棘细胞层的中上部，主要催化角质套膜蛋白如 Involucrin，Loricrin 等交叉连接，形成异常不溶性的角质套膜，这种角质套膜包裹角蛋白纤维束，形成表皮独特的角质层屏障结构。Filaggrin 和 TGk 的特异性组织表达见图 1-10 和图 1-11。

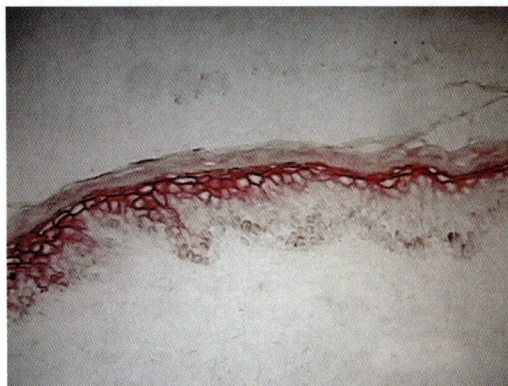

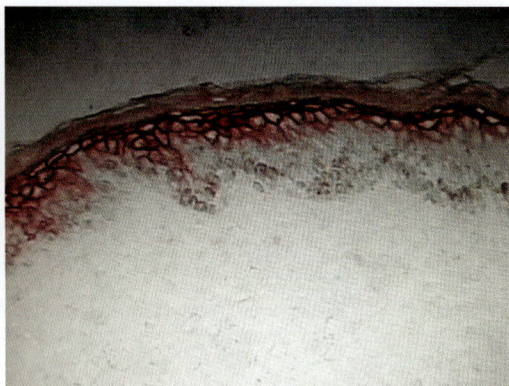

图 1-10　表皮角质层 Filaggrin 表达　　　　图 1-11　表皮棘层上部 TGk 表达
　　　　　　APAAP 染色　　　　　　　　　　　　　　APAAP 染色

TGk 可催化角质包膜蛋白形成（ε-，γ-谷氨酰）赖氨酸交叉连接，这种键赋予角质层异常的不溶性，可以抵抗蛋白酶的消化，可以短时间内耐受酸碱的刺激，也可以抵抗致病微生物的入侵。健康的皮肤角质层可以控制水分的丢失，没有角质层水分丢失 10 倍以上。过度水合作用可削弱角质层的水屏障作用，促使外界物质透皮吸收增加。临床上常用封包疗法来提高外用药物的治疗效果，就是基于这一原理。

中间丝相关蛋白是形成皮肤角质层屏障结构的重要物质，相关的基因突变或先天性缺陷将导致这些蛋白质的异常表达，从而导致一系列以皮肤屏障功能损伤为特征的皮肤病症，如表 1-2。

表 1-2　中间丝相关蛋白基因缺陷：角质层屏障损伤性皮肤病

基 因 缺 陷	临 床 疾 病
Filaggrin 基因突变	寻常型鱼鳞病，AD 的强易感因素
TGK 基因突变	层板状鱼鳞病
Loricrin 兜甲蛋白基因缺损	残毁性角皮症或 Volwenkel 综合征
Loricrin 兜甲蛋白基因突变	进行性对称性红斑角皮症
兜甲蛋白基因突变	先天性鱼鳞病样红皮病
桥粒斑蛋白基因突变	条纹状掌跖角皮症，表皮松解性掌跖角皮症
	致死性棘层松解性大疱性表皮松解症
连接蛋白的基因突变	相关性皮肤病等

（二）结构性脂类及其屏障作用

结构性脂类是指表皮各层尤其是角质层的细胞间脂质，它们是表皮结构的组成部

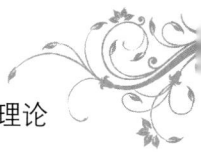

分，与皮肤组织一起进行新陈代谢；与此对应的是游离性脂类，后者是皮肤表面水脂膜（hydro-lipid film）中的脂质，是皮脂腺的分泌产物。两者在来源、生化组成及功能作用等方面均有区别，因此应分别论述。

1. 结构性脂类的合成与分泌　结构性脂类是构成皮肤物理性屏障结构的重要组成部分。人们用砖墙模式来形容皮肤角质层的组织结构，上述由角蛋白和中间丝相关蛋白终末分化而形成的角质细胞套膜，就是这种砖墙结构中的砖块，而细胞间脂质则是砖块之间的灰浆。细胞间脂质由棘细胞合成，以板层小体或 Orland 小体的形式分布在胞质内，在棘细胞向上移行分化过程中，这些板层小体逐渐移向细胞周边并与细胞膜融合，最后以胞吐的形式排出到细胞间隙，或随着细胞终末分化、角化、塌陷而成为与原胞体相连的细胞间成分（图 1-12）。

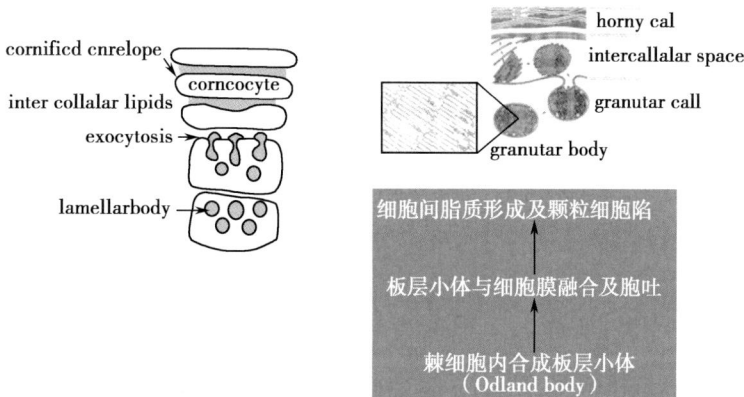

图 1-12　细胞间脂质的合成及分泌过程
摘自：Mitsuhiro Denda. Role of lipids in skin barrier function.

2. 结构性脂类的组成特点　从生化组成来看，细胞间脂质在从棘细胞向角质细胞的分化过程中发生了显著变化，即极性脂类迅速减少，而中性脂类逐渐增加，尤其是鞘脂类如神经酰胺，后者储水保湿能力卓越，是化妆品中经常使用的保湿原料；从结构特点来看，细胞间脂质具有明显的生物膜双分子层结构，即亲脂基团向内，亲水基团向外，形成水脂相间的多层夹心结构。这种结构有两种意义：一方面它保留了生物膜的半通透或选择性通透的性质，有利于某些小分子营养物质如电解质的吸收渗透，另一方面它结合了一部分水分子而把后者固定下来，这些水分就是所谓的结合水，即使在很干燥的情况下结合水也不会丢失。

3. 脂质屏障结构异常与相关性皮肤病　细胞间脂质的上述特点与皮肤角质层屏障保持水分的能力密切相关。结构性脂质的任何变化包括数量的减少或组成比例的变化，都会直接影响皮肤的屏障结构，导致透皮水分丢失（Transepidermal water loss TEWL）增加、皮肤干燥、脱屑等。以 X 性连锁隐性遗传鱼鳞病为例，患者由于基因缺陷导致类固醇硫酸脂酶缺乏，从而不能正常代谢角质层中的类固醇硫酸盐，后者在角质细胞间的堆积影响了细胞间脂质的正常结构，最终出现片状脱屑，皮肤干燥，屏障结构破坏，临床上表现为鱼鳞病。还有许多皮肤病伴有结构性脂质的代谢异常而发生相应的临床症状，如表 1-3。

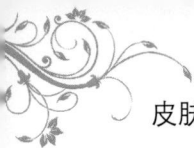

表1-3　以皮肤脂质屏障破坏为病理特征的其他皮肤病

皮肤病名称	伴发脂质代谢异常	皮肤病名称	伴发脂质代谢异常
肠病性肢端皮炎	必需脂肪酸缺乏	特应性皮炎 AD	神经酰胺↓
重型胶样婴儿	异常固醇↑	敏感性皮肤	神经酰胺↓
板层状鱼鳞病	n-烷基↑	银屑病	角质层脂质↓
Refsum's 病	植烷酸↑		

从上述可以看出，脂质性屏障的异常不仅仅降低皮肤的储水保湿功能，也直接影响角质形成细胞的生长与分化调节，影响健康角质层的形成，而后者正是皮肤物理性屏障结构的核心部分。

（三）皮肤水脂膜及其屏障作用

覆盖在皮肤表面的这层水脂膜（hydro-lipid film）又称皮肤脂膜、脂化膜、水化膜等，是皮肤屏障结构的最外层防线。其中的水分来自汗腺分泌和透表皮的水分蒸发，脂类来自皮脂腺的分泌产物，除此以外还有许多表皮代谢产物、无机盐等。

1. 皮脂的组成及其作用　如前所述，水脂膜中的脂类属于游离性脂类，由皮脂腺细胞以全浆分泌形式分泌并分布于皮肤表面。皮脂腺的脂质组成与细胞间脂质有很大区别，皮脂的标志性成分是角鲨烯，而角质层脂质的标志性成分是神经酰胺。如表1-4所示。

表1-4　皮肤表面脂质与表皮细胞间脂质的组成差别

成分	皮脂%	表皮脂类%
角鲨烯	12	缺乏
蜡酯	26	缺乏
甘油三酯	57.5	65
胆固醇酯	3.0	15
胆固醇	1.5	2
鞘酯	缺乏	18

皮脂中的脂质至少有两种功能：一是润滑皮肤，二是减少皮肤表面的水分蒸发。过度洗涤可除去皮肤的皮脂，破坏皮肤的水化膜屏障，造成皮肤干燥和透皮水分丢失增加，这是老年性皮肤瘙痒症的发病基础。了解皮脂的组成特点对研究开发理想的保湿护肤产品非常重要，通过添加类似皮脂成分的保湿剂不但可以恢复润滑皮肤的作用，也有助于修复受损的皮肤表面屏障结构，减少皮肤干燥，缓解瘙痒。

2. 影响皮脂分泌的因素　许多因素影响皮脂腺的分泌功能，如

（1）年龄：人的一生中皮脂分泌呈双峰现象，即刚出生时为第一次高峰，此时受母体激素的影响，皮脂腺分泌旺盛，容易发生脂溢性皮炎和新生儿痤疮；随后皮脂腺分泌逐渐减少，至儿童期皮肤干燥，容易罹患单纯糠疹、特应性皮炎等皮肤病；青春期随内分泌变化尤其是雄性激素的刺激，皮脂腺的分泌再次达到高峰；以后随着年龄增长、老化皮脂分泌逐渐下降，皮脂腺萎缩。

（2）性别：一般情况下各年龄段男性比女性皮脂分泌多，尤其是老年组，女性在

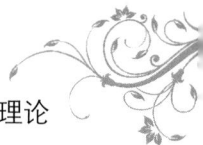

绝经期后皮脂分泌急剧下降，而老年男性直至 70 岁仍有一定的皮脂分泌。

（3）人种：资料较少。有色人种尤其黑人皮脂分泌比白人多一些。

（4）药物：长期服用糖皮质激素可促进皮脂腺增生，分泌增加；外源性雄性激素可直接刺激皮脂腺增生，雌激素则有抑制皮脂腺分泌的作用；口服维 A 酸类药物可抑制皮脂腺的分泌，利尿药螺内酯因竞争结合雄激素受体也有类似作用。

（5）其他：如膳食营养、环境湿度、温度等对皮脂腺的分泌也有一定影响。

（四）天然保湿因子（natural moisturizing factor，NMF）

皮肤水脂膜中除了上述脂类和水分外，还有许多代谢产物或水溶性物质，在皮肤屏障结构中，它们具有重要的保持水分功能，因此被称之为天然保湿因子（NMF），其组成经测定如表 1-5。

表 1-5　天然保湿因子的化学组成

物质名称	含量（%）	物质名称	含量（%）
氨基酸类	40	钾	4.0
吡咯烷酮羧酸	12	镁	1.5
乳酸盐	12	磷酸盐	0.5
尿素	7.0	氯化物	6.0
氨、尿酸、氨基葡萄糖、肌酸	1.5	柠檬酸盐	0.5
钠	5.0	糖、有机酸、肽及未确定物质	8.5
钙	1.5		

NMF 的这些成分不仅存在与表皮水脂膜，也分布在角质层细胞间隙中。它们与蛋白质和脂质一起使角质层保持一定的含水量，并在一定程度上维持角质层内外的水分平衡。皮肤屏障结构的破坏将使 NMF 流失，皮肤的保湿作用也会下降。在化妆品领域研究 NMF 的保湿机理和应用是一个热门课题，对保湿护肤类化妆品的开发有重要价值。

二、皮肤屏障作用

皮肤屏障的作用主要表现在两个方面，一方面是对外界机械性、物理性和化学性的抵御作用，另一方面是防止体内水分和营养物质的流失。这些作用涉及皮肤的各层结构和组成，下面就这些结构和成分作简单叙述。

（一）角质层的屏障作用

角质层由于存在角蛋白、结构脂质、天然保湿因子等，并且角质形成细胞和脂质形成牢固的"砖墙结构"，因此是皮肤屏障最重要的部位所在。

1. 抗机械损伤　角质层对一定程度的摩擦、挤压等有防护能力，并能迅速恢复正常状态。经常摩擦和压迫的部位，如手掌、足趾等处，角质层增厚以增强对机械性刺激的耐受性。

2. 维持张力　完整的角质层维持表皮张力，若将角质层全部去除，则表皮张力明显降低。

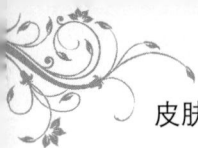

3. 电损伤的防护　皮肤对电的屏障主要在角质层，因为角质层含水量少，电阻大，对电压电流有一定的阻抗能力。

4. 抵御紫外线　如前所述，角质层内的角质形成细胞能吸收大量的短波紫外线。

5. 抗化学损伤　正常皮肤偏酸性，pH 为 5.5～7.0，最低可到 4.0，最高到 9.6，因此皮肤表面的氢离子浓度对酸、碱等刺激有缓冲作用。但是这种缓冲作用是有限的，所以在使用皮肤外用制剂和护肤品时尽量选择中性或偏酸性产品。

6. 防止微生物　角质层中角质形成细胞和脂质形成紧密的结合对微生物时良好的屏障作用。

7. 水和营养物质屏障　主要依靠角质层的半透明膜特性，若角质层完整，一般体内的营养物质、电解质等均不能透过角质层而丧失。但如果角质层受损，水分丧失比不显性出汗时增加 10 倍以上，若全部去除，则屏障作用全部丧失。

（二）棘层

抵御紫外线，具有一定吸收紫外线（UVA）的作用。

（三）透明层和颗粒层

水屏障，透明层和颗粒层中的酸性磷酸酶、疏水性磷脂和溶酶体等构成一个防水屏障，使水分既不易从体外渗入，也阻止了角质层下水分向角质层渗透。

（四）基底层

抵御紫外线：基底层的黑素细胞可吸收长波紫外线（UVA），是抵御紫外线的重要结构。

（五）皮脂膜

1. 抑制微生物繁殖　皮脂膜参与皮肤表面的 pH 形成是皮肤表面偏酸性以及皮脂膜中本身含有的游离脂肪酸可抑制皮肤表面微生物的繁殖。

2. 水屏障　皮脂膜中的脂质能锁住水分，阻止真皮营养物质、保湿因子、水分散失。

3. 抵御紫外线　皮脂膜内的角鲨烯具有防晒作用。

（六）真皮和皮下组织

抗机械损伤：真皮和皮下组织对外界牵拉、冲撞等起到缓冲的作用。

三、评价皮肤屏障功能指标

（一）经表皮水分丢失

TEWL 参数作为无损害性的皮肤屏障功能测试指标，具有重现性，有利于评价各种化学物对皮肤屏障的影响，是一种常用测试指标，皮肤屏障的一个主要功能就是防止机体水分经皮肤散发到周围环境中，但水分仍可经汗管或经被动转动到达皮肤表面，蒸发测定仪（evaporimeter）具有湿度和温度传感器，可对皮肤表面水分蒸发的浓度梯度进行测量，其结果以经皮水分丧失量（TEWL）表示。朱学骏教授对 TEWL 与健康人性别、年龄、解剖部位的关系进行了相关研究，研究表明：TEWL 与性别无关，而与年龄相关，以新生儿最高，老年人最低；在身体各部位的测量中，四肢末端和暴露部位经皮水分丢失较高，经统计得到 TEWL 值顺序为：手掌＞额部＞颊部＞手背＞小腿＞背

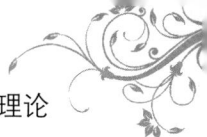

部 > 前臂 > 胸部。

（二）皮肤含水量

Corneometer 为一种常用测定皮肤电容值的仪器，其工作原理是电容器作为仪器探头，可受探头所接触物质的介电常数影响。由于水分是皮肤上介电常数量最大的物质，当水分含量发生变化时，皮肤的电容值亦发生变化，故可通过测定皮肤电容值，对皮肤所含水分进行分析，以评价皮肤屏障的状况。

（三）皮肤微循环

刺激性化学物可引起皮肤炎性反应，致使皮肤血流量增加，影响皮肤屏障，故皮肤微循环状况亦可反映皮肤屏障状况的改变。早期常使用激光多普勒对皮肤微循环血汉量进行测定。其基本原理在于激光多普勒可通过分析红细胞所散发的光线而对血流情况进行检测。Agner 使用该法分析皮肤屏障的状况，以对刺激物所引起的皮肤炎性反应进行评估，结果表明该法对于区分阳性或阴性皮肤炎性反应有利，但对于强阳性皮肤炎性反应则检测效果不佳。该法亦为一种无损害性的皮肤屏障评估方法，重复性较好，但参数有较宽的正常值范围。此外，皮肤炎性反应可使皮下血流量发生变化，以致皮肤表面出现红斑，为此有学者据此提出一种对皮肤表面红斑大小进行分析，以评价皮肤屏障功能的方法。Clarys 使用色度检测仪对皮肤表面红斑大小进行测定，同时将结果与皮肤TEWL 值和皮肤电容值进行比较，结果表明该法可行。但使用上述两种方法评价皮肤屏障功能，均具有较大的局限性，需参阅其他参数。烟酸己酯（hexyl nicotinate）为一种血管扩张剂，皮肤表面使用可增加皮肤血流量，测定烟酸己酯使用后皮肤血流量的变化，可对皮肤屏障进行评价。

（四）透皮吸收

化学物可经皮渗透进入体内，当皮肤屏障受到破坏时，化学物的经皮渗透量或渗透率增加。使用 Valia-Chien 双层渗透小室进行化学物经皮渗透的性能测试，所渗透化学物经高效液相色谱法测定，结果以化学物经皮渗透量或渗透率表示。实验结果表明，测定化学物的经皮渗透性能够反映皮肤屏障的状况。此法灵敏可靠，但费时。此外，也有采用放射性核素标记所渗透物质，然后通过液体闪烁计数仪测定放射性核素的活度变化，对皮肤层屏障进行评价。该法准确灵敏，但需防止放射性对人体的危害。

四、皮肤屏障功能研究进展

角质细胞为角质形成细胞分化的终点，外有角化包膜（cornified envelope，CE）和角质细胞脂质膜（corneocyte lipid envelope）替代原有细胞膜的包覆，内富含角蛋白和来源于中间丝相关蛋白（filaggrin）的天然保湿因子，镶嵌在源自板层体（lamellar body，LB）的神经酰胺、胆固醇、游离脂肪酸所组成的疏水性细胞外脂质基质中，细胞间由角化桥粒（corneodesmosome，CD）、紧密连接等交叉连接，共同组成皮肤屏障。皮肤屏障不仅能防止体内水和电解质的流失，又能阻止外界环境的侵害，有助于机体内稳态的维持。在内因（如基因）和外因（如变应原、紫外线、微生物）的共同作用下导致皮肤屏障结构和功能的异常，从而引起特应性皮炎、银屑病、鱼鳞病等疾病的发生。

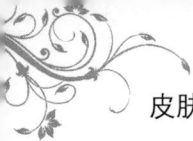

（一）角质细胞的角化包膜和脂质膜

CE 厚度为 15nm，包绕着角质细胞胞质，内与角蛋白 1、2e、10 中间丝交叉连接，在钙依赖性转谷氨酰胺酶 1、3、5（transglutaminase）催化下由兜甲蛋白（loricrin）、内皮蛋白（involucrin）、中间丝聚合蛋白、小分子富含脯氨酸的蛋白质（small proline-rich proteins）、周斑蛋白（periplakin）、包斑蛋白（envoplakin）、repetin、毛透明蛋白（trichohyalin）、抑半胱氨酸蛋白酶蛋白（cystatin）、XP5/LEP 蛋白、弹力素（elafin）等 CE 蛋白交叉连接所构成。角质细胞脂质膜 10nm 厚，由来自 LB 界膜的疏水性 ω-羟基神经酰胺紧密排列组成，与内被蛋白等 CE 蛋白共价结合，包绕在 CE 的外侧，限制细胞内水及水溶性氨基酸的丢失及细胞外水的摄入。CE 和角质细胞脂质膜共同作为角质层细胞外板层膜结构的支架，参与机械性、化学性和水通透性屏障。

转谷氨酰胺酶 1 基因变异可导致 CE 结构异常，邻近的细胞外膜结构不连续，细胞外通透性增加，屏障功能受损，引起板层状鱼鳞病。兜甲蛋白占 CE 质量的 80%，其等位基因插入突变所致兜甲蛋白 C 端结构域码组移动，CE 支架缺损，细胞外通透性增加，可在人及小鼠诱发兜甲蛋白角皮病（Vohwinkel 综合征）。

（二）中间丝聚合蛋白（丝聚蛋白）

中间丝相关蛋白来源于 filament aggregation protein，故译为中间丝聚合蛋白更为确切。编码丝聚合蛋白的基因 FLG 位于染色体 1q21 的表皮分化复合体，其最初产物为丝聚合蛋白原（profilaggrin），在颗粒层被合成，为 400-kd 多聚蛋白，包含 N 末端钙结合区域、B 结构域、10-12 个串联重复的中间丝相关蛋白肽和 C 端结构域，为角质透明蛋白粒的主要成分。丝聚蛋白参与角质层的形成，在角质形成细胞终末分化时，其前体丝聚合蛋白原被（可能是半胱天冬酶-14，Caspase14）蛋白水解分裂成多个 37-kd 中间丝相关蛋白肽，后者连接和聚集角蛋白中间丝成为紧密的束状，使角蛋白细胞骨架塌陷，诱导角质层细胞支架大原纤维的形成，因为其排列与细胞膜平行对齐，使得椭圆形的颗粒层上部细胞塌陷成扁平的角质细胞。在角质层下层（致密层 stratum compactum），丝聚蛋白散布于角蛋白丝周围参与 CE 的形成，但随后在角质层中上层与 CE 分离，迅速地被水解成游离氨基酸，包括组氨酸、谷氨酸、精氨酸，后三者相应的终末产物，如尿刊酸、吡咯酮羧酸、鸟氨酸、瓜氨酸，组成许多具渗透活性的物质，作为天然保湿因子的主要来源，维持皮肤正常的弹性和渗透性，调节角质层的水合功能。此外，丝聚蛋白的产物反式尿刊酸作为内源性光保护剂能被 UVB 光异构化为顺式尿刊酸，后者是免疫抑制分子，与 UV 引起的皮肤肿瘤有关[10]。尿刊酸还和细胞外的游离脂肪酸参与角质层的酸化。

FLG 基因突变能使其产物丝聚蛋白减少或缺失，造成不同程度的角质形成细胞分化和屏障功能障碍，导致内源性皮肤屏障受损，引起寻常型鱼鳞病（ichthyosis vulgaris，IV），使得外界的变应原、抗原、化学物质等更易穿透表皮与郎格汉斯细胞相互作用，诱导皮肤炎症，使个体易患特应性皮炎（atopic dermatitis，AD）和其相关性哮喘。研究证实，FLG 基因突变能引起寻常型鱼鳞病，也是 AD 重要的易患因素。FLG 基因 R501X 和 2282del4 纯合子和杂合子的突变能诱导 FLG 基因未成熟终止密码子的形成，从而导致中间丝相关蛋白肽的合成功能完全丧失，引起寻常型鱼鳞病。这两种 FLG 基因突变为半显性遗传，其导致的丝聚蛋白缺乏存在于约 10% 欧裔人群，而完全丧失者占 4%，一般认为纯合子和复合杂合子突变者的临床表现较重，而杂合子突变者的较轻,但部分严重患者为杂合子突变或甚至没有这两种基因突变,提示有其他等位或非等位基因突变参与的可能。临床上,寻常型鱼鳞病与 AD 密切相关,高达半数的 AD 患者同时患有寻常型鱼鳞病。自 2006 年以来,许多研究也陆续发现 R501X 和 2282del4 两种常见无效 FLG 基因突变不仅能引起寻常型鱼鳞病,也存在于约 20% ~ 50% 儿童 AD 患者以及 >50% 中至重度儿童 AD 患者,与正常的 10% 欧裔人群携带率相比 $P < 1 \times 10^{-8}$。Baurecht 等学者 meta 分析 9 个主要的临床研究,其中病例对照研究的 OR = 4.09(95% CI,2.64 ~ 6.33)和家庭研究的 OR = 2.06(95% CI,1.76 ~ 2.42),提示 FLG 基因突变是 AD 重要的危险因素。近来,虽然在日本的寻常型鱼鳞病患者中虽不能检测出 R501X、2282del4 突变,但新发现的 FLG 无效突变基因 3321delA、S2554X 也能诱导 FLG 基因未成熟终止密码子的形成,丝聚蛋白表达减少,皮肤屏障功能受损,不仅能引起寻常型鱼鳞病,也存在于 20% 日本 AD 患者。最近,在新加坡华人的 IV 患者中检测出 5 个 FLG 独特的突变基因 441delA、1249insG、7945delA、Q2147X、R4307X 和 1 个 FLG 突变基因 E2422X。E2422X 发现于 1 位华人寻常型鱼鳞病患者和低频率出现在亚裔人群对照组,也曾发现于 1 位荷兰 IV 患者,提示欧、亚裔人群突变位点独特。综上所述,FLG 基因突变导致的皮肤屏障缺陷,不仅能引起寻常型鱼鳞病,同时也是复杂的基因-环境-免疫性疾病 AD 的易患因素,但其作用机制、与环境及免疫的联系、有效的干预措施、不同人群的独特性及是否有其他基因突变的共同参与,仍需更多的研究阐明。

（三）角蛋白（Keratin）

角蛋白为表皮细胞主要的结构蛋白,为一类含有约 50 种变化多端、能生成角蛋白中间丝的蛋白家族,在细胞核的核纤层至细胞膜的桥粒之间形成一个密集三维立体高度动态的中间丝网状结构,与桥粒和半桥粒的连接蛋白相互连接,维持角质形成细胞结构的稳定性、灵活性及完整性。角蛋白表达为酸性（I 型,K9-20）和碱性（II 型,K1-8）异二聚体蛋白,通过多步骤的装配过程,最终成为 10nm 中间丝。I 型和 II 型角蛋白基因分别位于 17q12-q21 和 12q11-q13 染色体区。未分化的基底层细胞主要表达 K5 和 K14,较少表达 K15;基底层上方的细胞,表达转变为分化特异的角蛋白 K1 和 K10,颗粒层还表达 K2e。其他角蛋白的表达,包括掌跖部位的 K9 和创伤诱导的 K6、K16、K17。角蛋白基因的变异能引起皮肤、黏膜、毛发、甲、皮脂腺等上皮脆性疾病（表 1-6）。

表 1-6 角蛋白基因突变与皮肤病

疾　　病	突变基因	组织病理/临床特征
单纯性大疱性表皮松解症	KRT5/KRT14	基底层细胞溶解、出生后不久出现轻度的起水疱倾向
表皮松解性角化过度	KRT1/KRT10	上表皮的角质形成细胞易脆性、出生时即有红斑水疱,后发展为角化过度
线状表皮痣	KRT1/KRT10	表皮的错构瘤
弥漫性表皮松解性掌跖角化病（Vörner syndrome）	KRT1/KRT9	掌跖部位红斑基础上黄色增厚,偶有水疱
弥漫性非表皮松解性掌跖角化病（Unna-Thost disease）	KRT1	全掌跖部界限清楚的黄色增厚

疾　病	突变基因	组织病理/临床特征
Siemens 大疱性鱼鳞病	KRT2e	表皮浅表的水疱及脱屑，后发展为深褐色的角化过度
Ⅰ型先天性甲肥厚（Jadassohn-Lewandowsky syndrome）	KRT6a/KRT16	先天性甲营养不良；掌跖部位水疱和皮肤增厚；黏膜白斑病
Ⅱ型先天性甲肥厚（Jackson-Lawler syndrome）	KRT6b/KRT17	先天性甲营养不良；多发皮脂囊肿和表皮囊肿；胎生牙；无口腔皮损
Curth-Macklin 豪猪状鱼鳞病	KRT1	严重的掌跖角皮病和角化过度；角蛋白中间丝捆绑障碍、细胞骨架收缩障碍、突变影响KRT1 基因的 V2 尾部区域
Naegeli-Franceschetti-Jadassohn syndrome（allelic to 网状色素性皮病）	KRT14	缺乏皮纹，皮肤网状色素沉着过度，掌跖部增厚，异常出汗
异常网状色素（Dowling-Degos disease）	KRT5	屈侧部位进行性毁损容性网状色素沉着

（四）角化桥粒

CD 是一种能稳固连接邻近角质细胞的桥粒，存在于角质层与 CE 整合一体，主要由角化桥粒蛋白（corneodesmosin，CDSN）、两种桥粒钙粘家族细胞外跨膜糖蛋白，即桥粒芯糖蛋白 1（desmoglein 1，DSG1）、桥粒糖蛋白 1（desmocollin 1，DSC1）组成。在角质细胞间，DSG1 与 DSC1 穿越细胞外板层膜与相邻细胞的相同蛋白结合。在细胞内，DSG1 与 DSC1 通过角化桥粒斑蛋白，包括斑珠蛋白（plakoglobin）、桥粒斑蛋白（desmoplakin）、斑菲素蛋白（plakophilin），与角蛋白丝连接。CDSN 为 52~56-kd 蛋白，由颗粒层细胞内的板层体分泌至细胞外间隙后，与 CD 的细胞外部分整合（意味着桥粒已转换为 CD），防止 DSG1 与 DSC1 过早被蛋白酶裂解。（表 1-7）

表 1-7　表皮蛋白的表达

表皮层	表 达 蛋 白
角质层	兜甲蛋白、内皮蛋白、小分子富含脯氨酸的蛋白质、毛透明蛋白、中间丝相关蛋白、S100A 蛋白
颗粒层	角蛋白 1，2e，9，10、转谷氨酰胺酶 3、桥粒核心糖蛋白 1、桥粒糖蛋白 1、丝聚合蛋白原
棘层	角蛋白 1，10、转谷氨酰胺酶 1，5、桥粒核心糖蛋白 2，3，4
基底层	角蛋白 5，14、转谷氨酰胺酶 2
基底板	大疱性类天疱疮抗原 2、胶原纤维 17、α6β4 整联蛋白，层粘连蛋白 5

正常情况下，在掌跖部位的角质层，CD 遍及角质细胞表面；在其他身体部位的角质层，CD 分布于角质细胞的周围，特别是在细胞间交错结合区。在皮肤干燥及银屑病等病态情况下，角质层表面的 CD 数目增加，提示 CD 的代谢异常。

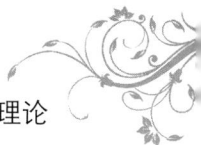

CDSN、DSG1、DSC1 的降解，导致 CD 的裂解、角质细胞的脱落、参与脱屑过程。正常的脱屑能保持表皮恒定的厚度，在允许不断细胞更新、衰老细胞脱落的同时又可避免变应原和刺激物穿过皮肤。目前已在角质层发现多种不同的丝氨酸蛋白酶、半胱氨酸蛋白酶、天冬氨酸蛋白酶可能与脱屑有关，其中以两种丝氨酸蛋白酶，即角质层胰蛋白酶（stratum corneum tryptic enzyme，SCTE）和角质层胰糜蛋白酶（stratum corneum chymotryptic enzyme，SCCE）又分别称为激肽释放酶5、7（kallikrein），表达于颗粒层细胞和角质层细胞间隙，为主要的调节酶 SCCE 能水解 CDSN 和 DSC1，SCTE 除能分解 DSG1 外，还通过胰蛋白酶消化去除前肽来活化 SCCE 和本身的前体。

SCCE 基因位于 19q13.3，其 3′非翻译区4-bp AACC 的插入突变，能延长 SCCE mRNA 的半衰期，增加 SCCE 活性，增强 CD 蛋白的裂解，导致皮肤屏障变薄受损。研究指出，与正常对照相比，上述基因突变与 AD 患者相关（OR = 2.31），又以非 IgE 升高型（内源性）AD 患者关系更为密切（OR = 4.47）。此外，肥大细胞还可分泌一种能降解 CD 的糜蛋白酶样半胱氨酸蛋白酶，与正常对照和 AD 非皮损处相比，在 AD 皮损中糜蛋白酶阳性的肥大细胞显著增加。环境中，屋尘螨所分泌的外源性蛋白酶 Der p1 和 Der p2 也能参与 CD 降解，导致皮肤屏障受损。

SCCE 和 SCTE 蛋白酶为 pH 依赖性，在正常皮肤弱酸性情况下可保持正常的脱屑，然而在皮肤屏障受损和病变的 pH 增高的情况下能加速酶的活化，导致过多的脱屑。SCCE 和 SCTE 也受到相应的抑制物的调节和平衡 CD 裂解的速度，包括分泌性白细胞蛋白酶抑制物 SLPI、皮肤衍生抗白细胞蛋白酶 SKALP、淋巴上皮 kaza15 型丝氨酸蛋白酶抑制物 LEKTI 等。

SLPI 和 SKALP 能抑制 SCCE 和 SCTE，最低程度地表达于正常的表皮，但在银屑病、伤口愈合和表皮受损的情况下，则高度表达于基底层上方的细胞。LEKTI 能抑制 SCCE，由 SPINK5 基因编码，SPINK5 基因缺陷，使 LEKTI 减少或缺如，相应的 SCTE、SCCE 等酶活性增加，DSG1 和 DSC1 不同程度的减少，导致 CD 的提早降解，与 Netherton 综合征的发病机制密切相关。

（五）板层体和角质层细胞间质

LB 为卵圆形、双层膜包绕的分泌性细胞器，大小为 $0.2\mu m \times 0.3\mu m$，见于棘层上部和颗粒层细胞内。LB 的内容物包括：①葡萄糖基神经酰胺、鞘磷脂、磷脂、胆固醇等极性脂质；②β 葡糖脑苷脂酶、酸性鞘磷脂酶、分泌性磷脂酶 A2、类固醇硫酸酯酶等相应脂酶；③参与 CD 分解的胰糜蛋白酶和组织蛋白酶类；④覆盖在 CD 外围防止其过早降解的 CDSN；⑤人类 β 防御素 2、cathelicidin LL-37 等抗菌肽（antimicrobial peptides）；⑥SKALP、cystatin M/E、LEKTI1 等蛋白酶抑制物。LB 将其内容物分泌到颗粒-角质层分界面的细胞间质。富含 β 葡萄糖基 ω-羟基神经酰胺的 LB 界膜在分泌时与颗粒层最外层细胞顶部的细胞膜融合，参与角质细胞脂质膜的组成。在细胞间质，葡萄糖基神经酰胺和鞘磷脂分别被 β 葡糖脑苷脂酶和酸性鞘磷脂酶转变为神经酰胺，磷脂被分泌性磷脂酶 A2 转变为游离脂肪酸和甘油。其中，50% 神经酰胺、25% 胆固醇、15% 游离脂肪酸等组成的非极性疏水性脂质，以适当的等摩尔比值比例组成具有成熟屏障功能的复层板层膜（lamellar membrane），充满整个角质层细胞间质。由于 CE 为非通透性，

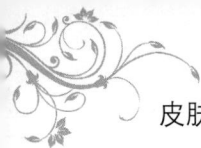

富含复层板层膜且曲折的角质层细胞间质，成为物质进出表皮时所必经的通透性和机械性屏障，不仅能防止体内水分和电解质的流失，又能阻止有害物质的入侵，有助于机体内稳态的维持。此外，甘油参与天然保湿因子参与角质层水合作用，保持皮肤的柔顺。游离脂肪酸不仅参与角质层正常的弱酸化 pH 5.0～5.5，来调节酶的活性，还与葡萄糖基神经酰胺、鞘氨醇等抗微生物脂质以及人类 β 防御素 2、cathelicidin LL-37 等抗菌肽协同作用下参与皮肤的固有免疫，防御病原体的入侵。神经酰胺 1、4、9 存有必需脂肪酸亚油酸，其 ω-羟基酰基链与亚油酸连接，亚油酸的缺乏时，油酸取而代之，细胞外脂膜构成异常，表皮渗透屏障受损。研究发现，AD 患者皮肤 pH 较高，能使 β 葡糖脑苷脂酶和酸性鞘磷脂酶活性下降，神经酰胺生成减少，复层板层膜组成异常，皮肤屏障受损。pH 升高也加速 SCCE 和 SCTE 的活化，导致过多的脱屑。

编码 β 葡糖脑苷脂酶和鞘磷脂酶基因的突变，能引起酶功能的缺陷，阻碍脂质前体至神经酰胺的转换，细胞间脂膜缺损，通透屏障功能异常，分别与 Gaucher 病和 Niemann Pick 病相关。目前 LB 形成机制尚不清楚，近来发现，ABCA12 作为一种 ABC 家族脂质转运体，位于板层体界膜，参与板层体的形成，其基因突变使板层体和细胞外脂质形成异常，严重突变者能导致 Harlequin 鱼鳞病，较轻度部分突变者引起 2 型板层状鱼鳞病。

（六）紧密连接（Tight junction）

皮肤的紧密连接位于颗粒层，由 claudin、闭锁蛋白（occludin）、tricellulin、结合黏附分子、ZO-1～3 等组成，紧密蛋白颗粒重复形成的一排排的索将两相邻细胞连接起来，封闭了细胞间的空隙，形成大小和离子特异性的半透性屏障，限制顶部和底外侧膜组分的扩散。近来发现，缺乏 claudin-1 的小鼠虽然有功能正常的角质层，但仍有大量的表皮水分丢失，其基因变异与新生儿鱼鳞病-硬化性胆管炎综合征相关，故现认为紧密连接参与皮肤屏障的组成。

（七）结语

皮肤疾病的发生发展与皮肤屏障结构和功能的异常密切相关。在临床诊疗上，可通过测试患者的皮肤生理参数如经表皮水分流失量、角质层含水量、皮肤表面 pH 值、皮脂来帮助判断病情的变化。研究发现，局部外用适当比例的生理性脂质，能改善皮肤通透屏障的内稳态，辅助治疗皮肤老化、AD 等皮肤疾病。皮肤基因送递（cutaneous gene therapy）能转移基因，通过其效应蛋白改善皮肤的表型，有助于遗传性皮肤病的治疗。阐明皮肤疾病的结构及功能异常的基础，有利于开展有效的诊疗及预防措施。

（刘　玮　项蕾红　何　黎　涂　颖　林宗贤）

第三节　皮肤吸收功能与皮肤美容

皮肤具有吸收功能。皮肤具有吸收外界物质的能力，是皮肤美容及外用药物治疗皮肤病的基础，各种美白护肤品利用皮肤的吸收能力来达到祛斑、美白、养颜等功效，各类外用药物利用皮肤的吸收能力来达到治疗皮肤病的作用。

皮肤主要通过三个途径吸收外界物质：角质层、毛囊皮脂腺、汗管口。其中角质层

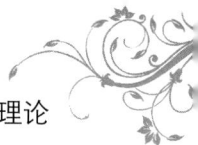

是吸收最重要的途径，主要吸收脂溶性物质，附属器主要吸收水溶性物质，极少量的物质如钾、钠、汞等可通过角质层细胞间隙吸收。

影响皮肤吸收能力的因素：

（一）年龄

婴儿和老年人的皮肤较其他年龄段的人更易吸收。

（二）身体的部位

面部一般在鼻翼两侧最易吸收，上额和下额次之，两侧面颊最差。其他部位按吸收能力由大到小依次为阴囊、耳后、腋窝、头皮、上臂屈侧、前臂，掌跖部因角质层和透明层较厚，又缺乏毛-皮脂腺结构，所以吸收能力最弱。因此，选择皮肤外用药物时，应该遵循皮肤薄嫩部位选用浓度相对较低；而皮肤较厚部位浓度相对较高、渗透力较强的原则。

（三）皮肤的水合作用

皮肤，尤其是角质层的水合作用是影响皮肤吸收的主要因素，水合作用是指皮肤外层角蛋白或其降解产物具有与水结合的能力，是由于水分子扩散至较低表皮层，以及涂敷封闭性赋形剂或覆盖密封皮肤表面，促使汗液积蓄造成的。水合作用可使角质层含水量从正常的10%增加至50%以上，大大提高了物质渗透型（增加5~10倍）。水合作用还可引起角质层细胞膨胀，使紧密结构形成多孔性并增加皮肤表面湿度及皮肤有效面积，从而促进物质的透皮吸收，通常对水溶性强的物质的促进作用较脂溶性显著。因此有些外用药物通过封包的方式阻止汗液蒸发，增加水合程度使药物的透皮吸收增加。

（四）皮肤屏障的完整性

皮肤屏障的完整可以很好的调节物质的经皮吸收，如果皮肤受损，可致角质层丧失屏障作用，从而使物质的吸收的速度和程度增加。一般溃疡皮肤对物质的渗透性超过正常皮肤的3~5倍，并可引起疼痛、过敏及中毒等。如大面积烧伤涂搽10%盐酸磺胺米隆冷霜后易发生酸中毒，因此对这类皮肤外用药物时应给予注意。

（五）物质的剂型

皮肤对物质的吸收还受其剂型的影响，剂型在很大程度上影响物质的释放性能和靶向性，物质越容易从制剂中释放出，则越有利于物质的皮肤吸收。如粉剂、水剂很难被吸收，霜剂可少量吸收，软膏剂及硬膏可促进药物的吸收。因此，化妆品要借助乳化、脂质体等手段使皮肤吸收营养物质。

（六）皮肤的储库作用

亲水性和亲脂性物质在透皮吸收过程中都可能由于与角质层有较强的结合或由于很小的扩散系数而蓄积在角质层，然后再缓慢扩散而形成储库。储库效应可显著影响物质透皮吸收动力学，有利于皮肤疾病治疗。例如，外用二醋酸双氟拉松霜剂，24小时后37.5%的药物进入皮肤，仅有1.1%的药物随尿排泄，22天后角质层仍残存此药物。

（赖　维　何　黎）

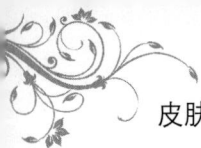

第四节　皮肤色素代谢与皮肤美容

人类的肤色千差万别，不同的人种有着不同的肤色。同一人种的不同个体肤色的深浅亦不相同，即使是同一个体，不同部位的肤色也有差别。

一、皮肤颜色

正常情况下皮肤的颜色主要是由以下两个方面因素决定的：

（一）皮肤内色素的含量

皮肤内有 4 种生物色素，即褐色的黑素、红色的氧化血红蛋白、蓝色的还原血红蛋白和黄色的胡萝卜素。胡萝卜素不能由人体自身合成，需要从饮食中摄取，称为外源性色素，其余 3 种均由机体自身合成，称内源性色素。

正常肤色主要由三种色调构成：黑色，由皮肤中黑素的含量决定，黑素细胞产生的黑素是决定皮肤颜色的主要因素；黄色，由组织中胡萝卜素的含量及角质层和颗粒层的厚薄决定；红色，由皮肤血红蛋白和真皮血管血流的分布决定，微循环将血红蛋白运输到皮肤，单位时间内通过皮肤的红细胞数量增多，血红蛋白量也增多，从而使皮肤的红色成分增多，皮肤颜色红润。其中黑素是皮肤颜色最主要的决定因素。

造成肤色差异的主要因素即是血管的分布和一定皮肤区域中黑色素的数量。黑色素多的皮肤显黑色，中等的显黄色，很少的显浅色。黑色素有吸收太阳光中的紫外线的能力，生活在横跨赤道的非洲的黑种人和西太平洋赤道附近的棕种人具有深色的皮肤，可使皮肤不致因过多的紫外线照射而受损害。相反，白种人原先生活在北欧，那里阳光不像赤道附近那么强烈，因而北欧白人皮肤里的色素极少。

（二）皮肤解剖学上的差异

主要是指皮肤表皮的厚薄差异而言。如前所述，光线在厚薄不一的皮肤中散射后，表皮颜色会出现变化，如光滑含水较多的角质层有规则的反射可形成明亮的光泽，而干燥、有鳞屑的角质层以非镜面反射的形式反射光线，使皮肤灰暗。此外，皮肤血管数目的多少、血流量的多少，以及是否有毛细血管扩张等也会影响皮肤的颜色。

二、黑素代谢及影响因素

（一）黑素细胞

黑素细胞是合成与分泌黑素颗粒的树枝状细胞。它镶嵌于表皮基底细胞之间，平均每 10 个基底细胞中有 1 个黑素细胞，它是一种高度分化的细胞，细胞质内有特殊的细胞器，名为黑素体。黑素就是在黑素体内合成的。

上世纪 90 年代中期以前，人们一直认为酪氨酸酶是黑色素生物合成所需唯一的一种酶，近十年来的研究表明，在黑色素的生物合成中，不仅有酪氨酸酶，而且还有多巴色素互变酶和 DHICA 氧化酶——即三酶学说。皮肤生理学的进步，还了解到黑色素的形成不仅有细胞内的变化，还有细胞外或细胞间的因素。

皮肤黑素分为两大类：优黑素（黑褐色）、褐黑素（黄色或红褐色），两者均在黑素细胞中形成，其形成过程大致如下：在黑素体内，由酪氨酸酶作用于酪氨酸而形成多巴，多巴去氢后形成多巴醌，并重新排列成5，6-醌吲哚，聚合后与黑素体内的结构蛋白相结合形成黑素蛋白即黑素，再由黑素细胞的树枝状突起通过表皮黑素单位不断向上转移。最终脱落于皮面，排出体外。黑素分布到表皮各层细胞，最常见于表皮、毛囊、真皮、眼、血管周围、外周神经和交感细胞。（表1-8）

表1-8 黑素在黑素细胞内的生物合成

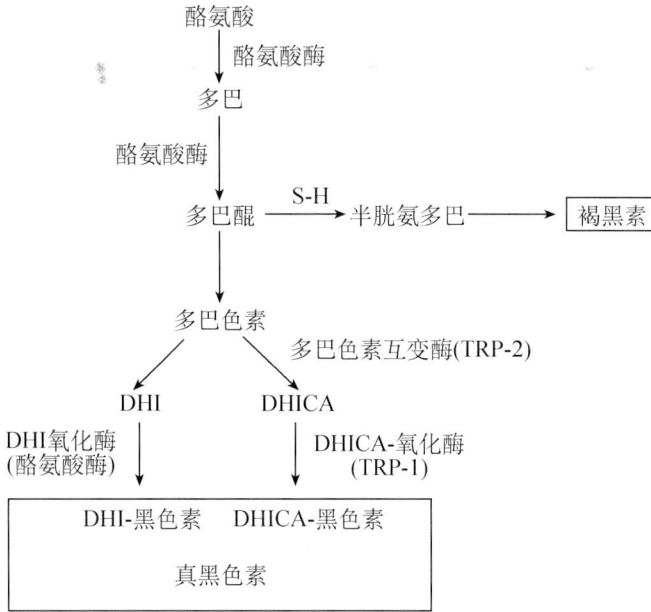

黑素的作用在于它是防止紫外线对皮肤损伤的主要屏障。黑素还能保护叶酸和类似的重要物质免受光线的分解。此外，黑素还是一种稳定的自由基，可参与体内一些氧化还原反应。黑素体随角质形成细胞的代谢而排出体外。

（二）影响黑素生成的因素

黑素在体内的生物合成，不仅有酪氨酸酶参与，而且还有DHICA酶（TPR1）和多巴色素互变酶（TPR2）参与——即三酶学说。目前的研究表明，在黑素代谢过程中，酪氨酸在其中起重要的作用。围绕这一学说，黑素代谢主要受巯基、维生素、氨基酸、细胞因子、紫外线、内分泌及神经因素等调节。（图1-13）

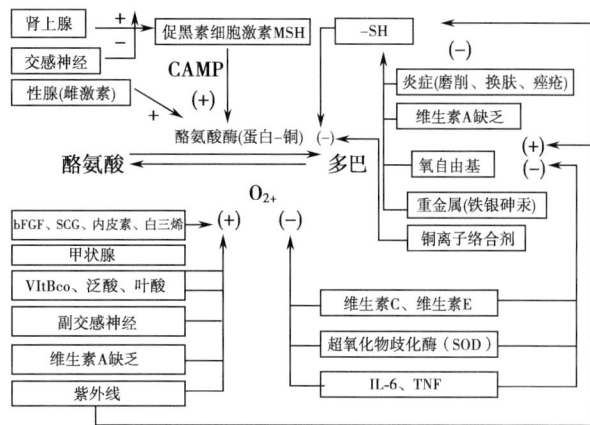

图1-13 黑素代谢

1. 日晒 日光是对黑素代

谢影响最大的外部因素。

（1）紫外线可使表皮内的黑素小体迅速重新分布，将黑素集中到日晒部位，同时还可以诱导皮肤的活性氧族，使体内氧自由基增多，表皮内巯基（—SH）氧化，—SH消耗增加，黑素生成增加。

（2）紫外线可使维生素 D_3 增加，从而酪氨酸酶活性增加，黑色生成增加。

（3）强烈的紫外线可使皮肤产生炎症反应，花生四烯酸（AA）、前列腺素（PG）、白三烯（LT）、神经细胞生长因子（NGF）、碱性成纤维细胞生长因子（BFGF）、白细胞介素-1（IL-1）和内皮素（ET）、一氧化氮（NO）等炎症因子增加，导致黑素合成增加。

（4）使黑素细胞内与黑色素数量相关的蛋白激酶活性增加。

（5）是黑素细胞对黑素细胞刺激激素（MSH）反应性增加，从而黑素合成增加。

因此，在治疗色素增加性疾病时，应将防晒贯穿于整个治疗过程中。

2. 内分泌、神经因素对黑素代谢的调节及应用　内分泌、神经因素对黑素代谢的调节较为复杂，有许多环节尚未完全清楚，比较肯定的因素有以下几方面：

（1）促黑素细胞激素（MSH）：垂体 MSH 与黑素细胞膜上的受体结合可激活腺苷环化酶，使 cAMP 水平上升，从而增强酪氨酸酶的活性，使黑色素生成增加。MSH 常受肾上腺皮质激素及副交感神经的影响。

（2）肾上腺皮质激素：在一般情况下，可抑制垂体 MSH 的分泌，但肾上腺皮质激素含量增多，反过来又可以刺激垂体 MSH 的分泌。因此，在祛斑美容治疗中，早期可在医师处方中可适当使用软性糖皮质激素，但使用时间不宜过长，以免造成 MSH 增强，使黑色素生成增多。

（3）性激素：雌激素可以增强酪氨酸酶的氧化作用，使黑色素增加。适当增加雄激素可能有利于黑色素生成的减少。

（4）甲状腺素：可促进酪氨酸及黑素的氧化过程，在经过常规治疗的色素增加性疾病效果不佳时，要注意检查甲状腺的功能，治疗甲状腺疾病。

（5）神经因素：副交感神经兴奋可通过激活垂体 MSH 分泌，使黑色素生成增多，交感神经兴奋可使黑色素生成减少。因此，在祛斑美容治疗中，应保证患者有充足的睡眠和休息，才能避免副交感神经兴奋。

3. 氨基酸及维生素对黑素代谢的调节及应用

（1）某些维生素增多能使黑色素生成增加：如复合维生素 B、泛酸、叶酸参与了黑色素形成，其含量增多，可引起色素增加；因此，在祛斑美容治疗中，应该避免口服 B 族维生素；在色素减少性疾病，如白癜风治疗中可以使用 B 族维生素。

（2）另一些维生素的增加则能使黑色素生成减少：如维生素 C 为还原剂、维生素 E 具有抗氧化作用，两者均可抑制黑色素生成。因此，在祛斑美容治疗中，可以使用维生素 C 及维生素 E；在色素生成减少性疾病，如：白癜风治疗中应该避免使用维生素 C、E。

（3）氨基酸中酪氨酸、色氨酸、赖氨酸参与了黑素的形成，使黑色素增加。因此，在色素生成减少性疾病，如白癜风治疗中可以使用该类氨基酸。

（4）谷胱甘肽、半胱氨酸为酪氨酸酶中铜离子的络合剂，其含量增多，可减少黑色素生成。提示，在祛斑美容治疗中，可使用谷胱甘肽、半胱氨酸。

4. 细胞因子对黑素代谢的调节及应用（表1-9）

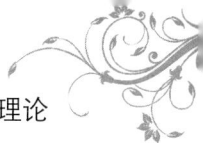

表1-9 黑素细胞活化因子

活 化 因 子	产生活化因子的细胞
α-MSH（促黑素细胞激素）	角质形成细胞
BFGF（碱性成纤维细胞生长因子）	角质形成细胞，成纤维细胞，内皮细胞
SCF（干细胞生长因子）	角质形成细胞，成纤维细胞，内皮细胞
HGF（肝细胞生长因子）	成纤维细胞
GM-CSF（巨噬细胞生长因子）	角质形成细胞，成纤维细胞，内皮细胞
ET（内皮素）	角质形成细胞，成纤维细胞，内皮细胞
LT（白三烯）	角质形成细胞
ACTH（肾上腺素）	角质形成细胞

角质形成细胞所表达的 BFGF、SCF，ET、LT 等均能直接作用于黑素细胞，促进其增殖并合成黑色素；IL-6、TNF 能抑制黑素细胞产生黑色素。

因此，在祛斑美容治疗过程中，应减少使用含 BFGF、SCF、ET 的美容产品；可考虑使用含 IL-6、TNF 的美容产品；ET 的拮抗剂也可作为祛斑药物之一。

5. 微量元素对黑素代谢的调节　影响黑素代谢的主要微量元素是铜、锌离子，它们在黑素合成中起辅助作用，酪氨酸酶催化酪氨酸形成黑素的能力与铜离子数量成正比，因此，在治疗色素增加性疾病时，尽量减少铜离子的活性。而在治疗色素减退性疾病时，需要增加铜离子的含量。

6. 微生态失衡　主要是黄褐斑患者皮肤表面的暂住菌，如棒状菌及产色素微球菌明显增加，尤其是产生褐色、橘黄色的微球菌显著增加。且温度升高时这些细菌产生的色素会明显增多，这可能是黄褐斑在春夏季颜色明显加深，而冬季明显减轻，甚至消失的原因。

7. 疾病和创伤

（1）炎症性皮肤病及皮肤创伤：炎症反应及皮肤受创，使表皮内硫氢基减少，黑素生成增加，炎症过程中细胞产生的内皮素、前列腺素、花生四烯酸、白三烯等炎症因子促进黑素细胞合成。因此，痤疮等炎症性皮肤病治疗后、皮肤磨屑术后、激光治疗后都有可能产生炎症后的色素沉着，需加强疾病治疗及术后色素沉着的治疗。

（2）内分泌疾病：可影响肾上腺皮质功能减退或亢进，对于色素沉着的疾病需考虑是否伴有内分泌疾病。

（3）生殖系统疾病：如卵巢囊肿等生殖道疾病也会使肤色异常，因此，在治疗色素增加性疾病时，应排除生殖系统的疾病。

8. 光敏性食物或药物　食用某些光敏食物可增加皮肤对日光的敏感性，诱发黑色素合成，如菠菜、木耳、香菇、芹菜、胡萝卜、荠菜、柠檬、无花果等。

常见的光敏性药物有：口服避孕药；雌激素；磺胺类及其衍生物；口服降糖药；镇静、催眠二甲胺吩噻嗪类药物（氯丙嗪、异丙嗪等）；利尿药；某些抗组胺类药物（氯苯那敏、苯海拉明）；解热镇痛药、抗生素类（四环素、灰黄霉素等）、安定类（利眠灵）、某些中药（荆芥、防风、沙参、独活、白藓皮、白芷、补骨脂、芸香等）。

因此，在治疗色素增加性皮肤病时应尽量避免这些食物及药物。

（何　黎　涂彩霞）

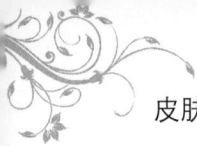

第五节 皮脂代谢与皮肤美容

皮肤中的脂类包括脂肪和类脂质，人体皮肤的脂类总量（包括皮脂腺、皮脂及表皮脂质）大约占皮肤总重量的 3.5% ~6%，最低为 0.3%，最高可达 10%。皮脂代谢与皮肤美容有着相当密切的关系，他在维护人体皮肤美，修复人体皮肤美，塑造人体皮肤美过程中起了极其重要的作用。

一、皮脂腺功能

（一）合成与分泌皮脂，润滑皮肤、抑制某些病原微生物生长

皮脂腺最主要的功能是合成与分泌皮脂，润滑皮肤，并抑制某些病原微生物生长，除了脂肪酸、防御素有抑菌作用外，皮脂内的半乳糖、乙酰氨基葡糖等糖基成分可能也有一定的抗菌作用。

（二）抗氧化损伤

由皮脂腺运输与分泌的维生素 E 是皮肤抗氧化系统的主要成分，颜面部皮脂内维生素 E 的含量明显高于躯干和下肢皮肤，可能与颜面部接受紫外线等各种损伤较多有关。皮脂腺细胞从增殖膨胀到破裂释放脂滴约需 28 天，与表皮更替时间相近，皮脂释放、排泄至皮肤表面时间约 7 天，在毛囊导管内停留时间约 14 小时。皮脂是多种脂类的混合物，主要含有甘油三酯、蜡酯、角鲨烯等脂质，还有半乳糖、维生素 E、抗菌肽等物质，分泌至皮肤表面与表皮脂质一起共同构成一道机体与外界隔离的终末屏障，保持水分，保护机体免受外界有害物质的损伤。

（三）使皮肤富有弹性和光泽，推迟皮肤衰老

适量的摄入脂肪可保持适度的皮下脂肪，使皮肤富有弹性和光泽，从而增添容貌的光彩和身体的曲线美，推迟皮肤衰老。脂肪摄入不足，皮肤就会变得粗糙，失去弹性。膳食中的脂肪包括动物脂肪和植物脂肪。动物脂肪因含饱和脂肪酸较多，如食入过多可能加重皮脂溢出，促进皮肤老化。而植物脂肪中含较多不饱和脂肪酸，其中尤以亚油酸为佳，不但有强身健体作用，而且有很好的美容作用，是皮肤滋润、充盈不可缺少的营养物质。此外，植物油脂中还含有丰富的维生素 E 等营养皮肤及抗衰老成分，进一步展示人体的生命美感。

皮脂腺功能的异常与许多皮肤病相关，如寻常性痤疮、脂溢性秃发等，因此，深入了解皮脂腺功能及有关影响因素将有助于揭示某些疾病的本质。

二、皮脂组成

主要由以下成分组成：

1. 皮面脂质 构成皮肤表面的脂质，由皮脂腺和表皮内源性以及细菌、真菌、化妆品等外源性脂质提供，包括游离脂肪酸、蜡酯、类固醇酯、角鲨烯、甘油三酯等。

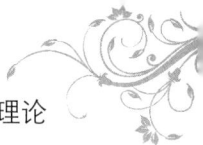

2. 皮表脂质 作为能源和生物膜成分，包括甘油三酯、脂肪酸、类固醇、磷脂和维生素 D 的前体 7-去氢胆固醇等。

3. 皮脂腺的脂质 有甘油三酯、蜡酯、角鲨烯及少量胆固醇。

4. 真皮脂质 主要是脂肪酸。

5. 皮下组织的脂质 基本上是甘油三酯，有少量不饱和脂肪酸及类固醇如胆固醇、7-去氢胆固醇、脂色素等。

三、皮脂代谢

皮脂腺是皮肤重要的附属器官，分布广泛，主要功能为合成与分泌皮脂，润滑皮肤，抑制病原微生物生长。皮脂是多种脂类的混合物，所含成分复杂，合成分泌代谢受机体复杂的内分泌神经系统等调节。皮脂的脂质代谢中，皮脂是腺体脂肪细胞最后分化的产物，皮面脂质中游离脂肪酸较多，完整的皮脂腺腺体及细胞中含量则极少。皮面脂质中以及粉刺内的游离脂肪酸来自皮脂腺的甘油三酯，经毛囊皮脂腺内的细菌尤其粉刺棒状杆菌分泌的脂肪酶作用形成。皮脂腺细胞的分化和皮脂转运入毛囊内的过程中，固醇类的酯化不断增加。皮脂腺分泌和排泄的产物称为皮脂，为一种混合物，其中包含有多种脂类物质，主要有饱和的及不饱和的游离脂肪酸、甘油酯类、蜡类、固醇类、角鲨烯及液体石蜡等。皮脂大部分由皮脂腺分泌，小部分在表皮细胞角化过程中形成，这些皮脂与表皮细胞和外界的水分共同形成乳剂样膜称为皮脂膜。皮脂腺的功能可用皮脂的排泄来表示，如将皮面表面脂肪层除去，皮脂将很快排泄出来，当表面皮脂厚度达到一定程度时则速度逐渐减退直至完全停止。

四、影响皮脂腺分泌的因素

（一）内分泌调节

皮脂腺功能主要接受内分泌系统的调节，雄激素是影响皮脂分泌的首要因素，调节皮脂腺的分化、增殖及皮脂的合成与分泌雌激素等调节皮脂腺功能以间接途径为主。皮脂腺中含有从胆固醇转换为类固醇、皮质激素前体物质—硫酸脱氢表雄酮（DHEAS）与脱氢表雄酮（DHEA）所需的所有酶类，能够直接利用胆固醇合成雄激素，也能够把低活性的雄性激素转化为高活性激素。DHEAS 通过皮肤中广泛分布的类固醇硫酸酯酶转化为 DHEA，后者通过位于皮脂腺的羟基类固醇脱氢酶系（$3\beta2HSD$ 和 $17\beta2HSD$）代谢为雄二酮和睾酮，睾酮经 $5\alpha2$ 还原酶代谢为 $5\alpha2$ 二氢睾酮（DHT）。睾酮和 DHT 是有活性的雄性激素，后者的作用强度是前者的 5～10 倍。$5\alpha2$ 还原酶分为两型，Ⅱ型 $5\alpha2$ 还原酶主要分布于性腺、肾上腺和毛囊，Ⅰ型 $5\alpha2$ 还原酶主要位于皮脂腺、汗腺和表皮，尤其以头皮与颜面的皮脂腺活性最强。因此，针对雄激素代谢酶路径的各个位点，尤其是针对Ⅰ型 $5\alpha2$ 还原酶的局部制剂，可为痤疮等疾病的治疗开辟新途径。此外，生长激素和某些生长因子均可促进皮脂腺生长或抑制皮脂分泌。

神经肽、抗菌肽和某些炎性因子在一定条件下可导致皮脂腺功能紊乱。维 A 酸类制剂对皮脂腺功能具有双向调节作用，调节方向因维 A 酸的剂量和结合受体的不同

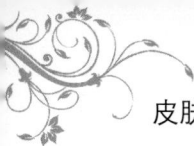

而异。

（二）其他影响因素

1. 遗传　遗传因素决定了皮脂腺的数量和功能有个体差异。

2. 部位　身体不同部位的皮脂腺数量和功能是不同的，头面部皮脂腺分泌最旺盛，尤其是"T"区，其次是背、胸部，手掌和脚掌没有皮脂腺。因此，身体各部分的皮肤要采取不同的护理方法，面部要加强皮肤清洁及控油，而手掌及脚掌则要滋润皮肤，以免出现皮肤皲裂。

3. 年龄　10岁以前，皮脂腺结构和功能尚未发育成熟，10岁以后随着皮脂腺的数量和功能的进一步完善，到青春期时皮脂腺分泌达到最高峰，随着年龄的增加，皮脂腺的数量逐渐减少，功能逐渐降低，皮肤也会逐渐变薄。因此，儿童、老年人经常会由于皮肤干燥，引起异位性皮炎及干燥性湿疹等皮肤病，所以对这些人群应该加强皮肤的滋润。而对于青春期人群要避免皮脂分泌旺盛引起的痤疮、脂溢性皮炎等皮肤病。

4. 生理周期　女性月经期前后，雄激素分泌增多，因此，皮脂腺分泌旺盛，易产生痤疮，因此，对于在月经期易加重的痤疮患者，需要调节激素水平。

5. 性别　通常男性皮脂腺功能较女性旺盛，更易产生痤疮等皮脂溢出性皮肤病，且往往比较严重。

6. 24小时节律　通常上午10点皮脂腺分泌功能最强，早上7点和晚上10点分泌功能最弱。

7. 温度　温度越高，皮脂腺分泌越旺盛，且此时皮脂往往呈液态或半液态（30℃即呈液态），因此，夏季皮肤较油腻，痤疮发病率较高。

8. 日晒　日光会刺激皮脂腺分泌，长期日晒还使毛囊皮脂腺开口增大，过度角化，因此，痤疮患者在药物治疗同时还要注意防晒。

9. 洁肤方式　用热水清洁、过度清洁或用去脂类洁肤品清洁后，由于皮肤表面的皮脂过度丧失，易产生皮肤干燥、脱屑，因此，对于正常皮肤建议不要过度清洁皮肤，特别是儿童及老年人要减少清洁次数，以免造成皮脂过度丧失，引起皮肤干燥。同时，由于皮脂膜抑制皮脂腺分泌的压力减轻，彻底清洁后2小时内，皮脂腺分泌速度增快，直至重新恢复水油平衡（4~5小时）

综上所述，皮脂腺主要具有保护和美容皮肤的作用，其结构虽然简单，但功能调节却十分复杂，既与内分泌、神经、免疫系统等内环境密切相关，也受药物、饮食、紫外线、温度等外界因素影响。随着对皮脂腺功能及调控的不断深入研究，有望进一步揭示皮脂腺功能紊乱性疾病的本质，进而探索出更佳的防治途径。

（杨森　何黎）

第六节　皮肤免疫功能与皮肤美容

皮肤是机体与外界环境之间的天然屏障，具有独特的免疫功能并与全身免疫系统密切相关。皮肤免疫系统（SIS）包括固有免疫的皮肤免疫系统和获得性免疫的皮肤免疫系统。

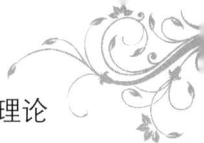

一、皮肤的固有免疫系统

皮肤固有免疫的细胞主要有 NK 细胞、NKT 细胞、树突状细胞（DCs）、中性粒细胞、黑素细胞和角质形成细胞；主要的体液成分包括炎症前细胞因子、抗微生物肽如防御素和 cathelicidins、细菌产物受体如 Toll 样受体（TLRs）和 C-型凝集素（甘露聚糖结合凝集素）、补体和补体调节蛋白。（表 1-10）

表 1-10 皮肤固有免疫系统

皮肤固有免疫系统	体液
细胞	Toll 样受体（TLRs），热休克蛋白（HSPs）
角质形成细胞：表皮屏障	抗微生物肽：防御素、cathelicidins
黑素细胞：	补体系统
吞噬细胞：中性粒细胞、单核巨噬细胞	固有免疫细胞因子：TNFα、IFNγ、IL-1，6，
树突状细胞（DCs）：	12，15，18
NK 细胞和 NKT 细胞	趋化因子：CXC8（IL-8）

固定在皮肤组织中的单核细胞称为巨噬细胞。激活了的单核细胞和巨噬细胞能生成并释放多种细胞毒素、干扰素和白细胞介素，参与机体防御机制，还产生一些能促进内皮细胞和平滑肌细胞生长的因子。在炎症周围单核细胞能进行细胞分裂，并包围吞噬异物。单核巨噬细胞除了具有吞噬功能外，它们可被激活。激活的单核巨噬细胞可释放各种生物活性物质，有利于吞噬和杀伤病原微生物，但生物活性物质过多也可导致组织损伤和纤维化。

正常皮肤的 DCs 包括未成熟（CD83）Langerhans 细胞和真皮 DCs，DCs 连接固有免疫和适应性免疫，是适应性免疫的启动者。

二、皮肤的适应性免疫系统

皮肤的适应性免疫系统亦由细胞成分和体液成分两大部分组成。细胞成分包括 Langerhans 细胞、DCs、T 细胞、粒细胞、肥大细胞、内皮细胞等。体液成分主要包括一些细胞因子。近年来，大量皮肤免疫学研究揭示真皮中的一些细胞如淋巴细胞在皮肤免疫生物学中有十分重要的意义。

1. 淋巴细胞及其亚群　根据细胞成长发育的过程和功能的不同,淋巴细胞分成 T 细胞和 B 细胞两类。在功能上 T 细胞主要与细胞免疫有关,B 细胞则主要与体液免疫有关人类皮肤免疫系统的主要淋巴细胞是 T 细胞,正常人皮肤中存在大量 T 细胞,90% 以上局限于真皮血管周围,主要分布在真皮乳头毛细血管周围。约有一半的 T 细胞为 CD4$^+$ CD45RO$^+$ 标记的记忆 T 细胞的免疫表型,余为 CD8$^+$T 细胞。淋巴细胞中只有 T 细胞能再循环至皮肤器官。T 细胞亲表皮性与皮肤归巢受体皮肤淋巴细胞相关抗原（CLA）有关。

2. 郎格罕细胞　郎格罕细胞为一种来源于骨髓的树突状细胞，分布在表皮基底层上方及附属器上皮。定居在正常人表皮内的郎格罕细胞尚未成熟，只有进入真皮或引流淋巴结后才拥有它的全部免疫功能。表皮郎格罕细胞是皮肤主要的抗原递呈细胞。郎格罕细胞一方面控制角质形成细胞的角化过程，另一方面参与皮肤免疫反应，尤其在表皮中它能摄取、处理和递呈抗原、控制 T 细胞迁移。郎格罕细胞还能分泌 T 细胞反应过程中所需的重要细胞因子，并参与免疫调节、免疫监视、免疫耐受、皮肤移植物排斥反应等。

3. 中性粒细胞　中性粒细胞帮助机体抵御微生物病原体的感染，特别是在化脓性细菌入侵的第一线，当炎症发生时，它们被趋化因子吸引到炎症部位，消灭、防止病原微生物在体内扩散。中性粒细胞的细胞膜能释放出一种不饱和脂肪酸——花生四烯酸，引起炎症反应和疼痛，并影响血液凝固过程，同时还起到预警动员的效果。

4. 嗜碱性粒细胞　嗜碱性粒细胞释放的组胺与某些异物（如花粉）引起过敏反应的症状有关。此外，嗜碱性粒细胞被激活时还释放嗜酸性粒细胞趋化因子 A（eosino-phile chemotactic factor A）的多肽，这种因子能把嗜酸性粒细胞吸引过来，聚集于局部以限制和调节嗜碱性粒细胞在过敏反应中的作用。

5. 嗜酸性粒细胞　嗜酸性粒细胞参与机体对寄生虫的免疫反应。嗜酸性粒细胞可借助于细胞表面的 Fc 受体和 C3 受体黏着于寄生虫上，并且利用细胞溶酶体内所含的过多氧化物酶等酶类攻击和损伤寄生虫体。

6. 肥大细胞　肥大细胞在结缔组织中广泛分布，肥大细胞表面存在有免疫球蛋白 IgE 的 Fc 受体，在对食物、昆虫叮咬、药物过敏反应及在寄生虫性炎症反应中起重要作用。肥大细胞通过脱颗粒或转颗粒作用，可释放大量生物活性物质如组胺、肝素和多种细胞因子，释放后导致一些炎症症状如充血、风团等。肥大细胞是速发型超敏反应的主要靶细胞，在超敏反应及其他 IgE 依赖性免疫反应中起关键作用。肥大细胞主要通过两种机制识别病原体，即调理素依赖性和非调理素依赖性。

另外，细胞释放的介质包括组胺和 5-羟色胺（5-HT）、花生四烯酸、超氧阴离子、过氧化氢和羟自由基以及一些细胞因子如 IL-2、IL-4、IL-10、TGF-β、IL-12、GM-CSF、M-CSF、G-CSF 和干细胞生长因子在皮肤免疫反应中亦发挥重要的作用。

三、紫外线（UV）对皮肤免疫系统的抑制作用

紫外线可直接造成角质形成细胞 DNA 损伤，具有诱发皮肤老化和皮肤癌的危险。紫外线照射可使皮肤产生大量的生物学效应，最主要的是对皮肤免疫系统的抑制作用。而遮光剂可以保护皮肤免疫系统免受紫外线的损害。

1. 细胞水平的抑制作用　UV 照射可引起 LC 的形态结构、数量及功能发生一定程度的改变，这是皮肤免疫系统产生抑制的先决条件。UV 通过使 LC 对 Th1 细胞的抗原呈递功能下调，最终抑制了 Th1 介导的迟发型超敏反应及接触性超敏反应等细胞免疫应答的发生。UV 照射后，在 LC 数量降低的同时，一系列炎症细胞开始移入表皮，常见的为巨噬细胞，这可能与 UV 引起角质形成细胞表面 ICAM-1 和 E 选择素表达上调，吸引炎症细胞聚集有关。另外，UV 照射可干扰肥大细胞膜对脱颗粒介质的正常反应性，使各种生物活性物质如组胺等释放减少。较大剂量 UV 照射后，可直接损伤肥大细胞的细胞膜，使大量生物活性物质释放，引起局部血管扩张。

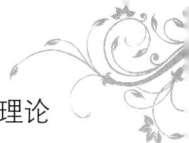

2. 分子水平的抑制　UV 照射皮肤后将引起表皮微环境的改变,主要表现在众多细胞因子的释放。大量研究证实,表皮内具有细胞因子释放功能的主要是角质形成细胞和 LC。这些细胞因子在皮肤内形成一个复杂的相互作用的网络,共同完成对皮肤免疫系统的影响。UV 照射后,IL-1 出现在表皮基底层且数量增多。同时,IL-1 家族中 IL-1 受体拮抗剂（IL-1ra）与 IL-1α 的比率大于 100,远远超过非 UV 照射部的比值,因而显著抑制了 IL-1α 的生物学效应。可见,尽管 UV 可刺激 IL-1 家族整体水平上升,但 IL-1ra 上升幅度更大,由 IL-1α 介导的皮肤免疫反应最终还是受到了抑制。

UV 照射后 IL-10 产生增多,其主要来自角质形成细胞、黑素细胞和浸润表皮的巨噬细胞。IL-12 可由树突状细胞（包括 LC）、角质形成细胞、单核细胞和巨噬细胞等分泌,是诱导 Th1 型特异性免疫反应的重要细胞因子,也是 UV 引起免疫抑制的主要调节因子之一。UV 对接触性变态反应的抑制反应主要由 TNF-α 介导,TNF 受体缺失使得 UV 对接触性变态反应的抑制作用下调。

四、紫外线对黑素细胞的影响

紫外线照射皮肤引起皮肤变黑是通过快速色素沉着和延迟色素沉着两个过程共同来完成的。研究显示,紫外线照射的主要效应是由延迟色素沉着体现的,延迟色素沉着过程通过上调黑素合成,增加黑素小体向角质形成细胞内的转运数量和体积来完成。相反,相对的快速色素沉着过程则主要与黑素小体的转运和再分布有关。因此,紫外线诱导皮肤变黑的其中一种主要机制就是增加和延迟的黑素小体的转运。已经证实紫外线诱导黑素细胞的树突延长和增多主要是由辐射的角质形成细胞分泌内皮素-1、干细胞生长因子、粒细胞-巨噬细胞集落刺激因子介导的。紫外线同时也影响了黑素细胞内黑素小体向角质形成细胞内的转运。紫外线辐射可诱导黑素瘤细胞外源性凝集素结合受体表达增加和 PAR-2 的活性增加,抑制 PAR-2 的活性可阻断紫外线诱导的皮肤黑化。

五、皮肤衰老与皮肤免疫

随着年龄的增大,皮肤逐渐进入衰老期。老年人皮肤中 T 细胞由 $CD_{45}RA^+T$（天然）细胞转变为记忆 $CD_{45}RO^+T$ 细胞增多。老龄时皮肤 T 细胞功能降低。

六、皮肤瘢痕与皮肤免疫

皮肤瘢痕的形成主要与真皮中的细胞外基质有关。细胞外基质的代谢是一个连续、复杂的过程,受多种因素的调节。其中任何一个或多个环节调节失衡,均可以导致病理性瘢痕的产生和发展。细胞外基质的合成主要受纤维源性细胞因子的调控,包括血小板源性生长因子 PDGF、胰岛素样生长因子-I（IGF-I）、转化生长因子-β（TGF-β）及碱性成纤维细胞生长因子（basic fibroblast growth factor, bFGF）,其中最受瞩目的是 TGF-β。TGF-β 通过增加胶原、纤维连接蛋白、糖氨多糖的合成,增加蛋

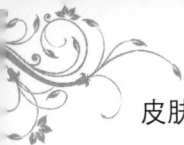

白酶抑制剂以减少蛋白酶的作用，从而加速组织修复。其主要作用是促使胶原成分的大量合成。但当严重创伤、反复感染等使 TGF 大量分泌、持续存在时，便会引起细胞外基质的过度沉积，导致病理性瘢痕的发生。PDGF 通过刺激巨噬细胞及成纤维细胞的大量增殖，诱导其他细胞因子的释放，扩大急性炎症反应，并直接刺激糖氨聚糖的大量生成。

（郑　敏）

第七节　光生物学特性与皮肤光老化

光是自然界中较早被人们认识的一种自然现象，由于地球受到大气层的保护，波长小于 380nm 的太阳紫外辐射到达地球表面的量不到太阳辐射到地球表面总辐射量的 1%，因此，长期以来，人们对于光照对人体健康的影响一直存在一种错误观念，认为："光不能穿透人体，光对人体健康的影响似乎微不足道"，而大量的研究越来越表明，有相当数量的光是可以透过人体，对皮肤造成不同程度的影响。因此有必要了解有关光的物理特性及其生物学效应。

一、光物理学特性及生物学效应

光是一种连续的电磁波，具有波粒二相性，波长以纳米（nm）为单位，能量以焦耳（J）为单位，剂量单位 J/m^2，且波长越长能量越小。光按波长由短到长依次分为 γ 射线、X 射线、紫外线、可见光、红外线、微波及无线电波等。其中，阳光中的可见光、紫外线、红外线对人体的影响最大。（图 1-14）

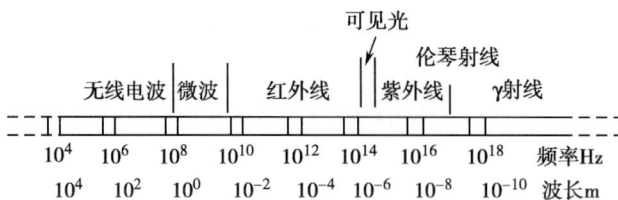

图 1-14　光的分类及波长

（一）可见光

可见光的波长范围是 390~780nm，其中波长最短的是紫光，其次是蓝光、青光、绿光、黄光、橙光、红光。可见光对人体也有一定的影响，如：蓝光对核酸是安全的，因为它不被核酸所吸收，而对胆红素却是不安全的；蛋白质受可见光照射后，将发生光解，同时其溶解度、黏度、对热变性的敏感度及荧光等物理、化学和光学性质均有显著的改变；可见光对皮肤相关淋巴循环产生影响，有提高或降低机体免疫功能的作用；对人体 DNA 也会造成不同程度的影响。

（二）红外线

其波长在 1mm 到 770nm 之间，比可见光长，在光谱上位于红色光外侧。具有很强热效应，并易于被物体吸收，通常被作为热源。透过云雾能力比可见光强。

红外线对人体皮肤、皮下组织具有强烈的穿透力。外界红外线辐射人体产生的一次效应可以使皮肤和皮下组织的温度相应增高，促进血液的循环和新陈代谢，促进人的健康。红外线理疗对组织产生的热作用、消炎作用及促进再生作用已为临床所肯定。近红外微量照射治疗对微循环的改善效果显著，尤以微血流状态改善明显，表现为辐照后毛细血管血流速度加快，红细胞聚集现象减少，乳头下静脉丛淤血现象减轻或消失，从而对改善机体组织、重要脏器的营养、代谢、修复及功能有积极作用。此外，红外线还可以使血液中不饱和脂肪酸的二重键或三重键被切断，饱和脂肪酸不容易再被氧化成血脂[过氧化脂质]，减少了血管内脂质的沉积，使血管壁光滑，从而减少动脉硬化、白内障等心血管疾病或眼科疾病的发生。

太阳光中的红外线对皮肤的损害作用不同于紫外线。紫外线主要引起光化学反应和光免疫学反应，而红外线照射所产生的反应是由于分子振动和温度升高所引起的。红外线引起的热辐射对皮肤的穿透力超过紫外线。其辐射量的 25% ~ 65% 能到达表皮和真皮，8% ~ 17% 能到达皮下组织，通过其热辐射效应使皮肤温度升高，毛细血管扩张，充血，增加表皮水分蒸发等直接对皮肤造成的不良影响。主要表现为红色丘疹、皮肤过早衰老和色素紊乱；红外线还能够增强紫外线对皮肤的损害作用，加速皮肤衰老及引起皮肤癌的发展。实验表明：由于皮肤受到紫外线和红外线的双重作用，使用同样的防晒产品和同样能量的紫外线强度下，在户外自然阳光下所测到的 SPF 值（防晒系数）明显低于在实验室人工光源下所测得的防晒效能。

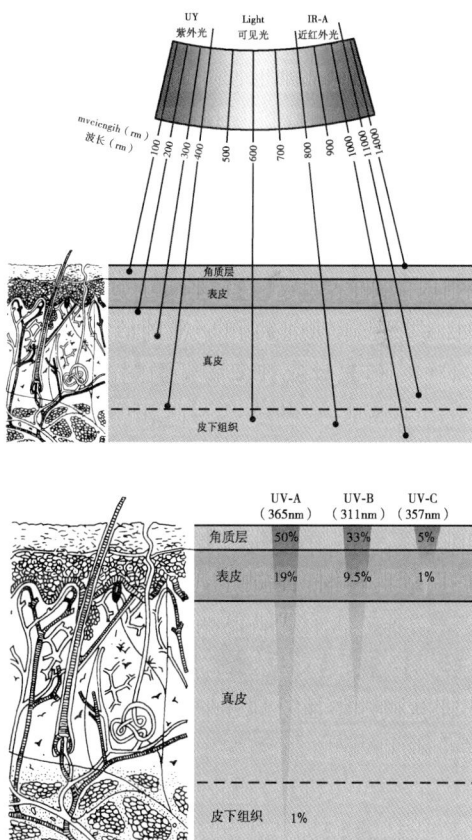

（三）紫外线

紫外线（UV）的波长为：200 ~ 400nm，又可分为 UVA（200 ~ 290nm）、UVB（290 ~ 320nm）、UVC（320 ~ 400nm）。（图1-15，表1-11）

1. UVA 在任何地区全年存在，它不仅可以穿透玻璃，而且80%的UVA可穿透真皮上部，作用于血管及其他组织，能被真皮中的黑素、血红蛋白、胆红素吸收，因此造成皮肤晒黑的现象。

2. UVB 是引起日晒性红斑最主要部分，也叫晒斑光谱。可被玻璃所阻挡，

图 1-15 紫外线对皮肤的作用

主要由表皮吸收，能产生自由基，使真皮浅层胶原纤维发生嗜碱性变，称为胶原纤维弹力性变，并随病变的发展，其范围越来越广，部位越来越深，真皮浅层小血管也受其影

响，UVB 还可损伤表皮细胞，不仅使皮肤产生红斑、水疱甚至大疱，而且损伤细胞的 DNA，激活原癌基因，使抑癌基因失活，引起皮肤癌。

表 1-11　不同光谱紫外线的作用

太阳光谱	到达区域	正面作用	负面作用
UVC（短波紫外线）200～290nm	被臭氧层所吸收，不到达地面		
UVB（中波紫外线）290～320nm	可到达皮肤表皮层	晒黑 合成 VitD	晒斑 光毒性
UVA（长波紫外线）320～400nm	可到达皮肤真皮层	晒黑	弹性纤维变性 光毒性 光过敏 DNA 损伤
可见光	皮下组织	抗焦虑	光老化
IR（红外线）	皮下组织	健康	弹力纤维受损

3. UVC　UVC 对细胞的杀伤力最强，是诱发红斑和杀灭细菌最有效的紫外线，但大多被地面大气层吸收，只有在雨过天晴的短时间内才可能有极少数到达地面。

因此，UVA、UVB 是造成皮肤光损伤的主要紫外线。

二、皮肤光感类型

日光反应性皮肤分型（sun-reactive skin typing）简称皮肤类型（skin typing），文献上又称皮肤光型（skin phototype）。其概念在皮肤光生物学、皮肤色素研究、化妆品防晒功效评价、化妆品祛斑、增白以及美容等许多领域内广泛应用。

（一）日光反应性皮肤分型的历史沿革

日光反应性皮肤分型的概念由美国哈佛医学院皮肤科医生 Fitzpatrick 于 1975 年首次提出。作者根据皮肤经一定剂量的日光照射后产生红斑还是色素及其程度，将白种人的皮肤最初分为 4 个类型，提出上述皮肤分型方法具有特定的背景原因。20 世纪 70 年代初期，应用光化学疗法即 PUVA 治疗银屑病作为一项新技术在美国迅速兴起，在选择病人接受长波紫外线（UVA）照射起始剂量时，头发和眼睛虹膜的颜色常被用作判断白种人对紫外线耐受性的指标，浅色表型如金黄色或红色头发、蓝灰色眼睛表示对紫外线耐受性差；而深色表型如棕黑色头发和棕色眼睛则表示对紫外线耐受性强。但实际应用中皮肤科医生意外地发现，一些具有深色表型的人在接受相应的 GHI 初始剂量照射后却出现了严重的光毒性反应，即辐照剂量过高了。这种现象表明，不能单纯根据头发和眼睛的颜色表型来判断皮肤对紫外线的耐受性。

Fitzpatrick 皮肤分型法正是在这种临床需要情况下建立的，对皮肤的正确分型在指导银屑病患者的 PUVA 治疗方面发挥了积极作用。但是这种分型法具有局限性，因为作者当时仅研究了白种人的皮肤，而且被调查者是年龄 12～40 岁的银屑病患者。后来 Pathak 在对上述分型作了进一步修改补充，增加了棕色和黑色皮肤的人群，形成了沿用至今的皮肤分型方法，即 Fitzpatrick 皮肤分型系统。（表 1-12）

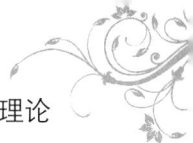

表 1-12　Fitzpatrick-pathak 日光反应性皮肤类型

皮肤类型	日晒红斑	日晒黑化	未曝光区肤色
Ⅰ（敏感型）	极易发生	从不发生	白色
Ⅱ（敏感型）	容易发生	轻微晒黑	白色
Ⅲ（正常型）	有时发生	有些晒黑	白色
Ⅳ（正常型）	很少发生	中度晒黑	白色
Ⅴ（不敏感型）	罕见发生	呈深棕色	棕色
Ⅵ（不敏感型）	从不发生	呈黑色	黑色

（二）日光反应性皮肤分型的方法

具体方法为：在受试者非曝光区皮肤用 3 倍最小红斑量（MED）的紫外线照射；或在北纬 20°~45°于春末夏初的中午日晒 45~60min，然后以问卷调查的方式询问受试者 24 小时后皮肤晒红、7 天后皮肤晒黑的情况。Ⅰ型皮肤定义为日晒后皮肤出现灼痛性红斑，没有晒黑；Ⅱ型皮肤定义为日晒后皮肤出现红斑并伴有轻微晒黑；Ⅲ型皮肤定义为日晒后皮肤出现轻度红斑并伴有中度晒黑；Ⅳ型皮肤定义为日晒后皮肤重度晒黑而没有红斑。

国内刘玮教授等对 404 位不同地区的中国女性进行皮肤光分型，结果示：人群中Ⅲ型皮肤占 70% 以上，这种类型的皮肤日晒后既可发生红斑也可出现黑化反应；其次是Ⅱ型皮肤和Ⅳ型皮肤，前者日晒后以红斑反应为主，后者则以黑化反应为主。这种结果与国外学者针对亚洲黄种人进行的皮肤光分型研究较为一致。

三、皮肤老化与光老化

衰老是生物界最基本的自然规律之一。它是一个渐进的过程，导致机体所有器官的机能减退和储备能力的下降。衰老发生在细胞水平，同时反映了一个基因的程序和环境造成的损害。皮肤老化作为整体衰老的一个部分具有特殊的意义。人类的皮肤在自然老化和光老化之间提供了具有意义的对比，自然老化是内源性的程序性过程，由时间的流逝形成。通过和其他环境因素接触或者生活方式的原因产生的损害积累，就造成了外源性老化。后者主要是由于太阳的紫外线辐射引起所以又称为光老化。

（一）内在因素（自然老化）

皮肤在自然老化中出现上述的临床变化有其生理病理学基础。水是角质层中重要的塑形物质之一，角质层中水分含量约为 10%~20%，水的相对恒定主要依赖于自然保湿因子。其包括氨基酸、乳酸盐、尿素、尿酸、肌酸和磷酸盐等。随着年龄的增长，皮肤角质层中自然保湿因子含量减少，致使皮肤水合能力下降，仅为正常皮肤的 75%。同时皮肤的汗腺和皮脂腺数目减少、功能下降，导致皮肤表面的水脂乳化物（HE）含量减少。HE 为汗腺所分泌的汗液及皮脂腺所分泌的皮脂在皮肤表面形成的一层乳化物，具有保护角质层柔润，防止皮肤干裂的作用；另外自然老化的皮肤多有皱纹，使皮肤表面积增加，水分丢失增多；因此自然老化皮肤经常处于干燥状态。由于表皮细胞增殖能力减弱，表皮更新减慢，使表皮变薄。在真皮层成纤维细胞逐渐失去活性，使胶原

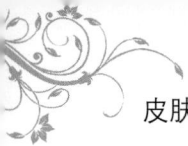

的合成减少，同时胶原溶解性降低，其稳定性随老化而增加，在青年人Ⅰ型胶原占皮肤胶原的80%，Ⅲ型胶原占15%，随着老化，Ⅲ型胶原与Ⅰ型胶原的比例发生明显的改变，70岁以后，弹性蛋白合成明显减少，加之弹性纤维分解退化，使弹性数量减少，因此自然老化的皮肤可出现皱纹，但这种皱纹大多是细浅的，通过伸展容易消失。由于老年人进食量减少以及脂肪重新分配，常使皮下脂肪细胞容量减少，导致真皮网状层下部及筋膜的纤维性小梁失去支撑，造成皮肤松弛。在老年人毛囊数目明显减少，造成秃发，尤其以头皮秃发为著。由于毛囊母质黑素细胞总数随年老而进行性减少，剩余黑素细胞的黑素原活性也降低，导致毛发灰白。

目前对于皮肤老化的研究已经达到细胞水平和分子水平。对于皮肤角质形成细胞和成纤维细胞的体外培养研究表明，随着年龄的增长，这些细胞的生长逐渐缓慢，有丝分裂的能力逐渐消失，并失去对外来有丝分裂原的应答性。许多研究已经发现基因对皮肤的衰老起着调控作用，目前已检测出三类与皮肤衰老有关的表达基因：原癌基因C-myc和C-fos；编码EGF受体的基因（EGFr）和被克隆的基因GADD153。

对于出生3天至33岁不同年龄人的皮肤成纤维细胞培养物中分离出来的mRNA印迹杂交，显示弹性蛋白mRNA水平相对恒定，而在61岁人的培养物中弹性蛋白mRNA的水平仅是出生后3天、15岁、33岁3组平均的12%，这表明在老年人弹性蛋白的基因表达骤然下降，其原因可能为功能性弹性纤维的减少。除弹性纤维外，其他细胞外间质成分亦有所改变，通过放射性羟脯氨酸合成或脯氨酰羟化酶的测定，可见胶原产生的速度随年龄的增长而减少。蛋白多糖和透明质酸是结缔组织大分子，与真皮水合作用密切相关，在老年人的真皮组织中蛋白多糖和透明质酸浓度降低，致使真皮水合能力减弱。

总之，在皮肤的自然老化中基因的表达起着决定性的作用，同时一些内源性的因素，包括营养，内分泌和免疫等也通过整个机体的作用而对皮肤衰老产生影响。

（二）外在原因（光老化）

1. 紫外线伤害　紫外线直接损伤DNA，DNA在260nm附近有极大吸收峰，因此DNA能吸收UVB紫外线而起光化学反应。UVA对皮肤的损伤更大，UVA从太阳的放射量是UVB的10倍，且可以穿透表皮到达真皮。紫外线使角质层中的尿苷酸（咪唑丙烯酸）受UV照射后从反式转变为顺式，使皮肤免疫机能减退，真皮内胶原减少，细胞更新减缓。UV照射后促进MSH和内皮素等分泌，酪氨酸活化使色素增加，出现色素沉着。紫外线是引起皮肤老化最重要的外在因素，因此，外在因素引起的皮肤老化也称为光老化。皮肤光老化的发生机制一般认为是以下四点：

（1）光老化发生机制中的信号传导通路：关于紫外线引起光老化的结论已被广泛接受。在长时间受到紫外线损伤的皮肤中，胶原的合成受到明显抑制。基质金属蛋白酶（MMPs）介导的胶原破坏，可以大部分解释在光老化过程中结缔组织的损伤，而MMP的产生和胶原的降解又涉及了多条信号通路。如图一中所示，首先，紫外线辐射在皮肤组织中生成了大量活性氧簇自由基（ROS），后者能激活大量细胞因子，如表皮生长因子（EGF）、白介素-1（IL-1）、胰岛素、角质形成细胞生长因子和肿瘤坏死因子-α（TNF-α）的膜受体，这些受体的激活同时又是部分通过ROS抑制蛋白酪氨酸磷酸酶-κ活性而实现的。膜受体的激活又可以进一步导致压力相关有丝分裂原激活蛋白激酶P38

（P38 MAPK）和 C-jun 氨基末端激酶（JNK）的激活。这些激酶的激活介导了核转录复合体 AP-1 的转录。（图 1-16）

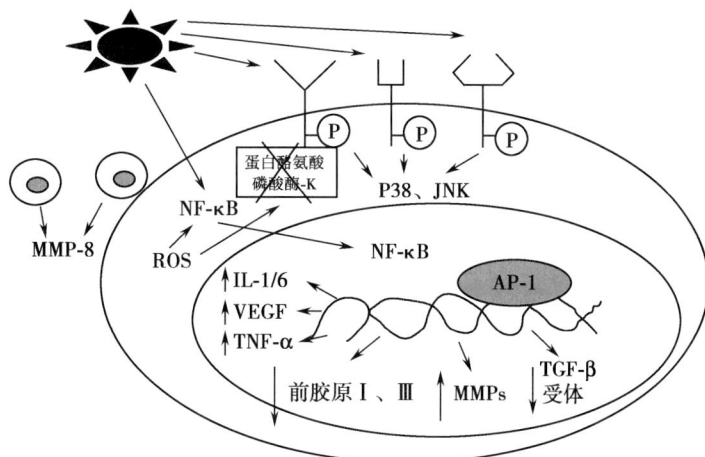

图 1-16　光老化发生中的信号传导机制示意图

　　最近的研究发现 AP-1 的活性还能被半胱氨酸富集 61 蛋白（CYR61）所诱导，CYR61 能激活降解细胞外基质成分的酶，如 MMP-1。CYR61 最终通过 AP-1 增强 MMPs 的量和活性，特别是 MMP-1、MMP-3 和 MMP-9。紫外线辐射还能激活核转录因子-κb（NF-κB），后者介导了前炎症因子，如 IL-1、IL-6、血管内皮生长因子、TNF-β 和 MMPs 的表达。此外，紫外线介导的胶原降解通常是不彻底的，并导致了部分降解的胶原片断在真皮中的积聚，而这同样也导致了皮肤结构完整性的破坏。此外，大的胶原降解产物也在一定程度上又抑制了新胶原的合成。

　　（2）线粒体损伤在光老化发生机制中的作用：有研究表明，线粒体 DNA 的自发突变频率约是细胞核 DNA 的 50 倍。在许多退行性疾病患者和老年人的细胞内，有一段约 4977bp、编码部分呼吸链蛋白的线粒体 DNA 始终缺失，这种 DNA 缺失被称为"共同缺失"。在紫外线损伤的皮肤细胞内，"共同缺失"的发生率约是正常细胞的 10 倍。研究发现，在接受 2 周生理剂量 UVA 照射后，光暴露部位真皮成纤维细胞的"共同缺失"出现率也比未曝光部位的成纤维细胞更高，而这种损伤似乎在停止紫外线照射后仍能持续存在。研究者认为紫外线造成的线粒体 DNA 初始损伤使得线粒体功能减退，而这更使得其 DNA 易受后续产生的 ROS 氧化损伤，从而造成细胞功能持续下降，进而促使细胞进入衰老状态。线粒体 DNA "共同缺失"现象与光损伤严重程度吻合，提示线粒体 DNA "共同缺失"可以作为光损伤的分子标志。

　　（3）蛋白质氧化在光老化发生机制中的作用：研究发现蛋白质易受氧化损伤的影响。有证据表明，在受紫外线损伤的皮肤上层真皮蛋白质中，有较多 ROS 造成的损伤。紫外线还可以使真皮胶原和弹力纤维发生交联。研究表明，氧化性蛋白损伤可能导致蛋白活性丧失或增强、失去结构蛋白功能并易于或难于降解。体外实验表明，UVA 是皮肤蛋白氧化的主要因素，细胞中氧化蛋白的聚集抑制了溶酶体的功能，同时也限制了细胞成功降解更多损伤蛋白的能力。此外，随着自然衰老的发生，脂褐素（一种高度交联并经变易的蛋白质聚集体）在细胞聚集也会进一步抑制溶酶体的功能。

（4）端粒在光老化发生机制中的作用：端粒主要控制与老化有关的基因表达和细胞增殖能力。在活体组织中细胞端粒的长度与个体的生理年龄相反，老年人的端粒长度比年轻人的短小。当端粒短到一定程度时，细胞就进入了增殖衰老期，这样端粒就作为了一个生物钟，提示细胞是年轻还是衰老。最近的研究表明端粒的功能不仅是由它的长度所决定。皮肤的内源性老化主要依赖于在一系列的细胞分裂中不断进行的端粒缩短，而光老化又加上了紫外线辐射对皮肤的影响。紫外线能引起 DNA 形成嘧啶二聚体，大部分发生在胸腺嘧啶核苷部位，细胞代谢或者紫外线引起的 DNA 的氧化损伤，大部分情况下发生在鸟嘌呤残基，也显示出加速端粒缩短。有趣的是 TTAGGG 端粒悬挂的重复序列 1/3 是胸腺嘧啶核苷，1/2 是鸟嘌呤残基，因此，紫外线照射和/或氧化损伤被认为是导致更多端粒损伤的原因。的确，通过 p53 途径的信号传导发生在紫外线照射后和氧化导致的 DNA 损伤后，都与 3′端端粒的暴露有关。这一假定的机制也解释了光老化和自然老化的临床相似的原因。

（5）水通道蛋白：当皮肤经常暴露于紫外线（UV）时，其保水能力和角质层的水合作用将会大大降低，皮肤易变得干燥、出现皱纹。目前国外研究已证实皮肤水转运是通过水通道蛋白实现的，其中最重要的是水通道蛋白 3（AQP3），从而确认了细胞膜上存在转运水的水通道蛋白（AQP3）的理论，UV 通过 ERK 细胞传道通路，诱导 HaCaT cells 中 AQP3 的表达下调，是加剧皮肤干燥脱水和光老化的主要原因；

2. 寒冷、酷热和过度干燥的空气　影响皮肤正常呼吸，使皮肤过多散失水分，皮肤老化；空调或集中采暖会使皮肤脱水，产生脱皮，起皮屑现象。

3. 污染、有毒清洁剂　使灰尘过度粘附在皮肤表面，刺激皮肤、堵塞毛孔，易引起皮肤过敏及皮脂分泌降低。

4. 化妆品使用不当　市场上的化妆品品种繁多，普通消费者通常得不到科学的指导，不少爱美人士因选用化妆品不当反而引起不良效果，如果不慎使用了劣质化妆品，更会给肌肤带来极大的伤害。

（三）皮肤老化和光老化的基因背景

基因背景在老化的总体发生率和个体的生活中起到了一定作用,因为即使在同样的环境中对不同基因背景个体所产生的作用也是不尽相同的。人种的不同可能决定形成不同形式的皱纹,研究发现亚洲人的皱纹和白种人不一样,这种不同的原因有待更深入的研究。而且即使是一个种族,在同样的危险因素下有些人皱纹严重,有些人轻,这就说明可能有一种和皱纹相关基因或者在某些基因中有单核苷酸的多态性,比如胶原纤维,弹力纤维或者基质金属蛋白基因。光老化基因的深入研究可了解种族和个体对皮肤皱纹易感性的不同。

（四）皮肤老化与光老化区别

日光对皮肤引起的光老化与皮肤本身的自然老化是在漫长的生命过程中同时进行的，二者是不容易区分的。它们的区别如表 1-13：

（五）皮肤老化和光老化的临床表现

随着年龄的增长，皮肤逐渐会出现干燥，起皱纹、松弛并出现一些良性肿瘤，这种结构与功能的变化归纳于表 1-14。自然老化主要表现为细小皱纹、皮肤松弛、干燥和粗糙，毛发数目减少，形成秃发，并且毛发变细，色灰白，这和真皮细胞的减少和它们所分泌基质蛋白与表皮分化的微小异常有关。

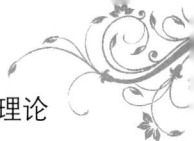

表 1-13　皮肤老化与光老化区别

区别点	皮肤光老化	皮肤自然老化
发生年龄	儿童时期开始，逐渐发展	成年后开始，逐渐发展
发生原因	紫外线照射	固有性，机体老化的一部分
影响因素	职业因素，无防晒措施	机体健康水平，营养状况
皮肤表现	皮肤皱纹粗，呈橘皮、皮革状、不规则色素斑如老年斑，皮肤毛细血管扩张、角化过度	皮肤皱纹细而密集、松弛下垂，可有点状色素减退，无毛细血管扩张、角化过度
组织学特征	表皮不规则增厚或萎缩，血管网排列紊乱，弯曲扩张，Ⅰ型胶原减少，网状纤维增多，弹力纤维变性、团状堆积，皮脂腺不规则增生	表皮均一性萎缩变薄，血管网减少，胶原含量减少，真皮萎缩，弹力纤维降解、含量减少，所有皮肤附属器均减少、萎缩
并发肿瘤	可出现多种良、恶性肿瘤	无
药物治疗	维 A 酸类、抗氧化类、保湿剂有效	无效
预防措施	防晒化妆品及遮阳用具有效	无效

表 1-14　皮肤衰老的结构与功能变化

1. 结构变化	
表皮	真表皮连接变平，表皮厚度及细胞大小、形状发生改变，偶可见不典型核，黑素细胞、朗格汉斯细胞减少
真皮	萎缩，成纤维细胞、肥大细胞及血管均减少，血管祥变短，神经末梢出现异常
附属器	脱发，毛发色素减少，终毛转变为细毛，甲板异常，腺体减少
2. 功能变化	细胞更替、创伤修复、屏障功能、感觉功能、免疫应答、体温调节、汗液、皮脂分泌及维生素 D 的合成均下降

　　早先由于对光老化的病理生理学知之甚少，光老化通常被误称为"衰老"、"早衰"及"衰老过快"。光损伤皮肤的临床及组织学改变见表 1-15。光老化的临床表现主要为皮肤弹性丧失，皱纹粗深，皮革样外观，而且常伴有色素沉着。慢性日光照射还会引起皮肤微循环的改变，早期可表现为毛细血管扩张，晚期皮肤营养性小血管减少，毛细血管网消失，使皮肤无光泽。

表 1-15　光损伤皮肤的特征

临床改变	组织学异常
干燥（粗糙）	角质层异常
日光性角化病	核不典型，角质形成细胞成熟紊乱，表皮不规则增生或发育不良。偶见真皮炎症
色素沉着异常	
雀斑	多巴强阳性的黑素细胞增多或减少
黑子	表皮突延长，黑素细胞数目增多，黑素合成增多
特发性点状色素减少症	病变部位黑素细胞数目减少
持续性色素较少	多巴阳性的黑素细胞数目增多

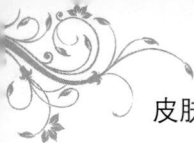

临床改变	组织学异常
出现皱纹	
细纹	未发现异常
深沟	皮下脂肪层隔膜收缩
星状假瘢	表皮色素透视，真皮胶原异常
弹性纤维病（小结节或粗糙）	真皮乳头处纤维聚集成无定形物质
无弹性	真皮弹性纤维异常
毛细血管扩张，静脉湖	血管扩张伴管壁萎缩
紫癜	红细胞外渗
粉刺	毛皮脂腺毛囊的表浅部分扩张
皮脂腺增生	皮脂腺向心性增生

总之，光致皮肤损伤可归结为：①光老化，过度日晒后皮肤变得干燥、粗糙，出现皱纹、色素沉着、毛细血管扩张等症状；②光线性皮肤病，如：多形日光疹、慢性光化性皮炎、类网织细胞增生症等；③光线加剧性皮肤病，如：雀斑、黄褐斑、痤疮、红斑狼疮、皮肌炎等；④紫外线致皮肤癌，如：基底细胞癌、鳞状细胞癌等都与日晒有关。

四、皮肤光老化的防护

皮肤的光老化与自然老化不同，如果采取合理的光防护措施，可以阻断 UVA 和 UVB 对皮肤的作用，达到预防皮肤光化性损伤的目的。以下列举了常见的光防护的主要措施：

1. 大气和环境中的光防护　臭氧是主要的光防护因素，它吸收大量的 UVB 和短波紫外线（UVC），很少吸收或不吸收 UVA 和可见光。它的主要功能是对波长 <285nm 的太阳光起屏障或过滤器的作用。冰箱以及空调使用的氯氟烃类化合物能够破坏臭氧分子，使大气中的臭氧减少，致使日光性皮炎和光敏性疾病发病率增加。纬度可影响 UV 的辐射强度，纬度每增加 10，到达地球表面的 UV 约增加 3%。海拔较高地区大气层稀薄，不能很好地吸收 UV，导致海拔每升高 305m（约 1000 英尺），UV 强度升高 8% ～ 10%。时间也影响 UV 强度，中午时阳光入射角的改变可使更多的阳光辐射到达地球表面。空气中的尘埃、污染物、雾气能通过散射减少 UV 到达地球表面的强度，UVC 比 UVA 更容易被散射。雪、冰、沙、玻璃和金属能够反射 85% UVB。

2. 自然界存在的生物性光防护　通常人表皮能吸收 UVB 和 UVC 的辐射，其反射的光谱范围为 250 ～ 3000tnm，并能散射大部分可见光。色基是能吸收光能的分子。能吸收 UVB 波长的主要细胞色基是 DNA 的嘧啶、嘌呤碱基以及色氨酸、酪氨酸等。其他能吸收 UVB 的还有烟酰胺腺嘌呤二核苷酸、醌类、黄素及一些杂环辅助因子如四氢生物喋呤。当核苷酸吸收 UVB 时，产生环丁烷嘧啶二聚体，这种光产物如果不被修复，则有致癌性和细胞毒性。UVA 辐射生成氧化性光产物，此过程由活性氧簇介导，活性氧簇能氧化脂质和蛋白，激活基质金属蛋白酶，引起色素沉着。尿刊酸的光谱吸收峰为 277nm，它是一种在急性光生物反应中起作用的色基，存在于表皮中。吸收光子后，反

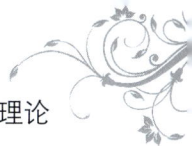

式尿刊酸被异构化成顺式尿刊酸，可能与 UV 诱导的免疫抑制和光致癌机制有关。黑素是存在于表皮内不透光的大分子，能吸收 UV 和可见光。在光激发状态下，黑素能产生自由基，自由基与肿瘤形成以及光损伤有关。黑素可通过阻止和散射 UV 来保护皮肤，它能将吸收的能量转化成热能而不是化学能。皮肤的光防护程度取决于皮肤的厚度及皮肤黑素生成情况。

3. 物理性光防护

（1）衣物：衣物具有很好的光防护作用。与 UVA 相比，UVB 更容易被特定的纤维织物散射。纤维织物对紫外线防护系数（UV protection factor，UPF）与防晒霜的防晒系数（SPF）相似。纤维织物的结构是影响 UPF 的重要因素，纤维结构紧密的织物 UPF值高于纤维结构疏松的织物，厚的纤维织物阻隔 UV 大于薄的织物。水洗和磨损纤维均影响 UPF 值。对纤维织物的化学处理亦会影响 UPF 值，比如使用光学抛光剂增白剂、光亮剂、UV 吸收剂以及对纤维织物的漂白等。光学抛光剂可吸收在可见光范围内的能量和荧光，可减少 UV 的辐射传播。深色纤维织物 UPF 值高于浅色纤维织物。平针编织的长袜因颜色、厚度、所处部位及伸缩性的不同，其 UPF 值亦不同。（图 1-17）

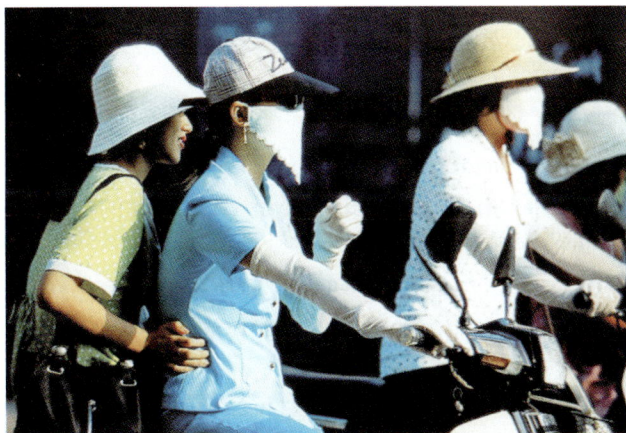

图 1-17　衣物光防护

（2）帽子：帽子可为头、颈部皮肤提供光防护，防护强度取决于帽檐的宽度、原料以及编织方法。（图 1-18）

（3）化妆品：不含防晒成分的基础化妆品的 SPF 值为 3～4。在应用化妆品 4 小时后，由于其已进入皮纹和积聚在毛囊口，逐渐失去形成化妆膜的能力，使其光防护作用下降。局部皮肤出汗、皮脂产生等均可使所用化妆品的 SPF 值迅速下降，因此，从事户外活动且依赖面部基础化妆品防光者应至少每 2 小时涂抹 1 次化妆品。

（4）太阳镜：太阳镜对 UV 的防护功效取决于其镜片大小和形状、加入镜片中的UV 吸收原料，以及镜片表面对 UV 的反射强度。（图 1-19）

（5）UV 滤过剂的光防护：局部光防护剂有：对氨基苯甲酸（PABA）、辛双甲基对氨基苯甲酸、奥克立林（octocrylene）、UVA 的过滤剂、经苯甲酮经苯甲酮。

（6）防晒霜对 UVA 的防护作用：防晒霜的设计初衷是保护机体免于日晒伤。然而，越来越多的数据显示，规律性地使用防晒霜可显著减轻光老化的程度。最近的研究

41

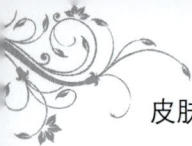

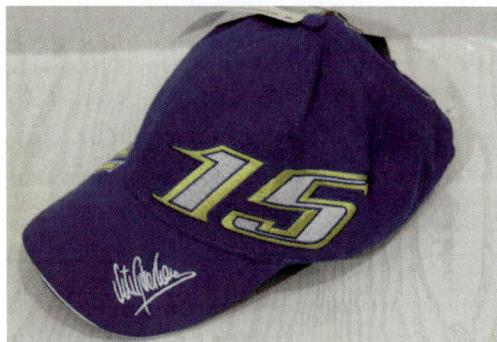

图 1-18　戴帽子光防护

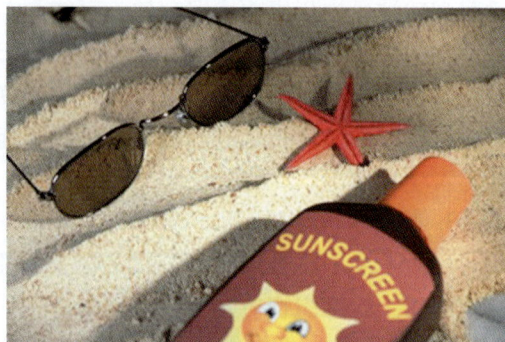

图 1-19　太阳镜光防护

表明，使用日光防护指数（sun protecting factor，SPF）较高的广谱防晒霜，可以在细胞水平防止光损伤。Seite 等使用 1 倍最小红斑量（minima erythema dose，MED）的模拟日光照射志愿者非曝光部位-臀部，每周照射 5 天，共照射 6 周。发现在使用广谱防晒霜的部位，皮肤的光损伤显著减少。另有研究表明，每日规律使用防晒霜的光防护效果要优于间断使用 SPF 值相同或者 SPF 值更高的防晒霜。此外，防晒霜的光防护效果在 2 小时左右开始衰减。因此，要想获得较好的防护效果，应每隔 2 ~ 3 小时重新涂抹一次防晒霜。

1）防晒功效评价

①SPF（sun protection factor）值的测定（COLIPA 方法）：SPF 值是防晒剂保护皮肤防止发生日晒红斑的指标，由于日晒红斑主要是 UVB 诱发的皮肤光毒反应，所以 SPF 值代表了对 UVB 的防护效果指标。

最小红斑量（MED）：指在紫外线照射后的 16 ~ 24 小时后，于照射部位出现清晰可辨的红斑（边界清晰且达到照射点边缘）所需要的最低紫外线辐照能量。

$$SPF = \frac{防晒剂保护皮肤的\ MED}{未保护皮肤的\ MED}$$

并同时评估：测试产品/标准对照样品

数据读取：24 小时后

②PFA（protection factor of UVA）值的测定（COLIPA 方法）：PFA 值是防晒剂保护皮肤防止发生日晒黑化的指标，由于日晒黑化主要是 UVA 诱发的皮肤光氧化反应，所以 PFA 值代表了对 UVA 的防护效果指标。

最小持续色素黑化量（MPPD）：一般指在紫外线照射后 2 至 4 小时内，于照射部位出现的轻微色素黑化所需要的最低紫外线辐照能量。

PA（protection of UVA）代表了防护 UVA 的等级，根据所测 PFA 值的大小来表示不同的 PA 等级。

$$PFA = \frac{防晒剂保护皮肤的\ PPD}{未保护皮肤的\ PPD}$$

PFA 值小于 2　　　　　无防护 UVA 效果

PFA 值 2 至 3　　　　　PA ＋

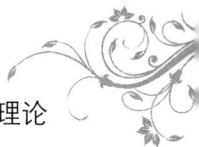

PFA 值 4 至 7　　　　　PA + +

PFA 值 8 或以上　　　　PA + + +

同时评估：测试产品/标准对照产品

数据读取：2 小时后

③标准存留度（国际性）

R 指数代表了经 20 分钟盆浴/15 分钟晒干/20 分钟盆浴之后的 MED 与此过程之前的 MED 比值。

$$R = \frac{MED（湿后的皮肤）}{MED（干的皮肤）}$$

R 指数的意义

低存留度　　　　　50%

较好的存留度　　　50% 至 70%

很好的存留度　　　70% 至 85%

极好的存留度　　　大于 85%

另外对于防晒剂的效果评价还包括防水性能的检测以及室外自然光照下 4 小时后 SPF 值及浸浴 4 小时后的存留度的评估等。

2）防晒剂的分类：防晒霜的防护功能体现在化学防晒、物理防晒以及生物防晒。化学防晒剂通过吸收紫外线，将光能转化为化学能起防晒作用。物理防晒剂通过反射、折射紫外线起作用。生物防晒剂，尽管只是理论上的提法，可以抑制炎症反应，增强机体生物修复功能，从而降低光损伤。

防晒霜主要分为两大类：化学防晒剂（有机防晒剂）和物理防晒剂（无机防晒剂）。目前，大部分防晒霜中既有化学防晒剂，又有物理防晒剂。（表 1-16）

表 1-16　化学防晒剂及物理防晒剂区别

分类	物理防晒剂	化学防晒剂
来源	矿物颗粒	化学合成
常见成分	二氧化钛、氧化锌、滑石粉、高岭土、氧化铁等	对氨基苯甲酸及其脂类、邻氨基苯甲酸类、水杨酸酯类、肉桂酸酯类、二苯酮及其衍生物、甲烷衍生物、樟脑系列
防晒原理	反射、散射紫外线	吸收紫外线
防护光谱	防护紫外线范围广	防护紫外线范围小，需几个不同结构的化学防晒剂组合
光稳定性	100%	不同
毒性	完全无毒性，不被皮肤吸收	一定的危险性，可以被皮肤吸收
刺激性	很少发生，很小	经常发生，较大
质感	略厚重，偏白	薄透，无色

化学防晒剂

①UVB 吸收剂

对氨基苯甲酸（p-Aminobenzoate，PABA）以及其衍生物　是最早被广泛应用的防

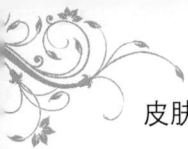

晒剂。PABA 的吸收峰位于 296nm。PABA 穿透角质层后通过氢键与表皮中的蛋白质结合。因此，PABA 防晒效果较持久而且耐水防汗。因为 PABA 有一定的致敏性，考虑到安全性因素，已很少在防晒霜中使用。而且 PABA 易氧化，在皮肤上留下颜色，甚至污染衣物。

水杨酸盐（salicylate） 水杨酸盐是弱效的 UVB 吸收剂。因其安全性能良好，常被用来增加其他 UVB 吸收剂的功效。水杨酸盐还可溶解许多难溶的化妆品成分，如羟苯甲酮、阿伏苯宗等；肉桂酸盐（cinnamates） 肉桂酸盐是很强的 UVB 吸收剂。吸收峰为 305nm。肉桂酸盐不与皮肤结合，因此需依靠载体加强其持久性。肉桂酸盐不污染衣物，很少引起接触性皮炎，很少引起光敏反应以及光毒反应。

樟脑衍生物（camphor derivatives） 樟脑衍生物是双环化合物。樟脑衍生物对光降解有极强的耐受性。大部分樟脑衍生物是 UVB 吸收剂，吸收范围在 290~300nm。但 Mexoryl SX 除外。后者可以在光老化皮肤中预防 UVA 引起的组织化学损伤。

②UVA 吸收剂

苯腙（benzophenone） 苯腙是近年来最常添加的 UVA 防晒剂。这类化合物既吸收 UVB，也吸收大部分的 UVA 光谱。它们是二苯酰甲烷衍生物，有两个方向酮环。苯腙不污染衣物，过敏反应也较 PABA 少。苯腙很容易添加到复合物中。因此常用于广谱防晒霜的配置。目前，FDA 批准使用的氧苯腙（苯唑苯酚-3）是应用最多的苯腙。它主要用作 UVA 吸收剂，也可和其他 UVB 吸收剂配伍使用以提高 SPF 值。据报道，氧苯腙引起了许多光接触性皮炎和接触性皮炎。最新研究表明，最常引起光过敏的防晒剂就是氧苯腙。

邻氨基苯甲酸（anthranilate） 邻氨基苯甲酸是氨基苯甲酸酯的衍生物。目前未广泛应用。

③UVB 和 UVA 吸收剂

有多种化合物属于这一类。Mexoryl SX（苯亚甲基衍生物，吸收峰 345nm），及 Mexoryl XL（三唑衍生物，吸收峰 345nm） 就是两种光稳定的优质的 UVA 吸收剂。Mexoryl XL 还是优质的 UVB 吸收剂。含有 Mexoryl SX/Mexoryl XL 的防晒霜可抑制狼疮患者和多形性日光疹患者在曝光部位出现紫外线诱导的皮损。[7,8]

物理防晒剂

在很早以前，人们就发现二氧化钛有减少日晒伤的功效。然而色素级的二氧化钛平均颗粒大小为 150~300nm，为白色不透明物质。这种产品由于粒子大，涂在皮肤上像粉笔一样白，限制了它的应用。随着二氧化钛微粒技术的发展，它才重新得到了广泛应用。微粒级的二氧化钛颗粒为 20~150nm，看上去透明，更容易被使用者接受。另一种物理防晒剂-微粒级的氧化锌既能反射紫外线，也能吸收紫外线。氧化锌对长波紫外线的保护光谱比二氧化钛还宽。此二者均不易引起刺激或变态反应。

（7）抗氧化剂：皮肤本身具有抗氧化防御功能，以此抵御 UV 诱导的氧化压力（oxidative stress）。然而，在过度的阳光辐射下，机体不可能彻底中和由 UV 辐射产生的自由基，这将导致光致癌、免疫抑制以及光老化的发生。经典的抗氧化酶有谷胱甘肽（GSH）过氧化物酶、过氧化氢酶、过氧化物歧化酶，非酶类抗氧化剂包括 GSH，α-维生素 E 和类胡萝卜素。类胡萝卜素存在于许多化合物的有色成分中，可通过阻止细胞受到氧化损伤而发挥其抗氧化作用。数种抗氧化剂联合应用具有协同作用，联合口服大

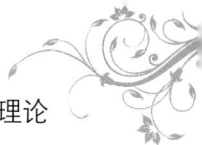

剂量维生素 C 和维生素 E 50d 后可使皮肤最小红斑量（MED）增加，而单独使用一种抗氧化剂者则未见 MED 增加。抗氧化剂可口服或局部应用，口服的优点是全身皮肤均受到保护且不会受到擦洗和出汗的影响。局部使用的缺点是抗氧化剂不能扩散至表皮内，而且不稳定，其效应取决于浓度。

五、皮肤老化与光老化的治疗

（一）化学剥脱

化学剥脱也叫化学剥蚀，化学剥脱术因其操作较简便，治疗效果较好，目前应用较为广泛。常用的化学剥脱剂按照剥脱创伤的程度分为 3 类，即浅表剥脱剂、中等度剥脱剂和深度剥脱剂。前者有羟基酸、10% ~35% 三氯乙酸和 Jessner 液；中等度剥脱剂指 35% ~50% 三氯乙酸和 88% 苯酚；后者主要有 Baker-Gordon 酚配方等。化学剥脱术后也可能产生一些并发症，如色素沉着、持久性脱色、红斑和胶样粟丘疹等，通常容易发生在肤色较深者（Fitzpatrick 皮肤型Ⅳ ~ Ⅵ型）。1995 年 Glogau 等认为，浅肤色（即Ⅰ ~ Ⅲ型）皮肤适合做各种剥脱术，Ⅵ型的深肤色亚洲人和拉丁美洲人无论使用任何剥脱剂，都有可能出现术后色素沉着。

1. α-羟酸 来源于水果，也可人工合成。它们可影响表皮的分化和增值，降低角质形成细胞间的黏着力。因此 α-羟酸最初被用于某些角化性疾病，如鱼鳞病的治疗。其他的 α-羟酸包括乳酸，马来酸，柠檬酸和酒石酸。最常用于皮肤科的是果酸和乳酸。

2. 水杨酸 是一种 β-羟酸。其 50% 的油膏可用于手背和前臂，35% 的酒精溶液可用于面部。水杨酸诱导的红斑和水肿都很轻微。这种剥脱每 2 ~4 周可重复一次。

目前 α-羟酸和 β-羟酸治疗光老化皮肤的具体机制还不是十分清楚。有人认为和它们引起的皮肤刺激有关。Smith 等报道 α-羟酸的美容效果与其对皮肤表层的调节有关——5% 的乳酸能作用到表皮，而 12% 的乳酸既能对表皮起作用，也能对真皮起作用。α-羟酸能增加真皮中基质的成分，也能促进表皮中氨基葡聚糖的合成。Griffin 等观察到用 25% 的果酸、乳酸或柠檬酸溶液可以造成肥大细胞脱颗粒。果酸剥脱换肤对于光老化和自然老化皮肤的嫩肤效果都非常好。尽管果酸的刺激与其 pH 值较低直接相关，载体的刺激性也应考虑。

3. 10% ~35% 三氯醋酸 常用于面部和非面部的浅层化学剥脱。7 ~ 28 天可重复操作。

4. Jessner 溶液 是间苯二酚、水杨酸和乳酸的酒精溶液。可用于浅度和重度剥脱，3 ~4 分钟后可以重复操作。

5. 高浓度的维 A 酸 用于化学剥脱也可取得很好的效果。

（二）维 A 酸类

维 A 酸类（retinoids）药物是一组与天然维生素 A 结构类似的化合物，如全反式维 A 酸以及其 13-顺异构体等。新近合成的维 A 酸，如阿达帕林和他扎罗汀，在结构上与全反式维 A 酸或顺式维 A 酸并不类似，但仍具有维 A 酸活性。维 A 酸类的主要来源有：维生素 A 脂（动物脂肪，哺乳类肝脏以及鱼）；类胡萝卜素（植物）；维生素 A 醇（蛋黄）。天然维 A 酸对皮肤细胞的增殖和分化是必不可少的。这些维 A 酸类物质的前体在小肠内转化为维生素 A 醇，然后酯化为 A 酸并储存在肝脏里。维 A 酸的活性状态为全反式维 A 酸和 13-顺维 A 酸。此二者是由维生素 A 醇氧化为 A 醛，再氧化为 A 酸的。

活性维 A 酸与核受体结合。其受体可分为 2 个类型。维 A 酸受体（RARs）α、β 和 γ 可以和全反式维 A 酸及 9-顺维 A 酸结合；维 A 酸受体（RXRs）α、β 和 γ 只和 9-顺维 A 酸结合。在人类皮肤中，这两种受体都存在。在角质形成细胞中，RXR-α 和 RAR-γ 的数量占优势，RAR-β 不表达；而在真皮的纤维母细胞中，存在 RAR-β。RAR-β 是唯一可诱导表达的维 A 酸受体。RARs 和 RXRs 以二聚体形式起作用。其中，RXRs 是必须的，占主导地位。事实上，RXRs 也和超家族中其他受体成员，尤其是甲状腺受体结合形成二聚体。

一项研究表明，在 UVB 诱导的光老化模型鼠中，使用 RAR-γ 的受体激动剂，结果显示出显著的抗光老化效果，且呈剂量依赖关系。而使用另一种 RXR-α 的受体激动剂时，没有表现出明显的抗光老化效果。提示 RAR-γ 在光老化中起着更重要的作用。[9]

维 A 酸类药物可调节上皮细胞和其他细胞的生长和分化，对恶性细胞生长有抑制作用，还可调节免疫和炎症过程等；主要不良反应有致畸、高甘油三酯血症、高血钙、骨骼早期闭合、皮肤黏膜干燥、肝功能异常等。

昆明医学院第一附属医院的研究结果阐明全反式维 A 酸是通过阻止 ERK 细胞信号传导途径的激活而起到防治皮肤光老化作用。

尽管局部外用维 A 酸可轻易地穿透表皮，但是许多研究显示维 A 酸局部外用不会引起血浆中滴度的上升。从理论上说，外用维 A 酸不会像系统性应用那样引起致畸反应。然而，考虑到维 A 酸的强致畸作用，在怀孕期间还是禁用。

根据分子结构的不同可分为 3 代：

1. 第一代维 A 酸　是维 A 酸的天然代谢产物，主要包括全反式维 A 酸（all-transretinoic acid）、异维 A 酸（isotretinoin）和维胺脂（viaminate）。全反式维 A 酸外用可治疗痤疮；后两者口服对寻常型痤疮、掌跖角化病等有良好疗效。成人剂量为异维 A 酸 0.5~1.0mg/（kg·d），分 2~3 次；维胺脂 50~150mg/d，分 2~3 次。外用的 0.05% 全反式维 A 酸霜是目前唯一被美国食品和药物管理局批准的可用于光老化治疗的产品。

维 A 酸外用可治疗光老化是 Kligman 等人意外发现的。他们在治疗青春期后痤疮患者时发现，长期外用全反式维 A 酸可明显减少皱纹，改善皮肤的粗糙度。之后，有大量的对照研究表明：全反式维 A 酸和 13-顺维 A 酸均能有效改善光老化的症状。长期外用维 A 酸类药物引起的组织学变化有：使角质层变厚；棘层增生；纠正非典型增生；黑色素颗粒消散；真皮中胶原合成增加；血管新生。以上的组织学改变能够解释为什么外用维 A 酸后皮肤会变得光滑细致，色斑减少，皱纹消失或变浅。

高兴华等在用 0.05% 维 A 酸霜对日光损伤皮肤进行疗效观察时发现，5 个月后皮肤皱纹减少，弹性增强，色斑变淡消失。尽管在使用维 A 酸过程中会出现红斑、脱屑、瘙痒等副作用，但往往在继续的治疗中消失或减少。

一项对照试验证实：外用 0.1% 或 0.025% 的全反式维 A 酸治疗光老化皮肤，每日一次，持续涂抹 48 周，两组患者取得了相同的疗效。但是高浓度组（0.1%）的副作用显著高于低浓度组（0.025%）。因此，为避免维 A 酸引起的刺激反应，建议外用低

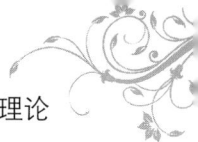

浓度的维 A 酸霜。

有报道长期外用维 A 酸（2 年）并不会引起皮肤萎缩、角质形成细胞以及黑素细胞的恶变。停用维 A 酸后，一部分患者可能出现病情反复或加重。因此大部分医生建议患者长期应用。

2. 第二代维 A 酸　为单芳香族维 A 酸，主要包括阿维 A 酯（etretinate）、阿维 A 酸（acitretin）及维 A 酸乙酰胺的芳香族衍生物。阿维 A 酯主要用于重症银屑病、各型鱼鳞病、掌跖角化病等，与糖皮质激素、PUVA 联用可用于治疗皮肤肿瘤。阿维 A 酸为阿维 A 酯的换代产品，用量较小，半衰期较短，因而安全性显著提高。本组药物不良反应比第一代维 A 酸轻。

3. 第三代维 A 酸　为多芳香族维 A 酸，其中芳香维 A 酸乙酯（arotinoid）可用于银屑病、鱼鳞病、毛囊角化病等；成人剂量为 0.03mg/d 晚餐时服，维持量为 0.03mg，隔天 1 次。

阿达帕林（adapalene）和他扎罗汀（tazarotine）为外用制剂，可用于治疗痤疮和银屑病。几项研究表明，0.1% 的阿达帕林凝胶每日一次外用，可有效改善前臂皮肤的光老化皱纹以及色素斑点。他扎罗汀是受体选择性（RAR-β 和-γ）的维 A 酸类药物。它可以使角质形成细胞分化正常，逆转其过度增生，抗炎。最近有研究表明 0.1% 的他扎罗汀有显著的治疗光老化的效果。首先表现为色素的改变，接着是细纹的改变，粗糙度的改变和粗大皱纹的改变。副作用包括：刺激，脱皮，红斑，干燥，烧灼感和瘙痒。在治疗的头 24 周内大约有 30%～40% 的使用者会出现上述副作用。

维生素 A 醛是维 A 酸的前体物。同活性维生素 A 酸相比，外用的副作用很小，但其治疗光老化的效果是相同的。维生素 A 醛不能和核受体结合，它被皮肤吸收后，在角质层里作为储存库，缓慢释放出维生素 A 酸。因此，副作用由 9% 减少到 1%。理论上来说，维生素 A 醇也是维生素 A 醛和维生素 A 酸的前体物，也应该可用于光老化的治疗。然而，到目前为止，尚没有证据显示维生素 A 醇可有效治疗光老化。这也许和其转化速度慢有关。

（三）氟尿嘧啶软膏

氟尿嘧啶软膏主要针对日光角化病。日光角化病大多发生于皮肤白皙（皮肤型为 I～Ⅲ型）和经常暴晒的人群，尤其是 50 岁以上人群，常伴有光老化的其他表现。虽然大约有 25% 患者皮损会自然消退，但该病亦属于癌前期皮肤病，目前大多数临床数据均提示对日光性角化病的积极治疗可相应减少鳞状细胞癌的发生。除手术外，皮损较大或多发可使用 5% 的氟尿嘧啶软膏，每天 2 次，连续 3 周，可使 70% 左右的皮损好转，同时还可改善光老化导致的皮肤粗糙，其结果与使用中效化学剥脱剂效果相近。但即使在停药后，药物对皮肤的刺激作用仍可持续 2 周左右。妊娠期妇女禁用此药。

（四）激光

1983 年 Anderson 和 Parrish 提出了选择性光热离解理论对皮肤激光外科和光老化的治疗有很大的积极影响。浅色素性皮损可采用波长较短的 Q 开关 532nm 倍频铒：YAG 激光或 510nm 染料激光，疗效显著。超脉冲 CO_2 激光在治疗光化性损害非常有效，不良反应主要包括持久的红斑、治疗后色素改变、瘢痕形成和纹理改变。铒：YAG 激光是一种治疗早期光损伤的理想手段，而 CO_2 激光是治疗较严重光损伤的首选方法。近

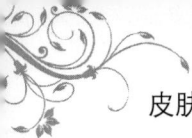

年来，出现了多种无创性激光除皱嫩肤仪，如 Cooltouch（波长为 1320nm 的 Nd:YAG），Smoothbeach（波长为 1450nm 的半导体激光）和 Nilte（波长为 585nm 的染料激光）等，通过作用于胶原组织中的水分或真皮中的血管组织，产生热效应从而刺激胶原蛋白再生，对细小皱纹效果显著。

（五）强脉冲光

强脉冲光（IPL）是一种新近开发的、以非相干的强脉冲光进行非损伤性皮肤美容的新技术，特别是对皮肤慢性光损害的治疗具有优势，克服了传统换肤术存在不良反应多、疗程长、效果不稳定等缺点，很快被医师和患者接受。目前，国内外有不少关于 IPL 治疗光老化的研究报道。例如，用一定剂量 UVB 和 IPL 分别照射后发现成纤维细胞经 IPL 照射后形态无明显改变，而经 UVB 照射后细胞有不同程度损伤；IPL 可明显提高成纤维细胞活性，但无剂量依赖性；UVB 照射可抑制成纤维细胞增殖活性，且呈剂量依赖性。UVB 照射后成纤维细胞 MMP-1 及 MMP-2 分泌水平明显增加，而 IPL 照射后则无明显改变。由此得出结论：IPL 照射能增强成纤维细胞增殖活性，而 UVB 照射可损伤成纤维细胞。此外，使用强脉冲光照射 BALB/C 小鼠背部皮肤，发现照光后第 1 周内皮肤胶原染色与未照射部位比较无明显差别，2 周后照射部位真皮开始增厚，并进行性增多至第 8 周；免疫组化染色 I、III 型胶原明显增多。2 周后小鼠皮肤 I 型、III 型前胶原 mRNA 表达水平也较对照组明显上调，且表达水平随照光后时间的延长呈增加趋势。研究提示强脉冲光照射小鼠皮肤后可刺激真皮胶原含量增加，此可能是强脉冲光光子嫩肤机制之一。Robert 等对一组 80 例皮肤光老化患者采用强脉冲光（IPL）非侵入性光子嫩肤治疗，能量密度范围为 $22\sim44J/cm^2$ 治疗后，皮肤光老化表现如皱纹、色素沉着、毛细血管扩张和毛孔粗大等均有明显的改善。经临床观察及随访，满意率达 83%。（具体治疗见激光部分）

（六）皮肤填充术

皮肤填充术主要用于治疗皱纹，尤其是面部皱纹。迄今为止，用于临床治疗的软组织填充剂可达 40 多种，但经 FDA 批准的仅 2 种，即牛胶原蛋白和透明质酸。一次注射皮肤填充剂后，其效果仅可维持 3.6 个月，且副作用较多。常见的副作用有红斑、药物注射过量、风团、水肿和烧灼感等。透明质酸的副作用发生率较牛胶原蛋白为高，表现为红斑（3.6%）、疼痛（3.6%）及过敏（2.9%），而后者的相应发生率仅为 0.7%、1.4% 和 1.4%。由于价格昂贵且需要重复注射，极大限制其临床应用。因此，有采用硅胶作为替代剂，但硅胶注射尚未得到 FDA 的批准。

（七）皮肤磨削术

即在局麻或冷冻后用牙钻带动磨头和高速电动机磨削受损的皮肤。这是一种新兴治疗方法，其临床疗效已得到肯定，治疗后患者皮肤外观有不同程度的改善，但其机制仍不甚清楚。据估计可以是磨削后，使老化变质的表皮细胞脱落，通过组织的自愈功能使皮肤快速再生，从而取代老化的组织，同时刺激皮肤生长层吸氧和血液循环，加速组织发育，促进胶原蛋白和弹性蛋白的生成，使皮肤变得细腻柔软，富有弹性光泽。

（八）其他

冷冻治疗和光动力疗法等也是常用的治疗方法。随着对光老化的病理机制的认识及

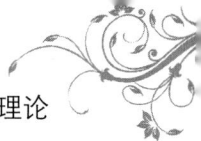

其组织病理学、生物化学及分子生物学研究的深入，近年来，出现了多种预防与治疗的新方法。目前在国内一些皮肤科研小组对中国中医药宝库的发掘和研究的成果将光保护的研究推向深入，例如研究表明，EGCG（绿茶多酚的最有效成分）和黄芩甙单体在皮肤细胞及小鼠皮肤中减少光产物水平，维护 DNA 稳定性。特别有意义的是证明了 EGCG 除延缓正常人 FB 自然衰老外，还可以减少紫外线所致的细胞突变频率，在体内外实验中 EGCG 均可减轻急性光损伤所致的细胞活性下降和细胞凋亡，但可促进慢性光照射后细胞老化及提高凋亡频率，这是 EGCG 防治光源性皮肤损伤，特别是光老化发生的重要发现；此外，黄芩中的有效物质黄芩苷也发现是有效的光防护剂，它的作用不仅在于防止紫外线损伤皮肤细胞，并且能增强皮肤抗光损伤的能力，有效清除紫外线造成的遗传物质的损伤，从而最终防止光老化和光致癌的发生。这些结果已经引起国际性的关注，是未来潜在的光防护以及治疗药物的有效成分。

（刘　玮　骆　丹　李远宏　何　黎）

第八节　维生素、微量元素与皮肤美容

一、维生素与皮肤美容

人体需要维生素，这是众所周知的。科学家的研究发现，维生素不仅关系着人的身体健康，而且与皮肤、头发的健美也是密切相关的。护肤与美发的奥秘与维生素的摄取密不可分。维生素 A、B、C、E 如今被誉为护肤四宝。一般来讲，人体自身并不能制造维生素，只能从食物中摄取，懂得利用含有这些维生素的天然食品来护肤，肌肤就可以变得美丽动人。

（一）维生素 A

又名视黄醛，其前体物质 β-胡萝卜素被人体吸收后 50% 可转变为具有生物活性的维生素 A。对人体非常重要，它能确保细胞的正常分裂与生长，有助于保持良好的视力，同时也是胚胎正常发育所必需的。促进生长发育，并能增强机体的抗病能力；抗氧化：维生素 A 的前体物质 β-胡萝卜素能消除体内有害的自由基，减少或抑制组织细胞中 LPO 的形成，有防止血管硬化、心肌梗死、抗衰老、抗癌作用；滋养皮肤：维生素 A 可营养皮肤、防止皮肤干燥。当维生素 A 缺乏时，可引起皮肤干燥、皱纹、或皮肤过度角化增厚，毛发稀疏干燥，指甲变脆有纵嵴，并伴有皮肤汗腺皮脂腺萎缩。可见维生素 A 与皮肤美容关系密切。富含维生素 A 的食物有绿色蔬菜、胡萝卜、番茄、奶制品及动物肝脏等。

（二）维生素 B

包含 8 种不同的维生素，其中以维生素 B_2、B_6 保健皮肤的功效最为显著。

1. 维生素 B_2　维生素 B_2 又称核黄素，是生物细胞氧化还原反应所必需的黄酶的重要组成部分。人体本身不能合成维生素 B_2，必须依靠食物供给。维生素 B_2 能够辅助细胞进行氧化还原的作用，参与糖、蛋白质和脂肪代谢，维护皮肤与黏膜的健康；此外，还有助于头发、骨骼和指甲的生长。其主要生理功能有：

（1）参与组织呼吸过程：维生素 B_2 与特定蛋白质结合生成黄素蛋白-黄酶。黄酶在物质代谢中起传递氢的作用，参与组织呼吸过程，对维持健康十分有利。

（2）促进生长发育：维生素 B_2 是维持机体生长发育的必需营养素，它可以维持机体神经系统、口舌及皮肤的正常功能，还具有抗癌作用。

（3）美容护肤作用：维生素 B_2 对成人有保持精力旺盛、增强体力、耐力、防止早衰和延长寿命的功效。据称日本妇女常服维生素 B_2 可防止皮肤色素沉着和雀斑，增添容貌美观。人体若缺乏维生素 B_2，可直接影响新陈代谢旺盛的上皮细胞的生长分裂和正常更新，表现为口角炎、唇炎、颜面脂溢性皮炎、糠状鳞屑、皮肤干燥瘙痒、男性阴囊炎，女性会阴炎等。有时还有脱发、头昏目眩、精神迟钝、消化不良、贫血等继发性症状。

因此，适当服用维生素 B_2 对于美容润肤、防止皮肤病是十分有益的。维生素 B_2 缺乏可导致口角炎、舌炎、眼结膜炎、脱发及皮肤老化等。富含维生素 B_2 的食物有麦芽、动物肝脏、鸡蛋、谷类、豆类等。

2. 维生素 B_6

（三）维生素 C 及其衍生物

维生素 C 具有酸性，因其能防止坏血病，故又称抗坏血酸，是公认的天然存在于生物组织中活性最强的抗氧化剂。维生素 C 能够保持细胞间质的完整性，从而增强毛细血管壁的致密度，降低毛细血管通透性及脆性，防止炎症病变扩散，促进伤口愈合，还能抑制多巴氧化，降低黑色素的生成，因而具有美白皮肤、防止衰老的功能。其主要功能有：

1. 防止坏血病　细胞间质中有一种胶原蛋白。它是由脯氨酸和赖氨酸经维生素 C 参与羟化而成，若维生素 C 缺乏，胶原蛋白不能合成，从而引起毛细血管脆性增加，导致坏血病的发生。

2. 抗氧化抗衰老作用　维生素 C 是一种强抗氧化剂，它能有效地清除体内有害的自由基，与 SOD，CAT，GSH-Px 有抑制 LOP 和脂褐素形成的作用，延缓细胞衰老，促进细胞代谢，恢复细胞活力。大量的临床和动物实验证明，维生素 C 能抑制黑色素的合成，既可以治疗黄褐斑、雀斑，又能滋润皮肤，增加皮肤肌肤弹性，因此，维生素 C 又是一种有效的美容药物。

3. 抗癌作用　实验证明，维生素 C 无论在体内还是体外，均能阻止强致癌物质亚硝胺的合成，并能防止肿瘤细胞的蔓延、防止动脉粥样硬化、抑制胆固醇合成、防止冠心病的作用。

富含维生素 C 的食物有黄瓜、番茄、柠檬、草莓、猕猴桃等。

（四）维生素 E

维生素 E 又称生育酚，是人和动物正常繁殖必不可少的营养物质。其主要生理功能为；

1. 促进生育　维生素 E 是维持动物生殖的重要因子。体内一旦缺乏，其生殖器官就会受损而不育，雄性动物可出现睾丸萎缩而不产生精子，雌性动物可因胚胎、胎盘萎缩而引起流产。

2. 维护细胞膜　维生素 E 为细胞膜上的抗氧化剂，它与硒共同防止脂肪被氧化成

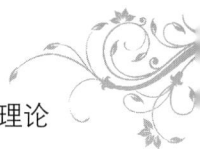

脂质过氧化物（LOP），能消除自由基，减少细胞内脂褐素的蓄积，有较强的抗氧化作用，能防止不饱和脂肪酸氧化物对细胞带来的损害，增强皮肤抗氧化能力，防止皮肤老化，保持皮肤弹性，减少皱纹。

3. 预防心血管病　能促进毛细血管增生，维持心肌和外周血管系统的正常功能，改善微循环，减少动脉壁 LOP 含量和降低胆固醇浓度，改善脂质代谢，从而防止动脉硬化。

4. 抗衰老、美容作用　中老年补充维生素 E 后，可减轻面部黑色素的沉着，并改善皮肤弹性，推迟性腺萎缩的发展，维护和推迟性功能减退，改善内分泌，保护肌肤特有的柔韧性和滋润性，减少或消除面部皱纹，使白发较少或返黑。动物实验证明，它能延长人脾肺二倍体细胞生长周期以及果蝇、家兔、小鼠的寿命。

此外，维生素 E 还具有光防护作用，在紫外线照射前外用维生素 E 可以减轻急性皮肤反应，如红斑、水肿、日光晒伤细胞形成、脂质过氧化、DNA 加合物形成、免疫抑制及 UVA 引起的光敏感剂结合等。还能增强机体免疫力，抑制肿瘤的生长。可见，维生素 E 的确是一种重要的美容抗衰老物质。

富含维生素 E 的食物有小麦胚芽、大豆、花生、葵花籽等。

（五）维生素 PP

维生素 PP，是由烟酸和烟酰胺组成，广泛存在于动植物体内，也是体内重要的生物活性和营养物质之一。其主要功能有：

1. 构成辅酶成分　维生素 PP 在体内多以 5-烟酰胺的形式存在，常与核糖、磷酸等构成辅酶Ⅰ、辅酶Ⅱ，是组织中重要的递氢体，参与蛋白质、脂肪及糖代谢过程。

2. 降脂作用　烟酸可以降低血中胆固醇、三酰甘油及脂蛋白含量，可防止肥胖、高脂血症及动脉粥样硬化。

3. 防止皮肤病　当机体缺乏烟酸及其色氨酸时，可导致皮炎，始发于日光易于照射的裸露部位如颜面、四肢皮肤，呈明显的日光性红斑，并伴有瘙痒或烧灼感，皮肤干燥粗糙。反复发作后皮肤粗糙增厚，嵴沟明显，弹性下降并萎缩，亦易伴有口腔黏膜炎、咽炎、阴道炎等。

4. 维护消化、神经系统功能　缺乏维生素 PP，极易引起食欲不振、恶心呕吐、胃痛、便秘以及头昏头痛、乏力、注意力不集中、记忆力减退、精神萎靡、情志抑郁或亢奋、烦躁等症状。

二、微量元素

在组成人体的各种元素中，有些在体内仅含有微量或超微量，在营养学上称为微量元素，如铁、锌、碘、硒、铜、锰、钴、钼、铬、镍、锡、钒、硅、氟 14 种。它们在生物体内参与生命物质的代谢过程；在美容护肤方面，这些无机盐和微量元素也起着重要作用。

（一）铁

铁是人体必需的微量元素。其对皮肤的主要作用有：

1. 增强机体免疫功能　补充铁能增强人体内 T 淋巴细胞、血清总补体活力、吞噬

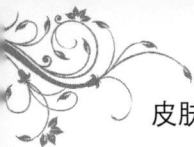

细胞功能及中性白细胞的杀菌能力，提高机体抗病能力。

2. 促进生长、增强造血功能　铁可以促进肝脏 DNA 合成，增加体重，促进幼儿生长发育，并能防止缺铁性贫血。体内一旦缺铁，最易发生贫血，患者可出现面色萎黄、头晕、乏力、记忆力下降、口腔炎、舌炎、皮肤干燥、毛发枯黄等症状，食用含铁食物如肝脏以及养血药物可以纠正贫血引起的上述诸症。

（二）铜

铜是人体必需的微量元素。体内含量成人 100～200mg。其对皮肤的主要作用：

1. 维持正常造血功能及铁的代谢　铜参与造血过程，主要是影响铁的吸收、运输和利用。铜可以促使无机铁变为有机铁。铜在肝脏合成血浆铜蓝蛋白，能促进铁由传递蛋白传送到骨髓，加速血红蛋白及咪唑啉的合成。同时还可以加速幼稚细胞的成熟与释放。

2. 参与生物酶的合成　铜参与细胞色素 C、酪氨酸酶、抗坏血酸氧化、SOD，CAT 及磷脂化酶等许多酶的合成。尤其催化赖氨酸氧化酶，形成有弹性和硬度的胶原蛋白，使血管、骨骼、结缔组织、皮肤富有弹性和韧性。

3. 维护皮肤和毛发的正常颜色与结构　含铜的酪氨酸酶能催化酪氨酸转化为黑色素，缺铜时，黑色素合成发生障碍，而引起白癜风和毛发脱色变白。同时，缺铜时由于赖氨酸氧化酶活性降低弹性蛋白及胶原纤维共价交联形成发生障碍，可使皮肤弹性下降，皱纹增多，血管和骨骼的脆性增加而诱发出血、骨质疏松症，并影响动物生殖功能和生长发育。

（三）锌

锌是机体内重要的必需微量元素之一。由于它与生命活动十分密切，故被誉为"生命之花"。其对皮肤的主要功能有：

1. 参与多种酶的合成　锌参与碳酸酐酶、DNA 聚合酶、胸腺嘧啶核苷激酶、碱性磷酸酶、乳酸脱氢酶、超氧化歧化酶等 80 多种酶的生物合成。缺锌时，各种含锌酶的活性降低，影响机体内 DNA、RNA 合成等许多物质代谢，从而造成机体生理功能紊乱。

2. 促进生长发育　锌与核酸、蛋白质合成密切相关，所以锌对婴幼儿及青少年的生长发育具有重要的营养价值。

3. 增强创伤组织的再生能力　可促使组织再生，保护皮肤健康。缺锌后，DAN 及 RNA 合成减少，创伤处颗粒组织中的胶原含量减少，伤口难以愈合。近年来，用锌制剂治疗皮肤湿疹、腋臭、青年痤疮等获得良效。

此外，缺锌时机体免疫功能低下，记忆力衰退、视力下降，皮肤萎缩、肌肉松弛、消化不良等症。

（四）硒

硒是人体内重要的微量元素之一，在动物及人类发育及成年时期均有重要作用。据报道，在长寿地区，健康老人发中硒含量明显高于非长寿地区。其主要功能有：

1. 抗氧化作用　硒是谷胱甘肽过氧化物酶（GSH-Px）的必要组成成分。GSH-Px 能催化还原型 GSH 变成氧化型 GSH，同时使有害的过氧化物（ROOOH）还原成无害的羟基化合物，并使 H_2O_2 分解，因而可以保护细胞膜的结构和功能免受过氧化物的损害。目前 GSH-Px 已被公认为抗衰老的活性酶之一。不少实验证明，人类全血硒的含量

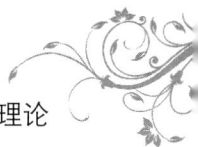

和 GSH-Px 段的活性之间也呈显著正相关。

2. 增强免疫功能 刺激免疫球蛋白及抗体的产生，增强机体对疾病的抵抗力。实验证明，口服或注射硒，均可使注射羊红细胞（SRBC）的小鼠体内抗体的形成和抗体滴度增加。

（五）锰

锰是人体内必须微量元素之一。在体内仅含 12~20mg。是多种活性酶的组成部分，如：精氨酸酶、脯氨酸肽酶、丙酮酸羧化酶、RNA 聚合酶、SOD 等活性成分。现已证明，哺乳动物的衰老与 Mn-SOD 减少引起的抗氧减低有关。另外，DNA、RNA 聚合酶需经锰离子激活，才能促进 DNA、RNA 和蛋白质合成代谢。

（六）碘

在人体的主要生理功能为构成甲状腺素，调节机体能量代谢，促进生长发育，维持正常的神经活动和生殖功能；维护人体皮肤及头发的光泽和弹性；能调节维生素 A、维生素 C、维生素 E、增强人体的抵抗力；保护视器官功能的健全，改善和提高视力。

（七）铬

在人体内作为辅酶，协同胰岛素发挥作用，调节糖代谢，降低血糖、血脂和血压，并促进脂肪代谢。

（八）钠

研究表明：含 500mmol/LnaCl 的敷布显示可抑制 TEWL 的增加、并可增加皮肤电容，因此可抑制刺激性接触性皮炎的皮肤屏障破坏和角质层变得干燥，并可显著降低与刺激相关的血流量。

（九）钾

钾离子可抑制 TEWL 增加，但对皮肤电容无作用，对刺激性接触性皮炎的皮肤干燥无明显改善作用。

其他的一些微量元素对人体美容、健美也起到非常重要作用，都是不能忽视的。总之，要想保持健美身姿、靓丽容颜，平衡营养、科学补充各种微量元素是至关重要的。

（涂 颖 何 黎）

第二章　皮肤保健与美容

第一节　皮肤健美的标志

健美的皮肤标志着人的健康、美丽、自信和成功。不同的国家，不同的种族，虽然存在观念、文化背景和审美修养等方面的差异。然而，具有光滑、细腻而有弹性的肌肤是人们共同追求的目标。皮肤衰老是人生的一种自然规律，任何人都无法抗拒，但是，采用科学、有效的美容保健，是可以延缓皮肤衰老的。

皮肤健美标准：肤色均匀红润，皮肤水分含量在 10% ~ 20%，水油分泌平衡，细腻有光泽，光滑有弹性，无明显色斑，面部皱纹与年龄相当，对外界刺激不敏感，对日光反应正常。

了解皮肤健美的标准、皮肤类型及皮肤保健的内容对于维护皮肤的健美尤其重要。

1. 润泽　是指皮肤湿润和光泽的程度，健美的皮肤应是湿润有光泽。正常皮肤表面覆有一层皮脂膜，由皮脂腺分泌的脂质和汗腺分泌的水分乳化而成，正常皮肤含水量应在 10% ~ 20%，水油平衡。皮脂膜含有的脂类能滋润皮肤，使皮肤有光泽，它与天然保湿因子等物质能使皮肤能保持适度的湿润，这是皮肤健美的象征。如水分及皮脂不足则皮肤会失去光泽，变得干燥、粗糙和皱缩，这是病态或衰老的表现。外用劣质化妆品、采用不正规美容及患某些损容性皮肤病如痤疮、皮炎湿疹、鱼鳞病、激素性皮炎等都可使皮肤脱屑、灰暗、失去光泽。美容的目的在于通过合理选择护肤品，采用正确的美容手段，维护皮脂膜，积极治疗皮肤病来保持皮肤正常的润泽。

2. 细腻　皮肤细腻主要由皮肤纹理决定，健美的皮肤质地细腻，毛孔细小。真皮中纤维束的排列和牵引，使皮肤形成许多沟和嵴，皮沟与皮嵴构成皮纹。皮沟将皮肤表面划分为许多三角形，菱形或多角形的皮丘，皮沟的深浅随部位、年龄和性别不同而有差异。皮肤细腻是指皮肤具有皮沟浅而细、皮丘小而平整的纹理，这种皮肤能给人以质地细腻的美感。日光或其他因素都会使真皮纤维发生变性、断裂，引起皮肤纹理加深，如光老化引起的项部菱形皮肤、长期搔抓导致的皮肤苔藓样变、痤疮患者毛孔粗大如橘皮样，都会影响美观。美容的目的在于通过防晒、保湿，科学治疗皮肤病，使皮肤达到纹理细小，毛孔不明显，给人以美感。

3. 弹性　皮肤的弹性包含皮肤的丰满、湿度、韧性和张力。健美的皮肤应是丰满、

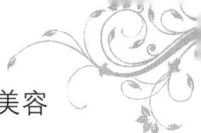

湿润、有弹性。皮肤弹性主要由皮下脂肪厚度、皮肤含水量及真皮胶原纤维和弹力纤维决定。若皮肤含水量和皮下脂肪厚度适中，且真皮胶原纤维和弹力纤维正常，则皮肤富有弹性。皮肤角质层含水分充足，皮肤就显润泽，如皮肤表皮、真皮保湿因子减少，皮脂膜破坏，导致皮肤含水量不足时，皮肤就会出现干燥、皱纹增多、弹性降低；真皮中的胶原纤维持皮肤的张力，其韧性大，抗拉力强，但缺乏弹性，弹力纤维对皮肤的弹性和顺应性起着重要的作用，使皮肤有弹性，光滑，减少皱纹的产生，当胶原纤维和弹力纤维受到损伤、破坏时，如疤痕组织，皮肤就缺乏韧性，皮纹消失；紫外线会使真皮纤维发生变性、断裂，引起皱纹加深；皮肤含有一定量的皮下脂肪，就可以衬托皮肤的丰满，如身患重病、消瘦的患者，皮肤就容易出现松弛，影响美观。美容的目的就是使皮肤所含脂肪和水分比例适中，胶原纤维和弹力纤维的损伤减少到最低程度，保持皮肤良好的弹性，使其显得光滑平整。

4. 颜色　皮肤的颜色是由基因决定的，主要有黄色、白色、黑色。黑色素是决定皮肤颜色的主要因素。不论何种肤色，产生色素的黑素细胞数量是大致相同的，肤色不同是由于各种人种黑素小体的大小、种类、数量和分布不同。黄种人黑素含量适中，分布均匀，皮肤基本色调是黄色，如果血管充盈度好，皮肤呈黄中带白，白中透红；白种人黑素含量低，皮肤白；黑种人黑素含量高，皮肤黝黑。角质层过厚，皮肤黄色会加深；日光照射、内脏疾病、精神因素、睡眠不好、体内维生素、氨基酸代谢紊乱及皮肤炎症反应等因素都会导致皮肤黑素增多，使皮肤颜色变黑；如黑素细胞数目减少，酪氨酸酶异常，亦可出现色素脱失或减退。美容的目的在于通过正确的养护或治疗来保持皮肤正常肤色，驱除病态肤色。

5. 功能　健康的皮肤，除了保持红润、光滑细腻而有弹性的外观外，还必须具有保护、感觉、调节体温、吸收、分泌、排泄、代谢及免疫等重要的生理功能，并且这些功能是完整、有效和相互协调的。

（何　黎）

第二节　常用皮肤美容检测技术

一、无创性皮肤检测技术

皮肤无创性评价技术是近20年随着现代生物物理学、光学、电子学、信息技术和计算机科学的发展，而逐渐发展起来的一门技术。它主要是应用工程物理学等其他学科的理论和技术，无创性地评价活体皮肤生理学和病理学变化特征。由于它的无创、方便、易接受的特点，近年来逐渐在皮肤病学、皮肤药代动力学、医学美容、化妆品功效评价等领域快速发展。本节概要介绍几种常用皮肤生物学特征的测量意义和测试技术的基本原理。

（一）皮肤表面纹理评价技术

人类皮肤表面特征性的突起与沟纹构成了皮肤的微型轮廓，这些纹理是人类特有的，它由基因决定，与部位、年龄及环境等因素相关，是人们外观年龄的主要标志之一。通过测量皮肤表面纹理，可以研究年龄、环境、疾病、化妆品、局部药物对皮肤表面的影响，探讨化妆品的功效与局部药物的治疗作用。根据测量对象的不同，皮肤表面纹理评价技术大致可分为直接法与硅胶模型法。

直接观察法包括低倍表面放大仪和活体图像分析仪。低倍表面放大仪是最简单的直接观察法，将矿物油滴于皮肤表面，盖上玻片后，低倍镜下直接观察皮肤表面纹理。由于它主要依赖肉眼观察与主观判断，误差较大。而活体图像分析仪由摄像机直接记录皮肤表面特性，经过数字化处理成图像点阵，最后由图像处理器进行分析，能够客观、量化的测量皮肤表面纹理，实时快速。由于皮肤干燥、脱屑较多时影响观察结果，上述直接观察法均不适合极干性皮肤的测量。

更为精细测量皮肤纹理的设备是一种应用机械、光学、激光等原理研制的皮肤纹理轮廓仪（profilometry）。机械性皮肤轮廓测量仪通过探针扫描皮肤硅胶模型，探针头在皮肤硅模的垂直位移通过电信号的转换能客观反映皮肤表面纹理变化。但本法过程复杂耗时，所得结果仅为单一方向显示的二维图像。光学皮肤轮廓测量仪通过运用光学扫描仪检测，操作方便迅速。激光皮肤轮廓测量仪通过硅胶模型反射的激光光束特性反映皮肤表面纹理，本法能够测量更深的纹理，检测快速，结果显示为三维数据。透光皮肤轮廓测量仪依据硅胶模型的透光量反映表面沟纹深浅，采样快速，数秒内就可完成显影、评价。共聚焦激光扫描显微镜基于纵向光学切割结束，对硅胶模型进行不同层面扫描后重建清晰的二维与三维图像，本法是研究浅表皮肤组织学敏感的无创性技术，能够对表皮及真皮乳头的组织学特性进行定量研究。

上述使用硅胶模型的技术均存在下列缺点：制作硅胶模型时可能损伤皮肤表面，且硅胶模型不能完全反映皮肤细小纹路，被测皮肤若存在过多的毛囊、瘢痕、文身、清洁剂残留及鳞屑可导致测量误差。干扰条纹光投影仪通过数码微镜设备发射光至活体皮肤或硅胶模型表面，用暂时位相移位逐级解析干扰性条纹图像，产生三维图像重建皮肤表面纹理。它可直接测量活体皮肤，也可扫描硅胶模型，扫描面积大，测量速度快，但图像稍不及机械皮肤轮廓仪清晰。

（二）肤色评价技术

人体肤色由 4 种生物色素组成：褐色的黑色素、红色的氧合血红蛋白、蓝色的还原血红蛋白、黄色的胡萝卜素与胆色素，并受皮肤粗糙程度、水合程度等因素影响。人体肤色可分为固有肤色与继发性肤色，前者为遗传性基本肤色，后者代表紫外线或疾病、药物因素所致的肤色改变。皮肤颜色的变化能够反映皮肤屏障的完整性与皮肤的敏感性，有助于判断美白、防晒产品的功效与色素性疾病的疗效，还可用于监测局部血供与新生儿黄疸。对皮肤颜色进行无创性客观定量评价在皮肤科及其他临床各科与医学美容方面均具有重要意义。

测色仪依据测试原理可分为色度仪与分光测色仪。色度仪基于光电比色原理，将与颜色的三刺激值成比例的仪器相应数值进行转换，得出能够表示被测颜色的定量数值，但目前不及分光测色仪应用普遍。分光测色仪通过测量皮肤表面的光亮度因数或光谱透射比，进行三色分析，结果选用国际照明委员会推荐的 CIE-LAB 颜色系统表示。在此颜色系统中，明度 L 代表灰阶，主要受黑色素含量影响，含量越高，L 值越小；色度 a、b 分别表示红/绿轴与黄/蓝轴上的物体颜色，a 值主要反映真皮血管的氧合血红蛋白含

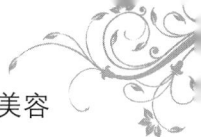

量，皮肤越红润，a 值越高，可用于观察皮肤血供与红斑颜色，b 值主要反映皮肤的黄色程度，与皮肤黑素含量呈正相关。目前国际上应用最普遍的测色仪是美能达分光测色仪，可以快速、客观、定量的测定肤色。

（三）皮肤屏障功能评价技术

皮肤屏障的主要结构基础是角质层、表皮脂质与天然保湿因子等。皮肤屏障能够防止水分丢失与外界环境侵袭，受皮肤生理、病理变化与外界环境等多种因素影响，当屏障功能受损时，一些皮肤疾病（如湿疹、异位性皮炎、瘙痒症、银屑病等）发病率增加，原有皮肤病症状加重。

皮肤屏障功能通常以透皮水丢失（TEWL）来衡量。TEWL 反映水分从皮肤表面的蒸发，在一定情况下与皮肤水合作用成反比，是皮肤屏障功能的主要标志。根据水取样技术可分为开放室法、通风室法与封闭室法。开放室法基于蒸发仪原理，在表皮上方一定距离处（通常为 3mm 与 6~8mm）分别安置有两对湿度探测器与热敏电阻探头，测定两点间的皮肤局部水分蒸发压力，继而计算水分蒸发速率即透皮水丢失量。本法精确、方便，但严格意义上说，它不能测量皮肤的绝对含水量。

通风室法通过提供一定水分含量的空气，测量空气吸收的水分量来进行。本法可对 TEWL 进行连续性监测，但由于控制的空气需要非常干燥，会人为增加水分蒸发，造成误差。

封闭室法使用封闭的面罩收集皮肤表面丢失的水蒸气，然后用电子湿度探测器记录面罩内的相对湿度。当面罩内空气湿度达到饱和，皮肤将停止蒸发，因此本法不能对 TEWL 进行连续测量。

TEWL 的测定易受仪器本身、环境因素（包括空气对流、温度、湿度、光线等）及个体因素（包括部位、皮肤表面温度、个体差异、流汗与否等）影响，因此测定时必须严格控制测试条件，保证结果的可比性。

（四）皮肤角质层水含量评价技术

皮肤角质层水分可分为固定部分与波动部分，前者主要为与天然保湿因子（NMF）结合的水分，含量较固定；后者源自皮肤腺体的分泌，与皮肤屏障功能相关，变化较大。皮肤角质层水含量的测量对于皮肤屏障的生理学特性和功能的研究十分重要，可用于保湿剂的功效性评价、皮肤疾病时皮肤屏障功能变化研究及疗效监测。皮肤角质层水含量的测量可分为直接法与间接法，各种方法具各自优缺点，可同时使用以相互补充。

直接法有傅立叶变换红外光谱仪（ATR-FTIR）、近红外光谱仪（NIR）等，它们基于角质层水分能够吸收红外线原理，通过红外线吸收光谱进行水含量的测定。傅立叶变换红外光谱仪只能反映角质浅层水分含量，而近红外光谱仪皮肤穿透更深，能够检测表皮深层与真皮水分。直接法相比间接法更准确，但大多价格昂贵，且许多解剖位置与临床情况不适用，故应用间接法普遍。

间接法依据皮肤的电生理特性随其水合状况而改变，通过测定其电生理参数（如电阻抗、电容、电导等）间接反映其水含量。由于电阻抗参数易随季节、环境、电极板而变化，近年来多为其他参数所取代。在反映正常皮肤角质层水合方面，电容不如电导敏感，但极干性皮肤中，它比电导能更好地反映皮肤水合状况。因此应根据具体情况，选择不同的测试参数。

（五） 皮肤表面脂质评价技术

皮肤表面脂质可分为分泌脂质与表皮脂质，前者来自皮脂腺的分泌，后者源于成熟的角质形成细胞的脱落。在皮脂腺分布密集部位，皮肤表面脂质主要为分泌脂质；在皮脂腺分布稀少的部位，表皮脂质起主要作用。脂质含量因部位、年龄、性别、季节、环境等因素而波动较大。皮肤表面脂质评价技术应用广泛，涉及皮肤生理学、皮肤病学、药理学及化妆品评价等领域。

既往皮肤表面脂质评价技术有溶剂提取法、卷烟纸技术，但均由于对皮肤存在一定刺激、测量耗时长、操作不方便，现在多为脂带法、透明带法取代。

脂带法利用特殊的可吸收脂质的脂带收集皮肤表面脂质后进行定性、定量分析，还可测定皮脂分泌率。此法操作简便快速，但由于取材时局部可人为形成闭塞环境，影响皮肤表面水分与温度，可能对皮脂测定造成一定偏差。

透明度法基于"磨砂玻璃"原理：磨砂玻璃覆上脂质时透明度增加，透光量增加，由此对脂质进行定量。基于透明度法的仪器有脂质仪（Lipometer®，采用毛玻璃取材）与皮脂仪（Sebumeter®，采用特殊塑料薄膜取材），两种方法的测量结果具有较好的相关性。

（六） 皮肤表面 pH 值评价技术

角质层中的水溶性物质、皮肤排出的汗液、皮肤表面的水脂乳化物质及皮肤呼吸作用排出的 CO_2 等多种物质共同作用下形成了皮肤表面稳定的 pH 值（约 5.5 ~ 7.0），不同部位略有差别。皮肤表面 pH 值是机体生物学活动在表皮的表达，可影响角质形成细胞、真皮细胞的生物学功能，在机体的不同生理状态，其值存在一定差异，并受年龄、性别等因素影响。皮肤表面 pH 值在维持正常的皮肤生理屏障功能、参与角质层细胞代谢酶的活性调节、保持皮肤微生态平衡与正常的皮肤感觉上发挥重要的作用。皮肤表面 pH 值评价技术对于更好地了解机体系统和局部的生物状态、监测皮肤病的治疗情况、调节局部药物与化妆品的吸收功能具有重要参考价值。

既往皮肤表面 pH 值测定采用的比色法由于灵敏度、准确度不高，现已为皮肤酸碱度测定仪取代。皮肤酸碱度测定仪的探头由内含缓冲液的玻璃电极与参比电极构成，顶端为半透膜，避免探头内的缓冲液与皮肤表面的直接接触，但皮肤表面的 H^+ 可自由通过，因此通过测定缓冲液的 pH 值变化可反映皮肤表面的 pH 值，但每次测定前需调试校正。

（七） 皮肤弹性评价技术

真皮胶原纤维、弹性纤维、网状纤维共同作用，维持正常皮肤一定的弹性，能够抵抗外界压力。皮肤弹性是判断皮肤老化的重要标志之一，随着年龄增长，真皮胶原纤维、弹性纤维合成减少，并出现变性断裂，皮肤弹性下降。皮肤弹性评价技术可用于皮肤衰老的相关因素研究、健康人群皮肤弹性的调查、病理状态皮肤的研究、化妆品及激光的疗效评价。随着皮肤美容学与临床治疗学的发展，皮肤弹性的无创性量化评价已成为研究皮肤表面生物学状况的重要内容。许多物理学方法可用于皮肤弹性的评价，其中大多为平行于皮肤表面的测量方法。

平行于皮肤的黏弹性测量技术主要有伸展仪、转矩仪、气压电子量力器、机械阻抗仪等，这些方法可将真皮和皮下组织的影响最小化，但可使皮肤网状纤维变形，影响后

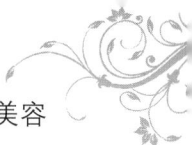

续测量结果。伸展仪通过测定皮肤变形伸展时产生的张力及恢复时的时间特性对皮肤的黏弹性进行客观、定量评价，操作简便。转矩仪通过对皮肤施加一定的扭转力偶，测定皮肤的反应特性。气压电子量力器基于皮肤对邻近的迅速振荡力发生的位移反应进行测定，可较敏感地定量分析角质层弹性，可同时显示真皮反应，但结果易受角质层厚度、化学试剂、外力等影响，重复性稍差。垂直于皮肤的黏弹性测量技术主要有吸引管法、张力测定法、冲击法、压缩法等，但目前临床应用不多。

（八）皮肤微循环评价技术

皮肤微循环是一个复杂的动力系统，对皮肤颜色、温度调节、新陈代谢与局部药物或化妆品的渗透吸收起着非常重要的作用。外界温度、压力、辐射、局部化学物质或机体的生理、病理变化均可影响皮肤的微循环。监测皮肤微循环对于了解皮肤生理机制、炎症性疾病的发病机制以及评估药物或化妆品的功效性与安全性均具有重要参考价值。

皮肤微循环的动态改变可以通过直接法或者间接法进行测量。直接法有静脉闭塞体积描记术、^{133}Xe 清除率等，在皮肤科研究中很少使用。间接测量法有光脉冲闭塞体积描记术（PPG）、激光多普勒血流仪（LDF）、透皮氧分压等。光脉冲体积描记术（PPG）通过测量皮肤中的红细胞反射光的强度，间接反映微循环的变化，它对血流量变化较敏感，操作简单。激光多普勒血流仪（LDF）的测量原理基于组织中的流动成分（红细胞）对氦氖激光散射产生的频率与振幅变化能直接反映红细胞数量及其流动速度，但它只能测量皮肤血流的相对变化，不能得出血流的绝对值，且易受空间变化的影响。

为了克服上述缺点，在此基础上，人们发展出非接触式的激光多普勒成像仪，它通过皮损与相邻正常皮肤比较血液变化图像来观察病变情况，实现了非接触式测量，能避免血流的空间变化对测量结果的影响。皮肤微循环易受环境因素、个体差异影响，波动较大。相对来说，激光多普勒测量仪的结果重复性、可比性较好。

皮肤无创性测量技术同传统的研究方法比较，能客观量化地评价活体皮肤正常生理或病理变化规律，不受部位限制，易为患者或自愿试验者接受。在皮肤科学的研究中取得了令人瞩目的成果。随着该领域研究的进一步发展，一些更先进的设备和技术面世，将在皮肤病理生理学、药代动力学、尤其是保健护肤品安全性和功效性客观评价方面显示出广阔的应用前景。

二、共聚焦激光扫描显微镜在皮肤科的应用

（一）共聚焦激光扫描显微镜简介

共聚焦激光扫描显微镜（confocal laser scanning microscope，CLSM）是一种先进的细胞生物学分析仪器，是一项具有划时代意义的高科技新产品，也是近代生物医学图像分析仪器最重要的发展之一，有细胞"CT"之称。1957 年，Malwin Minsky 在他的专利中首次阐明了共聚焦激光扫描显微镜技术的基本原理，1985 年，Wiijanedts 第一次成功地用共聚焦激光显微镜演示了用荧光探针标记的生物材料的光学横断面，标志着共聚焦激光显微镜的关键技术已基本成熟。而 1987 年第一台商业化的共焦扫描显微镜才问世。之后的十几年间 CLSM 发展非常迅速。

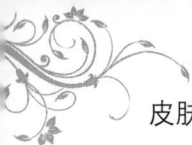

（二）CLSM 与传统光学显微镜的比较

1. 结构不同，特别是光源不同　CLSM 的基本结构除了光学显微镜部分之外，还由激光光源、扫描装置、检测器、计算机系统（包括数据采集，处理，转换、应用软件）、图像输出设备、光学装置和共聚焦系统等部分组成。

光学显微镜的光源一般是自然光或者是内置灯源，而 CLSM 采用单色激光作为光源，并用针孔使光源成为点光源，与光学显微镜的场光源相比，CLSM 的点光源具有光源方向性强、发散小、亮度高、高度的空间和时间相干性以及平面偏振激发等独特的优点。

2. 分辨率以及成像特点的不同　普通光学显微镜主要缺点是分辨率受到衍射极限的限制，其分辨极限与光源波长是一个数量级；另一个缺点是它的有限焦深，它所获得的显微图像是样品前后一定厚度内所有断层图像的叠加。如果要观察样品的断层图像，必须进行切片处理，并对样品进行染色，因此用普通光学显微镜很难对活的生物组织如细胞、细菌等进行动态观察。而生物医学以及材料科学的发展对显微镜提出了更高的要求，不仅希望有更高的分辨率，而且希望能对样品进行无损层析，不仅要有横向分辨率，还要有纵向分辨率，进而能观察其三维图像，这是普通显微镜所不能实现的。

3. CLSM 适用范围更为广泛　CLSM 既可观察石蜡或冰冻组织切片，也可观察较厚的切片，后者不需石蜡包埋或冰冻处理，无需切片及固定液等系列处理，最大程度地维持了细胞组织的正常形态和生理功能，使得新鲜活组织细胞的观察和动态变化的检测成为可能。最具有价值的就是 CLSM 可以在人和动物活体上无损伤性成像。

4. CLSM 的非损伤性成像　"无创性"是 CLSM 最大的特点，尤其对于美容部位皮损的检测，无损伤、无瘢痕产生，在生理条件下即可进行细胞组织的形态、显微结构、生理功能和代谢过程变化的研究，可实时动态地对皮损处进行监测，在病程变化或治疗过程中对同一组织多次进行成像。

5. CLSM 成像迅速、省时省力、数据易于存储　常规皮肤病理需要经过固定、切片、染色等一系列复杂的过程，费时费力，检测结果根据不同的病理学方法需等待至少两天以上的时间。CLSM 是即时进行的无损伤性方法，图像是以电信号的形式记录下来的，所以可以采用各种模拟的和数字的电子技术进行图像处理，数据易于存储。

（三）CLSM 在皮肤科的应用

1. 对正常皮肤的观察　由于各组织对激光的反射和折射系数不同，所显示的黑白深浅也有所不同，因而可观察到皮肤各层组织的不同变化。

2. 对疾病的辅助诊断、鉴别诊断、疗效评价和随访　可应用于皮肤肿瘤或癌前性皮损，如：基底细胞癌（BCC）、日光性角化病（AK）的诊断、预后评价和确定肿瘤皮损与周围正常皮肤边界，CLSM 也非常适合于黑素细胞性病损，特别是恶性黑素细胞瘤。对于临床上常见的皮肤增生性和炎症性疾病，CLSM 能够有效的评价病变的类型、进展以及治疗后的反应。还可以用以观察不同激光治疗樱桃状血管瘤的病理生理改变，以及指导皮肤科手术。

总之，CLSM 的实时、动态、无损伤性三维成像特点使其在临床皮肤科的诊断、鉴别诊断、评价疗效、判定预后等方面具有重要价值。将是皮肤病的无创性诊断的一种很好的方法。

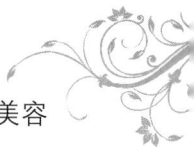

三、斑 贴 试 验

皮肤斑贴试验（patch test）是测定机体迟发型接触性变态反应的一种诊断方法，根据Ⅳ型皮肤变态反应原理而设定。

（一）操作方法

根据受试物性质选择与之相适应的赋形剂配制适当浓度的浸液、溶液、软膏或原物置于 4 层 1cm×1cm 的纱布，敷贴于患者肩胛区脊柱两侧或前臂屈侧皮肤上，其上用一稍大透明玻璃纸覆盖，四周固定，每次可做数种受试物的检测。也可采用铝制小室贴膜及诊断试剂盒进行试验。实验结果于 24～48 小时后观察并记录。

化妆品、外用药物、纺织品、羽毛、皮革、各种金属等可疑致敏物均可用来作为检测物。可疑致敏物若是液体，则用梯度浓度稀释进行斑贴，逐渐提高浓度；对化妆品、外用药物可直接斑贴；纺织品、羽毛、皮革等剪成 0.5～1.0cm，用蒸馏水浸湿后进行斑贴。

（二）结果及临床意义

斑贴试验是检测接触过敏原的经典试验，主要用于确定接触性过敏原帮助指导预防和治疗，适应于接触性皮炎，职业性皮炎，湿疹，化妆品皮炎等因接触引起的变态反应性皮肤病。

1. 结果判定

"－"：受试部位无任何反应；

"±"：受试部位出现轻微瘙痒发红；

"+"：受试部位出现单纯红斑瘙痒；

"2＋"：受试部位出现水肿性红斑、丘疹；

"3＋"：受试部位出现显著红斑、丘疹及水疱。

2. 结果意义　阳性反应表示对该试验物过敏，但须注意原发刺激或其他因素所引起的假阳性反应，如果试验物除去后反应很快消退则为假阳性；真阳性反应除去试验物后 24～48 小时内皮肤表现往往可增强。阴性反应则表示患者对试验物无敏感性或因操作技术不当而出现假阳性反应。

（三）注意事项

禁用原发性刺激物做斑贴；配制试验物与原试验物一致时，浓度要从低到高，以免引起激烈反应而致皮肤坏死；急性皮炎未消退前不宜做该试验；服用激素及其他抗组胺药物期间做该试验可出现假阳性反应；每两个试验物之间至少相隔 4cm 并有阴性对照；妊娠期应尽量避免检查。

四、皮 内 试 验

皮内试验（intradermal test）是根据Ⅰ型速发变态反应或Ⅳ型迟发变态反应原理，测定机体对某物质的致敏性和免疫力。适用于过敏反应发生在真皮内的皮肤病，如荨麻疹、异位性湿疹、药物性皮炎及对食物过敏等。

1. 操作方法及结果判定 一般选择前臂屈侧为受试部位，局部清洁消毒后取配置好的皮试液进行皮内注射，形成直径为 0.1cm 的皮丘。15～20 分钟后观察结果，可分速发反应和迟发反应两种。受试部位无反应为（－），出现红斑直径 >1cm、伴风团为（＋），直径 2cm、伴风团为（＋＋），直径 >2cm、伴风团或伪足为（＋＋＋），6～48 小时后出现浸润性结节为迟发反应阳性。皮内试验反应阳性率高，结果较准确，有两方面临床意义：①速发反应显示患者对该物质过敏，临床多用此法做青霉素皮试；②迟发反应——结核菌素试验是临床最常用的方法，可协助临床诊断，还可用于测定某些皮肤病细胞免疫功能。

2. 注意事项 行皮内试验检查时应注意以下几方面：宜在病情稳定期进行；应设生理盐水及组胺液做阴性及阳性对照；有过敏性休克史患者禁用；受试前 2 天应停用抗组胺药物；妊娠期应尽量避免检查；若出现局部或全身强烈反应，应立即皮下注射 0.1% 肾上腺素 0.5ml 或立即用橡皮带将注射侧上臂绷紧，每隔 3～5 分钟放松一次，局部冷湿敷；五岁以内的儿童和对某种物质有高度敏感的患者，并有过严重反应者，不宜做该试验，可选用划痕试验。

五、光斑贴试验

光斑贴试验（photo-patch test）是通过在皮肤表面直接敷贴，并同时接受一定剂量适当波长紫外线照射的方法，检测光毒性与光变应性皮炎的光敏剂以及机体对某些光敏剂的光毒性或光变应性反应的一种皮肤试验。患光线过敏性皮肤病时为了证实有无光感物质存在应作光线斑贴试验。特别对外因性光敏物质有用。

1. 光源 一般治疗用汞气石英灯或水冷式石英灯。光源到皮肤的距离为 50cm。

2. 方法 首先照射 UVB（280～320nm）和 UVA（320～400nm）测定患者的最小红斑量（MED），然后用可疑的致病物质在患者背部作三处闭合斑贴试验，配制斑试物（浓度≤10%），具体操作与斑贴试验相同。24 小时后，将两处斑贴除去后进行照射，将其中一处用亚红斑量（UVB）（略低于 MED）照射。另一处用加普通窗玻璃滤过的紫外线（UVA）照射，剂量为 10 个 MED。第三处在除去致病物质后，立即用敷料覆盖，避免任何光线照射，用作对照；于照射后 24、48、72 小时观察结果：在亚红斑量照射处发生的晒斑样反应，并于 72～96 小时迅速消退为光毒性反应；在窗玻璃滤过的紫外线照射处出现湿疹样反应，且持续 1～2 则为光变应性反应。

3. 结果评定 若三处均为阴性，说明该物质既无光敏性，也无接触过敏作用；第一、二处与对照处反应一致，证明该物质无光敏作用；若三处均为阳性反应，且表现相似，程度相同，说明被试物仅有接触过敏，无光敏作用；若三处均为阳性反应，但照光部位大于非照光部位，则被试物为光敏物质。

六、乳 酸 试 验

用于敏感性皮肤测定。10% 乳酸水溶液在室温下用棉签抹在鼻唇沟和面颊部或让受试者在 42℃、相对湿度 80% 的小室内，充分出汗，接着涂 5% 乳酸水溶液在鼻唇沟和

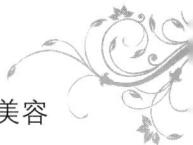

面颊部，用 4 分法分别在 2.5 分钟和 5.0 分钟时评判刺痛程度。若无红斑为 0 分，轻度红斑为 1 分，中度红斑为 2 分，重度红斑为 3 分。若两次实验总分大于 3，可判定受试者是刺痛敏感个体，属于敏感皮肤。

（郑志忠　李　利　黄珊珊　何　黎）

第三节　皮　肤　类　型

一、皮肤类型及特点

正常人的皮肤因其特性不同，就表现出不同的类型。皮肤的类型是皮肤保健的基础，护肤品及美容保健的方式应该根据皮肤类型选择。

（一）主分类

根据皮肤角质层的含水量以及皮脂腺分泌状况等，将面部皮肤分为三类：

1. 中性皮肤　属健美型皮肤，是多数人追求的理想皮肤类型。角质层皮脂与含水量适宜。角质层含水量达 20% 以上，pH 为 4.5～6.5，皮肤既不干燥又不油腻，洁白红润，表面光滑细腻，富有弹性，能耐晒，不易出现皱纹，对外界刺激不敏感。

2. 干性皮肤　主要是角质形成细胞中天然保湿因子及皮脂分泌减少，角质层含水量低于 10%，PH 值 >6.5，皮肤外观皮纹细小，毛孔不明显，干燥、脱屑，无光泽，耐晒性差，对外界刺激较敏感，易老化，出现皱纹及色素沉着。

3. 油性皮肤　由于皮脂腺分泌皮脂过多，角质层皮脂与含水量不平衡，使角质层含水量低于 20%，pH <4.5，面部皮肤外观油腻，发亮，有光泽，毛孔粗大，弹性好，对外界日光、风刺激有较强的抵抗力，产生皱纹，但容易发生痤疮和脂溢性皮肤病。

在主分类的基础上，随年龄的增长，皮肤还会出现其他衰老或亚临床的问题。由此需要对常见皮肤的皱纹、色素沉着、敏感性及光敏反应进一步次分类。

（二）次分类

1. 皮肤皱纹（wrinkles，W）　皮肤皱纹分为 4 类：无明显皱纹（W_0）、轻度皱纹（W_1）、中度皱纹（W_2）、明显皱纹（W_3）。无明显皱纹（W_0）指没有皱纹；轻度皱纹（W_1）指静止无皱纹，面部运动时有少许线条皱纹；中度皱纹（W_2）指静止有浅细皱纹，面部运动有明显线条皱纹；明显皱纹（W_3）指静止和面部运动都可见深在明显皱纹。

2. 皮肤色素（pigmentation，P）　皮肤色素沉着分为 4 类：无明显色素沉着（P_0）、少量色素沉着（P_1）、中等色素沉着（P_2）、明显色素沉着（P_3）。无明显色素沉着（P_0）指面部肤色均匀，无明显色素沉着斑；少量色素沉着（P_1）指面部可见色素沉着斑，呈浅褐色，分布少于面部 1/4，炎症、外伤后不易留色素沉着；中等色素沉着（P_2）指面部见中等量色素沉着斑，呈浅褐色到深褐色，分布大于面部 1/4 小于 1/3，炎症、外伤后可留色素沉着，消失时间较慢。明显色素沉着（P_3）指面部可见大量明显色素沉着，呈深褐色，分布大于面部 1/3，炎症、外伤后易留色素沉着，且不易消失。

3. 皮肤敏感性（sensitive，S） 皮肤敏感性分为 4 类：不敏感（S_0）、轻度敏感（S_1）、中度敏感（S_2）、高度敏感（S_3）。不敏感（S_0）指皮肤对各类刺激反应不明显。乳酸刺激试验 0 分。轻度敏感（S_1）指皮肤在外界刺激或机体处于病理状态时可出现敏感表现，但可耐受，短期可自愈。乳酸刺激试验 3 分。中度敏感（S_2）指皮肤对外界刺激不易耐受，易出现敏感表现，且短时间不可自愈，但很少发生皮炎湿疹等变态反应性疾病。乳酸刺激实验 4～5 分。高度敏感（S_3）指皮肤对化妆品、外界环境、酒精、辛辣或高蛋白食物、运动、高温反应明显，容易发生接触性皮炎、湿疹等变态反应性疾病。乳酸刺激试验 6 分。

4. 皮肤光敏（photosensitization，PS） 结合中国人皮肤特点，将皮肤的光敏反应可分为 4 类：无光敏反应（PS_0）、易晒红（PS_1）、易晒黑和晒红（PS_2）、易晒黑（PS_3）。无光敏反应（PS_0）指皮肤接受正常日晒后无明显反应，无晒红、晒黑；易晒红（PS_1）指皮肤接受日晒后容易出现红斑，不易晒黑，基础肤色偏浅；易晒红和晒黑（PS_2）指皮肤接受日晒后既出现红斑又会晒黑，基础肤色偏浅褐色；易晒黑（PS_3）指皮肤接受日晒后容易晒黑，不易出现红斑，基础肤色偏深。

根据主分类和次分类对皮肤进行分型，可更全面的评估皮肤，从而正确指导患者选择合适的护肤品，正规的进行美容保健。

分类举例：$OW_0P_0S_1PS_3$ 表示油性皮肤，无明显皱纹、明显色素沉着、轻度敏感、易晒黑。

二、皮肤类型判定

常用的皮肤类型判定方法有：

1. 肉眼观察法 用洗面奶彻底清洁皮肤后，擦干水分，皮肤会出现紧绷感，然后在不用任何护肤品的条件下观察皮肤情况，计算皮肤紧绷感消失的时间。一般中性皮肤的紧绷感约在洗脸后 30 分钟左右消失；油性皮肤紧绷感消失较快，约在洗脸后 20 分钟左右；干性皮肤的紧绷感则在洗脸后 40 分钟左右消失。

2. 纸巾拭擦法 即取一柔软面纸巾剪成 1cm×5cm 大小的 5 片，于晨起后分别帖于鼻翼两旁、额部、颊部，1～2 分钟后取下纸巾，观察其上的油渍点。干性皮肤纸巾上油渍点每平方厘米在 2 处以下，且不发生融合；油性皮肤的油渍点多于 5 处，可发生融合；中性皮肤的油渍点在 2 处以上 5 处以下。

3. 美容透视灯（伍氏灯）观察法 美容透视灯内装有紫外线灯管，可以帮助了解皮肤表面和深层的组织情况，不同类型的皮肤在透视灯下呈现不同颜色。中性皮肤大部分为淡灰色，小面积橙黄色荧光块；油性皮肤可见大片橙黄色荧光块；而干性皮肤有少许或没有橙黄色荧光块，大部分呈淡紫蓝色。

4. 无创性皮肤生理功能测试 见无创性皮肤检测技术。

三、影响皮肤性状因素

皮肤类型并不是一成不变的，可随年龄、性别、环境因素、疾病而变化。

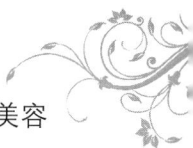

1. 年龄　不同年龄的人，其皮肤性状也是不同的。在皮肤油脂方面，刚出生的婴儿，皮肤油脂的分泌相当于成年人的三分之一，这段时期持续到青春期，青春期皮脂分泌量最旺盛，25 岁以后，皮脂的分泌逐渐减少，因此老年人由于皮肤油脂分泌过少，易引起干燥性湿疹。在皮肤含水量方面，皮肤年龄与表皮细胞含水量成反比，婴儿皮肤的含水量甚至是老年人的三倍多，国内朱学骏教授等对年龄与经皮水分丢失（TEWL）的相关性进行研究，研究表明：新生儿的 TEWL 明显高于其他年龄段的人群；老年的 TEWL 明显低于 30 岁以下的人群，而与 35～55 岁人群无差异，提示婴幼儿更要注重皮肤保湿。对于皮肤弹性而言，随着年龄的增加，皮肤内的弹性纤维、胶原纤维的再生能力减弱，出现皮肤老化。

2. 性别　性别在皮肤 TEWL 上无差异，而由于男性雄性激素水平高于女性，因此，皮肤油脂分泌比女性旺盛，特别是在青春期的男性，更易发生痤疮。女性随着年龄增加，特别是四十多岁接近停经期时，由于激素水平的改变，皮脂腺萎缩，分泌皮脂的能力降低，细胞新陈代谢退化更趋严重，细胞活动减弱，容易造成皮肤老化。

3. 环境因素　环境因素对皮肤性状的影响是很大的，皮肤会随着季节变化而发生不同的改变，春秋季皮肤容易干燥、敏感；夏季由于温度升高，皮脂腺分泌旺盛，皮肤偏油性；而到了冬季，由于气温下降，天气干燥，皮肤又会偏干性，甚至发生皲裂。日晒也会对皮肤产生影响，最明显的是引起皮肤光老化及其他一些皮肤病。

4. 疾病　大多数皮肤病可破坏皮肤屏障功能，如：异位性皮炎、银屑病、干燥性湿疹等皮肤病的 TEWL 高于正常人群；痤疮、脂溢性皮炎患者皮肤易敏感。

四、各年龄段皮肤特点

从出生到老年，皮肤有着巨大的变化，由于皮肤的厚薄、角质层的功能、皮脂腺及汗腺的分泌情况都随着年龄的变化而不同，皮肤表现出不同的生理特性。因此，对于不同年龄段的皮肤需要根据其不同生理特点，采取不同的护理方式，以达到皮肤健美、预防疾病发生的作用。

1. 婴幼儿时期　初生婴儿的皮肤需要三年的时间才能基本发育成熟，所以，功能和结构都与成人的皮肤有很大的差别。婴儿表皮是由单层细胞构成，而成人是多层细胞，其皮肤的厚度仅有成人皮肤十分之一，因此，其皮肤屏障功能低下，对外界刺激、紫外线抵御能力差，易造成经皮水分流失增多，更容易受到紫外线的伤害。

婴幼儿皮肤护理要选择专门针对其皮肤特点设计的护肤品，不含香料、酒精、无刺激，能保护皮肤水分平衡，不宜经常更换宝宝的护肤品，以免皮肤过敏，产生不适症状。并且要注意保湿、防晒应从婴幼儿开始。

2. 青春期　进入青春期后，皮脂腺分泌旺盛，角质形成细胞增生活跃，真皮胶原纤维也开始增多，并由细弱变为致密，因此，这个时期的皮肤状况最好，皮肤显得坚固、柔韧、柔滑和红润。但是，由于青春期性激素分泌增加，皮脂腺分泌旺盛，开始出现痤疮、粉刺、毛囊炎等皮肤病。因此，这个年龄段的皮肤护理主要是加强皮肤清洁、控油及保湿和防晒。

3. 中年时期　随着年龄的增加，身体新陈代谢逐渐减慢，表皮中角质形成细胞更

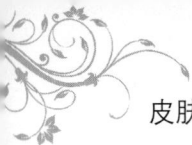

替时间延长，天然保湿因子、神经酰胺等含量下降；真皮中胶原纤维再生不明显，透明质酸含量下降，因此，皮肤含水量降低，皮肤变得干燥，在面部某些特定部位，如眼角、前额等处开始出现皱纹。

4. 老年时期　这一时期表皮萎缩，皮脂腺、汗腺分泌减少，表皮和真皮的镶嵌减弱，营养供应和能量交换减少，皮肤变软、变薄，光泽减退，干燥起皱，甚至出现脱屑现象，因此易患干燥性湿疹、皮肤瘙痒症等皮肤病；角质形成细胞分裂和表皮更新速度减慢，皮肤自我修复能力降低，对外界特别是紫外线的抵御能力下降，易出现色斑；老年人真皮变薄、弹力纤维变粗，出现胶原降解样物质，皮肤伸展性、弹性和回缩性下降，胶原纤维含量减少，细胞间基质的黏多糖合成减少，加之皮下组织脂肪的减少，使皮肤弹性下降，出现松弛和皱纹等皮肤老化的症状。

五、敏感性皮肤

敏感性皮肤是一种特殊的皮肤类型，是对易出现红斑、丘疹、毛细血管扩张等客观症状，或瘙痒、刺痛、灼热、紧绷感等主观症状的皮肤的统称，通常指自觉不能耐受涂抹在皮肤的普通皮肤护理产品及化妆品。

（一）流行病学研究

对各国的敏感性皮肤发病率研究表明，敏感性皮肤有较高的发生率。据报道，欧洲、美国和日本约40%~50%的女性为敏感性皮肤。英国在对2058名受试对象（包括男性和女性）的研究中发现，约51.4%的女性和38.2%的男性存在皮肤敏感的问题。Joudain R等对不同种族的800名美国女性进行电话调查，被调查者中52%的人表明自己为敏感性皮肤。法国对15岁以上人群进行调查，52%的被调查者为敏感性皮肤，其中大多数为女性，男性和女性敏感性皮肤的比率分别是44%和59%。而在中国，欧莱雅的一项研究表明，约36.1%的女性为敏感性皮肤。

（二）病因研究

敏感性皮肤的发生不是独立简单的，而是一个复杂的综合原因的结果。

1. 内在因素　影响皮肤敏感的内在因素众多，包括了种族、现有疾病、性别、年龄等。对于皮肤敏感与种族的研究，众多学者说法不一，甚至相互矛盾。

（1）种族：有学者研究结果显示白人和亚洲人的皮肤似乎比较敏感，而在亚洲人中，又以日本人皮肤敏感者最多。目前认为皮肤敏感程度的不同可能与肤色有关，肤色较浅者血管反应性更强，较易发生皮肤敏感。另有研究也认为肤色浅的受试者比肤色深者更容易出现皮肤敏感。Aramaki J等的研究则将日本女性与欧洲女性进行比较，发现日本女性更容易出现皮肤敏感不适，得到与上述研究相矛盾的结果。更有学者的研究认为皮肤敏感程度没有种族差异。对于肤色、人种与皮肤敏感程度的关系，众说纷纭，研究得出不同结论可能与敏感性皮肤的影响因素较多，不单纯受肤色、人种影响。

（2）疾病：某些自身的皮肤疾病也可以使皮肤敏感性增高，例如异位性皮炎、酒渣鼻、接触性皮炎、湿疹等。Willis等的研究表明，在患特异性皮炎的女性中，约有66%为敏感性皮肤，约1/3的女性异位性皮炎患者皮肤不敏感。Mills等的研究表

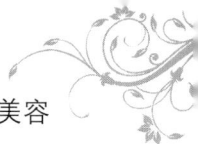

明，某些非典型玫瑰痤疮患者虽无明显毛细血管及丘疱疹等皮损表现，易受到环境影响而发生面部红斑等现象。此外，国内学者王学民运用5%乳酸进行乳酸刺痛试验，发现约57%的玫瑰痤疮患者为敏感性皮肤，但并非所有玫瑰痤疮患者都为敏感性皮肤。

（3）性别：有研究认为女性较男性更容易出现皮肤敏感，这可能是由于男女皮肤结构的不同引起，男性表皮厚度显著大于女性，同时因为男女激素水平的差异，易使女性对炎症反应更加敏感。也有研究进行了包括SLS刺激试验在内的11种不同刺激试验后，并未发现男性和女性的皮肤敏感性有差异。

（4）年龄：在年龄方面，年轻人比老年人更容易出现皮肤敏感，原因可能是老年人的皮肤不仅存在感觉神经功能减退，而且存在神经分布的减少。

（5）遗传：近年的研究表明敏感性皮肤与遗传有关，Farage MA通过对敏感性皮肤个体进行调查，大部分人都有敏感性皮肤家族史。

2. 外在因素　敏感性皮肤者大都存在感觉神经信号输入增加和免疫反应性增强，因此对外界刺激异常敏感。大部分皮肤敏感的人容易在天气变冷、变热、刮风、日晒或环境污染等外在因素影响下出现皮肤不适。

（1）化妆品：敏感性皮肤的人容易出现化妆品不耐受，一项对英国2058人（包括男性与女性）进行的调查中发现，约有57%的女性及31.4%的男性有过化妆品的不良反应的经历。长期或过度使用某些个人皮肤护理产品，每日局部使用皮质激素外用药物，都可以促使皮肤变得敏感。

（2）季节：Misery L等分别对1006和1001名法国人在3月和7月进行调查，发现季节变化对皮肤的敏感性也存在影响。在冬天皮肤对SLS的敏感性强于夏天，因为冬天气温较低而且空气湿度较低，使角质层含水量降低。

（3）日晒：昆明医学院第一附属医院对126例敏感性皮肤患者进行光过敏试验，结果发现：有9例患者在照射UVA后出现阳性反应；有38例患者照射UVB后出现阳性反应，说明日光可引起皮肤敏感。

（4）食物及外界环境：昆明医学院第一附属医院皮肤科还对这126例敏感性皮肤患者进行了皮内试验验，结果显示：126例患者中，皮内试验阳性率最高的六种食物分别为：牛肉、羊肉、虾、牛奶、螃蟹、海鱼。提示：蛋白质食物更易引起敏感性皮肤；皮内试验阳性率最高的四种环境因素分别为：屋尘、枕料、羽毛、早春花粉，说明某些环境因素可诱发皮肤敏感。

（三）产生机制

敏感性皮肤发生的机理极为复杂，目前尚不完全清楚，可能是内在因素与外界因素等分别或共同作用的结果。其机理主要是皮肤屏障功能降低，感觉神经信号输入增加和免疫反应性增强。

皮肤屏障受损，是皮肤敏感的重要原因。皮肤屏障有两方面的功能：防止外界化学、物理或生物性有害因素的入侵；防止体内营养物质及水分的流失，是维持皮肤正常生理的重要结构，皮肤屏障被形象地比喻为"砖墙结构"，其中角质细胞就是砖墙结构中的"砖块"，而细胞间脂质成为了填充与砖块间并将砖块紧密连接的"灰浆"。角质层是维持皮肤屏障功能的主要结构，角质层受损则屏障功能不完整，任何角质层损伤均会使外用化学物质渗透增加。当屏障功能受损,神经末梢的保护作用不完整时,则导致感觉神经的信号输入明显增加。其次,皮肤神经末梢结构发生变化,神经纤维信号传导释放增多,感觉神经信号输入也会增加。免疫反应增强时,少量抗原即会使皮肤产生较强的变态反应。因此敏感性皮肤者生活在同样的环境中,在同样的刺激因素作用下,比正常皮肤更易出现敏感症状。

(四) 敏感性皮肤的测试及判定

目前敏感性皮肤的判定主要有以下三种方法:

1. 主观评定   通常以问卷调查的形式进行,对敏感者的自我评定,包括患者在受各种理化因素刺激后产生的刺痛、烧灼、紧绷、瘙痒等感觉。Goffin 等根据受试者对气候(寒冷及干燥)、皮肤护理品、清洁剂、纺织品及粗糙物品的敏感性分别进行评分:0 分为不敏感,1 分为有时敏感,2 分为敏感。将 5 项评分相加,总分大于 4 分者为敏感性皮肤。

2. 半主观评定   敏感性皮肤所引起的感觉刺激是难以定性、定量的,并且通常没有可见的伴随症状发生,仅用问卷调查这种方式进行对敏感性皮肤评定,主观因素过多。因此,需要相对客观的方法进行评定。刺激试验,作为一种半主观的方法目前已经被广泛的用于敏感性皮肤的判定,主要的方法有以下几种:①十二烷基硫酸钠 (SLS) 试验:是运用非常广泛的一种方法。SLS 可以调节皮肤表皮的张力,增加皮肤血流量,增加皮肤表面通透性。它作为一种原始的刺激物,通过细胞毒作用直接损伤皮肤。测试方法是将 1.0% SLS 置于直径为 12mm 的 Finn 小室于前臂屈侧进行封闭斑贴试验,24h 后除去斑试物,分别于 24、48、96h 观察结果,进行 4 分法评分 (0 分为无刺痛,1 分为轻度刺痛,2 分为中度刺痛,3 分为重度刺痛),取其平均值,分数越高则皮肤敏感性越高。②乳酸刺激试验:在敏感性皮肤的筛选中,乳酸刺激试验是运用最广泛的方法之一。测试方法分为涂抹法和桑拿法两种。涂抹法是在室温下将 10% 的乳酸涂抹在鼻唇沟与任意一侧脸颊。桑拿法是先用桑拿器蒸脸 15分钟,然后用 5% 的乳酸涂抹在鼻唇沟与任意一侧脸颊。在 2.5 分钟及 5 分钟时对受试者的敏感性进行 4 分法评定。然后将两次得分相加,分数大于 3 者为敏感性皮肤。这种评定分法看上去似乎主观性很强,但其结果与实际情况很相似,且具有很强的可重复性。③此外,还可运用氯仿-甲醇混合试验、二甲基亚砜试验、乙酰胺试验等刺激试验对敏感性皮肤进行判定。

3. 客观评定   刺激试验是基于受试者的自我感觉,因此存在主观因素,运用生物工程学仪器对敏感性皮肤的一些皮肤生理参数进行无创性测试,可以更客观的评定敏感性皮肤,探寻敏感性皮肤在皮肤结构和功能上的改变。皮肤屏障功能有两方面的功能:防止外界化学、物理或生物性有害因素的入侵;防止体内营养物质及水分的流失。TEWL 值的大小取决于角质层的完整性及皮肤屏障功能。TWEL 可以灵敏的反映出皮肤损伤,TWEL 增高表明皮肤屏障功能受损。皮肤敏感者 TEWL 显著高于皮肤不敏感者,因此认为敏感性皮肤存在皮肤屏障功能受损。水分是皮肤上电容变化最大的物质,当皮肤含水量变化时,电容值也会随之变化而被水分测试仪测得。敏感性皮肤者面部表皮水分含量较正常皮肤低。皮肤在受到刺激时,表皮皮肤色度分光仪可通过测量皮肤表面红斑大小来判断皮肤血流情况。Berardesca 等发现敏感性

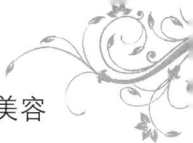

皮肤与正常皮肤相比，红斑颜色最大值及红斑面积最大值显著增高。皮肤受刺激时，由于局部血流增加，局部温度升高，汗腺分泌增加，代谢加快，可引起 TEWL 增加，皮肤含水量减少，因此，敏感性皮肤的 TEWL、表皮水分、皮肤表面红斑量等生理功能参数会发生特征性变化。检测敏感性皮肤表面 pH 值，发现其基础值高于正常皮肤，但差异无显著性。敏感性皮肤的 pH 值较正常皮肤升高。此外，还可运用 A 型超声测量表皮、真皮和皮下组织厚度改变，硅胶复制和鳞屑测量仪评价皮肤二维或三维表面结构。

（五）敏感性皮肤的临床分类

临床上将敏感性皮肤分为 4 种类型：患有皮肤疾病，并有明显的临床表现者；有皮肤疾病史，但无临床表现，处于亚临床期者；皮肤屏障曾受过损伤，但目前尚无明显损伤；除上述种类型以外，皮肤外表正常，但容易出现不适者。临床表现主要为主观刺激、皮肤刺激反应、变态反应和光变态反应、接触性荨麻疹综合征、面部皮肤疾病、皮肤病恐惧症和化妆品不耐受综合征等。

（何　黎　王学民　孙素姣）

第四节　皮肤保健与护理

一、皮肤保健

皮肤保健的主要内容包括：

1. 运动　适宜的体育运动能促进全身血液循环及新陈代谢，增强机体清除氧自由基，加快对二氧化碳等废物的排泄，使皮肤血液携氧量增加，血流量增加，皮肤红润、健康。每个人可根据自己的情况和不同季节选择适合的锻炼项目，如跑步，游泳，球类，太极拳和冷水浴等，延缓皮肤衰老。

2. 情绪　保持稳定、良好的情绪有利于皮肤的健美。皮肤受神经系统的调控，一个人心情舒畅，开朗乐观，交感神经处于兴奋状态，心输出量增加，皮肤血流量增加，显得红润，容光焕发；如终日忧思，焦虑，副交感神经处于兴奋状态，能促进促黑素细胞生成素（MSH）作用，使黑素增加；并影响胃肠功能，抑制营养摄取，使面容憔悴。因此，在日常生活及工作中应保持良好情绪，减轻思想负担。

3. 饮食　饮食对皮肤健美作用是不可忽视的。蛋白质、脂肪和糖类都是皮肤所必需的营养成分，维生素和微量元素能影响皮肤正常代谢及生理功能，如：B 族维生素、叶酸可使色素增加；维生素 C、维生素 A 可使色素减退；某些微量元素铜、锌离子可促使黑素生成。因此，色素增多的人应避免进食含铜、B 族维生素的食物，而色素减退的人应多进食含铜、B 族维生素的食物。食物中所含的营养成分亦各不相同，有的含蛋白质多，有的含脂肪多，有的含碳水化合物或维生素多，因此，日常饮食应摄入多样、均衡和适量的营养成分，避免偏食。注意多饮水，多吃水果、蔬菜及含铁、锌等微量元素较多的食品如瘦肉、鱼、豆类、大白菜、萝卜等，以增进皮肤的光泽和弹性，有助于预防皮肤衰老，而油性皮肤者应少吃糖、脂肪和辛辣食物。

4. **睡眠**　充足的睡眠也很重要。每晚十点是皮肤基底层细胞更新最旺盛的时间，故充足的睡眠对皮肤细胞的正常更新、行使正常功能、维护皮肤健美至关重要；同时睡眠时大脑皮层处于抑制状态，有助于消除疲劳、恢复精力，使皮肤光泽、红润。成年人应至少保持每天 6h～8h 的睡眠时间，过度劳累或失眠者由于皮肤不能得到正常修复、养护，往往皮肤色泽暗淡。

5. **清洁**　皮肤表面极易黏附各种灰尘、污垢、微生物，同时不断分泌皮脂和汗液，若不及时清洗则易堆积于皮肤，阻塞毛孔；此外，现代人长期使用电脑，电脑辐射作用产生的静电，使荧光屏表面吸附许多空气中的粉尘，人与电脑距离很近，灰尘也会吸附在皮肤上，影响皮肤"呼吸"，阻碍新陈代谢，因此必须经常保持皮肤清洁。皮肤清洁一般应选用软水（因硬水含钙盐和镁盐较多，容易对皮肤产生刺激），水温以 35～38℃ 为宜，过热或过冷均会对皮肤产生不良刺激；选择洁肤用品应注意酸碱性及皮肤性状，碱性过高，容易刺激皮肤，患有皮炎湿疹时尤其如此，油性皮肤选用弱碱性的硬皂、洁肤液，干性皮肤选用多脂皂（如婴儿皂）、洁肤液，中性皮肤选用含碱量小于 0.2% 的软皂（如香皂）、洁肤液；敏感性皮肤最好不用肥皂，需使用洁肤品时，应作斑贴试验。面部皮肤常暴露在外，一般应早晚各清洁一次；双手应在饭前便后清洁，沾染灰尘、污物后随时洗净；夏天可每天洗澡 1 次，而冬天以 3～6 天洗澡 1 次为宜，因清洁次数过多会使皮脂含量减少，破坏皮脂膜，丧失对皮肤的保护和滋润作用，反而促进皮肤老化。

6. **按摩**　面部按摩能使皮肤被动运动，促进新生的细胞从皮肤的基底层不断的更新、补充，帮助去除皮肤表面的老化角质。同时，按摩还可刺激神经，消除疲劳，改善皮肤血液和淋巴循环，加速皮脂分泌，促进代谢，防止真皮乳头层萎缩，增进弹性纤维的活力，使皮肤红润有光泽，丰满有弹性，长期坚持按摩对于延缓皮肤衰老有一定作用。正常皮肤可每星期按摩一次，最好在晚上进行。面部清洁后，用适量的按摩膏（乳）由下而上，由内向外，依据皮肤纹理、肌肉走行方向进行，可选取与美容有关的穴位如印堂、睛明、攒竹、鱼腰、丝竹空、太阳、迎香、人中、地仓、承泣、四白、颧髎、颊车等按摩，时间约 15min～20min 左右，若能配合热喷雾蒸面和面膜剂敷面，更有利于使面部充分吸收养分。

7. **护肤**　每天使用适当的护肤品能增加皮肤所需的水分、营养、增加角质形成细胞活力，延缓皮肤衰老，但如果护肤品使用不当则会适得其反。选择护肤品首先应根据皮肤的类型选择护肤品的剂型和成分。中、干性皮肤应选择油包水型的霜剂及软膏剂型；油性皮肤可选择水包油型的乳剂、凝胶剂和溶液；混合型皮肤应根据不同部位的皮肤分别进行选择和使用，面中部同油性皮肤，而面颊、颞部同干性皮肤；敏感性皮肤最好选择医学护肤品，不要随便更换化妆品种类，如需换用，可先用少量样品作斑贴试验，阴性者方可使用。

此外，选择护肤品还应该考虑到年龄。儿童期，皮脂腺尚未发育，皮脂分泌少，容易受外界因素刺激，应选用油量较多、香精少、低刺激而性能温和的护肤品；25 岁以下的年轻人，皮脂腺和汗腺分泌比较旺盛，胆固醇含量高，一般选择以水包油型的护肤品为主；25 岁～40 岁，皮肤生长期已过，皮肤保湿因子和胆固醇逐渐减少，皮脂分泌减少，选择的护肤品应包括保湿、营养、美白、防晒成分；40 岁以上，新陈代谢衰退，

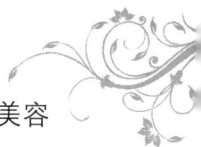

宜选用抗衰老、保湿的护肤品。

应禁用含铅、汞的化妆品，防止造成面部色素沉着；禁用含有糖皮质激素的化妆品，以防皮肤出现激素依赖性皮炎；禁用过期、有异味、色泽污暗的劣质化妆品；使用的护肤品尽量选用天然无刺激，安全性较高的护肤品。

8. 防晒 紫外线照射会激活酪氨酸激酶，使黑色素生成增加，皮肤变黑，暴露部位皮肤老化与光损伤密切相关。波长为 280～320nm 的中波紫外线（UVB）由表皮吸收损伤表皮细胞，不仅使皮肤产生红斑、水疱甚至大疱，自觉疼痛或灼痛，而且损伤细胞的 DNA，激活原癌基因，使抑癌基因失活，引起皮肤癌。波长为 320～400nm 的长波紫外线（UVA）是导致皮肤光老化的主要原因，80% 的 UVA 可穿透真皮上部，可使机体产生过量的氧自由基，使细胞损伤、变性、恶变，皮肤光老化的组织病理主要是真皮弹性纤维的改变，透射电镜显示早期变化为弹性纤维的微纤维成分增加、增粗，使皮肤出现皱纹和松弛。因此，防晒对防止皮肤光老化、色素沉着及预防皮肤病的发生具有重要意义。具体措施：

（1）尽量避免每日上午十点至下午两点外出，外出时应打伞、戴帽、穿浅色棉布衣服以减少紫外线吸收。

（2）使用防晒指数（SPF）大于 15 及 PA＋＋的防晒霜。SPF 是防晒系数（Sun Protection Factor）的英文缩写，指防晒用品对中波紫外线 UVB 的防护值，表明防晒用品所能发挥的防晒效能的高低，根据皮肤的最低红斑剂量来确定。PA（protection of UVA）是指对紫外线长波紫外线 UVA 的防御能力，一般 PA＋表示轻度遮断、PA＋＋表示中度遮断，PA＋＋＋表示高度遮断。但是目前我国尚无出台国家级的统一 PA 值检测标准。

9. 皮脂膜的维护 皮脂膜为覆盖于皮肤表面的一层透明薄膜，又称为水脂膜。主要由汗腺分泌的汗液作为水相与皮脂腺分泌的皮脂作为油相乳化，构成皮脂膜。其主要成分为具有保湿作用的神经酰胺、防晒作用的角鲨烯及抗炎作用的亚油酸、亚麻酸及脂质成分。

维护好皮肤屏障功能，才能保持皮肤的健康美丽。因此，在治疗皮肤疾病的同时，应该积极配合使用含有神经酰胺、角鲨烯、亚油酸、亚麻酸等可修复皮肤屏障功能成分的医学护肤品，面部禁止长期使用激素、避免使用刺激性强的药物及清洁剂；注意日常防晒；必须在专业皮肤美容医师的指导下，科学、规范的对皮肤进行护理和美容。

二、皮 肤 护 理

（一）护理前的准备

1. 与患者进行沟通 在对患者进行皮肤护理前，要先评价患者的皮肤状况，有针对性的设计个性化的皮肤护理方案，并向患者介绍该方案，得到其认可及配合。

2. 用品、用具准备 调整好美容床的位置、角度，更换并整理床上用品；将所需仪器、皮肤护理用品备齐，整齐、有序的安放在工作台或器械车上。

3. 卫生消毒 在进行皮肤护理前，应做好严格的卫生消毒工作，以避免交叉感染。

（1）物品消毒：毛巾、床单类要求一人一套，用过后要清洁、消毒；接触皮肤的一般美容用品应保持清洁，若被血液、体液污染应在清洁的基础上使用含有效溴或有效氯的消毒液浸泡30分钟后再清洁干净，晾干备用；未被血液、体液污染的可在清洁的基础上用75%酒精擦拭消毒，晾干备用。

（2）美容人员手的消毒：美容人员在进行各种操作前，应用皂液流动水冲洗双手，如手被感染性物质污染，则应使用有效消毒剂擦拭2分钟后，再用流动水、皂液洗净擦干后进行操作。若连续进行操作，每接触一个患者后都应用抗菌皂液和流动水或快速手消毒液搓擦2分钟。

（3）室内空气消毒：美容室一般属于Ⅲ类或以下环境，可选用紫外线进行消毒，一般按每立方米空间装紫外线灯瓦数≥1.5瓦计算，照射时间一般大于30分钟。

（二）皮肤清洁

皮肤清洁是皮肤护理的首要步骤，目的在于清除皮肤表面的污垢、分泌物，保持汗腺、皮脂腺分泌畅通，并可使皮肤放松，调节pH值。

1. 卸妆

（1）眼部卸妆：用纸巾擦去面部的汗渍、油脂；然后再用另一块纸巾置于下眼线下方，然后闭上眼睛，左手固定纸巾，右手持棉签蘸取少量卸妆水或可直接用于卸妆的洗面奶，顺睫毛生长方向对睫毛进行擦洗，清除睫毛膏；更换棉签后，从内眼角向外眼角滚抹，清洗上眼线；撤去纸巾，睁开双眼后，轻轻向下拉下眼皮后，用同一方法清洁下眼线；用蘸有卸妆水或洗面奶的化妆棉由中央向两边轻抹，清洁眉及眼部，要注意，眼部皮肤薄嫩，卸妆动作要轻柔。

（2）嘴部卸妆：一手轻轻按住嘴角的一端，另一手用清洁棉片蘸取少许卸妆水从按住的那一方嘴角向另一侧拉抹，分别清除上下唇的唇膏。

（3）双颊卸妆：双手各持一片蘸有卸妆水或洗面奶的化妆棉，指尖向下颌方向，从双侧鼻唇沟处轻轻抹向双颊两侧，清除腮红。

2. 清洁

（1）手法

1）手横位：双手指尖相对，手指平行于双眼连线的手法。

2）手竖位：双手指尖向下，手指垂直于双眼连线的手法。

（2）步骤：洗面的顺序一般由额部至下颌，依次为前额、眼部、鼻部、双颊、口周、下颏。将适量清洁乳置于掌心，分别涂于额头，左右脸颊，注意不要用力拉扯皮肤，从下巴顺着脸的轮廓以画圈的方式开始清洁：

1）洗额部：手竖位，以指腹着力由眉心逐次向上抹至额中部，向两边拉抹至太阳穴，反复数次。

2）洗眼部：手竖位，双手中指、无名指指腹从太阳穴沿下眼眶、眉头、上眼眶、太阳穴反复抹圈清洗；当中指、无名指抹至鼻两翼时，无名指抬起，只由中指单独拉抹至眉心；然后中指、无名指迅速并拢，继续沿眼周抹圈清洗。

3）洗鼻两翼：手竖位，当中指指腹拉抹至眉心处时，双手拇指交叉，用中指指腹沿鼻两翼上下推拉数次。

4）洗鼻头：手竖位，两手拇指交叉，当中指指腹推抹至鼻头两翼时，在鼻头两翼分别向外、下抹小圈，清洗鼻头，如此反复数次。

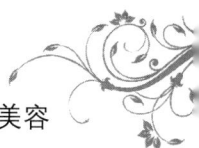

5）洗面颊：手竖位，在鼻头两翼，中指、无名指迅速并拢，以其指腹沿三线（由鼻两翼至太阳穴；由嘴角两侧至上关穴；由下颊至耳垂前方）摩小圈，如此反复摩小圈清洗。

6）洗口周：双手横位，中指、无名指并拢，以其指腹在下颏中部同时向两边拉摩至嘴角后，中指、无名指分开，同时推向上唇外侧和下唇外侧（中指指腹推向上唇外侧，无名指指腹推至下唇外侧）。然后中指、无名指沿相同的路线拉回嘴角处。最后中指、无名指并拢，用其指腹摩向下颏中部，反复推摩清洗口周。

7）洗下颌：双手横位，五指并拢，全掌着力，交替从对侧耳根沿下颌拉抹到同侧耳根，清洗下颌处皮肤，反复数次。

8）洗颈部：双手横位，五指并拢，全掌、指着力，交替从颈部拉抹至下颏，清洗颈部皮肤，如此反复数次。

9）用清水将洗面奶清洗干净。

3. 去角质　随着皮肤的新陈代谢，最外层的角质形成细胞会不断脱落，由新生细胞代替。在某些因素的影响下，死细胞的脱落过程过缓，当其在皮肤表面堆积过厚时，皮肤会显得粗糙、发黄、无光泽，并影响皮肤正常生理功能的发挥，此时可借助人工的方法，去除堆积在皮肤表层的死细胞。

（1）分类：去角质的方式可分为3类，即：自然脱屑、物理性脱屑和化学性脱屑。

1）物理性脱屑：物理性脱屑是不通过任何化学手段，只使用物理的方法使表皮的角质层脱落的方法。物理性脱屑是利用磨砂膏中细小的砂粒，此脱屑方法对皮肤的刺激性较大，一般情况下，仅适用于油性皮肤。使用清水和一般洁面乳的清洗也有物理性脱屑作用。

2）化学性脱屑：将含有化学成分的去死皮膏、去死皮水涂于皮肤表面，使附着于皮肤表层的角质细胞软化，易于挪去的方法，称为化学性脱屑。此脱屑方法适于干性、衰老性皮肤和较敏感的皮肤。

（2）步骤及方法：

1）用洗面奶彻底清洁面部，并用蒸汽蒸面后，取适量磨砂膏，分别涂于前额、两颊、鼻部、下颌处均匀抹开。

2）双手中指、无名指并拢，蘸水以指腹按额部、双颊、鼻部、嘴周围、下颌的顺序，打小圈，拉抹揉擦。干性、衰老皮肤脱屑时间短；油性皮肤脱屑时间稍长；T形带脱屑时间稍长；眼周围皮肤不做磨砂。整个脱屑过程以3分钟左右为宜。

3）将磨砂膏彻底清洗干净。

（3）注意事项：由于皮肤的表皮通过时间约为28天，因此，不能过于频繁地去角质层，每月1~2次，以免损伤皮肤，破坏皮肤的屏障功能；当患有一些皮肤病时禁止做去角质，如：皮肤发炎、外伤、严重痤疮等。

（三）皮肤按摩

1. 面部常用按摩穴位　中医认为，头为诸阳之会，面为五脏之华。按摩美容即运用一定手法，作用于面部的穴位，能使面部气血流畅，达到美化容颜的目的。每个穴位可点、压3~5次。常用穴位是：（图2-1）

（1）印堂穴：两眉毛内侧端连线之中点，主治：头痛、眩晕、鼻病、眼病、高血压等。

（2）百会穴：在两侧耳连线的中央，主治：头痛、神经衰弱等。

（3）阳白穴：眉毛正中上 1 寸处，主治：目赤肿痛、眼睑下垂、头痛等。

（4）攒竹穴：在眉内侧的凹陷中，头痛、流泪、目赤肿痛等。

（5）鱼腰穴：眼平视，在瞳孔直上眉毛中点处，主治：眼睑下垂、面神经麻痹等。

（6）睛明穴：在目内眦上方凹陷中，主治：视神经萎缩、白内障、急慢性结膜炎等。

（7）瞳子髎穴：在目外眦外上方、眶骨外侧，主治：视神经萎缩、角膜炎等。

（8）承泣穴：眼下与眼球之间，正视直对瞳孔，主治：迎风流泪、急慢性结膜炎等。

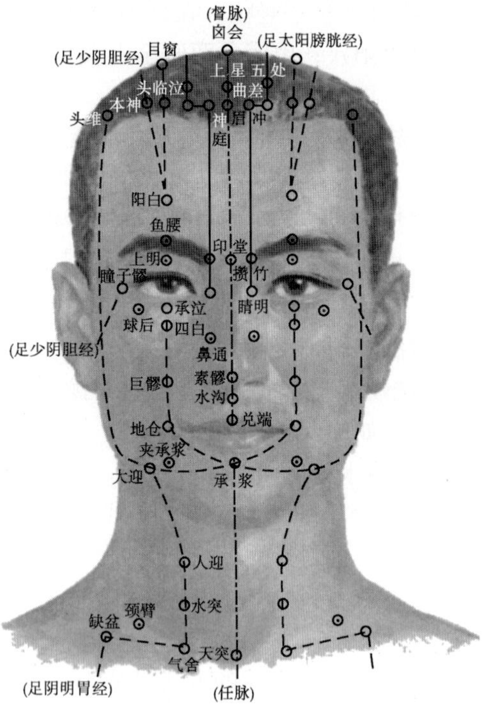

图 2-1　面部常用按摩穴位

（9）迎香穴：在鼻翼沟上方凹陷中，主治：面神经麻痹、鼻炎等。

（10）太阳穴：在眉梢和目外眦之间，旁开 1 横指左右凹陷中，主治：头痛、三叉神经痛、面神经麻痹等。

2. 面部按摩方法　采用螺旋式按摩，按摩方向应与面部肌肉的走行方向一致，与皱纹的方向垂直，遵循由下向上，由里向外的原则。按摩顺序为：

（1）下颏→两颊→颞部。

（2）人中→两侧口角周围。

（3）下唇中印下方→两侧口角周围。

（4）鼻翼旁→双颊。

（5）鼻翼两侧→鼻根→眉间→左右颞部。

（6）眉毛→发际。

按上述顺序每个操作按摩 10 次左右，整套按摩约 10 分钟。

（四）保湿

几乎所有的皮肤问题都是由缺水引起。皮肤缺水会引起粗糙、细纹、色斑、松弛、肤色黯淡、失去弹性等。皮肤的含水量决定了皮肤的健康程度及皮肤的老化程度，因此，无论哪种类型的皮肤都需要保湿，特别是婴幼儿皮肤。皮肤的保湿作用主要依靠皮脂膜、角质层的天然保湿因子（NMF）及真皮基质透明质酸（HA）等物质共同维护。随年龄的增长，特别是 25 ~ 40 岁后，皮肤的生理、生化、组织结构也发生变化，皮脂分泌减少，NMF 和 HA 的含量亦下降，造成皮肤水合作用降低，使皮肤干燥、粗糙，失去光泽，弹性降低，皱纹增多、加深，色素增多。因此，每天使用含有浅层和深层保

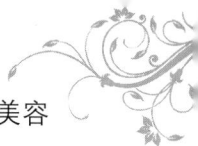

湿作用的保湿剂来保持皮肤的水分是非常必要的。浅层保湿剂如尿素、尿囊素、乳酸和乳酸钠；深层保湿剂如透明质酸、神经酰胺、硫酸软骨素、肝素等等，这些物质对延缓皮肤衰老具有重要意义。

（五）防晒

日光可导致皮肤光老化、日光性皮炎、一些光线加剧性皮肤病，甚至发生皮肤癌，因此，所有人群都需要防晒，而且防晒要从儿童做起。具体防晒的内容及方法参见皮肤光老化的防护。

（六）皮肤护理（见化妆品的选择及使用）

（何 黎 涂 颖）

第三章　毛发保健与美容

第一节　毛发结构与特点

毛发是皮肤主要的附属器，是哺乳动物的特征之一。全身皮肤除了唇红、掌跖、指（趾）末节伸侧、乳头、龟头、包皮内板、阴蒂及阴唇内侧无毛外，其余均为有毛皮肤。毛发由角化的上皮构成，分为胎毛、终毛和毳毛，终毛又分为长毛和短毛。长毛包括头发、胡须、腋毛和阴毛；短毛包括眉毛、睫毛、鼻毛和耳毛等。毳毛主要见于面部、四肢和躯干，质地软，颜色淡。

一、毛干组成

毛发分为两部分，即突出于皮肤表面的毛干和生长于皮肤内的毛囊。毛发的生长和脱落是由于毛囊从生长期到休止期周期性变化的结果。毛囊被认为是一个器官或亚器官，其结构和生化很复杂。完全角化的毛发主要是由皮质、毛小皮以及毛髓质构成，以毛皮质为主，有些毛发没有毛髓质。皮质由紧密交错的梭形细胞组成，这些细胞的长轴与毛发的长轴平行。皮质的外面是毛小皮，由6～8周扁平细胞组成，呈叠瓦状排列。人的终毛中央还含有髓质，由特殊的细胞组成，其间存在着空隙。

1. 表面结构　哺乳动物毛发的最外层有一薄层的外膜，厚度大约为2.5μm。过去认为外膜覆盖着整个毛发的表面，但目前认为外膜是细胞膜复合物的一部分，其化学上与细胞间的连接物质有关。

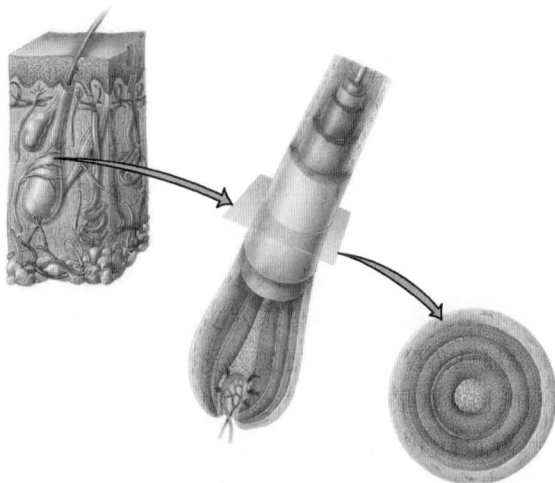

图3-1　毛发结构

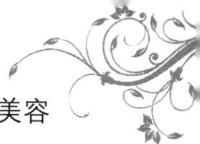

2. 毛小皮 人的毛发被 6～10 层毛小皮细胞所包绕，毛小皮细胞由薄片样成分组成，每层细胞厚约 0.2～0.5μm，所以近端毛发最外层被 1μm 厚的毛小皮所包绕。毛小皮细胞相互重叠，在毛发表面成叠瓦状。毛小皮在毛发表面的游离长度取决于毛发本身的直径，例如，毳毛可见 3/4 的毛小皮细胞游离，即毛小皮细胞近端有 1/4 被另一毛小皮细胞覆盖。而在终毛，毛小皮细胞相互覆盖面积增大，所以外观上显得毛小皮细胞靠得较近。相邻毛小皮细胞间、毛小皮和其下方毛皮质细胞的连接通常是扁平的，但也可见不连续的规则折叠，这种结构可使毛小皮承受一定的拉力。

3. 皮质 皮质是毛发的主要成分，能使毛发具有一定的抗机械拉力。相邻的皮质细胞排列紧密，并且与毛发的长轴平行，每个细胞直径约 3～6μm，长约 100μm，其细胞核在横断面上呈星形。皮质细胞内的主要结构是紧密排列的巨原纤维（macrofibrils）。巨原纤维是由直径约 7nm 的棒状微原纤维组成的，彼此间呈螺旋状排列，埋于无结构的微原纤维间的基质中。巨原纤维间有数量不等的基质成分和黑素颗粒，基质成分类似于外层毛小皮，内含残余的细胞器。一般人的毛皮质都是由形态相似的毛皮质细胞组成。

4. 髓质 在人类，只有终毛中存在着髓质，可以连续，也可以不连续，甚至没有。连续分布的髓质可分成格子状和单纯型两种，不连续分布的髓质分成片段状和梯状两种。所有角蛋白纤维中的髓质结构均与皮质类似，海绵状的角蛋白支持着薄层外鞘，其中无定形的物质形成了大小不等的空隙。

二、毛囊结构

毛囊位于皮肤内，生长于表皮和真皮之间，生长期毛囊可深达皮下组织。成熟的毛囊，又称毛囊皮脂腺单位或 pilary 复合体。毛囊是一复杂的组织，由若干同心圆状的细胞层呈柱状排列。毛囊由许多亚结构组成，这些亚结构在解剖上和功能上既彼此独立，又有着密切的联系。

1. 外毛根鞘 外毛根鞘（ORS）是毛囊的最外层，其各层细胞均起源于毛球的毛母质，由一系列呈袖套样排列的细胞组成，包裹着其他细胞层，并与表皮相连接。毛囊从顶部到底部其外毛根鞘的厚度不一，顶部的 ORS 有几层细胞厚，向下逐渐变细至毛球部仅为一层细胞厚。一般将外毛根鞘分成上、下两段：下段包绕着毛球，上段从毛球颈部到皮脂腺导管开口处。位于毛囊开口处的外毛根鞘，其结构和生化特性与表皮十分相似。一般认为外毛根鞘相对较稳定，细胞很少移动。

2. 内毛根鞘 内毛根鞘（IRS）由三层不同的细胞层组成，由外到内依次为：亨勒层、赫胥黎层和鞘小皮，包绕着生长中的毛干，所有这三层细胞均起源于毛球周边的毛母质细胞。其中鞘小皮只有一层细胞，赫胥黎层有多层细胞。鞘小皮与毛小皮细胞镶嵌排列，连接紧密。内毛根鞘的三层细胞分化方式相同，但分化顺序却存在着一定的差异。亨勒层最先分化，其后为赫胥黎层，最后为鞘小皮；但晚期硬化最先发生在亨勒层，其后为鞘小皮，最后为赫胥黎层。并且内毛根鞘的分化和硬化发生在毛发成熟之前。内毛根鞘的主要功能是参与毛发的塑形，毛小皮与内毛根鞘紧密连接，所以毛发的形状取决于内毛根鞘、外毛根鞘以及其外的结缔组织鞘。

3. **毛球部** 毛球部为毛囊下端膨大的部分。毛球部上皮细胞的特点是高核浆比。毛球部下段和邻近毛乳头的上段毛球内存在着具有分裂能力的细胞，这些细胞从上段毛球逐渐迁移到完全角化的区域，并且进一步分层、角化、硬化。毛母质位于毛球内，是由几层具有旺盛分裂活性的细胞组成，它们更新迅速，经历反复细胞分裂而完成毛发生长。毛乳头周围的细胞是毛干的前体，面向外的毛母质细胞则形成内毛根鞘。一般认为，毛囊各层细胞的结构在其整个生长周期的过程中是不同的，即从毛母质细胞形成开始，到分化直至最后角化死亡，再排出毛囊。

4. **髓质细胞** 毳毛和胎毛不含髓质，甚至一部分终毛也不含髓质或者只含有少量的髓质细胞。髓质位于皮质的中心，由固化的细胞组成，其细胞数量及排列方式依物种不同而变化。髓质细胞通常呈柱状，作为"大梁"。而皮质内层的变形细胞突出构成"小梁"结构，这些小梁不是髓质的一部分。毛囊内髓质细胞是由邻近毛乳头顶部的毛母质细胞形成的，高尔基体可以形成不规则的致密颗粒，这种致密颗粒的生化特性类似于内毛根鞘的一种蛋白质，且数量十分有限，髓质细胞分化过程中合成毛透明蛋白，这些蛋白在胞质中沉积成为颗粒。目前，人们还不清楚髓质细胞内颗粒的具体功能。

5. **皮质细胞** 皮质细胞呈纺锤形，$100\mu m$ 长，最宽处 $5\sim10\mu m$，以叠瓦状方式沿皮质长轴排列，能够产生大量的细胞质细丝，其走向与细胞的长轴和毛囊相一致，并且这些细丝可以进一步聚集成致密的 α-角蛋白纤维。基质是皮质的组成成分，其数量和组成易变化。皮质区能够发生角化，具有较强的蛋白合成功能，也含有许多多聚体。

6. **毛小皮细胞** 毛囊内毛小皮细胞由毛球上方不断地向上延伸，体积变大，而且在细胞分化的过程中，细胞与细胞之间将发生重叠。该细胞可以产生张力原纤维，细胞间也存在着桥粒，但在细胞内并未见到 α—角蛋白纤维。随着细胞进一步硬化和角化，蛋白合成逐渐增加，细胞内出现了致密的颗粒。

7. **硬化区（角质发生带）** 在细胞完全角化和死亡之前，毛发即从毛小皮和皮质获得了一定的长度和韧性。一旦完全角化，毛发的直径可以减少达25%，这可能是由于细胞通透性增加后，导致细胞内水分减少和角蛋白收缩。

三、毛乳头的构成

被毛球包绕的结缔组织称毛乳头，毛乳头在毛囊发展和维持生长期毛发生长及毛囊生长周期中起着重要作用。一般认为，毛乳头和毛球的大小直接与其产生的毛发的粗细有关。生长期的毛乳头借一狭窄的茎与其底部的结缔组织紧密连接。较小毛囊的毛乳头内很难见到血管，但终毛的毛乳头内都有数量不等的血管。处于生长期的毛乳头细胞内含有丰富的高尔基体和粗面内质网，即使到了退行期，细胞质仍然很明显。在生长期开始时，毛乳头细胞内 RNA 显著增加，这与毛乳头细胞和毛球基质细胞的分裂紧密相关。毛乳头的毛细血管内皮细胞在生长期也要进行分裂，但晚于毛球的基质细胞。在人的生长期毛囊中，毛乳头细胞与毛球基质细胞的比例大约是1:9。

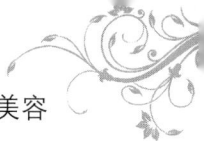

四、毛囊周围的结构

毛囊周围有一层透明膜，该膜上 2/3 段较薄，下 1/3 段较厚，而且，下段透明膜的外周还有两层胶原纤维，内层与毛囊的长轴平行，外层与其垂直。以上结构与皮脂腺及真皮的乳头层相连续，同时也借茎与毛囊的毛乳头连接。毛囊的血液供应主要来自真皮下的动脉丛和毛乳头的毛细血管丛。从这些血管丛衍生出无数分支，从而为下 1/3 段毛囊提供血液供应。毛囊含有丰富的神经，这反映出毛囊是敏感的触觉感受器，因此也可以很好地解释为什么一部分人受疾病或药物的影响后全部毛发发生脱落。毛囊除了含有触觉神经纤维外，还含有调节立毛肌收缩的自主性传出纤维。所有毛囊均受神经支配，而且通常为几种髓鞘纤维。立毛肌一端附着在皮脂腺导管开口处的下方，另一端一直被认为是附着在毛囊膨出部。

五、毛发的化学组成和生化

毛发是一种非常复杂的纤维结构，由形态不一的成分组成，是不同化学成分相互作用的整体结构。毛发的化学组成会随其含水量的多少发生一定改变。其中，蛋白质是最主要的一种化学成分，占整个毛发重量的 65%～95%，研究发现毛发中的蛋白质是角蛋白，为氨基酸的浓缩性多聚体。其他的一些化学成分包括水、脂质、色素和微量元素。

1. 蛋白质　毛发中绝大多数能够被提取的角蛋白都来自皮质细胞，但是最重要的蛋白质却位于毛小皮中。髓质中的蛋白质为不溶性的，能够抵抗蛋白水解酶，在毛发中的作用不完全明了。人的毛小皮中含有较多的胱氨酸、半胱氨酸、脯氨酸、苏氨酸、异亮氨酸、蛋氨酸、亮氨酸、酪氨酸、苯丙氨酸和精氨酸，而且这些氨基酸的含量要比整个毛发中的高。通常情况下，毛小皮细胞内的氨基酸比例要高于整个毛发。皮质无论是体积还是重量均占毛发的绝大部分。对整个毛发的研究在一定程度上还要依赖皮质的化学组成。髓质中的蛋白质高度不溶，因此很难分离，至今还没有对其进行完整而广泛的研究。

2. 水　毛发中约有 20% 的空隙易吸收水分，如果将头发浸入水中，含水量会增加 12%～18% 左右，且吸收过程十分迅速。其中，氨基酸和胍类物质是角蛋白能够吸收水分的主要成分，尤其是在低湿度的环境中。肽键是发生水合作用的常见部位，在相对湿度较低(<25%)的情况下，水分子通过氢键结合到亲水基上。随着湿度的增加，越来越多的水分被吸收，水与蛋白结合的能力随之相应减少。如果相对湿度超过 80%，那么水的吸收就显得十分重要。

3. 脂质　毛发的脂质主要是皮脂，成分大多是游离脂肪酸和中性脂肪，具体包括酯、甘油、蜡和乙醇等。

4. 微量元素　毛发中的微量元素有内源性和外源性两种来源。内源性的主要包括基质、结缔组织、毛乳头、皮脂腺、小汗腺、顶泌汗腺和表皮。环境因素尤其是污染，如工业和护发品，也是一个十分重要的来源。在许多情况下，头发已经被认为是反映污

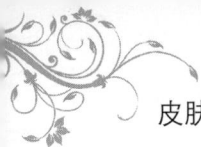

染的一个重要指标。目前已发现的毛发中最主要的金属元素有：As、Cd、Cr、Cu、Hg、Pb、Zn 等。

5. 其他　还包括氨基酸如胱氨酸、半胱氨酸、精氨酸和瓜氨酸等，碳水化合物、核酸、碳水化合物、酶等。

（王学民）

第二节　毛发的生长周期及调控

一、毛发的生长周期

毛发生长周期（hair cycles）是指毛发从生长到脱落的一系列循环的过程。毛囊的生长阶段称为生长期，随后的退行阶段和静止阶段分别称为退行期和静止期。各期的长短受个体的年龄、部位以及局部和全身的因素影响。在正常成人，头皮毛囊的密度平均为 $200 \sim 300$ 个/cm^2，整个头皮约有 $100000 \sim 150000$ 个毛囊。假定有85%的毛囊处于生长期，那么每年整个头皮一共可长出 9000m 的头发。正常情况下，每人每天可以脱落100 根头发。但是，毛发周期在不同的种族有较大的差异。不过，在毛发生长周期过程中所有的毛囊结构变化都是一样的。

1. 生长期　生长期毛囊的发育在某种程度上类似于胎儿时毛囊的发育。生长期变化很大，通常为 $2 \sim 7$ 年。

2. 退行期　当毛母质细胞的有丝分裂活性逐渐降低并最终完全丧失时，毛囊即进入退行期。此时，毛干继续角化，末端呈棒状。由于在进入退行期之前，毛发就停止合成黑色素，所以导致毛干末端的棒状结构不含有黑色素。在此阶段，大多数毛囊外毛根鞘的下端部分发生程序性退化，同时毛囊的基底部和毛干的棒状末端一起向上迁移至立毛肌附着处。毛球为一上皮细胞囊所包被，之间由角蛋白纤维连接。另外，外毛根鞘的基底膜高度增厚且皱折，但真皮乳头则仍与毛囊的基底部密切作用。退行期大约持续3周。

3. 静止期（休止期）　静止期是毛发循环中的休止阶段，毛球隐藏在上皮细胞囊中，直至下一个循环周期开始，但通常会超过一个循环周期。与毛囊基底部密切作用的真皮乳头丧失了血液供应，退行期出现的细胞外基质开始聚集成紧密的细胞球状结构。在静止期末，毛发自发进入下一个新的生长期，拔除静止期的毛发也可诱导毛发进入生长期。休止期一般持续 $2 \sim 3$ 个月。

不同部位、不同年龄以及不同个体的毛发形态存在较大差异：儿童的生长期/休止期毛发比例超过90%；成人的生长期/休止期毛发比例为 $80\% \sim 95\%$，如果休止期毛发的比例超过25%，则认为是异常。

一般认为，所有的毛囊均具有其固有的生长周期特点。某些哺乳动物，其毛囊的生长周期伴随着真皮水分和胶原含量的变化以及表皮和真皮厚度的变化而变化。在成人头皮，每个毛囊的活动是独立的，彼此参差不齐，人在出生时，毛发生长周期通常表现为同步，但在出生后不久毛发生长周期就变得不同步，即所谓马赛克式的生长方式。

人的毛发生长会随季节发生轻微的变化，但这种现象在临床上却很难被注意到，虽

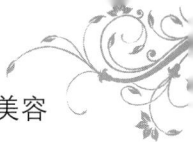

然有不少人发现自己的头发在夏季长得较快，而且斑秃也表现出一定的季节性。系统性因素会影响毛发生长，如妊娠后发生的休止期脱发，怀孕期间生长期毛囊的比例以及较粗毛囊的比例均相应增加，但毛发生长的速度会稍微减慢。分娩以后，休止期毛囊的比例大大增加，结果 2~3 个月后头发大批脱落，这很可能与妊娠时激素水平的变化有关。此外，心理因素也可以引起脱发；女性的头发较长，可能与生长期较长有关。

二、调控毛发生长的因素

（一）激素

1. 雄激素　雄激素是调控毛发生长最重要的系统性因素之一。研究发现从青春期开始，在雄激素的作用下毳毛和胡须可以转变成终毛，并且这种作用将一直持续到以后的几十年。身体不同部位的毛囊对雄激素的反应不同，其中阴毛和腋毛发育最早，30岁时达到高峰，以后逐渐减慢；胡须在 40 岁时生长达到高峰，而且以后基本维持在这个水平；胸部毛发的发育高峰则更晚；鼻部和外耳道的终毛是中老年的一个特征。头发的生长并不依赖雄激素，但是雄激素确实与脱发有关。

不同部位的皮肤对雄激素的反应不一，提示了雄激素作用的特异性是由局部皮肤决定的。雄激素不仅能够改变毛囊的大小和毛干的粗细，而且还能够调节毛囊的生长周期。因为毛囊的大小是由毛乳头所决定的，毛乳头细胞的细胞核内存在着雄激素的受体，研究提示雄激素可以通过原发性作用于毛乳头来调节毛发的生长。

2. 甲状腺激素　头皮和体表的毛发稀疏是甲状腺激素缺乏的一个重要特征之一。有研究发现将甲状腺激素水平低下患者枕部和顶部头发拔出时发现，休止期毛发的比例明显增加。应用甲状腺激素替代治疗 8 周后，休止期毛囊的比例恢复到了正常。另外，低甲状腺激素血症的患者毛发直径也变细，类似于女性的雄激素性脱发。

3. 生长激素　正常青春期发育要依赖于睾酮和生长激素，有证据表明睾酮在皮肤发挥雄激素源性效应需要同时存在这两种激素。与单缺少性激素相比，同时缺少性激素和生长激素时，则需要更高浓度的睾酮才能诱导腋毛的生长。睾酮和垂体激素可以协同作用于皮脂腺，这已经被证实，可能它们也是通过相同的机制调控毛发的生长。

（二）调控毛发生长周期的内在因素

毛囊及其周围组织通过自分泌（autocrine）和旁分泌（paracrine）的方式产生一些特异性可溶性的因子，从而对毛发生长发育和周期发挥作用。

对毛囊有直接作用的生长因子和细胞因子很多，大致可分为四类：①表皮生长因子（EGF）家族，如 EGF 和转化生长因子（TGF-α）；②纤维母细胞生长因子（FGF）家族，包括酸性纤维母细胞生长因子（aFGF）、碱性纤维母细胞生长因子（bFGF）、FGF_5 和 FGF_7 或角质形成细胞生长因子（KGF）；③转化生长因子-β（TGF-β）家族，如 $TGF-\beta_1$；④其他因子，如肝细胞生长因子（HGF）、血管内皮细胞生长因子（VEGF）、甲状旁腺相关蛋白（PTHrP）、胰岛素样生长因子-1、白细胞介素-1（IL-1）、白细胞介素-2（IL-2）、白细胞介素-6（IL-6）、白细胞介素-8（IL-8）。

（三）神经及神经营养因子

周围神经对皮肤有着重要的营养作用。皮肤神经纤维有感受器的功能、调控血管舒

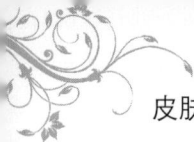

缩功能、控制外分泌腺活动的功能以及效应器的功能。临床上发现，周围神经损伤和由于炎症、中毒或变性造成的神经功能的障碍都会引起皮肤萎缩、溃疡和皮肤附属器功能的损伤和丧失。皮肤神经对毛囊的营养作用机制可分为两类：一是神经通过对血管的作用而对毛囊进行营养调控，如因神经的损伤或神经过度分布，引起毛囊局部血液供应的改变，从而影响毛囊；二是皮肤神经通过分泌一些因子作用于毛囊，从而调控毛囊的增殖、分化和凋亡。但在体内很难区别毛囊萎缩是由于周围神经损伤、血管舒缩障碍、皮肤灌流不足，还是由于神经分泌的直接营养生长的刺激因子缺乏。

在毛囊的生长周期中，表皮中和毛囊间真皮中的神经分布密度也随之呈周期变化，生长期早期密度最高，休止期密度最低。毛囊既分泌神经营养因子又是神经营养因子的靶器官。

（四）真皮乳头的作用

利用鼠触须重组试验发现，真皮乳头对胎儿毛发的形成和毛囊生长周期至关重要。将触须毛囊中毛乳头去除后，毛发停止生长，当真皮鞘的迁移重新形成毛乳头后，毛发又开始生长；拔除毛球包括毛乳头、毛母质和下段的真皮鞘后，毛发也同样停止生长。但如果取出部分不超过1/3的毛囊，那么真皮鞘还可以形成毛乳头，外毛根鞘也可以形成上皮基质，从而可以形成新生的毛发；如果去除部分超过毛囊的1/3，那么不能再形成毛乳头和上皮基质，但是分离的毛乳头与毛囊的下段残端作用后仍可诱导外毛根鞘形成上皮基质，从而形成新生的毛发；如果将分离的毛乳头移植到缺乏毛囊的阴囊皮肤中，也可以诱导形成毛囊。该试验说明毛乳头是诱导毛母质上皮分化所必需的。下段的真皮鞘有其特殊的功能，在体内可以形成真皮乳头。

（五）免疫学机制

毛囊内不同部位MHC-I类抗原的表达并不一致。毛囊上段恒定区的外毛根鞘与表皮一样，能够高效地表达MHC-I类抗原，但对人生长期的毛囊而言，立毛肌附着处以下的毛囊MHC-I类抗原表达减少甚至不表达。免疫机制在调控毛发生长周期中的作用已越来越受到人们的关注，如应用免疫抑制剂环孢素A能够刺激毛发的生长。

（六）毛囊干细胞

在生长期的开始，毛囊干细胞可被来自于真皮乳头的生长刺激信号所唤醒，此时的真皮乳头与毛囊膨出部紧密接触。子代细胞可以形成毛囊的下段，包括毛球基质的增殖细胞。与过度放大细胞一样，基质细胞的有丝分裂活性也比较有限，所以当这些细胞耗尽时，毛囊即开始进入退行期。在体外，已经从人毛囊中成功地培养出具有人毛囊干细胞特性的细胞，这些细胞主要位于毛囊中段立毛肌附着处以下，但不包括毛球。

（王学民）

第三节　毛发颜色

人类毛发的颜色有红色、黑色、黄色、灰色和白色。毛发的颜色是由毛干本身含色素—黑素决定。皮肤中的黑素细胞分成两大类：毛囊黑素细胞和表皮黑素细胞。虽然这

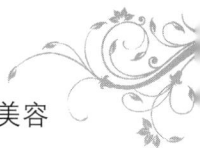

两类黑素细胞的黑素合成的生化步骤是相同的，但毛囊黑素细胞还有一些不同于表皮黑素细胞的特性。另外，黑素不是单一类型的分子，而是由大小不同的多种分子聚合而成的聚合物，这些分子有着不同的理化特性。随着现代分子生物学的飞速发展，黑素形成和分布的调控机制研究取得了很多的进展。

一、毛囊黑素细胞

黑素母细胞起源于神经嵴，遍布身体各个区域。它们从真皮进入表皮，分化成有活性的黑素细胞。黑素母细胞和活性黑素细胞均由表皮迁移而来，在毛球处汇聚。因而黑素母细胞和活性黑素细胞的增殖、迁移和分化对于皮肤中色素细胞系统的胚胎发生是很关键的。

（一）黑素细胞在毛囊中的分布

成人头皮的毛囊总数大约为10万个，随着年龄增长，毛囊数目明显减少。根据活化黑素细胞和失活黑素细胞的分布，毛囊可被分为四个部分：黑素沉着部分 A 和 D 分别位于毛囊的上部，外周管壁含黑素细胞，毛球上部与乳头上部相连；B 部构成毛囊的中部和下部，沿着外毛根鞘壁含有无黑素的黑素细胞（多巴朗性）；C 部分是毛球的无黑素的外毛根鞘部分。（图3-2）

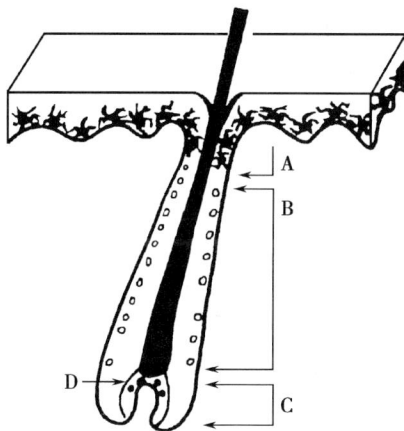

在 X 线照射、皮肤磨削术、暴露于紫外线下和口腔光化学疗法等情况下，可在毛囊的中部和下部的外毛根鞘中发现活化的、多巴阳性的黑素细胞。

图 3-2　黑素细胞在毛囊中分布

（二）黑素细胞和毛发周期

毛囊的活性呈周期性。在生长期末，头皮毛囊的毛干下段逐渐变细且颜色变淡，毛球上部的黑素细胞树突和黑素逐渐消失，与基质细胞难以区分。一旦进入毛囊退行期，结缔组织鞘增厚，伴随毛母质细胞特征消失和毛乳头细胞压缩变小。随后毛干移向皮肤表层上方，与此同时新的毛胚在其下方形成。当下一个毛发周期开始时，该毛胚再次延长，底端向内凹陷，形成毛乳头，并产生充满黑素细胞的新毛球。

对人毛囊的研究发现：毛球部黑素细胞仅在毛发生长的特殊阶段具有活性，即生长期Ⅲ～生长期Ⅵ，然而酪氨酸酶的合成则在生长期的早期进行。生长期早期的典型超微结构改变为：细胞质量增多，树突增多，高尔基体和粗面内质网发达，最终黑素细胞的大小和数量增加。退行期和休止期中无酪氨酸酶的合成，在退行期休止期，黑素细胞质含量少，高尔基复合体不发达，细胞核以显的异染色质的方式存在，仅含少量小黑素颗粒前体。

（三）毛囊的黑素单元及其与表皮黑素单元的关系

毛囊的黑素细胞有着与表皮黑素细胞相同的生物功能。它们在黑素小体内合成黑

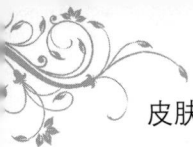

素，然后以相似的方式将黑素小体转运至上皮细胞。在毛囊，黑素颗粒主要存在于皮质，长轴平行于毛发表面。在外毛根鞘的上部，黑素小体的分布同表皮。在毛囊的其他部位则看不到或很少看到黑素小体。通过类似表皮的黑素系统将一个毛囊的黑素细胞及从这一黑素细胞获得黑素的毛囊上皮细胞一起称为毛囊黑素单元。

然而，毛囊黑素单元与表皮黑素单元还有一些不同。毛囊黑素单元的主要特点是毛囊黑素细胞的活性、增殖与毛囊周期相关联。除此之外，毛囊黑素小体比表皮黑素小体大 2~4 倍，通常是单个转运，与种属无关。暴露于紫外线后毛囊黑素单元活性不变或仅细微变化。临床发现正常色素沉着的头皮部头发会随着年龄的增长而变白；在有白斑损害的个体中，其完全脱色的皮肤上，体毛仍保持正常颜色，这些临床现象都提示皮肤和毛囊的黑素细胞在生物学特性上有所不同。但是这两种黑素细胞间可以发生转换，它们并没有完全分离，尤其在一个部分被诱导发生改变或完全被破坏后，毛囊内的黑素细胞可以外移填补表皮中的黑素细胞。如皮肤摩擦术后，外毛根鞘中无黑素的黑素细胞分裂，并由多巴阴性变为多巴阳性。这些细胞首先迁移至漏斗部，随后再迁移至周围愈合的表皮基底层。同样在通过人工吸引疱破坏表皮后及白癜风经口服光化学疗法后，白斑皮肤再次色素沉着，这些情况下均发生上述黑素细胞的迁移。

总之，皮肤中的黑素细胞是两个系统，分为毛囊和表皮两部分。主要的差别是：毛囊黑素细胞的活性、增殖与毛囊周期相关，而表皮黑素细胞的活性主要受暴露于 UV 的影响。表皮黑素细胞通常不发生增殖，然而这两部分间可能发生移行。值得指出的是，毛囊的黑素细胞迁移至表皮后即失去其特征性的行为，其活性亦受曝光程度的影响。因此，毛囊和表皮黑素单元间的不同可能主要是由环境影响造成的，而不是黑素细胞本身间有何本质的区别。来源于毛乳头和毛囊角质形成细胞的化学信号可能截然不同于来源于表皮角质形成细胞和真皮上部的化学信号。

（四）毛囊中的黑素和黑素小体

毛发的颜色取决于黑素的生化性质，在遗传控制下合成数量不等的各种不同的黑素。无论毛发是何种颜色，通常人毛囊同时含有真黑素（eumelanins）和棕黑素（pheomelanins），两者呈不同的比例组合。毛发黑素的生化特性与毛发的颜色并不总是一致的。除了生化性质外，核素生成的超微结构，如黑素小体的大小和分布都影响毛发的颜色。

1. 黑素生成的代谢通路　根据黑素的颜色和可溶性可将其分为两类。真黑素为黑色至棕色，不溶于任何溶剂，真黑素是多巴醌所有衍生物组成的异多聚体，主要成分是 DHI，其次是 DHICA；棕黑素为红棕色，可溶于碱，由含半胱氨酸和含硫多巴经氧化和聚合后形成。由酪氨酸生成各种黑素，其代谢通路依赖于调节因子的整体平衡。黑素生成的前两步对于所调控因子，它位于 11 号染色体。酪氨酸酶催化酪氨酸发生羟基化反应，生成左旋巴（DOPA），DOPA 再氧化生成多巴醌，多巴醌聚合成黑素，然后黑素生成分两条途径进一步进行。酪氨酸酶活性决定了毛囊黑素细胞中黑素生成的水平。人们越来越意识到毛发颜色的不同可能与个体间酪氨酸酶活性不同有关，如红发毛囊中酪氨酸酶活性最高，金发与黑发、棕发相比毛囊中酪氨酸酶水平及活性相同或稍高。

酪氨酸　　　　　　　　谷胱甘肽还原酶谷胱甘肽转肽酶
↓　　　　　　　　　　　↓
多巴　　　　　　　　　谷胱甘肽过氧化物酶
↓　　　　　　　　　　　↓
多巴醌　　　　　　　　谷胱甘肽半胱氨酸

多巴色素　　　　　　　半胱氨酸多巴

酪氨酸酶→　←多巴色素变构酶

过氧化物酶→

5，6-二羟基吲哚(DHI)　2-羟基DHI(DHICA)　　苯噻嗪

吲哚醌

DHI-黑素　　(混合型黑素)　　棕黑素

DHICA-黑素(真黑素)

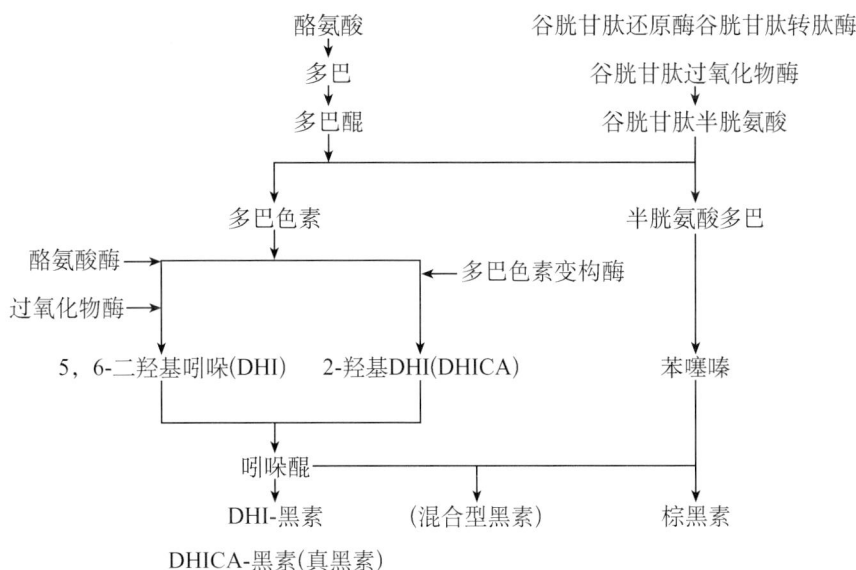

2. 黑素小体及其转运　黑素的生物合成发生在黑素小体，黑素小体是一高度组织的椭圆形膜性细胞器。毛发中的黑素小体体积是表皮黑素小体的 2～4 倍大，通常是分散存在的，因此黑素颗粒通常包埋在角质蛋白中。黑素小体的形成是一复杂的过程，通过这一过程，这些颗粒的结构性蛋白和酶性蛋白聚集起来。在毛囊中，黑素小体由黑素细胞转运至角质形成细胞，转运方式同表皮中的黑素转运，有四种方式：①插入的黑素细胞树突尖端的夹断（pinching-off）；②黑素细胞与角质形成细胞间的膜融合；③黑素小体释放至细胞间；④直接灌输。

二、影响毛发颜色的因素

毛发颜色受遗传控制，基本上依赖黑素细胞所含黑素量，黑素产生颜色包括灰色、黄色、褐色、红色和黑色。调节黑素及黑素生成的因素对毛发的颜色均有一定影响，如黑素细胞刺激激素（MSH）刺激毛囊黑素细胞，使浅发变黑；妊娠期间表皮色素沉着增加，提示孕激素和雌激素可能使毛发颜色变深；MSH 外的激素对毛发着色作用仍未阐明。

（一）黑素

1. 红发　在含棕黑素的红发中，黑素细胞含棕黑素小体，主要合成棕黑素。另一些红发人中，黑素细胞同时合成真黑素和棕黑素。大部分黑素细胞产生棕黑色小体和嵌合黑素小体，其他则产生真黑素小体。

2. 金黄发　黑素细胞产生真黑素小体，同时合成真黑素和棕黑素。黑素小体没有被完全黑素化，与黑发研究对象相比，黑素颗粒较小，数量也较少。一般，淡色毛发是由于黑素小体的数量减少，黑素化减少。

3. 黑发和棕色发　不论是何种族背景，毛囊黑素细胞都产生真黑素小体。其超微结构特点为高加索人和黑种人的表皮黑素小体相同，浅棕色毛发含较少的黑素小体。

4. 老年灰发和白发　随着年龄增长，头发变灰、变白，这在个体间有很大差异。

毛发变灰变白是由于毛囊中黑素细胞减少。在老年灰发中毛球的黑素区域内黑素细胞的数量正常或略减少，但色素细胞仅含极少量的黑素小体，且没有活性；在老年白发中，黑素细胞罕见且多巴阴性或完全没有黑素细胞。毛球中无具免疫活性的酪氨酸酶抗原，然而，通过检测酪氨酸酶 mRNA，表明在外毛根鞘中可能存在无黑素的黑素细胞。毛囊中黑素细胞的数量减少导致头发变灰，可能与黑素合成中氧化还原调节作用缺陷有关，这一缺陷可能增加了色素细胞中某些代谢介质的自发细胞毒性。

（二）其他因素

1. 微量元素 头发中微量元素的含量不到 1/300，黑色头发中含有铜和铁；金黄色头发中含有较多的钛；红褐色头发中含有较多的铜、铁、钴。头发中镍含量逐渐增多时，头发就变成灰白，这可能是老年人头发变灰白的原因之一。

2. 年龄 不同年龄毛发颜色有一定差异，胎发无色素，白皮肤者毳毛也无色素，青春期后毳毛可有色素沉着。

3. 部位 不同部位体毛颜色有差异，睫毛通常最黑，头发通常比阴毛色淡，阴毛常呈微红色，某些个体可呈褐色；阴部下面及阴囊侧面毛发颜色较阴阜处色淡。除红头发个体外，腋部毛发红色最常见。

4. 日光 暴露部位的毛发可被阳光漂白，黑发首先变为红褐色，但即使强烈阳光照射也极少变为金色；棕色毛发可变为近白色。

（王学民）

第四节 毛 发 保 健

一、毛发的物理特性

毛发的物理特性可分成弹性变形、密度、摩擦和静电。弹性变形包括拉伸、弯曲、强直、扭转、横切和形状等特点。

（一）毛发的弹性

弹性是毛发的最主要的物理特性，借此，毛发可以抵抗一定的外力，从而使其形状、体积和长度不发生改变。另外，弹性也可以使毛发在外力作用解除后恢复至原先的状态。每一种弹力物质受到外力作用后，总存在着一种尽可能使其恢复正常的抗外力作用。最常见的外力有：拉伸、压缩、剪切、弯曲和扭转。每一种拉力和长度的变化均有一个系数，即长度与拉力的比值。现在被广泛认可的用于毛发研究的系数是 Young 创立的，可以用来衡量毛发的弹性，其计算方法为：

$$FL/al = 达因/单位面积(cm^2)$$

其中：F——单位面积横断面上所受的外力（达因）

a——横断面的单位面积

L——拉伸前毛发纤维的长度

l——拉伸后毛发纤维增加的长度

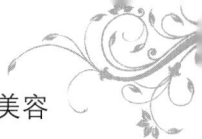

（二）拉伸后毛发的结构

纺锤形的皮质细胞受到外力的拉伸后，长度增加。由于相邻细胞间存在着紧密的细胞膜交叉连接和粘连的物质，所以看上去细胞再发生相对移动是不可能的。X 线衍射实验发现，拉伸可以改变细胞内角蛋白的结构。在毛发断裂之前，基质中的二硫键会被破坏，细胞膜也发生断裂。而且毛发弹性回缩后，在角蛋白分子的特定部位还可能再重新形成二硫键。

（三）毛发的弯曲和硬度

毛发的硬度是指其抵抗弯曲的能力，人毛发的强度主要是由皮质决定的，因为皮质中含有一种复合结构，不连续的角蛋白纤维埋于富含硫的基质中。如果将毛发弯曲成弓形，那么会形成 3 个纵向的结构，其中最外层被拉伸，最内层被压缩，而中间层则既没有被拉伸也没有被压缩。有学者认为弯曲力可以损伤正常毛发和节状毛发弓形外侧的毛小皮结构。另外，念珠状发的横断和破坏可能是由于直径较细的毛发不能很好地耐受弯曲力。

（四）毛发的密度

角蛋白纤维的绝对密度很难测量。在相对湿度为 60% 时，密度大约是 1.32，与羊毛纤维相同。一般毛发漂白和烫发不会影响到毛发的密度。

（五）毛发直径的变化

最常用于比较研究的是毛发的长度和直径。如果把毛发看作是圆柱状，那么就可以很容易地计算出毛发的体积、横截面面积、半径以及表面面积。单根毛发横截面大小的测量有多种方法，包括：直线密度（linear density）、光镜显微分析、振动观察器（vibrascopy）、直径测器、激光扫描。而离心可以分析毛发的多种相关指标。头发的直径在不同种族中为 $40 \sim 120\mu m$，其中白种人的头发直径为 $50 \sim 90\mu m$，而蒙古族人的则较粗，约为 $120\mu m$。随着相对湿度的增加，毛发的长度和直径都轻度增加，但毛发的直径增加较大。在相对湿度低于 60% 时，受牵拉的毛发的膨胀要远远小于未受牵拉的毛发。

（六）毛小皮的物理特性

毛发受到线性拉伸后，皮质的结构会发生改变，这要早于毛小皮的损坏。在毛小皮中，细胞可以在相邻的细胞表面移动，因为毛小皮中相互重叠的扁平细胞不像皮质中的细胞那样紧密嵌合。这种重叠的细胞层使毛发表面比较粗糙，从而能够很好地耐受外界的摩擦作用。

毛发显示出一定的方向摩擦力，因为从毛发的近端向远端移动要比从远端向近端移动容易。研究发现，摩擦力与毛发的直径或温度无关；毛发漂白和烫发可以增加 u_k，而洗发香波和外用的一些乳膏则会降低 u_k；湿摩擦力均大于干摩擦力；人为地破坏毛小皮的结构，并不明显影响毛发的弹性。

（七）毛发的静电特性

干燥的毛发导电性很差，但潮湿的毛发具有很好的导电性。如果在适当的环境中梳理干燥的头发，就可能产生静电，这是由于头发不断地飘动时部分电子或离子产生移动。由摩擦产生的电称为摩擦电，毛发比较容易产生摩擦电。相对湿度升高后，绝缘能力降低，因此就不容易产生摩擦电。实验研究进一步证实温度升高时绝缘能力降低。毛发相互摩擦时能够产生摩擦电，与摩擦的方向有一定关系。外用乳膏和香波由于降低了毛发梳理时的 u_k，所以可以减少毛发的静电。此外，增加毛发的湿度也可以使其绝缘能力降低。

（八）毛发的含水性

正常健康的头发发干里含有少量水分，用以滋润头发，使头发不干燥。其中的水分很少从毛皮质逸出，这是由于毛皮质外有致密排列的毛小皮覆盖，有防水层的作用。但当受到化学烫发、热吹风、摩擦等因素作用时，可致毛小皮翘起、脱落、甚至完全剥蚀，则其保护作用丧失，毛发水分易丢失；洗发、染发时易使水分或染发剂进入毛皮质，使发质肿胀；反复的肿胀、干燥，最终可导致发干脆弱易断。

二、毛发生长的评估方法

到目前为止，已经有多种对毛发生长的评估方法，这些方法为研究者客观地评价毛发生理病理变化提供了依据。由于各自的侧重点不同，皮肤科医生和患者所关心的毛发生长的参数也不同。皮肤科医生更看重毛干直径、毛发密度及毛发所处的生长期等指标；而患者往往只关心自己毛发脱落的数量、毛发的色泽以及毛干的粗细变化等。此外，毛发的黑素含量也是一个重要的参数，当毛发生长受抑制时，毛发的黑素含量往往也随着降低。目前，在毛发生长测量方面还没有找到更好的参数组合来同时满足不同的要求。但随着促毛发生长药物如米洛地尔等的不断出现，已迫切需要一种更可靠、重复性更高的方法来评估毛发的生长情况，以及对药物的疗效进行监测。理想的测量方法是无创、易操作、可重复性强、经济，而且能够将所有毛发生长基本生物学参数反映出来，为患者和医生提供各自需要的信息。

（一）无创性方法

1. 问卷调查表法　是一种用于观察雄激素性脱发患者的问卷调查表。这个问卷调查表是由 Merck Research Laboratories 开发出来的，能准确地反映患者对疾病的主观评价，并且已经用于非那雄胺临床疗效的评价。该调查表从脱发区变化、毛直的外观、减缓毛发脱落的效果、毛发外观的满意程度等五个方面询问患者对毛发生长的感受。研究显示，该调查表最后的评分和患者毛发的数量呈中等程度的相关。这个调查表是针对男性患者设计的，女性患者使用时需适当改动。

2. 研究者评价法　研究者用标准的七分等级法评估毛发的生长情况。七分等级是将患者每次就诊的毛发情况与实验开始时的基础情况比较，显著减少：−3 分；中度减少：−2 分；轻度减少：−1 分；没有变化：0 分；轻度增加：1 分；中度增加：2 分；显著增加：3 分。这种方法在评估非那雄胺临床疗效的研究中普遍使用。

3. 脱落毛发计数和称重法　每天手工收集、计数和称重脱落毛发的方法也可用于跟踪观察毛发的脱落情况。在生理状态下，每人每天脱落的毛发大约是 100 根。但健康青年人每天脱落的毛发数量低于这个数值。该方法的缺点是费时费力，而且需要将收集方法和毛发护理技术标准化。如果要真正将该技术用于临床试验，还需进一步将毛发所含水分和皮脂两个因素标准化，以排除其对毛发重量的影响。

4. 照片法　毛发照片的采集多采用可放大 4 倍以上的特殊照相系统，因此可精确

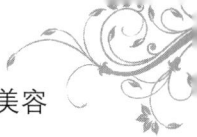

记录患者头发的整体情况，更客观地反映脱发程度。该照相系统配有高质量立体定位装置，可以精确定位摄像部位，便于前后对比。另外，毛发照片的高重复性还与毛发的梳理方式以及光线情况等有关，在拍摄前后一定要保证毛发相同的梳理方式和尽可能一致的光线照射强度。最初该方法只采用头顶部摄片，现在大多数学者提倡从四个不同角度同时拍照（头顶、正中、前额和颞部），获得更多的不同角度的毛发信息。目前这种方法已经在国内外广泛使用。

5. 描点计数法　该法首先在头顶脱发区内用刺青方法标记一小点，然后以小点为中心画一直径约1英寸的圆形区域，该圆形区的脱发情况即代表整个头皮脱发的情况。将该区域内所有毛发剪短（约1mm长），然后用配备特殊放大镜的相机对该区域进行摄片，并保证每次拍摄时所用的胶片、外界光线、曝光参数等保持不变。由经过训练的技师将透明胶片放在照片上，根据照片上毛发的分布情况在透明胶片上描记相应的点，用计算机辅助成像系统计算透明胶片上的描记点，从而计算出毛发的数量。这种方法在非那雄胺的研究中也被广泛采用。

6. 等级判定法　1951年Hamilton首先提出根据男性脱发的形态将雄激素源性脱发再细分为Ⅰ~Ⅷ型，1975年Norwood将该分类系统作了修改，增加了4种中间等级：Ⅲa、Ⅲvertex、Ⅳa和Ⅴa。尽管Norwood-Hamilton等级分类法在临床毛发评估中被广泛采用，但该类方法在评价上比较粗略，不能准确反映药物的疗效。该法只适用于脱发严重程度的初步判断，不能用于精确的临床疗效判定。

7. 皮肤镜（epihlminescence microscopy，ELM）　皮肤镜是临床上用于诊断色素性皮肤病的工具，近年来，人们将皮肤镜经过适当改进后用于毛发生长的定量测量。图像的采集使用专门为ELM设计的放大4倍的摄像机完成。测量区域为14mm×13mm；毛发密度分为1（毛发少于4根）到6（毛发多于40根）六个等级；毛发直径分为1（细）、2（中等）、3（粗）三个等级；毛发直径的变异度分为0（<20%的毛发直径变异）和1（>20%的毛发直径变异）。研究发现毛发直径变异>20%往往提示存在毛囊微小化的改变。因此，该方法对诊断雄激素源性脱发具有一定的价值。但由于该方法在分级上略显粗糙，限制了其更广泛的使用。

8. 染发标记法　是用染料将要测量部位的头发染色，使之与周围的正常头发形成对比，可以用来测量毛发的线性生长速度，通过计算新长出的没有染色的毛发的长度除以两次测量间的时间来得到（mm/天）。由于只有处于生长期的毛发才能生长，因此根据毛发的生长与否可以计算出生长期和休止期毛发的比例。这种方法在测量时要求染色毛发和新生长未染色毛发之间有足够的对比度，以增加观察的准确度。

9. 标尺测量法　标有刻度的标尺可用于测量毛发的生长。将标尺放在已经剪过的毛发旁边，其末端轻贴在头皮上，可每天测量一次或者间隔更长的时间。

10. 其他测量方法　如放射性自显影法，在间隔一定时间内，分别在头皮内注射放射性标记物氚，让放射性标记物进入毛发，然后用放射性自显影技术进行观测；trichogram法，首先剃掉一小块毛发，同时用无齿镊拔出50~100根头发。10天后检查剃毛部位的毛发情况，以评估毛发的生长速度；拔出的毛发进行毛球部镜检，以判断毛发所处的生长周期并得出生长期/休止期的比值；用带有刻度的目镜对放大60倍的毛发图像进行毛发的密度和毛发的直径的评估。近年来出现的计算机毛发图像分析技术，使毛发的评估更科学、有效、准确。

（二）有创性方法

1. 组织切片法　可采用头皮活检的方法，通过垂直组织病理切片分析，了解到毛囊的组成，毛囊的长度，生长期、休止期和退行期毛发之间的比例。同时采用水平组织切片和垂直切片能提供更多有价值的诊断信息，包括毛发的密度、直径、生长期和休止期的比例、终毛和毳毛的比例等资料，用专用软件自动分析这些参数。通常认为正常人终毛和毳毛的比例为 6∶1 到 8∶1，有人提出这个比例小于 4∶1 就可以诊断为雄激素性脱发。

2. 测量毛囊体积法　毛囊的体积是毛发生长的另一个组织学参数。在动物的研究中表明，毛囊的体积和终毛的体积直接相关，但这项技术还没有被应用于评估雄激素性脱发患者对治疗的反应。

在研究毛发生长的方法中，这些有创性方法的主要局限是不能在头皮的同一部位反复取样，而且，$4mm^2$ 大小的头皮样品通常不能代表整个头皮的状况。总的来说，尽管很多学者进行了大量的研究，现在还没有一种重复性强、经济有效、无创的毛发生长评估方法。

三、毛发类型与毛发损伤

（一）毛发类型

每个人的头发长出来时就不相同，从粗细、软硬到头发的多少各有差异。而在头发增长的过程中，每个人的美发、护发的历史又各不相同，从而造成头发健康状况及受损情况上的很大差异。健康头发的特征包括整洁，没有头皮屑；滋润，有弹性；不油腻，柔软蓬松；光泽，色泽均一；易梳理和造型；疏密适中，分布均匀，性状稳定，有良好的耐受性。其中健康头发最明显、直观的特征是具有光泽，也就是具有较强的光反射能力。这个特征最大程度上取决于发干上毛小皮的完整性。如果毛小皮是完整的，未受到热或化学物质的损害，并且头发清洁，没有与皮脂或发胶混合后结块，那么头发就会具有美丽的光泽。

1. 中性头发　此型头发柔滑光亮，不油腻，也不干枯，没有烫发、染发或漂白，头发定型没有困难，容易吹梳整理。

2. 油性头发　此型头发油腻发光，毛囊皮脂腺分泌旺盛，皮脂供过于求，发干直径细小，柔软无力，容易粘在一起，造型困难，洗发后头发很快变得油腻，容易变脏。

3. 干性头发　头发皮脂分泌少，没有油腻感，头发表现为粗糙、僵硬、无弹性、暗淡无光，发干往往卷曲，发梢分裂或容易缠结成团，梳理困难，易断裂、分叉和折断，已经化学处理，如烫发、漂白和染发。日光曝晒、狂风久吹、空气干燥、强碱肥皂等，均可吸收、破坏头发上的油脂并使水分丧失。含氯过多的游泳池水以及海水均可漂白头发，导致头发干燥受损。

（二）毛发损伤

随着时间的推移，头发不可避免地会受到外界因素的损伤，从而使毛发发生物理、化学性质上的变化。有研究表明，当用同等力度牵拉相同数量的头发，拉断远离发根

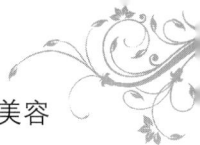

40 厘米处的旧发所需的时间只是新发 10 厘米处的 30% 左右。可见头发的拉伸强度随着发龄增长而明显减弱。毛发损伤的表现还不止于此，毛发损伤还包括受损伤的毛发含水量下降、拉伸强度下降、弹性下降、颜色和光泽损失、表面纹理变得粗糙、易断裂及韧性下降等，特别是物理和化学损伤的头发，含水量明显低于未受损的头发。而干燥、缺乏水分又会进一步促使头发风化，形成恶性循环。头发受损后光泽度的下降主要是由于头发表面变得粗糙，对光的反射程度降低造成的。通常头发损伤的发生是逐渐产生的，例如从头发变脆弱，毛小皮局部脱落，到毛小皮完全脱落、毛皮质裸露，进一步发展为发干分叉、头发断裂，最后发梢分叉开裂。

引起头发损伤的常见因素有以下几方面：

1. 物理损伤　是指外力对头发造成的损伤。常见的物理因素有：

（1）梳理头发时梳子带来的牵拉力和梳齿造成的摩擦力。

（2）使用密齿金属梳子时产生的静电也会增加梳理损伤的机会。

（3）逆向梳理时造成毛小皮鳞片的剥落。

（4）利刃引起的削割力，造成毛小皮受损，如：剃刀刮发，钝剪刀剪发等。

因此，梳头时应用梳齿密度大的梳子，减少摩擦力及对头发的拉伸力，不逆向梳理头发，不频繁、过度地梳理头发可减少物理因素对头发的损伤。

2. 化学损伤　是指由发生在头发中的化学反应造成头发角蛋白结构变化而引起的损伤。常见的化学因素有日常美发中使用的烫发剂、直发剂、染发剂和漂白剂等，或使用劣质洗发、护发产品，这些化学物质可穿过毛小皮，使脂肪酸分解，毛小皮变得粗糙容易剥蚀；同时可以改变毛发表面及内部的结构，使毛发含水量、拉伸强度、弹性及韧性发生变化，影响发质。因此避免使用劣质的护理产品；避免经常电烫、染发、拉直头发可预防化学性损伤。

3. 热损伤　是指热吹风或电烫时温度过高引起的头发损伤。高温首先可以使头发中的水分挥发，使头发干燥脆弱，易断裂。高温还可使头发的角蛋白变软，头发膨胀，容易断裂。

因此，平时应少用电吹风，尽量让头发自然风干，不要过度烫发。

4. 紫外线损伤　日光中的紫外线可引起黑色素氧化，发生褪色现象；还可使角蛋白中的胱氨酸、酪氨酸和色氨酸等基团发生光降解，使头发逐渐脆弱、变干。户外活动时，应带帽子，或者使用头发防晒产品，尽量避免日光长时间照射头发引起头发损伤。

5. 环境损伤　一些环境因素如潮湿、海水、汗液中的盐、空气污染、游泳池中的化学物质等均可造成头发损伤。

四、毛发护理与美容

头发一旦受损，很难完全恢复。头发护理的首要目的在于预防头发损伤。减少头发损伤的方法：一方面要避免损伤头发的有害因素；另一方面，也是最好的方法，就是使用优质、合适的洗发、护发产品进行护理，有助于减少头发表面的摩擦力，降低头发上的静电作用，从而保持毛小皮及毛皮质的完整性。所以要正确使用洗发和护发产品。

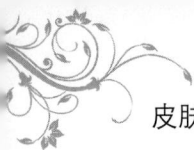

（一）避免头发受物理因素、化学因素、热损伤、日光照射等损伤

1. 梳头时用梳齿密度大的梳子，减少摩擦力及对头发的拉伸力。

2. 不要逆向梳理头发。

3. 不应频繁、过度地梳理头发。

4. 避免使用劣质的洗发护发用品。

5. 少用电吹风，尽量让头发自然吹干。

6. 避免经常电烫、染发、拉直，这样会损害头发的生长。

7. 尽量避免日光长时间照射头发。

（二）选择合适的护理产品：包括洗发、护发、定型

1. 洗发香波

（1）洗发香波的作用：是清洗和除去头发及头皮表面的油污、灰尘及定型产品的残留物等，以保持头发及头皮的清洁卫生。其清洗作用来源于香波中所含的表面活性剂，表面活性剂是一种含亲水性基团又含亲油性基团的物质。在洗发过程中，亲油性基团的尾部与皮脂或其他油污结合，而亲水性基团的头部则留在水中。在多个表面活性剂分子的作用下，油污被强行地拉入并悬浮在水中，从而被清洗掉。表面活性剂还可以作用于空气和水的界面，帮助形成内含空气的水薄膜，即泡沫。而泡沫的形成又可以进一步帮助增大表面活性剂与头发的接触面积，从而达到更好的清洗效果。

1）适于中性头发使用的香波：主要功能在于清洁，并具有一定的温和护发功效。

2）适于油性头发使用的香波：具有特别温和洗发成分，能对头皮起保护作用，但不含护发成分，否则会使头发难以处理。其主要成分为抗微生物和使头发表面产生轻微毛糙的植物浸膏，这种浸膏能令头发油脂分泌正常，有阻止头发洗涤后又很快黏结的作用。

3）适于干性和开叉头发使用的香波：主要含焗油成分，如含水羊毛脂、卵磷脂以及能使头发柔软光滑的合成黏合物，可以黏合鳞片中的裂痕，令头发顺滑易梳并具有修补功能。

4）去屑洗发香波：含某些洗涤成分，可将头皮上将要脱落的皮肤碎屑分离出来，阻止新的头屑产生，并有杀菌止痒功效。

（2）洗发香波的正确使用方法

1）不管是淋洗还是盆洗，先用大齿梳子将头发梳通，先梳发梢，然后逐渐向上，最后从发根梳通至发梢。千万不要用力拉扯头发，要让自己头发自然下垂。

2）用温水完全冲洗头发。

3）置一定量香波在手掌中，用量标准是能让泡沫布满整个头发。

4）将香波涂抹于头发上，从头皮开始，逐渐涂满全部头发，用手指由发根向发梢轻轻按摩，同时让头发自然下垂。

5）温水冲淋头发的同时要用手指指腹轻轻按摩，不能过度用力。

6）如果需要特别加强头发护理，特别是分叉受损的头发或发梢等较易损伤处，可用润发露。让其在头发上停留 1～2 分钟以上，然后冲洗干净。

在香波使用过程中，还应注意以下事项：将香波置于润湿的头发上，不要直接将香波放于干发上洗发；在洗发时，应尽量将香波的泡沫冲洗干净，否则，残余的阴离子表

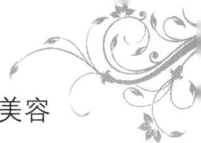

面活性剂会影响头发的光洁度；尽量防止香波进入眼睛，万一进入，应用水及时将其冲洗干净。

2. 护发素

（1）护发素护发的原理：护发素是最有效的头发护理产品，护发素护发的原理是将护发成分附着在头发表面，润滑头发表层，减少摩擦力，从而减少因梳理等引起的头发发生的损伤，并能形成保护膜减少水分的丧失及过度吸水，减少静电的产生。经过护发素护发后，头发中水分流失较慢，最终的流失量较少，使头发保持一定的水分、防止头发过度干燥，有助于减少因湿度降低而造成的头发静电增加、乱发及飘发等发生的几率。

（2）护发素的种类

1）发膜：适用于严重受损的头发。

2）冲洗型护发素：适用于日常头发的均匀护理，是目前最常用的护发产品。

3）免洗护发素：适用于干发或湿发的护理；喷雾免洗护发素，适用于局部或全部头发的轻度护理，使用方便。

（3）护发素的正确使用：先用香波洗发并冲洗干净后，将适量护发素挤在手中，均匀搓开，涂抹于发尖而不是头皮，最多放置1~2分钟，然后用清水冲洗15~30秒即可。使用量根据头发的长短程度和发质而定，一般短发每次使用4~5ml，中长发每次使用6~8ml，长发每次使用12~15ml甚至更多。头发有严重受损、分叉现象可适当增加使用量，并对发梢进行加强护理。

优质的护发素能使头发表面光滑、滋润，易梳理；使头发柔软有弹性；减少头发的静电性；具有较强的保护头发表面的作用。

3. 头发定型产品

（1）头发定型产品的成分及作用：定型产品主要成分包含毛发定型高分子溶剂、中和剂、表面活性剂、可塑剂、推进剂及增黏剂。

1）毛发定型高分子溶剂：其作用是附着在头发表面，在发与发之间形成薄膜，从而起到固定效果，使发型具有稳定性。溶剂作为载体使用，其作用是帮助定型高分子均匀地涂布或喷洒在头发上，最常用的溶剂包括水、乙醇和丙醇。

2）中和剂：当选用阴离子高分子化合物来定型时，通常需要使用中和剂使其离子化，从而得到满意的溶解度及薄膜强度。

3）表面活性剂：是一类既含有亲水基团又含疏水基团的物质，它的主要作用是将油性成分乳化在水中，形成稳定均匀分散的乳液。

4）可塑剂：增加高分子薄膜的柔韧性，使其更加持久。

5）推进剂：帮助形成喷雾或发泡。

6）增黏剂：有较高黏性的定型产品。

（2）头发定型产品分类：有定型摩丝、定型喷发胶、定型凝胶及定型水等。

（3）头发定型产品的正确使用：可根据各人的习惯选用不同类型的定型产品，如：习惯于第二天早上做发型的人可使用定型凝胶或定型水；习惯于在洗完头后直接做发型的可选择定型摩丝或定型发胶。使用定型摩丝时，将定型摩丝挤在手上，然后均匀地涂在头发里，再用电吹风吹干并同时造型；在使用定型喷发胶时，应于20~30厘米的距

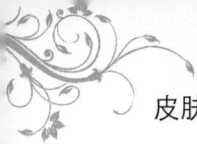

离喷涂全体或局部头发，应注意避免喷向眼睛；在使用定型凝胶时，先沾些在手指上，然后从发根向发梢方向涂抹。

此外，梳头也是毛发护理的一种有效的方法。我国古代医师就已经探明头部有很多穴位，通过梳理，可以起到按摩、刺激作用，能平肝、熄风、开窍守神、止痛明目等。早晚用双手指梳理头发，可疏通头部血流，提高大脑思维和记忆能力，促进发根营养、保护头发、减少脱发，并可消除大脑疲劳。当然，头发梳理过多也会对头发造成伤害，每天梳发次数不亦超过 50 次。

（王学民　何　黎）

第四章　化妆品皮肤科学

第一节　概　论

我国卫生部发布的《化妆品卫生规范》(2002年)将化妆品定义为：化妆品是以涂抹、喷洒或其他类似方法，施于人体表面任何部位（皮肤、毛发、指甲、口唇黏膜等），以达到清洁、消除不良气味、护肤、美容和修饰目的的产品。根据我国现有的法规，牙膏、香皂和浴皂不包括在化妆品的法定含义内。

化妆品的使用历史可追溯到公元前几世纪的古埃及、希腊和中国。我国古代医学对美容方法的研究和使用历史源远流长，早在公元前11世纪的商朝就有"纣烧铅作粉"涂面美容的方法记载，此后各个朝代都有许多关于美容和化妆的文字记载和民间传说。我国近代的化妆品工业始于1830年，20世纪70年代末期我国实行改革开放政策以来，化妆品工业迅速发展，2005年全国注册的化妆品企业超过了4500家，产值已超过600亿元人民币，化妆品工业已经成为国民经济的重要组成部，而化妆品也已成为人民生活的必需品。

进入21世纪以来，随着精细化工、生命科学、分子生物学、高新技术的迅猛发展，化妆品的功效性日益突出，许多具备各种功效的化妆品已经超出了现有化妆品定义的范畴，并且融合了多种学科如：皮肤生理学、药理学、毒理学、微生物学、香精香料学等学科知识，使化妆品科学成为一门多学科的综合性新型学科，化妆品已经从简单的皮肤清洁、护理、消除异味的功能向更多的功效性方面发展，并赋予产品更多的特性。化妆品的发展不仅为广大人民群众提供了丰富多彩的产品，也为皮肤科临床治疗提供更多的治疗手段。

（赖　维）

第二节　化妆品的基础知识

一、化妆品的特性

（一）化妆品的安全性

化妆品不是药品，首要作用是美化和修饰皮肤，而不是治疗疾病。其产品是一种日

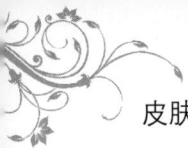

化产品，其针对的对象大多是无医生指导下的广大消费群体，所以产品安全性是第一位的。我国于 1999 年制定《化妆品安全性评价程序和方法》，其程序和方法适用于在我国生产和销售的一切化妆品原料和化妆品产品。

1. 化妆品安全性评价的目的　为消费者提供符合卫生要求的化妆品，防止化妆品对人体的危害。

2. 化妆品安全性评价范围　适用于化妆品产品及其原料安全性评价的毒理学检测。

3. 化妆品原料的检测项目包括

（1）急性经口和急性经皮毒性试验。

（2）皮肤和眼刺激性试验。

（3）皮肤变态反应试验。

（4）皮肤光毒性试验（必要时）。

（5）致突变试验，至少应包括一项基因突变试验和一项染色体畸变试验。

（6）亚慢性经口和经皮毒性试验。

（7）致畸试验。

（8）慢性毒性试验和致癌试验。

（9）人体斑贴试验和人体试用试验（必要时）。

（10）毒代动力学试验（必要时）。

（11）根据该原料的特性和用途，其他必要的试验。

4. 化妆品原料的安全性　化妆品原料的安全性直接影响化妆品产品的安全性，因此，必须严格加强控制，其中与安全性有关的原料主要是油脂、表面活性剂、粉剂、溶剂、保湿剂等。

（1）油脂的安全性：油脂的安全性因品种及对象的不同而异。在通常情况下，刺激性较强的脂肪族化合物是：月桂醇、油醇、乙-辛基十二烷醇、硬脂酸丁酯、十三酸乙酯等；中等刺激强度的脂肪族化合物是：油酸、十四酸异丙酯、棕榈酸异丙酯、椰子油等；刺激性较弱的脂肪化合物是：蓖麻油、橄榄油、杏仁油、茶油、芝麻油、花生油、可可脂、大豆磷脂、凡士林、液体石蜡等。

（2）表面活性剂的安全性：表面活性剂品种较多，就它们对皮肤及黏膜的刺激性而言；其顺序为阳离子＞阴离子＞非离子型表面活性剂，而皮肤角质膨胀性则以阴离子型表面活性剂为最强。

（3）其他原料的安全性：高岭土、滑石粉、钛白粉等粉剂原料的安全性上的问题，主要并不反映在使用于化妆品，而是存在于生产过程中产生的粉尘污染上。香料中的一些品种有可能会引起接触性皮炎，但香料又是化妆品不可少的原料，因此应慎重使用，可能产生过敏的香料有：杏仁油、桂皮油、丁香油、薄荷油、肉桂醇等。色素中的一些品种也可引起皮肤的不良反应，如对苯二胺类的氧化型染料会对皮肤产生免疫过敏反应，但在染发后就会失去过敏作用。

5. 提高化妆品安全性的方法　尽可能简化化妆品的组分；科学合理的选用化妆品原料；提高化妆品原料的纯度；避免原料各组分配合时所产生的过敏性增效作用；加强化妆品安全性的检测；提高化妆品生产中的安全性控制。

6. 普通化妆品检测的主要项目

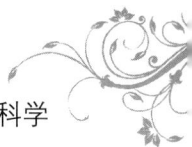

（1）急性经口毒性试验。

（2）急性皮肤刺激试验。

（3）眼刺激性试验。

（4）多次皮肤刺激试验。

其中发用品、护肤品、彩妆品、指甲用品、芳香品的具体要求有所不同。

7. 特殊化妆品检测的主要项目

（1）急性经口毒性试验和急性皮肤刺激试验。

（2）眼刺激性试验和多次皮肤刺激试验。

（3）皮肤变态反应试验。

（4）皮肤光毒性试验。

（5）鼠伤寒沙门菌。

（6）回复突变试验。

（7）体外哺乳动物细胞。

（8）染色体畸变试验。

（9）人体斑贴试验。

（10）人体实用试验。

（二）化妆品的稳定性

化妆品的稳定性是化妆品质量检查的重要指标。大多数化妆品是多组分的分散体系，如膏霜中的油脂、蜡往往是热力学的不稳定体系。要保证其内容物质不发生化学变化是极为重要的。化学变化有变色、褪色、变味、污染、结晶等。物理变化有分离、沉淀、凝聚、挥发、固化、软化、解裂等。出现这样的现象不仅会影响产品的外观而且能影响产品的功能。

1. 一般保存性测定　主要做温度稳定性试验，是将化妆品静置在所设定的温度条件下，观察测定样品状态的变化情况。

（1）设定温度　根据试验样品的性状来选择适当的温度。－10℃、－5℃、0℃、25℃等。

（2）保存时间　根据试验样品的观察目的来选择适当的时间。1 天～1 个月、2 个月、6 个月等。

（3）观察项目　外观变化如色调差别、浮游物、变褪色、混入异物、伤痕、分离、沉淀、发汗、浮起、麻点、疏松、龟裂、胶化、透明度、结块、光泽、陷塌、裂缝、气孔、气泡混入、真菌生长等；气味变化如直接、容器的气味混入、使用时。

2. 光稳定性试验（耐光性）　化妆品在商店陈列时，多放置在各种光线下，也有在直接日光照射下长期置于橱窗的情况。虽然有带包装盒陈列使日光不直接照射内容物的情况，但多数情况下仍是裸露陈列的。为此必须进行化妆品的光稳定性试验。

（1）室外（日光）暴露试验：虽然没有固定标准，但还是考虑夏天太阳下的条件，将试验样品设定数日、数周、数月为单位来观察状态变化。

（2）室内（人工光源）暴露试验：室外的气候有雨天和阴天及季节变化等，这时就不能进行室外观察，因此，室内进行近似太阳光分光条件的试验的情况较多。代表性方法有碳弧灯耐晒试验器和氙弧灯耐晒试验器。氙弧灯是目前人工光源中最近似于日光分光特性的光源。

（3）荧光灯暴露试验：本试验考虑到化妆品都在橱窗内陈列，算定每日的荧光灯照射时间，观察必要天数放置的化妆品色调变化情况。

3. 一般性能和效果的评价试验

（1）对基础化妆品的测定项目有铺展、发黏等使用性、光泽、洗净力、起泡力等。

（2）对美容制品中的粉末形式有化妆持续性、遮盖力、涂布色的变化等。

（3）对指甲油和口红等重点美容化妆品有剥离、光泽、指触干燥速度、化妆的持续性、染着性、耐水性和耐油性等。

（4）对于发用化妆品，有定型和卷发的持续性，对头发光泽的影响、染色力、脱色力、脱毛力等对头发特性的影响等。

4. 特殊功效的稳定性、效能试验

（1）对药用化妆水、乳液、膏霜、防晒制品、防腋臭剂、痱子粉类、浴剂、肥皂、养发剂、洗发波等。

（2）对其有效成分、剂型等范围有严格的规定。首先是配合药物在基础配方中的稳定性、效能的剂量安全性等。

（三）化妆品的功效性

化妆品的功效性是指含有活性制剂或具有疗效的药物制剂化妆品，这类化妆品的目的主要是用于卫生、美化或改善身体的不愉快气味等方面。

疗效性化妆品又称为"药物化妆品"。我国《化妆品卫生监督条例》把疗效化妆品称为特殊用途化妆品，日本对疗效化妆品称为"类药品"。我国规定："特殊用途化妆品是指用于育发、烫发、染发、脱毛、美乳、健美、除臭、祛斑和防晒的化妆品。目前，医学护肤品已越来越多的进入人们的视线，有关医学护肤品请参见本章第八节。

疗效性化妆品除了具有护肤、美容的功能外，同时还要求兼备各种不同功能特点。供不同年龄用的有儿童化妆品、青年化妆品、老年化妆品；供不同时间使用的有早霜、午霜和晚霜。男女化妆品已经分明，不再混用；旅游化妆品、体育运动用化妆品已问世。另外，供油性皮肤用、干性皮肤用、中性皮肤用、粉刺皮肤用、祛斑用、防晒用、祛狐臭用、抑汗等专用化妆品等。

二、化妆品卫生检测与质量控制

如今，化妆美容已成为人们日常生活中的重要组成部分，因此，化妆品的卫生和安全性具有重要意义。为防止化妆品对人体危害，保障化妆品的使用安全和确保化妆品的卫生质量加强化妆品的卫生监督，国家制定了《化妆品卫生规范》。

（一）化妆品的卫生规范

1. 一般要求

（1）化妆品不得对施用部位产生刺激和损伤。

（2）化妆品必须使用安全且无感染性。

2. 化妆品原料要求

禁止使用一些对身体有害的化学药品作为化妆品的原料，其禁止使用的原料国家

《化妆品卫生规范》中有具体的要求。

3. 化妆品产品的微生物学质量要求

（1）儿童用化妆品活菌数总数不得大于 500CFU/ml 或 500CFU/g，不得含有致病菌。

（2）眼部化妆品活菌数总数不得大于 500CFU/ml 或 500CFU/g，不得含有致病菌。

（3）其他化妆品细菌总数不得大于 1000CFU/ml 或 1000CFU/g，不得含有致病菌。

（4）每克或每毫升产品中不得检出粪大肠菌群、绿脓杆菌和金黄色葡萄球菌。

（5）化妆品中真菌和酵母菌总数不得大于 100CFU/ml 或 100CFU/g。

（6）化妆品中所含有毒物质汞不得超过 1mg/kg，铅不得超过 40mg/kg，砷不得超过 10mg/kg，甲醇不得超过 2000mg/kg。

4. 化妆品包装材料　必须无毒、无害和清洁。

5. 化妆品标签要求　应注明产品名称、生产企业、产地、包装上要注明批号，对含有药物化妆品或可能引起不良反应的化妆品需注明使用方法和注意事项。

（二）化妆品的质量控制

化妆品按照国家的质量标准来达到化妆品的质量控制，包括以下几方面：

1. 化妆品原料的标准　妆品的原料要求无色无味，无毒无害。绝大多数是物理性的加工，各种原料的特性都直接在成品中表现出来，某种原料性能的变动，容易使成品质量有变化，因此控制原料规格对于保证产品质量是极为重要的。

2. 化妆品配方的组方标准　在化妆品的组方中应根据其化妆品的剂型、功能和性质来确定化妆品的组方原则，根据原则实施化妆品组方的方案和标准。

3. 化妆品工艺的操作规程标准　产品必须有它规定的操作规程，在生产过程中要求按规定操作并作详细记录，这样才会使每批产品的质量稳定。操作规程的内容包括生产中各种操作的规定，如温度、时间和重量等。并且要有全面的详细实际操作方法的叙述，以及在工序中的取样和试验方法。

4. 化妆品的成品标准　成品标准包括产品使用效果，产品的持久性和对人身的安全性等各方面的特性。例如粉类制品的颗粒大小、摩擦力、水分、色泽以及乳剂的稳定性能等；液体制品产品的黏度、透明度、色泽和 pH 等。对于成品的标准国家有明确的标准，确定标准主要表现为产品的安全性、稳定性、使用性和功效性等。

5. 产品包装材料的标准　对产品的美观和保护产品有很大关系，如瓶、罐、盒、盖、商标纸和纸盒等等，产品包装的标准国家对化妆品产品也有明确的标准，应根据产品的质量、产品的功能、产品的市场定位等来确定化妆品产品包装材料的标准。

6. 化妆品产品的检验方法标准　检验方法必须是既准确又便于检验，即要求有一定准确性的检验结果，又要求在时间上能迅速的配合和指导生产。对于每一种产品必须先检验后进入市场，保证消费者的绝对安全性。

（李　利）

第三节　化妆品分类

一、化妆品分类

化妆品品种繁多，很难用一种方法既科学规范又能完全概括性地分类。目前国际上对化妆品也没有统一的分类方法，我国化妆品基本按国家标准分类和按化妆品的功能分类。

（一）按化妆品的功用分类

1. 清洁类　如清洁霜、清洁奶液、清洁面膜、磨砂膏、去死皮膏、牙膏等。

2. 护理类　如雪花膏、冷霜、奶液、防裂膏、化妆水、发油、发蜡、发乳、洗发膏、护发素等。

3. 美容类　如香粉、胭脂、唇膏、唇线笔、眉笔、眼影膏、鼻影膏、睫毛膏、染发剂、烫发剂、发胶、摩丝、定型发膏等。

4. 营养类　如人参霜、维生素霜、珍珠霜、丝素霜、胎盘膏、营养头水、人参发乳等。

5. 芳香类　如香水、花露水、古龙水等。

6. 特殊用途类　如雀斑霜、粉刺霜、去臭剂、抑汗剂、脱毛剂、减肥霜、去屑止痒香波、药性发乳等。

（二）按化妆品的使用部位分类

按化妆品施与人体的主要部位及使用目的进行分类。

1. 发用化妆品类

（1）洁发用品：洗发膏、香波、调理香波、二合一香波等。

（2）护发用品：护发素、发露等。

（3）整发用品：发油、发蜡、发乳、发胶、摩丝等。

（4）美发用品：染发剂、烫发剂、漂白剂等。

（5）剃须用品：剃须露、剃须乳等。

2. 皮肤用化妆品类

（1）洁肤用品：清洁霜、清洁奶液、清洁面膜、磨砂膏、卸妆油等。

（2）护肤用品：雪花膏、润肤乳、早晚霜等。

（3）美肤用品：粉底、遮盖霜、胭脂等彩妆品。

3. 唇、眼用化妆品

（1）唇部用品：防裂唇膏、彩色唇膏、亮唇油、唇线笔等。

（2）眼部用品：眼影、睫毛膏、眼线液（笔）等。

4. 指甲用化妆品类

（1）修护用品：去皮剂、柔软剂、抛光剂、增强剂、指甲霜等。

（2）上色用品：指甲油、指甲白等。

（3）卸妆用品：去光水、漂白剂等。

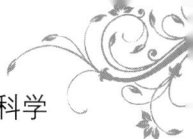

（三）按剂型分类

按产品的外观形状、生产工艺和配方特点进行分类，化妆品的剂型归纳如下：

1. 液状化妆品 化妆水、花露水、香水、生发水、冷烫液等。

2. 油状化妆品 发油、防晒油、按摩油等。

3. 乳状化妆品 雪花膏、香脂、乳液、发乳等。

4. 悬浮状化妆品 粉蜜、水粉、微胶囊等。

5. 膏状化妆品 洗发膏、剃须膏、眼影膏等。

6. 凝胶状化妆品 固发啫喱膏、防晒凝胶、沐浴凝胶等。

7. 粉状化妆品 香粉、爽身粉、痱子粉等。

8. 块状化妆品 粉饼、胭脂、眼影等。

9. 锭状化妆品 唇膏、防裂膏、抑汗剂、除臭剂等。

10. 笔状化妆品 眉笔、眼线笔、唇线笔等。

11. 蜡状化妆品 发蜡、蛤蜊油等。

12. 气雾状化妆品 喷雾香水、活泉水、喷发胶、喷发啫喱、喷发摩丝等。

13. 薄膜状化妆品 成型面膜、湿布面膜等。

14. 胶囊状化妆品 精华素胶囊等。

15. 纸状化妆品 香粉纸、香水纸、香皂纸等。

二、美容常用剂型简介

本节主要介绍乳剂、粉剂、凝胶、气雾剂等常用的剂型及皮肤美容常用的面膜。

（一）乳剂

乳剂是指一种或几种液体呈小液滴状分散在另一种与它互不相溶的液体中所形成的分散体系，其中被分散的液体称分散相（或内相，不连续相），包围在液滴外面的液体称分散介质（或外相，连续相）。两种不相容的液体要形成稳定的乳状液，需加入乳化剂。乳化剂的选择很大程度上决定了乳剂的稳定性。乳化剂的品种很多，一般可分为天然乳化剂、合成表面活性剂与固体粉末类乳化剂。一般情况下，添加固体粉末类乳化剂的乳状液的液滴较大，但比较稳定。

乳剂是化妆品中最常见的剂型，一般呈乳白色不透明状，包括稠厚的半固体的膏、霜，以及能流动的液体状的奶液。通常由水、油两相组成，可分为两种基本类型：水包油型（O/W）-外相为水内相为油，如牛奶、雪花膏等；油包水型（W/O）-外相为油内相为水，如原油、香脂等。

（二）粉剂

粉剂也称香粉，由粉体基质、护肤物、芳香物和色素等组成，具有滑爽、遮盖、吸收、附着四大特性。粉剂中的滑爽剂可使粉剂保持较好的光滑感和流动性，常用的有滑石粉；遮盖剂赋予粉剂优良的遮盖性，常用的有钛白粉、锌白粉等。吸收剂可以增加粉剂在制作过程中对香精的吸收，还可以吸收皮肤的汗液和皮脂等分泌物。附着剂可避免粉剂在敷用后脱落，常用的有硬脂酸镁、硬脂酸铝等。

粉剂的颜色应接近于自然肤色，香气幽雅芬芳。一般来说，粉剂的选择要视皮肤类型和气候而定。如干性皮肤或寒冷气候时应选吸收性较差的粉剂，而油性皮肤或炎热气候时应选吸收性较好的粉剂；肤色较深的人应选重遮盖型粉剂，而肤色较浅的人应选轻遮盖型粉剂。

（三）凝胶剂

凝胶是一类含有两种或两种以上组分的包含液体的半固体胶冻及其干燥体系（干胶）的大分子网络体系的通称。外观呈透明或半透明的半固态胶冻状物，其性质介于固体与液体之间，是高分子物质的一种特有的结构状态。

凝胶化妆品分水性凝胶和油性凝胶两类。水性凝胶含有较多的水分，具有保湿及清爽的效果，适合夏季和油性皮肤使用。油性凝胶含有较多的油分，对皮肤具有保湿、滋润的作用，适合于冬季和干性皮肤使用。

化妆品用凝胶应安全、无毒、无刺激性，混悬凝胶剂中颗粒应分散均匀，不应下沉结块。外用凝胶剂应均匀、细腻、无结块，在常温保持胶状，不干涸或液化。

（四）气雾剂

1. 香水类　香水是香精的酒精溶液，由高质量的乙醇、香精、新鲜蒸馏水制得。可分为普通香水、古龙水、花露水等。原料是决定香水的香型和质量的关键。高级香水多用天然原料如茉莉、玫瑰和麝香等，也有一些合成的原料。香水配制简单，但设备要求较高，不能与香精发生作用，使之变色、变味，最好用不锈钢、搪玻璃、搪锡等。配制时将香精和酒精均匀混合后，低温陈化至少三个月，使不溶物沉淀出来，过滤得到透明清晰的香水。

2. 喷发胶　喷发胶主要成分是乙醇、乙基纤维素、柠檬酸三乙醇酯、氟利昂-12，将乙醇、乙基纤维素、柠檬酸三乙醇酯等，能在头发上形成透明光泽的薄膜，消除性好。

3. 喷雾摩丝　喷雾摩丝主要成分为聚氨基葡萄糖聚合物、冰醋酸、月桂基氧化胺、喷射剂、香精、水等。聚氨基葡萄糖聚合物可保持头发的卷曲性，并对头发有一定的调理作用。

4. 喷雾活泉水　喷雾活泉水是近年来兴起的一种医学护肤品水，可用于敏感性皮肤、红斑、酒渣鼻、痤疮、尿布疹、湿疹、瘙痒及皮肤外科手术后，有明显的舒缓抗炎作用，还有助于卸妆和固妆，补充水分。

（五）面膜

面膜是涂敷在面部皮肤上，随着其中水分的蒸发能形成一层薄膜，并且能将皮肤与环境隔开，达到清洁、营养皮肤，并能补水软化皮肤的一类物质统称为面膜。其机制是涂于面部形成一层薄膜，防止水分蒸发，使角质层膨胀，保湿性加强，毛孔、汗腺扩张，皮肤表面湿度升高，改善局部微循环，面膜内药剂易于透入皮肤，面膜干燥是收缩，对皮肤保持张力，使其绷紧，能消除细小皱纹，在剥离或洗去面膜时，可使皮肤的分泌物、皮屑、污垢等随面膜一起被除去，达到满意的洁肤效果。美容面膜的分类如下：

1. 按理化性质分类

（1）硬膜（倒模粉）：倒模粉的主要原料是石膏，又成为"石膏倒模"，石膏是一种不可逆的无弹性的模材料，用适量的水进行调和后，具有良好的流动性及可塑性。倒

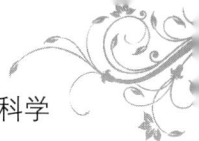

模又分为热膜和冷膜。热膜倒模主要用于油性皮肤、雀斑、黄褐斑及有疤痕的皮肤，也可用于身体局部的护理，如健胸、减肥等；冷膜倒模主要在倒模中含有少量的清凉剂等物质，使受施者感到皮肤有凉爽的感觉，但因为石膏倒模的缘故，局部的表皮温度不变。冷膜敷面后产生冷凝结膜，主要用于暗疮皮肤、敏感皮肤、混合性皮肤及干性皮肤，常常在夏季美容院做皮肤护理使用。

（2）软膜：其主要基质为淀粉，淀粉的含量在 50%～60%，其他主要为有效成分。内含多种营养性药物，起到消炎、祛斑、增白、防皱、延缓皮肤衰老的成分。其质地柔软细腻、性质温和、无刺激性、使用方便，达到治疗和美容的双重效果。

2. 按剂型分类

（1）粉状面膜：是一种比较老式的面膜，可用水、化妆水、乳液、果汁、收敛剂等混合后方可使用，涂到皮肤上 15～30 分钟后用温水清除。粉状面膜主要原料有高岭土、米糠粉、淀粉、滑石粉、氧化锌及有效成分构成组方。

（2）乳状面膜（剥离型面膜）：剥离型面膜也称为薄膜型面膜、乳状剥离面膜，为流动的乳体状态。从其组方来看，能够形成面膜的主要原料多采用聚乙烯醇、聚乙烯吡咯烷酮、羧甲基纤维素、聚乙烯醋酸酯、海藻酸钠及其他一些胶质物质。其中聚乙烯醇效果最佳，能迅速形成薄膜，但涂到皮肤上后黏着力强，难以去除。

（3）湿布状面膜（美容面膜巾）：本品使用面膜载体——面膜纸，吸附精选的天然人参、水解蛋白、珍珠等多种物质萃取有效成分，或吸附天然氨基酸、皂苷、微量元素、维生素及生物活性物质如天然保湿因子等，达到改善皮肤质地、激活细胞活力、增白皮肤、润泽容颜、消除碍容性皮肤问题等功效。本品特点无副作用，使用方便，可以旅游携带。

（4）膏状面膜：在膏状面膜中即含有水分又含有油分，有利于皮肤的充分吸收。在皮肤护理时常做底膜使用。膏状面膜含有较多的黏土成分如淀粉、高岭土、硅藻土等，还含有润肤剂油性成分，膏状面膜的有效成分中常使用一些对于皮肤有营养作用和改善皮肤功能的成分如中草药、天然植物、动物原料、海洋生物等等。在皮肤护理中膏状面膜涂擦在面部一般都比剥离性面膜较厚一些，以使面膜中的营养成分能够充分的吸收。该种面膜使用不便的地方主要是不能将膜揭下，而需要用水擦洗面部已经干燥的面膜。也有人在膏状面膜中加入适当的凝胶剂、成膜剂和黏合剂，使膏状面膜易于揭下。

3. 按主要成分来源及作用分类

（1）中草药面膜：如人参面膜、当归面膜等。

（2）化学面膜：如曲酸面膜。

（3）植物面膜：如果酸面膜、芦荟面膜、啤酒花面膜、荔枝面膜、绿茶面膜。

（4）矿物质面膜：如死海淤泥（泥浆）面膜。

（5）海洋生物面膜：如海藻面膜、鱼精蛋白面膜。

（6）动物面膜：如胶原水解蛋白面膜、蛇粉面膜、胎盘面膜、蚕丝面膜、蜂蜜面膜、地龙面膜、牡蛎面膜、珍珠面膜。

（7）生物面膜：如人表皮生长因子面膜、玻璃质酸面膜。

（8）类激素面膜（荷尔蒙面膜）：如牛初乳营养因子面膜、丹参酮面膜。

（9）其他面膜：如电子面膜、稀土磁面膜、石蜡面膜、纯金面膜。

（李　利　张大维　吕　莹）

第四节　化妆品的原料和辅料

一、化妆品基质原料

化妆品基质原料包括：油质原料、粉质原料、胶质原料和溶剂原料。

（一）油质原料

油质原料是化妆品中的主要原料，包括油脂、蜡类、烃类、天然油质原料、合成或半合成油质原料等。

油脂包括植物性油脂与动物性油脂。化妆品常用的植物性油脂主要有：橄榄油、蓖麻油、杏仁油、鳄梨油、坚果油等，动物性油脂主要有水貂油、羊毛脂油、卵磷脂等。与植物性油脂相比，动物性油脂色泽、气味等略差，在具体使用时尤其需注意防腐问题。

蜡类为高碳脂肪酸与高碳脂肪醇构成的酯，在化妆品中主要起着稳定、调节黏稠度、减少油腻感等作用。用于化妆品的蜡类主要有：棕榈蜡、霍霍巴蜡、木蜡、羊毛酯、蜂蜡等。

烃类为来源于天然矿物精加工而得到的一类碳水化合物。在化妆品中，主要利用其溶剂作用，防止皮肤表面水分的蒸发，提高化妆品的保湿效果。用于化妆品的烃类主要有液体石蜡、固体石蜡、微晶石蜡、地蜡、凡士林等。

合成油脂原料是指由各种油脂或原料经过加工合成改性的油脂和蜡，与原料油脂相似，保持其优点，但在纯度、物理形状、化学稳定性、微生物稳定性以及对皮肤的刺激性和吸收性等方面都有明显的改善和提高，因此，已广泛用于各类化妆品中。常用的合成油脂原料有角鲨烷、羊毛脂衍生物、聚硅氧烷、脂肪酸、脂肪醇、脂肪酸脂等。

（二）粉质原料

粉质原料主要用于粉末状化妆品，如爽身粉、香粉、粉饼、胭脂、眼影等。在化妆品中主要起遮盖、滑爽、附着、吸收、延展作用。粉质原料一般均含有对皮肤有毒性作用的重金属，具体应用时重金属含量不得超过国家化妆品卫生规范规定的含量。粉质原料包括碳酸钙、碳酸镁、氧化锌、钛白粉、高岭土、滑石粉、二氧化硅等。碳酸钙为无色无光泽的细粉，对汗液、皮脂有良好吸收性。碳酸镁为白色轻质粉末，吸收性较碳酸钙强，但用量过多会致皮肤干燥，一般不宜超过15%。氧化锌无色无臭，对皮肤有缓和干燥与杀菌作用。钛白粉为白色无定形粉末，遮盖性极强，用量在10%以内，应用时需注意钛白粉对某些香料的氧化变质有催化作用。

（三）胶质原料

胶质原料为水溶性的高分子化合物，在水中膨胀成胶体，可使固体粉质原料黏和成型，对乳状液或悬状剂起到乳化作用，此外还具有增稠或凝胶化作用。

天然胶质原料包括淀粉、植物树胶、动物明胶等，质量不稳定，易受气候、地理环

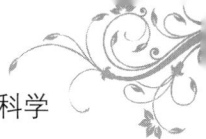

境的影响，产量有限，且易受细菌、霉菌的作用而变质。现多为合成胶质原料所取代，如聚乙烯醇、聚乙烯吡咯烷酮等，合成胶质原料性质稳定，对皮肤的刺激性低且价格低廉。

（四）溶剂原料

溶剂是许多液体、膏状及浆状化妆品配方中不可缺少的主要组成部分，它与配方中的其他成分相配合，使制品保持一定的物理性质。溶剂原料主要包括水、乙酸乙酯、丙醇、丙酮、异丙醇、丁醇、异丁醇、乙二醇、环己烷等。用于化妆品的通常是去离子水，要求水质纯净，无色、无味，无钙、镁等金属离子。乙醇为无色挥发性液体，在化妆品生产中主要利用其溶解、挥发、消毒和收敛性，广泛用于香水类化妆品。丙三醇即甘油，为无色或微黄稠厚液体，有吸湿性，主要用作滋润剂。

二、化妆品辅助原料

化妆品辅助原料包括：表面活性剂、香精香料、色素、防腐剂、抗氧剂。

（一）表面活性剂

表面活性剂是以石油或石油化工中间产品为原料的最重要的一类精细化学品，广泛应用于家用洗涤剂、化妆品及清洗剂。具有乳化、分散、渗透、润湿、抗沉淀、发泡、消泡、增稠、降黏、降凝、柔软、杀菌等一系列独特的物理化学性能。

根据表面活性剂在水溶液中的解离特性可分为非离子型、阴离子型、阳离子型与两性离子型。阴离子表面活性剂价格便宜，来源广，但抗硬水能力较差，与阳离子表面活性剂混合使用时会产生沉淀。阳离子表面活性剂可以作为杀菌剂，也有柔软、脱脂、破乳、抗静电作用，但不具去污能力。非离子表面活性剂由于在水溶液中不呈离子性，不怕硬水，也不受 pH 值的限制，常与离子型表面活性剂复配使用，主要发挥发泡、稳泡、乳化、增溶和调理等作用。两性离子型表面活性剂具有抗静电、柔软、杀菌和调理等作用，刺激性低、耐硬水力强、水溶性好，广泛应用于婴儿香波、洗发香波中，可与各类表面活性剂配合使用。化妆品用表面活性剂对产品要求严格，应用较多的主要为非离子表面活性剂与高分子乳化剂。

（二）香精香料

香料是能被嗅觉嗅出香气或被味觉尝出香味的物质。合成香料是以煤化工产品、石油化工产品等为原料，通过化学方法制取的有香味的化合物。由于原料容易获得，其产量和生产速度都不受气候、地域等自然因素的限制，且成本低，因此应用广泛。但是近年来由于化学合成物质的安全性及环境问题，合成香料的用量逐渐减少，而天然香料以其绿色、安全、环保等特点，日益受到人们的钟爱。天然香料是一种复杂的混合物，往往包含多种化合物，成分极其复杂，以现在的化学和生物技术水平，很难对其香气成分达到完全准确的分析和把握。它包括植物性天然香料（又称植物性精油）与动物性香料（如麝香、灵猫香、海狸香、龙涎香等）。

（三）色素

色素又称着色剂，通过色素溶解或分散作用可使化妆品的基质及其他原料着色，是彩妆类化妆品的主要成分。常用的色素包括：有机合成色素（如染料、色淀、颜料）、无机颜料（如氧化锌、二氧化钛、氧化铁、炭黑等），天然色素（如胭脂红、胡萝卜素、姜黄、叶绿素、柠檬黄等），珠光颜料（如鱼鳞、云母）。

（四）防腐剂

防腐剂包括杀菌剂和除味剂，能抑制细菌及微生物的生成。常用的防腐剂有对羟基苯甲酸酯类（尼泊金酯）、咪唑烷基脲、3-丙二醇、2-溴-2-硝基-1、山梨酸、乙醇、芳香油、苯甲酸等。

（五）抗氧化剂

抗氧化剂能够消除新产生的自由基，促使氢过氧化物分解，阻止链式反应进行，因此能够延缓、阻止氧化过程。化妆品中的油脂成分易发生酸败，加入抗氧化剂可减缓、抑制油脂的酸败。按其抗氧化机制，抗氧化剂可分为能消除自由基的主抗氧剂（包括芳香胺和受阻酚等化合物及其衍生物）与能分解氢过氧化物的辅助抗氧剂（包括含磷和含硫的有机化合物）。

三、功能性化妆品原料

（一）保湿类原料

保湿类原料具有保持水分，延缓、阻止水分挥发的作用，尤其在低湿度下更能显出这种特性。按作用原理可将保湿原料分为从空气中吸收水分的吸湿性原料和阻止水分的蒸发的封闭性原料两类。吸湿性原料常见有甘油、蜂蜜、乳酸、尿素、山梨糖醇、吡咯烷酮羧酸、明胶、胶原蛋白等。封闭性原料常见的有凡士林、硅油、植物油、矿物油、脂肪酸、碳氢油和蜡等。以下介绍几种常用的保湿原料。

1. 甘油　即丙三醇，是化妆品中最早使用的一类保湿剂，为动植物油脂皂化过程中的副产物。浓度在80%以上的甘油称为粗甘油，95%以上称纯甘油。它无色无臭、澄清味甘、质地黏稠，具很强的吸湿性，可完全溶于水及酒精，不溶于醋酸乙酯、碳氢化合物、氯仿、油脂。浓度高的甘油并不适合用在皮肤上，因为高浓度的甘油具有强吸湿性，不但可以从空气中吸取水分，而且还从真皮中吸取水分，反而使皮肤干燥甚至灼伤。一般用于保湿剂的甘油浓度为5%～20%。包含甘油的保湿剂可介导角质形成细胞的成熟。丙二醇性质类似甘油，但黏滞度较小，刺激性与毒性亦较低，在化妆品中可与甘油合用，或代替甘油作为保湿原料，还可作为色素、香精油的溶剂。

2. 吡咯烷酮羧酸钠　是皮肤天然保湿因子的主要成分，为透明无色无臭、略带咸味的液体，具很强的保湿作用，其吸湿性能远强于甘油、丙二醇、山梨醇，与透明质酸相当。此外，吡咯烷酮羧酸钠能抑制酪氨酸酶活性，具有美白的作用。在同等温度、浓度下，吡咯烷酮羧酸钠黏度远低于其他保湿剂，无黏腻厚重感；且安全性高，对皮肤、黏膜几乎无刺激性，与其他保湿原料具有很好的协同性，可联合使用。

3. 透明质酸　又称玻尿酸，1934年由美国Meyer等人首先从牛眼玻璃体中分离得到，是一种性能卓越的保湿原料。它是一种以乙酰氨基葡萄糖与葡萄糖醛酸双糖单元交替连接而成的高分子直链酸性黏多糖，空间上呈现刚性的螺旋柱形，由于柱内侧存在大量羟基而具有强亲水性。透明质酸亲和吸附的水分可为其本身重量的1000倍，达500ml/g，且由于水分结合于柱内侧固定不动，不易流失，因此透明质酸是一种非常理

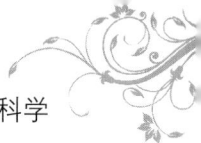

想的保水剂。皮肤中的透明质酸存在于细胞间的胞外基质中，与其他硫酸化多糖、胶原蛋白、弹性蛋白等共同组成含大量水分的胞外胶状机制，使皮肤柔韧富有弹性；并可消除紫外线照射所产生的活性氧自由基，保护皮肤免受损伤。与其他保湿原料相比，周围环境的相对湿度对透明质酸的保湿性影响相对较小。在低相对湿度（33%）以下的吸湿量最高，高相对湿度（75%）时吸湿量最低，这种独特性质，正适应皮肤在不同季节不同环境湿度下对化妆品保湿作用的要求。低分子透明质酸可渗入表皮层，促进皮肤新陈代谢，改善皮肤生理条件，为真皮胶原蛋白与弹性蛋白的合成提供合适的环境，并能促进表皮细胞增生分化，清除氧自由基，减少自由基生成。此外，透明质酸还具有抗炎抑菌，促进皮肤修复的作用。由于透明质酸的上述特性，已被广泛应用于高档化妆品中。

4. 神经酰胺 神经酰胺是角质层中脂质的主要成分，它约占角质层细胞间总脂质的50%。人表皮角质层中含有6种类型的神经酰胺，神经酰胺Ⅱ具有一定的代表性，其结构中含有两条长链烷基，一个酰氨基团和两个羟基基团，使之既亲水又亲脂。由于与角质层细胞膜和细胞间隙脂质相同或类似，它可以渗入角质层内直接补充脂质，维持和修复角质层的结构完整性和防止水分流失，增加角质层的含水量。神经酰胺与细胞表面蛋白质通过酯键连接起到黏合细胞的作用，在维持皮肤屏障功能方面起着十分重要的作用。它增强表皮细胞的内聚力，改善皮肤保持水分的能力，修复皮肤屏障功能，从而缓解角质层的脱屑症状，帮助表皮再恢复，改善皮肤外观。也可避免或减少因紫外线照射而引起的表皮剥脱，从而有助于皮肤抗衰老。神经酰胺具有屏障作用、聚合作用（增强角化细胞间的黏着力，改善皮肤干燥程度，减少皮肤脱屑现象）、防止皮肤水分丢失的保护作用、抗老化作用、抗感染作用。神经酰胺优越的保湿性还表现在它的生物调节作用：低温时吸潮，高温时吸潮性自然下降，从而使皮肤组织的湿度保持最佳状态。人工合成的神经酰胺可组合到真皮的生理结构中去，并增强天然神经酰胺的功能。此外，神经酰胺还可以诱导角质形成细胞的分化。神经酰胺在化妆品中的添加量为1%～2%。

5. 胶原蛋白 胶原蛋白在表皮的保湿主要是因为胶原分子外侧亲水基团羧基和羟基等的大量存在，使胶原分子极易与水形成氢键，因而具有良好的保水保湿功能。在胶原蛋白产品中，氨基酸的含量比较丰富（主要是脯氨酸和赖氨酸），而天然保湿因子的主要成分里就含有游离氨基酸，而且两者的氨基酸成分是接近的，因此胶原可补充NMF从而达到保湿效果。从动物皮肤中提取的胶原一般有三种形式，明胶、水解胶原和鲜胶原。目前国内用作保湿剂的胶原主要是明胶和水解胶原，明胶和水解胶原和是胶原的变性水解产物，无生物活性，鲜胶原具有明显促进角质形成细胞生长和繁殖的作用，吸湿性和保湿性均比明胶、水解胶原强。对于常规的胶原来说，天然的胶原制品分子量大，在皮肤的表皮有优良的保湿效果，但难于渗透到真皮。

6. 海藻胶 海藻是生长在海底和海面的无根、无花、无果的一类地球上最古老的植物。海藻分3大类：褐藻、绿藻和红藻，主要采用营养成分高的褐藻类，如褐藻酸钠、褐藻胶以及海藻提取物。褐藻的主要成分为蛋白质、脂肪、维生素、微量元素及糖类（旧称碳水化合物）等，其中蛋白质含量约8%，这些物质对皮肤有一种天然的亲和力，使皮肤易于吸收。褐藻中含有多种维生素，具有抗皮肤衰老和促进角质层细胞生长

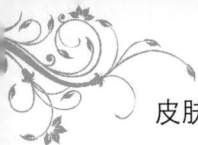

的作用。此外，还含有大量人体必需的各种矿物质和多种微量元素。海藻含有多种维生素。如维生素 A、维生素 B_1、维生素 B_2、维生素 B_3、维生素 B_5、维生素 B_{12}、维生素 C、维生素 D、维生素 E、维生素 K 和维生素 B_{12}（叶酸）等，还含有丰富的无机物如碘、钙、磷、铁、钠、氮、镁、硫、氯、铜、锌和锰及微量的钡、硼、锂等，海藻含有大量的氨基酸和糖类，如丝氨酸、丙氨酸、精氨酸、甘氨酸、赖氨酸、天冬氨酸、缬氨酸、亮氨酸、异亮氨酸和色氨酸及岩藻糖、甘露醇、木糖、半乳糖、葡萄糖；此外海藻还含丰富成分和具有多种功用，如有良好的润肤护肤作用，可使皮肤变得柔软细腻，它在皮肤表面可形成保护膜以防止水分散发，有良好的保湿、消炎、抗菌作用，海藻中含碘量约为 0.5%，其中褐藻含量最多，这种碘具有抑菌消毒作用。海藻中还含有化合物——双叉藻菌醇，是一种多羟基苯醚，具有抗菌功能。

海藻中含有丰富的超氧化物歧化酶（SOD），是高效的自由基清除剂。SOD 在人体内有消除酪氨酸酶活性作用，而且在 UVB（260～320nm）下有较强的吸收性，是一种性能优良的美白剂和紫外线吸收剂。酸性物质如维生素 C 与维生素 E 对皮肤的协同作用，可促进表皮细胞的生长，皮肤的新陈代谢，改善皮肤的性质和功能，增加真皮层胶原蛋白，具有抗皮肤老化作用。另外还是一种良好的增稠剂。化妆品中的添加量为 1%～3%。

7. 尿囊素　是尿素的衍生物，最早因在牛的尿囊液中发现而得名。在 20 世纪 30 年代，国外将它作为一种药物，用来缓解和治疗慢性溃疡、创伤等，沿用至今。尿囊素不仅可以促进肌肤、毛发最外层的吸水能力，而且有助于提高角蛋白分子的亲水性，可改善肌肤、毛发和嘴唇组织中的水含量，赋予肌肤、毛发及嘴唇以柔软、弹性、光泽，使非病理状态的肌肤干燥、粗糙、皱纹、生鳞屑、衰老、角化皲裂或毛发干枯、无光、硬脆、断裂、分叉以及嘴唇干裂等症状得到改善。尿囊素可添加到化妆品基质中，性能稳定。即使加到乳膏化妆品中，亦无变色、破坏乳膏结构稳定性等弊病。添加量一般少于 1% 就可收到显著效果。

8. 凡士林　凡士林是所有封闭剂中最传统效果也是比较好的保湿剂。作为保湿剂一般是用的是白凡士林。白凡士林是从矿物油中提炼并纯净化的氢化衍生物，是一种长链脂肪碳氢化合物的混合物。凡士林通过减少穿过表皮水分的损失而起到保湿作用的。国外许多学者在研究其他封闭剂时，往往会将它作为参照物。它对皮肤无毒无刺激，作用比较温和。它能有效减少经表皮失水达 99% 以上。而且，它能扩散到细胞间隙脂质中，这也增加了它保湿的有效性。此外，凡士林还具有极好的隔离性，即使是以乳化的形式存在，凡士林也具有极好的隔离性能，并起到护肤的作用。

（二）美白类原料

目前，国内外市场上有多种美白化妆品，但其效果并不十分理想，故开发安全、有效的美白剂，仍是亚洲各国化妆品界的热点。目前常用的美白原料按其作用机制可分为：酪氨酸酶活性抑制剂（如氢醌、熊果苷、曲酸等），影响黑素代谢剂（如维 A 酸、亚油酸等），黑素细胞毒性剂（如四异棕榈酸酯、油溶性甘草提取物等），化学剥脱剂（如果酸、亚油酸、感光素 401 号等），还原剂（如维生素 C、E 及其衍生物等）。

1. 氢醌　即对苯二酚，为无色或白色针状结晶，水溶液在空气、光作用下易氧化变色。氢醌能抑制酪氨酸酶活性，阻断酪氨酸向多巴的转化，抑制黑素生物合成，但并

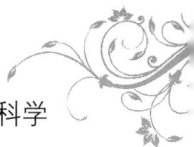

不破坏黑素细胞及已形成的黑素。因氢醌极易氧化，故需与抗氧化剂同时配方以延缓变化。氢醌外用局部可产生刺激反应或变态反应，故需谨慎使用，如有不良反应，应立即停用。氢醌的疗效与其浓度、所用的基质和产品化学稳定性有关。浓度越高，效果越好，但刺激性也越大。因此，氢醌浓度不应大于5%。4%和5%的浓度疗效很好，但可引起中至重度刺激。许多患者使用3%的浓度，可获得良好的疗效，少数获优效，但也有轻度刺激，可产生红斑、脱屑、瘙痒和刺痛感。在药用膏霜中的用量为3%～5%。但在国际上规定化妆品中是禁止添加氢醌的。

2. 熊果苷　源于杜鹃花科植物（如熊果树叶、虎耳草等），是氢醌的天然存在形式，为白色至微黄色的针状结晶或粉末。熊果苷可竞争性抑制酪氨酸酶活性，阻断黑素形成。通过自身与酪氨酸酶结合，加速色素分解排泄，减少紫外线照射所致的色素沉着。熊果苷无毒无害，无刺激性，几乎不致敏，对紫外线具有稳定性与安全性，与其他原料配伍性良好，是公认的高效美白原料。

3. 曲酸　是黄曲霉、米曲霉用糖、无机盐于30℃条件下培养得到的代谢产物，无毒、无刺激、不易致敏，具广谱抗菌作用。曲酸是一种酪氨酸酶抑制剂，通过螯合铜离子使酪氨酸酶失活，并能抑制多巴色素互变异构酶的活性，抑制黑素生成，具有增白、祛斑、防晒作用，与其他美白剂或增强剂共用时效能更高。曲酸在空气中易氧化，在制备中不稳定，在产品中易被氧化、变色而丧失活性，并影响到产品外观，为了克服其不稳定性，近来研制出曲酸衍生物（如单丁酯、单己酯、单棕榈酸酯、单硬酸酯等），它们对光、热、酸稳定性佳，抗氧化，并提高了其抑制酪氨酸酶活性的特性，性能更优越。在化妆品的膏霜中的浓度为1%～2%。

4. 茶多酚　是从红茶和绿茶中提取的一类以儿茶素类为主的多酚类物质，除儿茶素类外，还有黄烷醇类、黄烷酮、酚酸类和花色苷等。能抑制酪氨酸酶的活性，减少皮肤黑素的合成，近年已作为美白化妆品添加剂。由于茶多酚还能抑制过氧化物，清除皮肤中自由基，减少或清除皮肤内脂褐素的生成，起到祛斑、防晒及抗皮肤色素的沉着。

5. 甘草黄酮　甘草黄酮是从特定品种甘草中提取的天然美白剂，它既能抑制酪氨酸酶的活性，又能抑制多巴色素互变酶和DHICA氧化酶的活性，是一种快速、高效、绿色的美白祛斑化妆品添加剂。有人研究它对酪氨酸酶活性的抑制力，强于熊果苷、曲酸、维生素C和氢醌。同时它还有抗氧化的能力。外观棕色溶液，化妆品中的添加量为5%～10%。

（三）防晒类原料

防晒剂种类很多，大体可分为两类：物理性的紫外线屏蔽剂和化学性的紫外线吸收剂。常用的紫外线屏蔽剂如二氧化钛可以使紫外线散射，从而阻止了紫外线的射入，物质折射率愈高，紫外线散射效果越好。紫外吸收剂品种繁多，大致可分为对氨基苯甲酸及其酯类，邻氨基苯甲酸酯类，水杨酸酯类，对甲氧基肉桂酸酯类，二苯酮及其衍生物，甲烷衍生物等。

1. 对氨基苯甲酸及其酯类　是最早使用的一类紫外线吸收剂，为白色结晶，无臭，接触空气或遇光变色。对氨基苯甲酸属于B族维生素，参与核酸与正常色素代谢，能吸收280～320nm紫外线，能与皮肤角质层结合或被吸收，不易洗去，较安全。因其对皮肤具一定的刺激性，已被同系物对二氨基苯甲酸酯类替代。我国常使用的这类原料有

4-氨基苯甲酸、对氨基苯甲酸、对氨基苯甲酸单甘油酯、氨基苯甲酸薄荷酯、对氨基苯甲酸异丁酯、二甲基对氨基苯甲酸辛酯等。

2. 二苯甲酮及其衍生物 淡黄色粉末，不溶于水，溶于乙醇，光热稳定性好，抗氧化稍差，需与抗氧化剂同时使用，渗透性强，无光敏性，毒性低，现于欧美广泛使用。主要吸收 320～380nm 紫外线，也可吸收一定量的中波紫外线。

物理性防晒剂多不易附着、使用后外观不佳，化学性防晒剂不稳定，易发生光变性、过敏反应。近年来，研究发现许多天然植物具有防晒功能。较之传统的有机合成紫外光吸收剂，天然植物对皮肤刺激小，光化学稳定，安全可靠，正逐步替代防晒剂中的原有成分。植物防晒剂按功能可分为 3 类：①吸收紫外线类：不同的植物具各自相应的最佳紫外线吸收波段，UVB 吸收率达 90% 以上的有黄芩、槐米、牡丹皮、大黄、黄连、肉桂、茶、芦荟、沙棘等，UVA 吸收率较高的有槐树、黄连、姜黄、菊花、茶、沙棘等；②反射紫外线类：可在皮肤表面形成膜屏障，反射、散射紫外线，如月见草（含 γ-亚油酸），魔芋（含魔芋甘露聚糖、淀粉），芦荟（含芦荟胶）等；③清除辐射所致的氧自由基：如绿茶（含茶多酚），螺旋藻（含 SOD、β 胡萝卜素、维生素 E、γ-亚麻酸），沙棘，黄芩等。

（四）染发剂原料

染发剂依据染发色泽的持续时间长短，可分为暂时性、半持久性和持久性三类。暂时性染发剂和半持久性染发剂染发后色泽牢固度差，不耐洗涤，多为临时性的头发表面装饰用，使用面较窄。持久性染发剂的染料分子能有效的渗入头发毛髓内部，使其着色，染色后的头发耐洗涤、日晒，色泽持续时间长，是普遍使用的一类染发剂。持久型染发剂所使用的染料有天然染料、金属染料和有机合成染料。有机合成染料效果较好，是目前世界上应用最广泛的染发剂。金属染料亦称无机矿物性染料，通常与人体内某些特异性酶结合形成复合物，直接干扰和破坏了酶的正常生理活性，从而导致人体产生各种中毒性疾患。所以，有些国家已禁止使用。天然染发原料尽管染发效果尚不尽如人意，但因其毒性很低，使用安全仍普遍受到重视。

有机合成染料按其性能分为氧化染料、还原染料。氧化染料是合成染料中最早用于毛发染色的，也是目前应用最广泛的持久性染发剂原料，但这类原料易致过敏，安全性较差。氧化染料的主要原料有显色剂（对苯二胺及其衍生物）、成色剂（连苯三酚、α-萘酚）、氧化剂（过硫酸钾、过碳酸钠）。还原染料一般包含染料隐色体与碱性还原剂，近来出现一种毛发染色用戴酮、苯酮系列还原染料隐色体，使用时可不必配用还原剂。

自古以来沿用至今的主要天然染发原料有指甲花、春黄菊、苏木精等。指甲花又名散沫花，色素的主要化学成分为萘酸类有机化合物，是一种橘红色染料，与槐蓝不同比例配合使用可将毛发染成红褐色至蓝黑色调，与春黄菊配合使用可根据毛发不同本色染成金黄、赤褐或栗色。苏木精是由小乔木苏木的心材中提取制的黑色染发原料，主要化学成分为苏木精羧基络合物，染黑发效果持久。

（五）卷发剂

卷发剂是人们进行美容时，为了改变头发形态及结构，而达到并保持预先所设计的发型使用的一种化学物质。卷发剂主要是由两类化合物构成，一类是具有还原作用的，能切断头发双硫键的化合物，另一类是具有氧化中和作用的固定剂。目前常用的还原剂

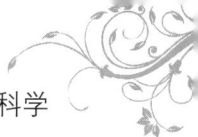

有巯基乙酸、硫代羧酸能类、硫代乙酰胺类、2-亚氨基噻吩烷等。氧化剂有过氧化氢、过硼酸钠、溴酸钠等。

（六）脱毛剂

根据脱毛的原理，脱毛剂可分为物理性脱毛剂和化学性脱毛剂两大类。物理性脱毛剂一般是树脂、蜡和松香的简单混合物，使用时将这类脱毛剂熔化后敷于需要拔出毛发的部位，待其冷固后，从皮肤上剥去，这时凝固于脱毛剂中的毛发也随之从皮肤中拔除。此种脱毛方法感觉不甚舒适，且皮肤也易受细菌感染，现在已很少使用。化学性脱毛剂是具有溶解、破坏和改变毛发角蛋白结构的一类物质，它们可使毛发的渗透压增加、膨胀和变为柔软以至破坏。可分为无机脱毛剂（主要是碱金属或碱土金属的硫化物）和有机脱毛剂（主要是巯基乙酸盐）两类。

（七）收敛剂、抑汗剂及祛臭剂

收敛剂是指能使皮肤表层的蛋白质成分凝结的一类物质，是收敛化妆水的主要原料，亦是抑汗和祛臭制品的主要添加成分。在化妆品中所使用的收敛剂可分为两大类：有机酸类和铝、锌、铋盐类。

抑汗剂是指能抑制人体汗液过量分泌排出的一类物质。其主要物质是收敛剂，这些化合物均对蛋白质有凝聚作用，能使汗腺口肿胀而堵塞汗液的流通，从而达到减少汗液分泌量的目的。常用的抑汗剂有羟基氯化铝、苯酚对磺酸锌等。

祛臭剂是指能防止散发和掩盖体臭或能除去体臭的一类物质。祛臭剂一般由四类原料组成：收敛剂、抑汗剂、灭菌剂、增香剂。

（李利　黄俊　冀然　孙素姣）

第五节　化妆品的皮肤吸收与渗透

一、透皮吸收途径

透皮吸收是指外用药物制剂或化妆品涂布于皮肤后，其中的有效成分经释放、透入皮肤并到达皮肤组织深部，从而发挥药物作用的过程。皮肤具有天然的屏障作用，表皮是阻止物质透入的屏障，其角质层由死亡的角化细胞组成，结构致密，其功能主要为防止水分的蒸散及外来物质的侵入。此外，透明层为一个电子二重层，其一侧为—H^+，另一层为—OH，也是一个屏障层，可以阻止物质的吸收。再好的护肤品，如果解决不了透皮吸收，就不能发挥其养颜功效。皮肤科外用药物则更是如此，因皮肤病往往位于皮肤深部，药物必须到达病灶方能收到疗效。

在皮肤美容学基础章节里已经了解，正常皮肤吸收物质有两条途径，一是通过角质层吸收，该途径约占整个皮肤吸收90%，吸收的绝大多数为脂溶性物质，通过角质层时以细胞扩散的形式和以角质层之间的细胞间隙的扩散方式吸收；二是通过皮肤附属器吸收，约占整个皮肤吸收10%，以吸收水溶性物质为主，其吸收也是以细胞扩散的形式。大多数化合物可同时通过两种途径吸收，而通过表皮途径是主要的，因为表皮比附属器官的表面积大100~1000倍。但在离子透入过程中，皮肤附属器是离子型药物透入

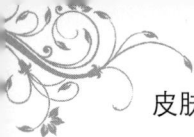

皮肤的主要通道。

二、透皮吸收过程

从动力学角度看，化妆品的透皮吸收可分为以下几个主要过程：

（一）由基质向角质层的分配

这一过程依赖于产品有效成分从透皮吸收系统中的释放，由于所采用的基质以及工艺技术的不同等因素，化妆品在系统中的状态不同，其释放速率也不同。通常，化妆品在基质中以完全溶解状态释放比部分存在未溶固体颗粒释放快。

（二）通过角质层的转运

当化妆品分配进入角质层后，通过在角质层的扩散过程可能与角质层的成分发生结合而形成储库，游离型成分扩散达到角质层与活性表皮的界面。物质在该层中的扩散很慢，扩散系数为 $10^{-9} \sim 10^{-13} \mathrm{cm}^2/\mathrm{s}$。

（三）从亲脂的角质层分配至更为水性的活性表皮

对于脂溶性大的物质，该分配过程是缓慢的，且该过程可能成为经皮吸收的限速步骤，并有可能会滞留在这个界面上。

（四）通过活性表皮和真皮的转运并伴有皮肤微管结构的摄取

活性表皮可以看作水性蛋白凝胶，物质的扩散系数在 $10^{-7}\mathrm{cm}^2/\mathrm{s}$ 左右。与角质层相比，物质在该层中的扩散阻力可以忽略。因真皮与活性表皮一样，含有大量的水，因此，这二个组织之间的分配系数近1。

（五）体循环分布和消除

进入真皮后，很快被分布于真皮上部的毛细血管吸收而进入体循环，进而从体循环向组织分布，最终从机体消除。

三、化妆品经皮吸收的测量方法

理想的方法是通过人体试验测量化妆品的经皮吸收情况，但有些化合物可能存在潜在的毒性，而且在人体测量很不方便，因此有时也需要采用其他的技术进行测量。常用的方法有两种：

（一）体外扩散池技术

将待测量的化妆品涂在离体皮肤的一面，放入盛有生理受体的扩散室里，然后定时分析皮肤另一面的化妆品。离体皮肤可以是完整的，也可以是皮片或是分离为表皮及真皮，但热分离皮肤时会破坏其活性。体外测量的好处是简单易行，并可以很快得到结果，但与人体使用化妆品时经皮吸收情况会有差异。也可应用放射性标记物进行离体皮肤试验来检测透皮吸收的情况。

（二）体内测量法

用放射性标记物或高效液相色谱等方法检测活体皮肤或血液中的物质来检测其透皮吸收能力。

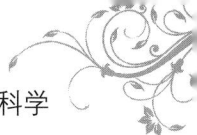

四、影响化妆品吸收的因素

化妆品能否在皮肤上发挥作用，与产品的皮肤渗透作用密切相关。渗透大小取决于化妆品的特性，也与皮肤的生理和病理状态有关。

（一）化妆品的剂型

不同剂型的化妆品渗透进入皮肤的多少有较大的差异。理想化妆品是油与水的乳化剂型，单纯油相和单纯的水相都较难吸收，故在皮肤护理时紧贴皮肤一层要选用乳化剂型的化妆品，如用膏状做面膜底霜，是符合皮肤吸收的理化特性的。各种剂型渗透入皮肤由大到小依次为：乳液 > 凝胶或溶液 > 悬浮液 > 物理性混合物。

（二）有效成分的分子结构

皮肤的吸收受物质存在状态的影响，一般而言固体物质不易渗透，气体和液体物质则容易被皮肤吸收。液体物质中的脂溶性物质（如脂溶性维生素、皮质类固醇激素、油脂性物质）可通过细胞膜，吸收较好；水溶性物质（如尿素、葡萄糖、白蛋白、维生素 C 等）可被细胞中的蛋白质成分吸收，但透过率较低；有机溶剂（如二甲基亚砜、乙醚等）在皮肤的渗透性较强。因此作为营养添加成分的化妆品以脂溶性为宜，供皮肤表面处理用如漂白、杀菌等作用的化妆品以水溶性为好。

化妆品中的载体可促进有效物质的渗透，最传统和最主要的载体有水及各种动植物油脂，近年来又出现了一些新的载体，如脂质体、微胶囊等。脂质体由于与生物细胞膜的结构类似，因此容易渗透入表皮及真皮，促进化妆品有效成分吸收。化妆品中所含的表面活性剂或透皮促进剂成分可与皮脂膜相溶，增强表皮细胞膜的渗透性，增加对营养物质的吸收。

化妆品中有效成分的相对分子质量与分子结构与吸收的数量成正比关系，一般认为相对分子质量小的物质有利于皮肤的吸收，相对分子质量在 1 万左右化妆品原料是有利于皮肤吸收。

（三）皮肤生理特性

皮肤吸收功能与皮肤的生理特性有关。

1. 皮肤的解剖结构 皮肤吸收与角质层的厚度、皮肤附属器以及表皮细胞个数等有关。一般来说，阴囊通透吸收能力最强，面部、前额次之，躯干、四肢稍差，掌跖部位除可吸收水外，对其他物质很少吸收。

2. 年龄与性别 婴儿、老人皮肤比其他年龄的皮肤吸收率更高；女性皮肤对化妆品吸收强于男性。

3. 皮肤温度 当皮肤温度升高，血循环加速、水合度增加，物质通透率提高。这是因为温度的升高可以增加皮肤的弥散速度，使局部皮肤血管扩张、充血、血流增速，促使皮肤表面与深层之间的化妆品有效物质浓度差增大，有效物质顺浓度梯度加速吸收。有研究表明，皮肤温度每升高 1℃ 能使有效成分吸收增加 10 倍。因此采用蒸汽熏面或利用面膜防止水分蒸发，增加皮肤水合度，可促进皮肤对营养物质的吸收。

4. pH 值 表皮中角质层的 pH 为 5.2 ~ 5.6，所以皮肤只有在偏酸的情况下才能更好地吸收物质。对于功效性化妆品要提高皮肤的吸收、增强效果，其 pH 应是偏酸状态。接近皮肤 pH 的化妆品和缓冲作用强的化妆品是理想的护肤品。

5. 皮肤屏障功能的完整性 皮肤屏障功能不完整或被破坏时吸收作用增强。如当患皮炎湿疹等皮肤病，特别是皮肤有破损时，可使吸收作用增强。某些遗传性皮肤病，如先天性鱼鳞病等由于皮肤屏障功能的破坏而导致皮肤的吸收作用增加。

6. 角质层的含水量 正常皮肤角质层的含水量为 10% ~ 20%。含水量增加后皮肤的吸收作用增强，如皮肤被水浸软后，可增加物质的吸收。化妆品如使用油性载体，覆盖在皮肤表面，使体内水分无法透出，这些水分将使角质层细胞含水量增加，从而促进了皮肤的吸收。

（四）皮肤表面物理特性

皮肤角质层为组成人体天然屏障的重要结构，角质层水合作用、透皮水丢失（TEWL）和 pH 值等是影响角质层生理学特性的重要因素。

1. 水合作用 角质层中的角蛋白以及降解产物具有水结合的能力，称为水合作用。其原理是由于水分子扩散到角质层，使角质层的含水量从正常的 10% 增加到 50% 以上，并引起角质层细胞膨胀，形成多孔性，从而使有效物质的渗透性增加。角质层水合作用的保持有赖于皮脂膜与天然保湿因子（natural moisturizing factor，NMF）。

2. 透皮水丢失（TEWL） TEWL 大小取决于皮肤角质层的完整性，可灵敏地反映出角质层的完整性及皮肤的水屏障功能。若皮肤表面受损，皮肤角质层的水分含量相应增加；当去除阻塞因素时，皮肤的水分蒸发增加，TEWL 也相应增加。健康皮肤的特性之一就是 TEWL 和水分含量之间保持一定的比例。皮肤屏障功能受损如物理性创伤、化学性损伤、脱水、皮肤疾病时，水分蒸发速率增加，皮肤通透性增加。

（五）皮肤病理状况

当皮肤出现病理状况时，皮肤组织细胞与超微结构发生改变，pH 值、皮脂膜、皮肤各层结构及血流量均可发生变化，从而影响皮肤屏障功能，皮肤渗透能力发生改变。

造成皮肤出现病理状况的因素有内部因素与外界因素。内部因素如疾病和皮肤老化，皮肤屏障发生障碍。外界因素包括物理因素（如温差变化、干燥、风吹、紫外线等），化学刺激（如局部接触刺激剂、致敏剂和消毒品等），机械因素（如搓澡、过度清洗、外伤等），均会破坏皮肤的表面屏障，影响皮肤的渗透功能。

（六）促进皮肤渗透的技术

角质层作为主要的皮肤屏障，无论其是否完整，绝大多数化学物质包括化妆品和美容制剂，是以被动扩散的方式进入皮肤的。为了促使这些化学物质更好的渗透入皮肤，到达有效浓度，促皮渗透技术是近年药剂学和化妆品界研究的热点。下面简单介绍几种常用的促进皮肤渗透技术。

1. 物理方法 常用的有离子导入技术、超声法，通过热效应的散射或电荷吸引作用促进吸收。

（1）离子导入技术（iontophoresis）：利用直流电源将离子型物质经由电极定位导入皮肤的一种方法。它借助于穿透组织的电流来增加物质渗透，不引起皮肤生理改变。但是只有能离解成离子型的物质才能在电场的作用下进入皮肤。其应用有一定的限制。

（2）超声法（ultrasonic method）：利用压电晶体在交流电发生振动时产生 1 ~ 5MHz 的高频超声波而促进皮肤吸收的一种方法。其作用机理可能与局部温度的升高、超声波

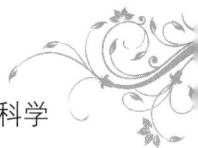

的辐射压和降低导入物质与皮肤间的电位能等有关。在短时间内即可增加物质吸收。对水溶性物质，尤其对蛋白质、肽类药物促透效果特别明显。

2. 化学方法

（1）透皮吸收促进剂（penetration enhancers PE）：指能够增加化学物质透皮速度或透皮量的物质，能可逆地改变皮肤屏障功能。透皮吸收促进剂的作用原理可归纳为：溶解皮肤脂质或使蛋白质变性，促进物质在角质层扩散；增加物质在皮肤中的溶解度，使物质的透皮吸收率增加。透皮吸收促进剂单独使用时效果不佳，常两种或多种联合使用，且可与离子导入法和超声导入法联用。

（2）脂质体技术：近年来，脂质体技术越来受到人们关注，脂质体是人工形成的类似生物膜双分子层结构的完全封闭的微囊，对皮肤特别是角质层有特殊亲和力，所带的化学物质在皮肤沉积较普通的配方更为有效，并且具有高效的皮肤传递作用，它具有仿生性、靶向性、长效性、稳定性和透皮吸收性等一般制剂没有的独特优点，包封于脂质体内的药物被人体作为生物细胞予以识别，可有效地穿过与之大小相似的其他毫微粒所不能穿过的空隙或屏障，且较少被吸收进入体循环。

（3）纳米技术：目前纳米技术已广泛的应用于化妆品的制备中，由于纳米材料尺寸范围为 $0.1 \sim 100nm$，使化妆品中的有效成分能更好地被皮肤吸收，而在防晒剂，特别是物理防晒剂的制备中，用纳米功能粉体合成和表面处理技术，获得了低光活性、低团聚、高分散的纳米二氧化钛和纳米氧化锌抗紫外系列产品，达到更好的防晒作用。

随着科学技术的不断发展，对皮肤屏障和透皮吸收研究的深入，人们将会研究出更多的新技术与新方法，也必将有越来越多的有效的促进皮肤渗透的技术应用于化妆品制造中。

（李利　何黎　陈鹏　孙素姣　卜彩云）

第六节　化妆品的功效评价

一、化妆品保湿功效评价

保湿是化妆品最基本的功能，保湿剂不仅成为健康人的日常用品，近年来还成为某些皮肤病的辅助治疗手段。因此保湿化妆品越来越被人们所重视，其功效性评价自然成为生产厂家和消费者关注的重点。下面介绍常用的化妆品保湿功效评价方法：

（一）体外评价方法

化妆品保湿性的体外测定最主要最常用的是称重法。不同的保湿剂成分对水分子的作用力不同，吸收与保持水分的能力也不同，在仿角质层、仿表皮等生物材料上模拟人涂抹化妆品的过程，根据化妆品中成分吸湿、保湿性能的差异，在体外测量样品失重或吸湿的量，即可评价化妆品的保湿效果。此法对测试环境要求高，要求恒温恒湿的环境，且测试样品的多少和样品与空气接触的面积大小等因素有关。

（二）在体评价方法

1. 皮肤弹性与干燥性的测定　人体表面皮肤弹性的大小可以直接反应肌体的活性

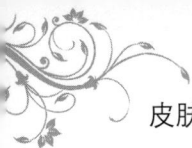

和皮肤的健康状态，也可以间接说明皮肤水分保持状态。它基于吸力和拉伸原理，通过测定皮肤被吸进测试探头内的深度来确定皮肤的弹性。判定皮肤干燥程度的最直观的方法是观察皮肤表面的鳞屑。胶带粘贴获取角质层表面的松弛细胞和鳞屑，用计算机图像分析法来客观分析测定角质层的脱落部分。该法快速，重现性好，对干燥性皮肤的评估有一定的价值。但图像获取和分析中应注意相似度和光源恒定。

2. 皮肤角质层水分含量的测定　电生物工程技术是对角质层水分进行定量分析的最常见和最方便的方法。红外线、核磁共振光谱仪或其他的成像技术可直接定量测定皮肤中水分子及其他分子的浓度，虽然比其他间接方法更准确，但是价格昂贵，且对于许多解剖位置与临床情况都不适用，因此应用不广。

在临床上间接定量测定皮肤水分的设备更为常用，包括测量 TEWL 的仪器或蒸发计、通过测量阻抗、电容、电导、瞬时热传导（TTT）或微波间接测量水分的仪器。每种方法都有各自优缺点，常同时使用几种方法以提供有助于比较的信息。

评价保湿剂功效时，表皮水分流失（TEWL）是一个重要的参数。常用的测量 TEWL 的仪器有：Evaporimeter®，Tewanmeter®，DermaLab®。测试原理是根据 A. Fick 于 1885 年发现的漫射原理来测量邻近皮肤表面水分蒸汽压的变化，直接测出经表皮蒸发的水分量，以此来衡量皮肤表面水分流失情况。

电容测试法是基于水具有很高的介电常数，通过测试皮肤电容值的变化可以反映皮肤角质层含水量，角质层含水量越高，电容量也越高。电容测量可对皮肤角质层的水分含量进行定量化，且重现性好，是目前保湿化妆品功效评价常用的方法之一，但它易受角质层性质变化的影响，对干性皮肤更敏感。

电导测试法基于角质层含有大量电解质，存在水中的电解质具有导电性，测试探头与皮肤接触后，呈现出与水分含量相应的电导，电导的变化可非常灵敏地测定角质层的水分含量。通过电导值的测试来衡量使用保湿化妆品前后皮肤角质层的水分含量的变化，从而可以评价化妆品的保湿功效。

二、嫩肤与抗皱化妆品功效评价

皮肤老化是一种持续渐进性的生理过程，直接影响皮肤的外观与功能。皱纹是皮肤老化的重要标志，皮肤纹理与皱纹的测定，对皮肤老化的诊断有重要的指标参考意义。随着人们生活质量的提高，嫩肤、抗皱成了广大消费者关注的话题。因此，嫩肤、抗皱化妆品的安全性和功效性评价自然成为消费者和生产厂家所关注的重点。下面主要介绍常用的化妆品嫩肤抗皱功效评价方法。

（一）皮肤黏弹性测定

皮肤的力学特性与角质层的机械强度、水分皮脂平衡、胶原纤维、弹力纤维、基质构造及其存在形态有很大的关系，呈现复杂的黏弹性特点。弹性仪基于吸力和拉伸原理，在被测皮肤表面产生一定的负压将皮肤吸进一个特定的测试探头内，皮肤被吸进探头内的深度通过一个非接触式的光学测试系统测得。不同程度的老化皮肤在弹性仪测定时呈现不同的弹性特征，由此可以衡量其老化特征，从而评价嫩肤抗皱化妆品的功效。

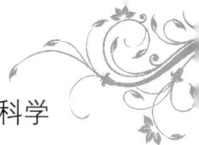

（二）皮肤纹理和皱纹直接观察评价方法

目前，有关皱纹形态的评价方法很多，大致可分为半定量评分系统与客观量化评价系统两类。

1. 半定量评分系统　半定量评分系统包括直接肉眼评分，照片等级评分，显微镜皮肤硅模评分。

直接肉眼评分法简单易行，不需要任何设备。一般需先制定统一的评分标准，研究人员直接对受试者面部各解剖部位的皱纹进行等级评分，适合大规模流行病学调查研究。照片等级评分法一般在统一的标准条件下拍摄面部照片，按预先制订的标准对照片上的皱纹评分，适合回顾性对比研究，但只能观察皮肤皱纹的二维结构，且易受拍片条件和技术的影响。

显微镜皮肤硅模评分先制作皮肤纹理的硅模，用显微镜（×10）观察皮肤硅模表面纹理，按等级评分法对其皮肤纹理的粗细和皮丘的大小进行半定量评分。在此基础上，近年发展了多种类型的皮肤镜直接观察活体皮肤纹理。

2. 客观量化评价系统　半定量方法虽然经济简便，但易受主观因素影响，且主要适用于面部皱纹观察，对皮肤纹理变化、皮肤的粗糙度、皮肤质地难以分辨。基于机械光学原理研制的皮肤轮廓仪对活体皮肤或皮肤硅模扫描，继而通过计算机图像分析系统对扫描图像进行数据化处理，对皮肤皱纹及各级沟纹能进行量化评价，是今后皮肤表面三维立体结构研究的发展方向。

常见皮肤轮廓测量技术有械性皮肤轮廓测量技术（mechanic profilometry），光学皮肤轮廓测量技术（optical profilometry），激光皮肤轮廓测量技术（laser profilometry），干扰条纹光投影技术（interference fringe projection），共聚焦激光扫描显微镜技术（confocal scanning laser microscope），透视皮肤轮廓仪（transparncy profilometry）。

3. 其他　此外，嫩肤抗皱化妆品的功效评价可依据皮肤老化的成因和皮肤老化特征进行，如测定皮肤的保湿功能和水分流失屏障功能实验，利用酶联免疫吸附实验测定真皮基质成分，皮肤细胞体外培养观察化妆品对表皮增殖分化能力、表真皮组织及功能的影响实验，应用放射性标记物进行立体皮肤试验等，可测定化妆品使用前后皮肤水分、组织等的变化，衡量皮肤衰老特性的变化，从而评价嫩肤抗皱化妆品的功效。

三、祛斑美白化妆品功效评价

东方女性有着沿袭已久的肤色审美观，她们历来崇尚白皙的肌肤，祛斑美白类化妆品一直为市场热点。因此，祛斑美白化妆品的功效评价不仅对产品的研制开发具有指导作用，也对化妆品的市场价值评定有着重要意义。祛斑美白化妆品的功效评价主要包括安全性评价与有效性评价两个方面，评价方法包括美白活性成分分析与美白效果评价。

美白活性成分分析是指通过高效液相色谱等方法对美白化妆品中的美白活性物质进行种类和含量的测定，以推测其美白效果。美白效果评价主要有以下几个方面：

（一）细胞水平功效测定

包括酪氨酸酶活性测定、黑素含量测定。酪氨酸酶活性检测方法有放射性同位素法、免疫学法和生化酶学法，其中以生化酶学法较为简单成熟，该方法仍需要结合各种

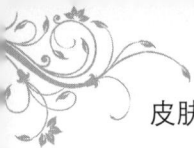

实验方法，才能正确评价化妆品的美白功能。细胞中黑素含量测定是美白化学物功能评价的最重要检测指标。目前多采用生物化学-分光光度法测定黑素细胞中的黑素含量，此法经典稳定，但由于需要将被测细胞破碎专门提取黑素进行比色分析，从而导致操作步骤比较复杂，实验要求高，使其应用受到一定的限制。细胞图像分析技术是近年来迅速发展的组织中物质定量检测手段，该法简便、快速、准确，正逐步受到重视。

细胞实验可避免动物试验的缺点，使实验更具重复性，但该方法对细胞数量、测定时间、环境温度等因素要求高，操作步骤比较复杂，在样本量较多时，被测试细胞在等待过程中会出现死亡，如死亡细胞数量过多，就会影响测试结果的准确性。

（二）动物试验

黄棕色豚鼠皮肤黑素细胞和黑素小体的分布近似于人类，试验结果重复性好，适于研究化妆品的美白功能。

（三）人体试验

早期对人体皮肤颜色变化的判定多采用视觉等级评分，但此法是一种主观性很强的评估手段，缺乏精确的描述颜色信息，因此在临床研究中，只能作为一种辅助的分析方法，不能定量地评估皮肤颜色。后来采用照相的方法，将色斑拍照后，在照片上分析皮肤色斑沉着的变化，但此法受照相时光线及冲印条件的影响很大，且反应的皮肤颜色黑白变化单一。目前常用的 FoToFinder dermoscope 仪器，是照相法的改进，主要由摄像机和显微镜头组成，可以对色素沉着区进行拍照、放大，并进行图像处理，计算各种参数如皮损大小、边缘情况、结构参数，同时作出安全评价，是一种常用的色斑评价法。不过，在对皮肤色斑颜色进行评价时仍然受拍照条件的影响较大，需要与其他皮肤颜色测定仪配合使用来进行准确的评价。

近年来，三色分析法得到了普遍的应用，通过检测皮肤表层结构上的紫外可见反射光，采用三维颜色空间分量的定量，来模拟并还原描述人肉眼所看到的物体的颜色，经过计算来综合评价皮肤的色度。CIE-LAB 色度空间系统分析法是三色分析法中的一种重要方法，不仅能反映肤色的黑白变化，也能反映皮肤的变红、变黄等，但其对于皮肤色度的微小变化并不是很敏感，而且此方法中所用的参数均不能从生理学上解释测量到的皮肤色斑颜色的成因所以解析结果的相互比较存在困难。

漫反射光谱法则是针对皮肤颜色的特征性发色基团，如黑色素、血红蛋白等，选择紫外和可见波范围内特定波长，或者在全波长范围内扫描，测量皮肤表面的反射光谱，根据皮肤中不同发色基团的含量多少以及对不同波长的吸收特性，得到不同的反射光谱，从而可以对皮肤中的血红蛋白和黑色素等进行定量，其测量参数能较好地从生理学上解释皮肤颜色的改变。

数字化成像定量技术是显微镜照相技术和计算机处理系统的结合，能够对色素沉着、红斑与皮肤上的伤疤等皮肤颜色进行扫描并进行色度定量，综合准确的检测皮肤色斑颜色的变化。利用显微镜照相得到每个波段的红、绿、蓝的色度信息，经计算机处理系统进行数据信息的转换，得到可进行统计分析比较的参数信息，可以计算得出各种发色团的含量，以此来综合评价皮肤色度的变化，从而可对化妆品的祛斑效果进行准确的定量评价。但此种方法使用的仪器过于昂贵，目前在商业产品中应用的较少。

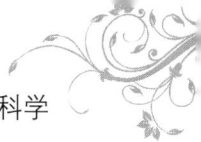

四、防晒化妆品的功效评价

（一）SPF 值测定及其表示法

SPF 值为使用防晒化妆品后的最小红斑量（MED）与未用防晒化妆品 MED 的比值。SPF 以红斑为观察终点，反映化妆品对紫外线的滤除能力，SPF 值越大，防晒效果越好，在客观上反映了防晒产品紫外线防护中波紫外线（UVB）能力的大小。

SPF 的测定方法分体内和体外两种。

1. 体内测定法　体内测定法能较客观地反映防晒制品涂抹于人体皮肤上后防御紫外线的效果，目前是国际统一的技术模式。但是由于受试者的个体差异很大，所得结果与肤型、皮肤表面情况、出汗情况等有关，受到受试者人种和皮肤敏感度的影响。各国学者所用的方法原则相似，但具体做法有所不同，目前国际上还没有公认的方法，使用较普遍的有美国 FDA、澳大利亚 SAA、德国 DIN 和日本 CIA 确定的 SPF 测定方法。

2. 体外测定法　体外 SPF 测定采用光学原理即测定防晒化妆品的紫外线吸光度或透过率来评价防晒化妆品防晒效果。此法简单易于操作。测定仪器包括普通紫外分光光度计与依据紫外分光光度计原理制成的 SPF 仪（美国 FDA 已批准）。由于所得测试结果与生物体内测试有少许的差异，为此又建立和改进了各种离体或模拟皮肤的实验方法。

SPF 测定方法一定程度上可以表示防晒化妆品的防护能力但还需改进和统一。同时，它只能反映对 UVB 的防晒能力，不能全面反映对 UVA 的防晒能力。

（二）UVA 防护效果测定及其表示法

近年来，随着对 UVA 辐射伤害作用的深入了解和市场需求，需要有一个评价产品 UVA 防护效率的方法，但由于 UVA 辐射和 UVB 辐射不同，前者辐射产生可辨认红斑所需剂量远比后者大，可能造成试验者永久性的伤害，在实际操作上可行性小，所以至今还未有公认的统一测定 UVA 防晒制品效率的方法。现在普遍采用的测定标准是依据 1996 年日本化妆品工业联合会所公布的《UVA 防护效果测定标准》，将产品防御效果分成三级：PA＋，PA＋＋，PA＋＋＋。PA 是 UVA 防护系数（PFA）的分级。PFA 为涂防晒化妆品部位最小持续色素黑变量（MPPD）与未涂防晒化妆品部位 MPPD 比值。PFA 在 2～4 相当于 PA＋（有效），PFA 在 4～8 相当于 PA＋＋（相当有效），PFA 大于 8 相当于 PA＋＋＋（非常有效）。

测定方法可以与人体 SPF 测定方法相似，采用氙灯光源，光谱范围为 320nm～400nm，照射 24 小时后观察晒黑或棕斑，计算 UVA 防晒系数作为评价。

（三）Lab 色度系统红斑测试法

Lab 色度系统红斑测试法以肤色变化为观察终点，对防晒化妆品进行防晒效果评价。Lab 色度系统反映的是皮肤颜色的色度变化，它不仅能反映皮肤的变黑，也能反映皮肤的变红和变黄等。将其应用于人体阳光肤色反应中红斑、晒黑的定量观察可综合反映 UVA 和 UVB 对肤色的影响，通过肤色变化的定量来评价防晒化妆品对 UVA 和 UVB 的综合防晒作用。

（四）防晒化妆品防水性能测定

从防晒化妆品发展历史来看，防晒化妆品具有抗水抗汗功能是一项重要的属性。由于防晒化妆品通常在夏季户外运动时使用，季节和使用环境的特点要求防晒化妆品具有抗水抗汗功能，即在汗水的浸润或游泳情况下仍能保持一定的防晒效果。

如产品宣称具有抗水性，则所标识的 SPF 值应当是该产品经过 40 分钟的抗水性试验后测定的 SPF 值。如产品 SPF 值宣称具有优越抗水性（very water resistant），则所标识的 SPF 值应当是该产品经过 80 分钟的抗水性试验后测定的 SPF 值。

（五）其他

此外，还有石英板薄膜法、剥落表皮透过法、土拨鼠法、培养皿光照法和荧光光谱法等，但都需要专门的设备或生物样品，且操作繁杂，不易普及。

（李利　文翔）

第七节　化妆品的选择与使用

化妆品对于皮肤来说，就像衣服对于人。当尺寸不对的衣服，穿起来会很不舒服。同样，使用不合适的化妆品，也是一场灾难。所以，"量体裁衣"，需要谨慎选择、小心使用化妆品。昆明医学院第一附属医院大致把皮肤类型分为正常状态的皮肤和处于疾患状态下的皮肤，一般来说，化妆品的选择与使用可以从以下几个方面考虑。

一、正常人群化妆品的选择与使用

（一）根据皮肤类型选择不同的化妆品

一般根据皮肤皮脂分泌的多少，将皮肤分为干性、中性、油性与混合性四类。近年来有人同时考虑皮肤的敏感性、颜色和皮肤纹理和皱纹等因素，将皮肤分为 16 型。根据皮肤的不同状况选择产品将达到更好的效果。

1. 干性皮肤　干性皮肤缺乏油脂，易干燥，产生紧绷感、皱纹和色素，需要保湿、滋润，防止皮肤老化及色素生成。选择使用护肤品时注意：

（1）洁肤：清水洗脸即可，如果需要用清洁剂的话，宜用含亲水性及亲油性物质、不含碱性物质的洁肤品，既达到清洁的目的，又可以保持皮肤的自然湿度。一般宜选用不起泡沫的、性质较温和的弱酸性洁面乳。洗脸水勿烫（18～30℃为宜）。不要进行过度深部清洁（"去死皮"），以免损伤皮肤的功能屏障，引起皮肤敏感。

（2）爽肤：选用保湿效果较好的柔肤滋润型、不含酒精的化妆水，充分补充皮肤的水分。

（3）护肤：保湿非常重要。一般选用油包水型的膏霜类护肤品，最好含有良好保湿剂如神经酰胺、透明质酸、胶原蛋白或天然油脂（如橄榄油）等，可深度滋润皮肤。化妆前要使用保湿剂，选用滋润性粉底。平常可随身携带使用保湿喷雾，面部停留10～20 秒后用纸巾轻轻拍去剩余水分。

（4）防晒：室内工作者可使用 SPF = 15，PAF + ～ + + 的防晒霜，每 4 小时使用一

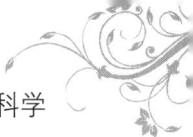

次；室外工作者应选择 SPF > 15，PAF + + ~ + + + 的防晒霜，每 2 ~ 3 小时使用一次。

（5）按摩：用热喷雾蒸面可加快面部血液循环，补充必需的水分，以面部潮红为度，每次 5 ~ 10 分钟左右。按摩介质应选择滋润度较好的霜或油，如胶原蛋白按摩膏、橄榄油等。按摩时可按皮肤纹理及肌肉走向，配合穴位按摩，时间为 20 ~ 25 分钟左右。日常护理每周 1 次，若皮肤较干燥可每周 2 次。

（6）面膜：选用保湿效果较好的面膜，如可选用商家直接做好的成品贴膜，也可自制牛奶蜂蜜面膜或是蛋黄面膜等；若在美容院护理，可倒热膜促进血液循环，加速皮脂腺的分泌。皮肤保湿状态好的时候可选择美白面膜，因为干性皮肤非常容易出现色斑问题，"防患于未然"很重要。敷膜时间一般为每次 15 ~ 20 分钟。

2. 中性皮肤 是最理想的皮肤，可选择使用化妆品的范围比较大，以保湿为基础，可适当去油收敛或美白。中性皮肤护理时应注意随气候变化选用不同的化妆品。

（1）清洁：应根据气候的变化选择洁肤品，如夏季皮肤偏油时可选择泡沫型、弱碱性的洁面乳或香皂，其余季节可选择对皮肤有保湿、滋润作用的清洁剂。深部清洁可选用磨砂膏或去角质膏，3 ~ 4 周一次即可。

（2）爽肤：夏季可用收敛性化妆水收紧皮肤，其余季节可用保湿性化妆水滋润皮肤。

（3）护肤：春夏季可用水包油型的乳、露类较清爽的润肤品，秋冬季则可用油包水型保湿和滋润度较好的霜类润肤品。化妆前使用温和的油性保湿剂以保持皮肤的湿润。

（4）防晒：避免阳光引起的皮肤干燥、衰老。室内工作者可使用 SPF = 15，PA + ~ + + 的防晒霜，每 4 小时使用一次；室外工作者应选择 SPF > 15，PA + + ~ + + + 的防晒霜，每 2 ~ 3 小时使用一次。

（5）按摩：一般来说，气候炎热皮脂分泌旺盛时可用冷喷雾蒸面，用水包油型的按摩乳进行按摩，补充水分为主；气候凉爽或寒冷皮肤干燥时，可用热喷雾蒸面加速血液循环，用油包水型的按摩霜或按摩油进行按摩，充分补充皮肤的油分和水分。

（6）面膜：气候干燥时要注意保湿，若气候炎热可适当使用去油收敛的面膜，也可在美容院偶尔使用一下石膏冷膜，但以上两类膜均不能频繁使用，以免诱发皮肤干燥。可根据皮肤需要适当选择美白面膜。敷膜时间一般为每次 15 ~ 20 分钟，每周 1 次。

3. 油性皮肤 油性皮肤皮脂分泌多，毛孔粗大，易出现痤疮，所以保持皮肤清洁，抑制皮脂过多分泌尤为重要。油性皮肤的油分虽多，但多数缺水，因此去油的同时要注意保湿。

（1）清洁：可选择中性、缓和的弱碱性且具有保湿作用的清洁剂，洗脸次数不可过多，过度清洁会刺激皮脂腺分泌更加旺盛，造成恶性循环。温水洗脸，35℃ 左右的水温可让皮脂溶解。深部清洁可选用磨砂膏或去角质膏，2 ~ 3 周一次，注意避开正在红肿发炎的痤疮。

（2）爽肤：选用收敛性化妆水或去油抗痘爽肤水，这类化妆水能进一步清洁皮肤，使在清洁过程中扩张了的毛囊口收缩，避免污垢乘虚而入。使用此类化妆水时最好用化妆棉，这样可以将皮肤上残余的油脂和污垢带走。

（3）护肤：选择具有控油保湿功能的水包油型乳液剂、凝胶、啫喱状护肤品，注意不宜过多使用化妆品，以免加重油腻和毛孔的阻塞。化妆前先使用控油产品，选用"无油"粉底。

（4）防晒：室内工作者可使用 SPF = 15，PA + ~ + 的防晒露或液，每 4 小时使用一次；室外工作者应选择 SPF > 15，PA + + ~ + + + 的防晒露或液，每 2~3 小时使用一次。

（5）按摩：一般用冷喷雾喷面，按摩乳或按摩啫哩进行按摩，以穴位按摩为主，特别要避开红肿发炎的部位，若炎症太重则不进行按摩。按摩时间每次 10~15 分钟，每周 1~2 次。

（6）面膜：选择具能控油又能补水的面膜，在美容院护理可用石膏冷膜，每周 1~2 次。洗脸后使用含有收敛成分的化妆水，然后用油脂含量较少的水剂或霜剂，勿用油性化妆品。

4. 混合性皮肤　混合性皮肤兼具干性与油性皮肤的特点，其干性区与油性区化妆品的选择使用可分别参照上述。

5. 敏感性皮肤　敏感性皮肤由于对外界多种因素特别是含有香料、色素的化妆品极易产生过敏反应，更需要特别保养，最好选择医学护肤品。

（1）清洁：选用温和的、弱酸性洗面奶洗脸，或直接用清水洁面，水温不可过热过冷，一般在 30℃左右。

（2）爽肤：可选用含有防敏、保湿成分的化妆水增加皮肤的水分，皮肤的水合作用增强可降低皮肤敏感性。

（3）护肤：选择润肤、保湿的医学护肤品

（4）防晒：选用防晒剂 SPF > 30，PA + +，一般每 2~4 小时使用一次。

（5）按摩：用冷喷雾喷面，按摩乳或霜进行按摩，以穴位按摩为主，时间为 10 分钟左右。若皮肤较敏感，则不进行按摩。

（6）面膜：皮肤不太敏感时，可用保湿面膜。若皮肤处于敏感期，出现红斑、丘疹、水肿和瘙痒症状时，可将几层纱布或毛巾放在冷矿泉水或生理盐水里浸湿后进行湿敷，每次 20~30 分钟，每天 3 次，直至上述症状消失。

（二）根据年龄选择化妆品

1. 婴幼儿皮肤护理　要选择专门针对其皮肤特点设计的护肤品，不含香料、酒精、无刺激，能保护皮肤水分平衡，不宜经常更换宝宝的护肤品，以免皮肤过敏，产生不适症状。并且要注意保湿、防晒应从婴幼儿开始，

（1）保湿：不同季节婴幼儿皮肤保湿的方式是不同的，春、秋、冬季时气候较干燥，除使用乳剂补充皮肤水分外，还需要再涂搽油脂较多的霜剂，以补充皮肤的皮脂含量，从而减少经皮水分流失。而在夏季，气候较湿润，应用油脂较少的乳剂即可。

（2）防晒：紫外线对皮肤的损伤是日积月累的结果，因此，防晒应从婴幼儿开始，除了出门戴帽、打伞等一般的防护外，还可用一些针对婴幼儿皮肤特质设计的防晒剂，这类防晒剂应具有高保护性、高安全性、低刺激性等特点。

为了减轻防晒剂对婴幼儿皮肤的负担，夏季使用防晒剂的 SPF 值尽量不要超过 15 倍，PA 值也应在 + + 左右，且尽量选择物理防晒剂。

2. 青春期皮肤护理　这个年龄段的皮肤护理主要是加强皮肤清洁、控油及保湿和

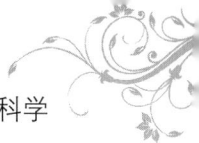

防晒。

（1）皮肤清洁：这个年龄段的皮肤由于皮脂分泌旺盛，易使皮肤有油腻的感觉，且阻塞毛孔，引起痤疮、毛囊炎等皮肤病。因此，应加强皮肤清洁，可选用一些去油洁面产品，清除皮肤表面的灰尘、皮脂、微生物等污垢，并去除老化角质，以保持皮肤清洁，但应注意不要过分清洁皮肤，以免造成皮肤失水，变得干燥。在夏季时可每天使用洁面产品清洁 1～2 次，而在其他季节，一般每天使用洁面产品清洁 1 次即可。

（2）控油保湿：清洁皮肤后，所选择的护肤产品不仅要有保湿的作用，而且可控制油脂分泌，表现为滋润、光滑而不油腻。可选择一些含有南瓜子油等控油成分的保湿产品，剂型一般选择凝胶、乳剂。

（3）防晒：这个年龄段的青少年非常喜欢户外运动，因此，应挑选 SPF 大于 30、PA 大于＋＋的防晒剂，选择的剂型可为乳剂或油剂。

3. 中年时期皮肤护理　这个年龄段皮肤护理的要点除了保湿及防晒外，还可用一些富含营养成分的护肤品及抗老化产品。每周做一次保湿面膜，以达到深层补水的作用，养成外搽防晒剂的习惯，在晚间 11 点至凌晨 1 点皮肤表皮基底细胞增殖速度最快的时间中，可使用一些富含营养成分的晚霜、眼霜补充皮肤的营养成分，除此之外，还要保持充足的睡眠。

4. 老年时期皮肤护理　这个时期皮肤护理要点是：选择含油脂较多的霜剂或乳剂护肤品保湿、滋润皮肤，同时外搽防晒剂，避免色斑产生，最后还需要补充一些抗氧化产品，如维生素 E、维生素 C 等及外用富含营养成分的抗老化护肤品。

（三）根据性别选择化妆品

青春发育期前，男女间皮肤表面皮脂含量无显著差异。青春发育期后（即 13 岁后），在皮脂腺丰富的前额，男性的皮脂量及水含量均明显高于女性；而在皮脂腺较少的前臂屈侧，男女间的皮脂含量、水含量无明显区别。50 岁以后，由于绝经期激素水平的变化，女性的皮脂含量、水含量减少更为明显。

因此，男性需要选择油脂含量少的化妆品，而女性则更需要注意保湿。

（四）根据部位选择化妆品

1. 面部皮肤护理　皮脂腺丰富的部位如前额、鼻部皮脂含量明显高于皮脂腺分布少的部位如前臂屈侧等。因此不同部位的皮肤需要区别对待，尤其对于混合性皮肤而言，皮脂腺丰富的部位需要使用油脂含量少或控油化妆品，皮脂腺分布少的部位需要加强保湿。

由于光老化的影响，曝光部位（如面部、颈部）与非曝光部位（如腹部、背部）的皮肤特性存在差异。曝光部位更应注意防晒、保湿、抗皱。

2. 手部皮肤护理　手部经常暴露在外，经风吹、日晒、污物及化学物质损伤，易变得粗糙，所以美化双手要重视日常护理。

（1）要养成勤洗手的习惯：由于日常工作、生活的需要，手要接触许多东西，因此，要及时将污物及灰尘等有害物洗净，保持手部清洁。

（2）防止化学物品对手的损害：日常使用的洗涤用品对手的损害很大，会加速皮肤老化，发生粗糙干裂，所以在用洗涤用品时应戴上胶皮手套保护皮肤，并用香皂洗净，擦干后，用油性护肤霜滋润皮肤。

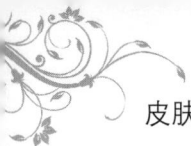

（3）保暖：寒冷季节时皮肤易干燥，再者由于手部皮肤血液循环较差，易发生冻伤，所以出门要戴手套，保护双手。

（4）防晒：夏日要注意涂防晒霜或戴薄手套保护手部皮肤。

（5）坚持做手部运动：平时要注意做一些手部运动，使手部皮肤变得有弹性。

（6）要注意经常修剪指甲，保持指甲的清洁光亮。

3. 足部皮肤护理

（1）赤足行走：赤足走路更有助于强健神经系统和增强抵抗力。在草地、沙地、沙滩和石子路行走不仅锻炼肌肉和关节，更刺激血液循环，增强人体免疫力。

（2）保持足部卫生、干燥：每天坚持用40℃左右的温水洗脚，洗后用柔软毛巾擦脚，应擦干脚裂隙残留水迹，如汗多可在趾间应用爽身粉；足部皮肤干燥容易干裂，经常使用润肤产品可提高皮肤的湿润度和柔韧性。

（3）穿纯棉袜子及合适的鞋子：应尽量穿纯棉的袜子，以保持足部皮肤的干燥。特别是幼儿要选择合适的鞋子，因为幼年时穿不合脚的鞋会导致成年后足部出现问题。

（4）修脚：若足底茧皮有裂纹或开始疼痛，则应在洗脚后用浮石或洗脚前用修脚锉刀将其磨掉，然后涂抹护肤霜。

（5）修剪趾甲：洗澡后趾甲变软，是剪趾甲的好时机。剪趾甲最好留出1毫米的白边。健康的趾甲是粉红色且透明的。

（6）定时做足部检查：每天检查双脚是否有割伤、红肿或溃烂。可用镜子观察脚底。如出现皮肤干皱、脱色青紫、感觉丧失，局部红、肿、热、痛应立即寻求医生诊治。穿鞋宜选择圆头、厚底、面料软、透气性好的软底鞋。每天用温水及中性肥皂洗脚，水温不宜太冷或太热，必要时可用肘测温。

（五）根据环境选择化妆品

不同的地域具有不同的气候特点。中国北方气候偏干燥、多沙尘天气、紫外辐射强，南方气候湿润、紫外线辐射相对温和，因此北方生活需注重保湿、防晒，而南方的湿润天气则需避免使用油脂含量大的化妆品以免影响皮肤新陈代谢。

（六）根据季节选择化妆品

人的皮肤在不同的季节气候条件下，会有些变化，因此使用化妆品不但要根据自己的皮肤性质合理选用，还要根据季节和气候的改变而适时调整。

1. 春天　气候逐渐温暖，皮肤新陈代谢逐渐旺盛，皮脂腺、汗腺分泌逐渐增强，可根据自己皮肤性状，选用保湿效果好的滋润化妆水，油脂适当护肤霜。春天自然界的各种花粉、柳絮满天飞扬，易引起皮肤过敏反应，发生颜面皮炎，面部宜多做清洁护理。此外，紫外线强度加强，需做好防晒。使用防晒系数为15左右的防晒霜。

2. 夏天　气候炎热，皮脂腺泌旺盛，较多的皮脂与代谢产物堆积在皮肤表面，与外界的灰尘、细菌黏合附着，易导致粉刺或脓疱。夏季阳光中强烈的紫外线使皮肤被灼伤，引起日光性皮炎，加速皮肤的老化，使皮肤增厚、粗糙、失去弹性，严重的还会诱发皮肤癌。因此夏季护肤品选择的重点在于控油、防晒和修复皮肤。不宜使用霜、膏型化妆品，选用适当的收敛性或控油化妆品可减少皮肤出油。夏天洗浴次数增加，应注意不要频繁使用洗涤剂，并要选择无刺激性的中性洗面奶、浴液。外出前应在皮肤裸露部位涂上防晒霜或防晒油，防晒系数为15～30，眼睛周围也要抹上专用的防晒眼霜，外

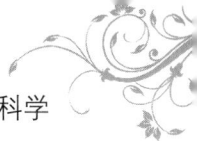

出应带上草帽、阳伞、太阳镜，遮挡紫外线，并注意避开辐射高峰期（上午10点~下午3点）。若有晒伤现象，应及时用冷牛奶或矿泉水冰敷，控制晒后的炎症反应，并使用晒后修复霜，特别注意在晒伤后的两周内不要按摩或使用面膜，以防诱发皮肤敏感。此外，夏季皮肤容易晒黑，晚上使用美白护肤品是不错的选择。

3. 秋季 温度、湿度降低，皮肤代谢逐渐减弱。应适当参加户外运动，让皮肤适应冬天的到来。此时的化妆品的选择应以增加皮肤水分、油脂为目的，如奶液、霜类。也应注意全身应用润肤露。白天外出可使用防晒系数为8~15的防晒日霜。

4. 冬天 寒冷干燥、多风、少雨。皮肤血管收缩，代谢低下，皮肤含水、含脂量明显减少。此时易出现粗糙、脱屑甚至皲裂，也易发生外伤或冻伤。此时化妆品的选择应以营养皮肤、增加皮肤含脂、含水量、柔润皮肤为目的，如含脂较多的冷霜、乳剂、油膏等。勿洗浴过度频繁，洗浴后使用保湿剂。如果皮肤较干燥，晚上可配合使用保湿面膜。冬天同样要注意防晒，可使用防晒系数为8~15的防晒日霜。

二、医学护肤品在皮肤科的应用

本节主要介绍医学护肤品及其在皮肤科中的应用。随着科学技术的发展、基础研究的深入，天然有效成分的开发与应用以及消费者对化妆品的质量与安全性的愈加重视，化妆品制造技术开始借鉴新药的生产模式，一大类注重临床功效的新型化妆品开始形成和发展。它兼具有化妆品和药品的优势，能够有效地改善皮肤、毛发状况，这类化妆品称为医学护肤品。

这类具有临床功效的化妆品在皮肤科的应用使皮肤疾病本身的治疗和皮肤护理有机结合起来，对减少皮肤科外用药物引起的不良反应、加速皮损愈合、减轻患者的不适感等起到了辅助治疗的作用。医学护肤品在皮肤科中应用已成为将来皮肤疾病辅助治疗的一个趋势。

（一）药妆品与医学护肤品的概念与特点

药妆（cosmeceuticals）即药用化妆品及功效性化妆品（treatment cosmetics，therapeutic cosmetics），又称医学护肤品（products dermocosmetic），概念源自化妆品（cosmetics）与药物（pharmaceuticals）的结合，20世纪70年代由美国皮肤科专家Albert Kligman第一次提出。但是到目前为止国际上对其定义尚无统一定论。在欧美国家，它是指作为化妆品销售的具有药物或类似药物特性的活性产品。在日韩，将具有美白、除皱、防晒等功能的化妆品定义为医学护肤品。而我国，药妆品一般用来指代特殊用途化妆品，如育发、染发、烫发、脱毛、美乳、健美、除臭、祛斑、防晒等产品。

1. 医学护肤品的特点 医学护肤品介于传统化妆品与药物之间，兼具两者的优点。与传统化妆品相比，医学护肤品具有以下特点：

（1）药理活性：产品具有药理活性，能在正常皮肤或接近正常皮肤上使用，对皮肤疾病具有一定的辅助治疗效果。

（2）针对性：活性成分的研究开发和生产过程更接近新药标准，所含的主要活性成分的作用更具针对性，作用机理更明确。

（3）安全性：配方精简，不含容易损害皮肤或导致皮肤过敏的物质如色素、香料、防腐剂以及表面活性剂等，各种原料经过严格筛选，所有有效成分及安全性都经过实验室和临床试验，更具安全性。

（4）专业性：仅在药房出售，部分产品可由皮肤科医生处方，由皮肤科医生或药房专业人员针对个人皮肤状况推荐使用相应的适合产品，更具专业性。

2. 医学护肤品的优点

与传统药物相比，医学护肤品的本质是化妆品，具有化妆品的优点。它如同药物，含有针对性的明确的活性成分；但其中的活性成分大都安全性高，无毒副作用，可以每天使用。它的质地与包装具有传统化妆品的特性，能给使用者带来最大程度的愉悦和美的享受。

（二）医学护肤品的成分与作用

按照产品功效，医学护肤品可分为清洁剂、保湿剂、角质剥脱剂、美白剂、防晒剂、芳香安神剂、安抚舒缓剂、止汗剂、除臭剂、生发育发剂、染发剂、脱毛剂、美乳剂、遮瑕剂等。随着精细化工和生物医学的发展，新的功效作用还在不断地开发出来。下面简要介绍常见的产品活性成分（参见"功能性化妆品原料"部分）。

保湿剂能够模拟人体中由水、油、天然保湿因子组成的天然保湿系统，延缓水分丢失，增加表皮水分渗透，为皮肤提供保护，减少损伤，促进修复过程。常用的保湿剂成分有甘油、丙二醇、尿素、尿囊素、杏仁油、矿物油等。可用于日常皮肤护理和伴有干燥症状的皮肤病的辅助治疗。

美白剂作用于黑色素生成的各个环节，可分为酪氨酸酶活性抑制剂、影响黑素代谢剂、黑素细胞毒性剂、化学剥脱剂、还原剂、防晒剂等。常用的美白成分有泛酰巯乙基磺酸钙（Vit B$_5$衍生物）、烟酰胺（Vit B$_3$）、维生素C、曲酸及其衍生物、熊果苷、果酸类、黄酮类化合物等。可用于具有美白需求的正常人与色素沉着性皮肤病患者（如黑变病、黄褐斑、雀斑等）。

防晒剂种类很多，大致可分为物理性防晒剂和化学性防晒剂。近来又出现一类天然提取的植物防晒剂，大多同时具有物理性与化学性防晒原理，更安全有效。它能够减少紫外线对皮肤的不良作用，缓减光线性皮肤病症状，预防皮肤肿瘤，预防光老化。常用的合成防晒成分有对氨基苯甲酸及其酯类、邻氨基苯甲酸酯类、对甲氧基肉桂酸酯类、二苯酮及其衍生物、甲烷衍生物等；常用的植物防晒成分有绿茶、沙棘、黄芩、芦荟等提取物。可用于正常人预防光老化，光感性/光敏性皮肤病患者（如多形性日光疹、红斑狼疮、着色性干皮病等）或因疾病需要正在服用具有光敏性药物的患者。

生发育发剂通过促进头皮血液循环、刺激毛囊上皮分化增殖，能够促进毛发生长，预防毛发非正常脱落。我国的中草药以其安全有效的特点具有强大的应用前景，常用的中药有首乌、黑芝麻、熟地黄、透骨草、生姜、人参、川乌等。可与口服药物配合，用于脱发性疾病的辅助性治疗。

遮瑕剂可以暂时遮盖皮肤瑕疵，改善肤色。根据基本配方的不同可分为油性配方、水性配方、无水配方与无油配方，分别适用于不同肤质。油性配方为油包水配方，主要成分为矿物油、羊毛脂/醇、椰子油、芝麻油、红花油、合成酯类等，滋润度好，适于干性皮肤。水性配方为水包油配方，包含少量的油，其中的色素用相对大量的水乳化，常用的乳化剂有皂类、硬脂酸甘油酯、丙二醇单硬脂酸酯等，质地清爽，适于微干至中

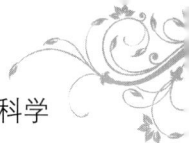

性皮肤。无油配方不含动物、植物、矿物油，但含有其他油性物质，如二甲基硅油、环甲硅油等，适于油性皮肤，不致粉刺、痤疮，不易过敏。无水配方为植物油、矿物油、羊毛脂醇、合成酯类构成的油相与蜡类混合而成，可混入高浓度的颜料，维持时间很长，一般用于舞台化妆。遮瑕剂可用于色素性与血管性皮肤病，改善外观、提升患者自信心。

（三）医学护肤品在皮肤科中的应用

医学护肤品的独特性能使其既可用于正常健康皮肤，也可用于问题皮肤，改善皮肤状况。作为皮肤病的辅助治疗能够缩短疗程，提高生活质量。对于健康皮肤，它能减少刺激，保护与维持正常的皮肤屏障与平衡，抵御外界刺激。对于问题性皮肤，它能降低皮肤敏感性，提高治疗效果，改善外观，减轻治疗副作用，缩短治疗时间，降低复发率，提高生命质量，预防复发，减少发作频率与药物的用量。下面分别论述医学护肤品在几种常见皮肤科病中的应用。

1. 敏感性皮肤　严格来说，敏感性皮肤不是一种疾病，而是皮肤的一种亚健康状态。正常皮肤由于环境季节因素或化妆品使用不当时，皮肤的屏障功能受损，就表现为敏感状态，容易对外界刺激产生过敏反应，同时医学皮肤病（如痤疮、湿疹、脂溢性皮炎等）也会造成皮肤屏障受损，导致皮肤敏感。对于敏感性皮肤，医学护肤品能够舒缓安抚，减轻炎症反应，重建皮肤屏障功能，减少皮肤对外界的过敏反应。

2. 油性皮肤（痤疮、脂溢性皮炎等）　痤疮为毛囊皮脂腺的慢性炎症病变，与雄激素、皮脂分泌增加、毛囊皮脂腺管口过度角化、痤疮丙酸杆菌等有关。医学护肤品能够柔和清洁皮肤，去除多余油脂，溶解角质栓，抗细菌/真菌感染，减轻炎症反应，并能与抗痤疮药物（维A酸，过氧化苯甲酰，红霉素等）协同，降低药物的不良反应。

3. 干燥性皮肤（异位性皮炎、湿疹、银屑病等）　干燥性皮肤由于皮肤缺水引起，皮肤缺水由两方面因素所致，内因包括生理性皮肤老化、皮肤疾病（如鱼鳞病、特应性皮炎、银屑病等），外因包括气候变化（如寒冷、紫外线、空气干燥等）、化学因素（碱性洗涤剂、药物、化妆品使用不当）等。此类患者皮肤多干燥，屏障功能破坏，对外界刺激敏感。医学护肤品能够安全有效的作用于病理状态下的干性皮肤，有效补充皮肤水分及皮脂含量，恢复皮脂膜，缓解瘙痒及减轻皮损，减少微生物繁殖，降低过敏原致敏，减少复发频率，与局部糖皮质类固醇合用时有助于提高药效、缩短疗程，降低其不良反应。

4. 色素沉着　医学护肤品可针对黑色素生成的一些环节，阻断黑色素的生成，并加强皮肤修复保湿，重建及维持皮脂膜结构的完整性，达到均匀提升肤色的美白目的。

5. 毛细血管扩张（泛红、红血丝）　当皮肤长期受紫外线、寒冷、高温刺激或长期使用糖皮质类固醇激素、频繁换肤、过度清洁时，皮肤屏障受损，表皮变薄，两颊、鼻尖可出现肉眼可见的红血丝。医学护肤品能够减少刺激，舒缓镇静，加强保湿，改善毛细血管脆性，减少炎性渗出。

6. 抗衰老　皮肤衰老是一个复杂的过程，主要的临床表现特征是：皮肤出现不同程度的皱纹，皮肤干燥、弹性降低伴色素沉着、肤色灰暗等；其发生机制主要有两个方面：内源性因素和外源性因素。医学护肤品中含有维生素A醛、维生素E的抗氧化成分，可以延缓皮肤的衰老。

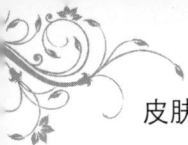

7. 整形/激光术后皮肤　活泉水能够减轻术后红斑，缓解疼痛、瘙痒、紧绷等不适感，促进愈合。术后防晒能够维持手术效果、减少复发，术后医学遮瑕能够减小手术短期内对生活的影响。

此外，医学护肤品还能用于多汗、腋臭、脱毛、脱发、白发等问题皮肤的辅助治疗。总之，医学护肤品能够在清洁皮肤同时保湿润肤，提高皮肤屏障功能，增加角质层含水量，减轻皮肤瘙痒，减轻炎症反应，调节皮肤色素，避光防晒，减少药物用量，减轻药物不良反应，缩短治疗时间，提高治疗效果，改善外观，避免复发，提高生命质量。

医学护肤品作为安全有效的产品，可广泛应用于正常皮肤的日常维护与皮肤疾病的辅助性治疗。皮肤科医生应熟悉产品类型、成分及功效特点，了解医学护肤品的辅助治疗作用，根据患者具体情况合理选择适用有效的产品，充分发挥与治疗药物的互补、协同作用，以期达到更好的治疗效果。

（黄珊珊　李利　何黎）

第八节　化妆品相关法规

一、化妆品卫生法规和条例

为提高我国化妆品的卫生质量，加强化妆品生产、销售、监督和管理，保护消费者的身体健康，近十多年来卫生部和国务院的相关部门制定和发布了一系列化妆品及健康相关产品的法规和条例，其中最重要的是《化妆品卫生规范》。

（一）我国化妆品卫生规范的由来

改革开放政策实施以来，随着我国经济建设的发展和人民生活水平的不断提高，化妆品已经成为我国人民日常生活中不可缺少的物品。为提高化妆品的卫生质量，保护消费者的身体健康，1989 年国务院颁布了《化妆品卫生监督条例》，开始了对化妆品实施卫生监督管理制度。该条例颁布以来，卫生部根据国内外化妆品行业发展的情况，借鉴欧盟、美国、日本等国的管理经验，2002 年首次发布和实施了《化妆品卫生规范》，使之成为我国化妆品生产、销售和监督管理的技术依据和法规。2006 年，卫生部又根据近几年化妆品行业发展的情况和化妆品存在的卫生问题，以及国际上化妆品管理规范的进展，组织有关专家修订了《化妆品卫生规范》，并于 2007 年 1 月 4 日正式发布了新版的《化妆品卫生规范》(2007 年版)，2007 年 7 月 1 日起正式实施。

（二）化妆品卫生规范的作用

新版的《化妆品卫生规范》(2007 年版) 是在充分参考和借鉴了欧盟、美国、日本等国家和地区化妆品安全性评价的最新进展，应用了我国化妆品安全性评价专家的研究成果，并广泛听取了行业协会、企业、专家、世界卫生组织成员国等各方面的意见，在旧版的《化妆品卫生规范》(2002 年版) 的基础上修订而成的。该规范从化妆品的一般卫生要求、禁限用原料、检验评价方法等方面对化妆品做了详细的规定，它既是卫生监督管理部门实施化妆品卫生监督的重要技术依据，也是指导企业进行化妆品生产和销售

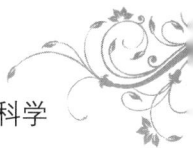

的技术法规。

（三）化妆品卫生规范的内容

新版的《化妆品卫生规范》（2007 年版）包括五部分的内容，第一部分是总则，规定了该规范的适用范围、化妆品的定义、化妆品的卫生要求、化妆品的包装要求、规范性引用的文献和化妆品禁用组分、化妆品组分中的限用物质、化妆品组分中的限用防腐剂、化妆品组分中的限用防晒剂、化妆品组分中的限用着色剂及化妆品组分中暂时允许使用的染发剂的清单目录；第二部分主要介绍化妆品相关的毒理学试验方法，包括了总则和急性经口毒性试验、急性经皮毒性试验、皮肤刺激性/腐蚀性试验、急性眼刺激性/腐蚀性试验、皮肤变态反应试验、皮肤光毒性试验、鼠伤寒沙门氏菌/回复突变试验、体外哺育动物细胞基因突变试验、哺育动物骨髓细胞染色体畸变试验、体内哺育动物细胞微核试验、睾丸生殖细胞染色体畸变试验、亚慢性经口毒性试验、亚慢性经皮毒性试验、致畸试验及慢性毒性/致癌性结合试验等试验的具体要求和方法；第三部分主要是化妆品卫生化学检验方法，包括了总则和汞、砷、铅、甲醇、游离氢氧化物、pH、镉、锶、总氟、总硒、硼酸和硼酸盐、二硫化硒、甲醛、巯基乙酸、氢醌、苯酚、性激素、防晒剂、防腐剂、氧化型染发剂中染料、氮芥、斑蝥素、a-羟基酸、去屑剂、抗生素、甲硝唑、维生素 D_2、维生素 D_3、可溶性锌盐等物质的具体检测方法和要求，以及化妆品抗 UVA 能力仪器检测法的具体规定；第四部分介绍化妆品中的微生物检验方法，内容除总则外，还包括菌落总数、粪大肠菌群、铜绿假单胞菌、金黄色葡萄球菌和霉菌、酵母菌的具体检验的方法和要求；最后一部分是关于化妆品的人体安全性和功效评价检验方法，内容有总则，还有人体皮肤斑贴试验、人体试用试验安全性评价、防晒化妆品防晒效果人体试验（包括防晒化妆品防晒指数＜SPF 值＞测定方法、防晒化妆品防水性能测定方法、防晒化妆品长波紫外线防护指数＜PFA 值＞测定方法）的具体方法和要求。最后这部分是与昆明医学院第一附属医院皮肤科关系最紧密的，需要由经过卫生部有关部门认证并取得资格和授权的临床单位来完成，而前面的检验项目则多数由经过卫生部有关部门认证并取得资格和授权的研究单位（如省级以上的疾病控制与预防中心）来完成。

（四）化妆品其他相关的法规和条例

除上面介绍的《化妆品卫生规范》外，卫生部和国家有关部门多年来还制定和分布了一系列的与化妆品相关的其他法规和条例，如《化妆品卫生监督条例》（1989 年 9 月 26 日国务院批准，1989 年 11 月 13 日卫生部令第 3 号发布）；《化妆品卫生监督条例实施细则》（1991 年 3 月 27 日卫生部令第 13 号发布）；《卫生部健康相关产品评审委员会章程》、《卫生部健康相关产品检验机构工作制度》、《卫生部健康相关产品检验机构认定与管理办法》、《卫生部健康相关产品审批工作人员守则》（以上 4 个文件由卫生部 1999 年 3 月 15 日发布＜卫法监发［1999］第 76 号＞）；《卫生部健康相关产品审批工作程序》卫生部 1999 年 3 月 26 日发布（卫法监发［1999］第 120 号）；《卫生部化妆品申报与受理规定》卫生部 1999 年 4 月 13 日发布（卫法监发［1999］第 150 号）；《化妆品皮肤病诊断标准及处理原则》等 7 项强制性国家标准（＜GB17149.1～17149.7-1997＞于 1998 年 12 月 1 日实施）等。这些法规或条例均可从卫生部相关部门的网站上找到。

二、化妆品其他相关法规

（一）化妆品安全性和功效评价

1. 范围

（1）本规范规定了化妆品安全性和功效评价的人体检验项目和要求。

（2）本规范适用于化妆品终产品的人体安全性和功效性评价。

2. 化妆品人体检验的基本原则

（1）选择适当的受试人群，并具有一定例数。

（2）化妆品人体检验之前应先完成必要的毒理学检验并出具书面证明，毒理学试验不合格的样品不再进行人体检验。

（3）化妆品人体斑贴试验适用于检验防晒类、祛斑类和除臭类化妆品。

（4）化妆品人体安全性检验适用于检验健美类、美乳类、育发类、脱毛类化妆品。

（5）防晒化妆品防晒效果检验适用于防晒指数（Sun Protection Factor，SPF 值）测定、SPF 值防水试验以及长波紫外线防护指数（Protection Factor of UVA，PFA 值）的测定。

（二）人体皮肤斑贴试验

1. 范围

（1）本规范规定了人体皮肤斑贴试验的基本原则、目的、要求、方法和结果解释。

（2）本规范适用于检测化妆品终产品及其原料对人体皮肤潜在的不良反应。

2. 引用标准

（1）化妆品皮肤病诊断标准及处理原则（GB 17149-1-1997）。

（2）化妆品接触性皮炎诊断标准及处理原则（GB 17149-2-1997）。

3. 目的

检测受试物引起人体皮肤不良反应的潜在可能性。

4. 基本原则

（1）选择合格的志愿者作为试验对象。

（2）应用规范的斑试材料进行人体皮肤斑贴试验。

（3）根据化妆品的不同性质，原则上皮肤封闭型斑贴试验时可选用化妆品终产品原物，即洗类皮肤和/或发用类清洁剂应将其稀释成 1% 水溶液为受试物；皮肤开放型斑贴试验试验物可选用化妆品终产品原物，即洗类皮肤和/或发用类清洁剂应将其稀释成 5% 水溶液为受试物，脱毛剂为 10% 稀释物。

5. 受试者的选择

（1）选择 18 岁~60 岁符合试验要求的志愿者作为受试对象。

（2）不能选择有下列情况者作为受试者：

1）近一周使用抗组胺药或近一个月内使用免疫抑制剂者。

2）近两个月内受试部位应用任何抗炎药物者。

3）受试者患有炎症性皮肤病临床未愈者。

4）胰岛素依赖性糖尿病患者。

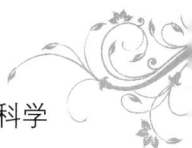

5）正在接受治疗的哮喘或其他慢性呼吸系统疾病患者。

6）在近 6 个月内接受抗癌化疗者。

7）免疫缺陷或自身免疫性疾病患者。

8）哺乳期或妊娠妇女。

9）双侧乳房切除及双侧腋下淋巴结切除者。

10）在皮肤待试部位由于瘢痕、色素、萎缩、鲜红斑痣或其他瑕疵而影响试验结果的判者。

11）参加其他的临床试验研究者。

12）体质高度敏感者。

13）非志愿参加者或不能按试验要求完成规定内容者。

6. 方法

（1）皮肤斑贴试验：可分为皮肤封闭型斑贴试验和皮肤开放型斑贴试验。皮肤封闭型斑贴试验适用于大部分化妆品原物和少部分需要试验前处理的化妆品种类。皮肤开放型斑贴试验适用于不可直接用化妆品原物进行试验的产品和验证皮肤封闭型斑贴试验的皮肤反应结果。

（2）皮肤封闭型斑贴试验

1）按受试者入选标准选择参加试验的人员，至少 30 名。

2）选用合格斑试材料。将受试物放入斑试器内，用量约为 0.020～0.025g（固体或半固体）或 0.020～0.025ml（液体，可滴加在斑试器所附的滤纸片上置于斑试器内）。受试物为化妆品终产品原物时，对照孔为空白对照（不置任何物质），受试物为稀释后的化妆品时，对照孔内使用该化妆品的稀释剂。将加有受试物的斑试器用无刺激胶带贴敷于受试者的背部或前臂曲侧，用手掌轻压使之均匀地贴敷于皮肤上，持续 24 小时。

3）去除受试物斑试器后 30 分钟，待压痕消失后观察皮肤反应。如结果为阴性，于斑贴试验后 24 小时和 48 小时分别再观察一次。按表 4-1（皮肤不良反应分级标准表）记录反应结果。

表 4-1　皮肤不良反应分级标准

反应程度	评分等级	皮　肤　反　应
－	0	阴性反应
±	1	可疑反应；仅有微弱红斑
＋	2	弱阳性反应（红斑反应）；红斑、浸润、水肿、可有丘疹
＋＋	3	强阳性反应（疱疹反应）；红斑、浸润、水肿、丘疹、疱疹；反应可超出受试区
＋＋＋	4	极强阳性反应（融合性疱疹反应）；明显红斑、严重浸润、水肿、融合性疱疹；反应超出受试区

（3）皮肤开放型斑贴试验

1）按受试者入选标准选择参加试验的人员，至少 30 名。

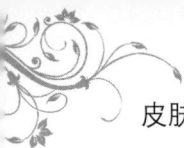

2）以前臂屈侧、乳突部或使用部位作为受试部位，面积5cm×5cm，受试部位应保持干燥，避免接触其他外用制剂。

3）将试验物0.3~0.5g（ml）每天2次均匀地涂于受试部位，连续7天，同时观察皮肤反应，在此过程中如出现皮肤反应，应根据具体情况决定是否继续试验。

4）皮肤反应按开放型斑贴试验皮肤反应评判标准，参见表4-2。

表4-2　开放型斑贴试验皮肤反应评判标准表

反应程度	评分等级	皮肤反应
−	0	阴性反应
±	1	微弱红斑、皮肤干燥、皱褶
+	2	红斑、水肿、丘疹、风团、脱屑、裂隙
+ +	3	明显红斑、水肿、水疱
+ + +	4	重度红斑、水肿、大疱、糜烂、色素沉着或色素减退、痤疮样改变

5）试验物的浓度应按化妆品实际使用浓度和方法而定，即洗类产品如进行稀释时，应将稀释剂或赋型剂涂于为受试部位对侧为对照。

7. 结果解释

（1）皮肤封闭型斑贴试验结果解：30例受试者中出现1级皮肤不良反应的人数多于5例，或2级皮肤不良反应的人数多于2例（除臭产品斑贴试验2级反应的人数多于5例），或出现任何1例3级或3级以上皮肤不良反应时，判定受试物对人体有皮肤不良反应。

（2）皮肤开放型斑贴试验结果解释：在30例受试者中若有1级皮肤不良反应5例（含5例）以上，2级皮肤不良反应2例（含2例），或出现任何1例3级或3级以上皮肤不良反应1例（含1例）以上，判定受试物对人体有明显不良反应。

（三）人体试用试验安全性评价

1. 原则　化妆品人体试验应符合国际赫尔辛基宣言的基本原则，要求受试者签署知情同意书并采取必要的医学防护措施，最大程度地保护受试者的利益。

2. 范围　人体试验安全性评价适用于《化妆品卫生监督条例》中定义的特殊用途化妆品，目前包括健美类、美乳类、育发类及脱毛类化妆品。

3. 试验目的　主要检测受试物引起人体皮肤不良反应的潜在可能性。

4. 受试者的选择　选择18岁~60岁符合试验要求的志愿者作为受试对象。

5. 不能选择有下列情况者作为受试者

1）近一周使用抗组胺药或近一个月内使用免疫抑制剂者。

2）近两个月内受试部位应用任何抗炎药物者。

3）受试者患有炎症性皮肤病临床未愈者。

4）胰岛素依赖性糖尿病患者。

5）正在接受治疗的哮喘或其他慢性呼吸系统疾病患者。

6）在近6个月内接受抗癌化疗者。

7）免疫缺陷或自身免疫性疾病患者。

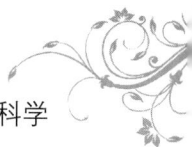

8）哺乳期或妊娠妇女。

9）双侧乳房切除及双侧腋下淋巴结切除者。

10）在皮肤待试部位由于瘢痕、色素、萎缩、鲜红斑痣或其他瑕疵而影响试验结果的判定者。

11）参加其他的临床试验者。

12）体质高度敏感者。

13）非志愿参加者或不能按试验要求完成规定内容者。

6. 皮肤反应分级标准　见表4-3。

表4-3　人体试用试验皮肤不良反应分级标准

皮肤不良反应	分级	皮肤不良反应	分级
无反应	0	红斑、水肿、丘疹、水疱	3
微弱红斑	1	红斑、水肿、大疱	4
红斑、浸润，丘疹	2		

7. 试验方法

（1）育发类产品：按受试者入选标准选择脱发患者30例以上，按照化妆品产品标签注明的使用特点和方法让受试者直接使用受试产品。每周1次观察或电话随访受试者皮肤反应，按表4-1皮肤不良反应分级标准记录结果，试用时间不得少于4周。

（2）健美类产品：按受试者入选标准选择单纯性肥胖者30例以上，按照化妆品产品标签注明的使用特点和方法让受试者直接使用受试产品。每周1次观察或电话随访受试者有无全身性不良反应如厌食、腹泻或乏力等，观察涂抹样品部位皮肤反应，按表4-1皮肤不良反应分级标准记录结果，试用时间不得少于4周。

（3）美乳类产品：按受试者入选标准选择正常女性受试者30例以上，按照化妆品产品标签注明的使用特点和方法让受试者直接使用受试产品。每周1次观察或电话随访受试者有无全身性不良反应如恶心、乏力、月经紊乱及其他不适等，观察涂抹样品部位皮肤反应，按表4-11皮肤不良反应分级标准记录结果。试用时间不得少于4周。

（4）脱毛类产品：按受试者入选标准选择符合要求的志愿受试者30例以上，按照化妆品产品标签注明的使用特点和方法让受试者直接使用受试产品。试用后由负责医生观察局部皮肤反应，按表4-1皮肤不良反应分级标准记录结果。同时观察受试物脱毛情况，有毛发脱落时即可判断受试物有效。

8. 结果安全性评价　育发类、健美类、美乳类产品30例受试者中出现1级皮肤不良反应的人数多于2例（不含2例），或2级皮肤不良反应的人数多于1例（不含1例），或出现任何1例3级或3级以上皮肤不良反应时，判定受试物对人体有皮肤不良反应；脱毛类产品30例受试者中出现3例以上（不含3例）1级皮肤不良反应、或2级皮肤不良反应的人数多于2例（不含2例），或出现任何1例3级及3级以上皮肤不良反应时，判定受试物对人体有明显不良反应。

（四）防晒化妆品防晒效果人体试验

1. 原则　防晒化妆品防晒效果人体试验应符合国际赫尔辛基宣言的基本原则，要

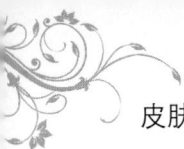

求受试者签署知情同意书并采取必要的医学防护措施，最大程度地保护受试者的利益。

2. 范围　防晒化妆品防晒效果人体试验适用于《化妆品卫生监督条例》中定义的防晒化妆品，目前可检验的项目包括防晒指数（SPF 值）测定、SPF 值防水试验以及长波紫外线防护指数（PFA 值）的测定。

3. 检验结论及报告要求　防晒化妆品防晒效果检验应给出具体检验结果或结论。检验报告应包括下列内容：受试物通用信息包括样品编号、名称、生产批号、生产及送检单位、样品物态描述以及检验起止时间等，试验目的、材料和方法、检验结果和结论。检验结果部分一般用表格表达，应包括受试者一般信息、测试条件、标准对照样品、全部原始测试数据以及统计结果。检验报告应有检验者、校核人和技术负责人分别签字并加盖检验单位公章。

4. 防晒化妆品防晒指数（SPF 值）测定方法

（1）范围

本规范规定了对防晒化妆品 SPF 值的测定方法。

本规范适用于测定防晒化妆品的 SPF 值。

（2）规范性引用文件

1）美国食品和药品管理局（FDA）对防晒产品防晒指数的测定方法。

（Testing Procedure，Federal Register，21 CFR. Part352. 70-73，1999）

2）国际 SPF 值测定方法（欧洲 COLIPA、南非 CTFA 和日本 JCIA）

（International Sun Protection Factor（SPF）Test Method，2006）

（3）定义

1）紫外线波长

短波紫外线（UVC）：200～280nm

中波紫外线（UVB）：280～320nm

长波紫外线（UVA）：320～400nm

2）最小红斑量（Minimal erythema dose，MED）：引起皮肤红斑，其范围达到照射点边缘所需要的紫外线照射最低剂量（J/m²）或最短时间（秒）。

3）防晒指数（Sun protection factor SPF）：引起被防晒化妆品防护的皮肤产生红斑所需的 MED 与未被防护的皮肤产生红斑所需的 MED 之比，为该防晒化妆品的 SPF。可如下表示：

$$SPF = \frac{使用防晒化妆品防护皮肤的\ MED}{未防护皮肤的\ MED}$$

（4）SPF 测定方法

1）光源：所使用的人工光源必须是氙弧灯日光模拟器并配有过滤系统。

①紫外辐射的性质　紫外日光模拟器应发射连续光谱，在紫外区域没有间隙或波峰。

②光源输出在整个光束截面上应稳定、均一（对单束光源尤其重要）。

③光源必须配备恰当的过滤系统使输出的光谱符合表4-4的要求。

光谱特征以连续波段 280～400nm 的累积性红斑效应来描述。每一波段的红斑效应

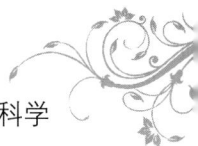

可表达为与 280~400nm 总红斑效应的百分比值，即相对累积性红斑效应 % RCEE（relative cumulative erythemal effectiveness）。光源输出的 % RCEE 要求见表 4-4。

表 4-4　紫外日光模拟器光源输出的 % RCEE 可接受限度

光谱范围（nm）	测量的 % RCEE	
	下限	上限
< 290	< 1.0	
290~300	1.0	8.0
290~310	49.0	65.0
290~320	85.0	90.0
290~330	91.5	95.5
290~340	94.0	97.0
290~400	99.9	100.0

④试验前光源输出应由紫外辐照计检查，每年对光源光谱进行一次系统校验，每次更换主要的光学元件时也应进行类似校验。要求独立专家进行这项年度监测工作。

2）受试者的选择

①选 18~60 岁健康志愿受试者，男女均可。

②既往无光感性疾病史，近期内未使用影响光感性的药物。

③受试者皮肤类型为Ⅰ、Ⅱ、Ⅲ型，即对日光或紫外线照射反应敏感，照射后易出现晒伤而不易出现色素沉着者。

④受试部位的皮肤应无色素沉着、炎症、瘢痕、色素痣、多毛等。

⑤妊娠、哺乳、口服或外用皮质类固醇激素等抗炎药物、或近一个月内曾接受过类似试验者应排除在受试者之外。

⑥按本方法规定每种防晒化妆品的测试人数最少例数为 10，最大例数为 25。

3）SPF 值标准品的制备：见附录Ⅰ、Ⅱ。

4）MED 测定方法

①受试者体位：照射后背，可采取前倾位或俯卧位。

②样品涂布面积不小于 30cm^2。

③样品用量及涂布方法：按 2mg 样品/cm^2 的用量称取样品，使用乳胶指套将样品均匀涂布于试验区内，等待 15 分钟。

④预测受试者 MED：应在测试产品 24 小时以前完成。在受试者背部皮肤选择一照射区域，取 5 点用不同剂量的紫外线照射，16~24 小时后观察结果。以皮肤出现红斑的最低照射剂量或最短照射时间为该受试者正常皮肤的 MED。

⑤测定受试样品的 SPF 值：在试验当日需同时测定下列三种情况下的 MED 值：

a）测定受试者的 MED：根据四项预测的 MED 值调整紫外线照射剂量，在试验当日再次测定受试者未防护皮肤的 MED。

将受试产品涂抹于受试者皮肤，然后按④的方法测定在产品防护情况下皮肤的 MED。在选择 5 点试验部位的照射剂量增幅时，可参考防晒产品配方设计的 SPF 值范围：对于 SPF 值 ≤ 15 的产品，五个照射点的剂量递增为 25%；对于 SPF 值 > 15 的产

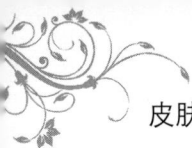

品，五个照射点的剂量递增至少为12%。

b）在受试部位涂SPF标准样品：对于SPF值≤15的产品，可选择低SPF值标准品，对于SPF值>15的产品，最好选择高SPF值标准品（P2或P3）。测定标准样品防护下皮肤的MED，方法同④。

5）排除标准：进行上述测定时如5个试验点均未出现红斑，或5个试验点均出现红斑，或试验点红斑随机出现时，应判定结果无效，需校准仪器设备后重新进行测定。

SPF值的计算

样品对单个受试者的SPF值用下式计算：

$$个体 SPF = \frac{样品防护皮肤的 MED}{未加防护皮肤的 MED}$$

计算样品防护全部受试者SPF值的算术均数，取其整数部分即为该测定样品的SPF值。

估计均数的抽样误差可计算该组数据的标准差和标准误。要求均数的95%可信区间（95%CI）不超过均数的17%（如：如果均数为10，95%CI应在8.3和11.7之间），否则应增加受试者人数（不超过25）直至符合上述要求。

（5）检验报告：报告应包括下列内容：受试物通用信息包括样品编号、名称、生产批号、生产及送检单位、样品物态描述以及检验起止时间等，检验目的、材料和方法、检验结果、结论。检验报告应有检验者、校核人和技术负责人分别签字，并加盖检验单位公章。其中检验结果以表格形式给出如下（表4-5）：

表4-5　标准对照品及样品SPF值测定结果

受试者编号	性别	皮肤类型	年龄	标准品SPF值	待检样品	SPF
01						
02						
03						
04						
05						
06						
07						
08						
09						
10						
平均值 X						
标准差 SD						
95%CI						

附 I　低SPF标准品的制备方法

A1 在测定防晒产品的SPF值时，为保证试验结果的有效性和一致性，需要同时测定防晒标准品作为对照。

A2 防晒标准品为8%水杨酸三甲环己酯制品，其SPF均值为4.47，标准差

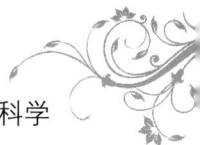

为 1.297。

A3 所测定的标准品 SPF 值必须位于已知 SPF 值的标准差范围内，即 4.47 ± 1.297，在所测 SPF 值的 95% 可信限内必须包括 SPF 值 4。

A4 标准品的制备见表 4-6：

表 4-6　防晒标准品的制备

成分	重量比%
A 液：	
羊毛脂（Lanolin）	5.00
胡莫柳酯（水杨酸三甲环己酯 Homosalate）	8.00
白凡士林（White petrolatum）	2.50
硬脂酸（Stearic acid）	4.00
对羟基苯甲酸丙酯（Propylparaben）	0.05
B 液：	
对羟基苯甲酸甲酯（Methylparaben）	0.10
EDTA 二钠（Edatate disodium）	0.05
1，2-丙二醇（Propylene glycol）	5.00
三乙醇胺（Triethanolamine）	1.00
纯水（Purified water）	74.30

制备方法　将 A 液和 B 液分别加热至 72～82℃，连续搅拌直至各种成分全部溶解。边搅拌边将 A 液加入 B 液，继续搅拌直至所形成的乳剂冷却至室温（15～30℃），最后得到 100g 防晒标准品。

附Ⅱ　高 SPF 标准品（P2、P3）的制备方法

高 SPF 标准品（P2、P3）的具体配方、生产工艺和质量标准见国际 SPF 值测定方法（International Sun Protection Factor（SPF）Test Method，2006）的附件 V。

5. 防晒化妆品防水性能测试方法

（1）引言：从防晒化妆品发展的历史看来，防晒产品具备抗水抗汗功能是一项经典的属性。由于防晒化妆品尤其是高 SPF 值产品通常在夏季户外运动中使用，季节和使用环境的特点要求防晒产品具有抗水抗汗性能，即在汗水的浸洗下或游泳情况下仍能保持一定的防晒效果。具有防水效果的产品通常在标签上标识"防水防汗"、"适合游泳等户外活动"等。

（2）规范性引用文件：美国食品和药品管理局（FDA）对防晒产品防晒指数的测定方法。（Testing Procedure，（Federal Register/Vol 64，No 98/1999））

（3）设备要求：室内水池，旋转或水流浴缸均可，水温维持在 23℃～32℃，水质应新鲜。记录水温、室温以及相对湿度。

（4）检验方法

1）对防晒品一般抗水性的测试：如产品宣称具有抗水性，则所标识的 SPF 值应当是该产品经过下列 40 分钟的抗水性试验后测定的 SPF 值：

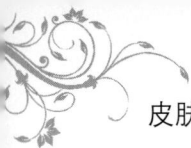

①在皮肤受试部位涂抹防晒品，等待 15 分钟或按标签说明书要求进行。

②受试者在水中中等量活动或水流以中等程度旋转。

③出水休息 20 分钟（勿用毛巾擦试验部位）。

④入水再中等量活动 20 分钟。

⑤结束水中活动，等待皮肤干燥（勿用毛巾擦试验部位）。

⑥按本规范规定的 SPF 测定方法进行紫外照射和测定。

2）对防晒品优越抗水性的测试：如产品 SPF 值宣称具有优越抗水性（very water resistant），则所标识的 SPF 值应当是该产品经过下列 80 分钟的抗水性试验后测定的 SPF 值：

①在皮肤受试部位涂抹防晒品，等待 15 分钟或按标签说明书要求进行。

②受试者在水中中等量活动 20 分钟。

③出水休息 20 分钟（勿用毛巾擦试验部位）。

④入水再中等量活动 20 分钟。

⑤出水休息 20 分钟（勿用毛巾擦试验部位）。

⑥入水再中等量活动 20 分钟。

⑦出水休息 20 分钟（勿用毛巾擦试验部位）。

⑧入水再中等量活动 20 分钟。

⑨结束水中活动，等待皮肤干燥（勿用毛巾擦试验部位）。

⑩按本规范规定的 SPF 测定方法进行紫外照射和测定。

（5）标识问题：参照产品防水试验前标识的 SPF 值或预测的 SPF 值，如果洗浴后测定的数值减少超过 50%，则该产品不得标识具有防水功能。

6. 防晒化妆品长波紫外线防护指数（PFA 值）测定方法

（1）引言：标识和宣传 UVA 防护效果或广谱防晒在防晒化妆品市场越来越普遍。其中针对防晒化妆品标签上 PFA 值或 PA + ~ + + + 表示法的人体试验较为常用，并得到国际上多数国家、化妆品企业以及消费者的认可。

（2）规范性引用文件：UVA 防止效果测定法基准（日本化妆品工业联合会：紫外线防止用化妆品紫外线防止效果，2003 年）。

（3）定义

1）紫外线波长

短波紫外线（UVC）：200 ~ 280nm

中波紫外线（UVB）：280 ~ 320nm

长波紫外线（UVA）：320 ~ 400nm

2）最小持续性黑化量（Minimal persistent pigment darkening dose，MPPD）：即辐照后 2 ~ 4 小时在整个照射部位皮肤上产生轻微黑化所需要的最小紫外线辐照剂量或最短辐照时间。观察 MPPD 应选择曝光后 2 ~ 4 小时之内一个固定的时间点进行，室内光线应充足，至少应有两名受过培训的观察者同时完成。

3）UVA 防护指数（Protection factor of UVA，PFA）：引起被防晒化妆品防护的皮肤产生黑化所需的 MPPD 与未被防护的皮肤产生黑化所需的 MPPD 之比，为该防晒化妆品的 PFA 值。可如下表示：

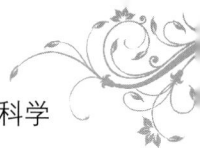

$$PFA = \frac{使用防晒化妆品防护皮肤的\ MPPD}{未防护皮肤的\ MPPD}$$

（4）试验方法

1）选择受试者及试验部位

①18 岁 ~60 健康人，男女均可。

②皮肤类型Ⅲ、Ⅳ型。

③受试者应没有光敏性皮肤病史。

④试验前未曾服用药物如抗炎药、抗组胺药等。

⑤试验部位选后背，受试部位皮肤色泽均一，没有色素痣或其他色斑等。

2）受试者人数：每次试验受试者的例数应在 10 例以上，最大例数为 20。

3）样品剂量：使用样品剂量约 $2mg/cm^2$ 或 $2\mu l/cm^2$。以实际使用的方式将样品准确、均匀地涂抹在受试部位皮肤上。受试部位的皮肤应用记号笔标出边界，对不同剂型的产品可采用不同称量和涂抹方法。

4）样品涂抹面积：样品涂抹面积约 $30cm^2$ 以上。为了减少样品称量的误差，应尽可能扩大样品涂布面积或样品总量。

5）等待时间：涂抹样品后应等待 15 分钟以便样品滋润皮肤或在皮肤上干燥。

6）紫外线光源：应使用人工光源并满足下列条件：①可发射接近日光的 UVA 区连续光谱。光源输出应保持稳定，在光束辐照平面上应保持相对均一；②为避免紫外灼伤，应使用适当的滤光片将波长短于 320nm 的紫外线滤掉。波长大于 400nm 的可见光和红外线也应过滤掉，以避免其黑化效应和致热效应；③上述条件应定期监测和维护。应用紫外辐照计测定光源的辐照度、记录定期监测结果、每次更换主要光学部件时应及时测定辐照度以及由生产商至少每年一次校验辐照计等。光源强度和光谱的变化可使受试者 MPPD 发生改变，因此应仔细观察，必要时更换光源灯泡。

7）最小辐照面积：单个光斑的最小辐照面积不应小于 $0.5cm^2$（$\phi8mm$）。未加保护皮肤和样品保护皮肤的辐照面积应一致。

8）紫外线递增幅度：紫外辐照剂量递增进行多点递增紫外辐照时，增幅最大不超过 25%。增幅越小，所测的 PFA 值越准确。

9）PFA 值计算方法 用下式计算：

$$PFA = \frac{MPPDp}{MPPDu}$$

MPPDp：测试产品所保护皮肤的 MPPD。

MPPDu：未保护皮肤的 MPPD。

计算样品防护全部受试者 PFA 值的算术均数，取其整数部分即为该测定样品的 PFA 值。估计均数的抽样误差可计算该组数据的标准差和标准误。要求标准误应小于均数的 10%，否则应增加受试者人数（不超过 20）直至符合上述要求。

（5）UVA 防护效果的标识方法：UVA 防护产品的表示是根据所测 PFA 值的大小在产品标签上标识 UVA 防护等级 PA（Protection of UVA）。PFA 等级应和产品的 SPF 值一起标识。PFA 值只取整数部分，按下式换算成 PA 等级：

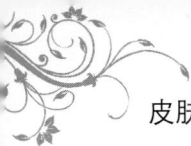

PFA 值小于 2	无 UVA 防护效果
PFA 值 2～3	PA +
PFA 值 4～7	PA + +
PFA 值 8 或 8 以上	PA + + +

附Ⅲ 标准品制备

标准品配方及制备工艺如下：

标准品配方：

A1	纯化水	Purified Water	57.13%
A2	缩二丙二醇	Dipropylene Glycol	5.00%
A3	氢氧化钾	Potassium Hydroxide	0.12%
A4	EDTA 三钠	Trisodium Edetate	0.05%
A5	苯氧乙醇	Phenoxyethanol	0.30%
B1	硬脂酸	Stearic Acid	3.00%
B2	单硬脂酸甘油酯	Glyceryl Monostearate，Selfmulsifying	3.00%
B3	十六/十八混合醇	Cetearyl Alcohol	5.00%
B4	矿脂或凡士林	Petrolatum	3.00%
B5	三-2-乙基己酸甘油酯	Glyceryl Tri-2-ethylhexanoate	15.00%
B6	甲氧基肉桂酸辛酯	2-Ethylhexyl p-Methoxycinnamate	3.00%
B7	4-叔丁基-4'-甲氧基二苯甲酰甲	4-tert-Butyl-4'-Methoxydibenzoylmethane	5.00%
B8	对羟基苯甲酸乙酯	Ethyl Parahydroxybenzoate	0.20%
B9	对羟基苯甲酸甲酯	Methyl Parahydroxybenzoate	0.20%

制备工艺：

分别称出 A 液中原料，溶解在纯水中，加热至 70℃；分别称出 B 液中原料，加热至 70℃直至完全溶解；把 B 加入 A 中，混合、乳化、搅拌、冷却。上述方法制备的标准品，其 PFA 值为 3.75，标准差（standard deviation）1.01。

（李利 赖维 刘玮）

第五章 激光与光子美容治疗技术

第一节 激光与光子基础知识

一、电磁辐射

（一）电磁辐射波谱

目前电磁辐射（electromagnetic radition EMR）已被广泛地应用于各个领域。电磁波是电场和磁场交替所形成的波。在交流电的高压线下，电磁场同样地在反复交替，同样会形成低频率的电磁波，因此在高压线下，收音机等用品常会受到一定程度的烦扰。电磁波谱包括短波长的 X 线（X-rays）和伽马射线（gamma rays）至长波长的微波和无线电。大多数激光处在可见光部分（波长为 400~700nm），这个部分即是可见光。处在其他部分的电磁波，尽管是不可见的，有时也称为光，因为这样更方便和直观易懂。在这一光谱中，很多波长的光应用于临床，可见光部分的应用尤其广泛。其中射频（radiofrequency energy，RF）也是电磁辐射领域中应用得非常广泛的能量方式，如无线电波、手机通讯、微波等，这些技术已在电讯、电台和其他领域得到成功地应用。这类技术的广泛使用，使人类充斥在一个射频的环境中，以至于有人提出了"电磁辐射污染"的这一新的概念。长期暴露在低频的电磁场中是否会损害人体的健康是成为公众所关心的问题，但至今这些问题还没有一个权威的机构来证实其安全性。（图5-1）

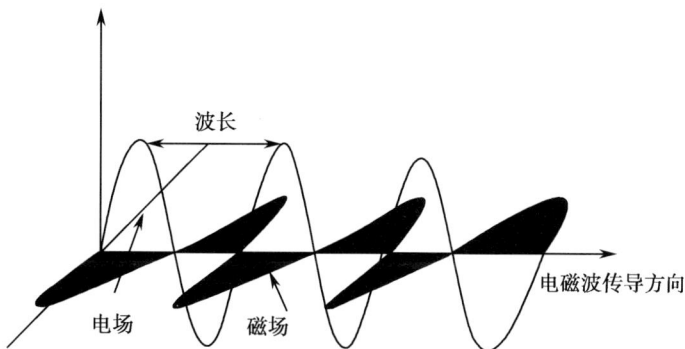

图5-1 电磁辐射模拟图

（二）电磁辐射的特性

电磁辐射波具有两种特性：波的特性和粒子特性。电磁辐射表现为电场和磁场的快速更替，因此具有波的特征。各种不同射线的主要差别在于它们的振荡频率不同，当然不同的振荡频率其波长不同，所携带的能量强度也不同。正因为频率的不同，它们与组织的作用方式和结果也不同，医疗中正是利用这些不同的作用结果和方式进行治疗的。

和所有其他波相关的现象一样，电磁辐射能量具有波长和频率。波长（λ）是指一个完整的电磁波循环；频率（f）是指每秒钟电磁波经过某一点的数量。

由于在一个给定的介质中，光的速度是不变的，因此电磁辐射波如果频率高，则波长就会短，相反频率低则波长长。电磁辐射波的波谱，它包含了电磁辐射能量的各种形式的波，从频率极低/波长很长的低频率能量（ELF），到频率极高而波长非常短的 X 线和 γ 线等。

电磁辐射波的粒子特性表现为它所携带的能量是以光子的形式进行传导的，也就是说电磁辐射波的能量要么就是一个光子的能量，要么就是两个光子的能量，没有中间的能量方式。换言之，电磁辐射波的能量释放并不表现为连续而"光滑"的模式，而是呈现出粒子的特点。电磁辐射波的这一特性是激光产生的重要因素。

（三）电磁辐射的能量

电磁辐射的所有作用，包括激光对皮肤的照射，都是从对电磁波的吸收开始的。电磁波是能量的一个基本形式，根据 Planck's 定律：波长较长的光子所携带的能量要较短波长光子的能量低。电磁波的谱从长波长，低光子能量的一端开始，依次包括无线电波（radio waves）、微波（Micro waves）、红外线（infrared radiation）、可见光（Visible radiation）、紫外线（Ultraviolet radiation）、X 线（X-rays）等。了解电磁波的能量单位对了解激光-组织间相互作用来说是非常重要的。

能量（energy）是以焦耳（joules. J）来描述的。单位面积的能量大小称为能量密度（fluence），有时也称为剂量（dose），常用 J/cm^2 表示。能量释放的速度称为功率（Power），用瓦特（Watts. W）来描述，1 瓦特就是每秒 1J（即 W = J/sec）。因此，每单位面积中的瓦特数就是每单位面积中能量释放的速度，这称为辐射度（irradiance），常用 W/cm^2 表示。激光的照射时间（对脉冲激光来说称为脉冲宽度）是非常重要的，因为这决定了整个能量释放的时间。在皮肤病学中所使用的激光照射时间从数秒到纳秒（nanoseands1，10^{-9} 秒）均有。能量密度即是辐射度乘以照射时间。其他重要的因素还有激光的光斑大小（它很大程度上影响了能量在皮肤内的强度），对光线是否会发生汇聚、发散或弥散以及在光斑范围内激光的辐射度的均一性有一定的影响。

在脉冲激光与光子的治疗过程中，能量密度通常是最重要的治疗参数之一，它与疗效相关，也与并发症有关。当激光或光子的能量密度释放超过了正常皮肤所能承受的极限的时候，皮肤就会被灼伤产生并发症。而在弱激光或光动力学治疗过程中，光子输出的速度，也就是功率就显得重要一些，因为单位时间上所接受的总焦耳数往往与疗效的关系更密切。

<h1 style="text-align:center">二、激　　光</h1>

(一) 自发释放与受激释放

能够产生激光的物质(原子、分子、离子、化合物等状态)在特殊的条件下(电、光激发)发生离子数反转,通过谐振腔的放大所释放出来的光就是激光。换言之,激光就是受激释放并发放大的光(light amplification by stimulated emission of radiation, Laser)。

包绕在原子或分子外周的电子能以多种能量的水平方式(轨道)存在。当这些电子处在能量最低的水平状态时,称为静态(resting state),处在这一状态的电子较为稳定。当电子能量水平发生改变时或电子轨道发生改变时,原子或分子能以光子的形式释放或储存能量。当一个处在静态时的电子,吸收特定波长的光波的光子后,电子能从低能量的轨道跃迁到高能量的轨道中,因而能转变为受激发态(excited state),这种状态的电子不稳定,通常会自动释放出 1 个光子的能量,恢复到静态。能量释放的这一过程称为电磁波的自发释放(spontaneous emission of radiation)。(图5-2)

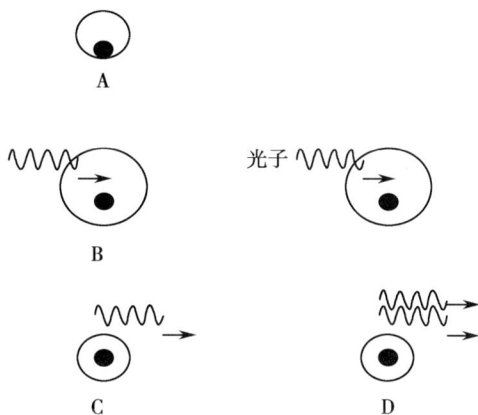

图 5-2

A. 原子外围处于静态时的电子；B. 原子外周电子吸收能量后转变为受激态；C. 自发释放；D. 受激释放

电磁波的释放也能通过激发来产生。在自发释放的过程中,能量较高的电子轨道转变为低能量状态。如果处在受激状态的电子被另外一个相当能量的光子激发后,电子轨道的这一转变会发生得要早一些,结果导致 2 个光子的释放。这两个光子在方向及周相上是完全相同的。光子的这一释放过程称为受激释放(stimulated emission of radiation)。这些因激发所释放出来的光子可进一步激发受激态的相同类型原子,使其释放更多的光子。

(二) 离子数反转和谐振腔

在正常情况下,大多数的电子处在静态,受激状态的电子很少。如果要增加受激释放的可能性,一定要提高受激状态电子的比例,使处于受激状态的电子数多于处在静态的电子数,这一过程称为离子数反转(Population inversion)。这对于产生激光来说是一个先决条件,这样光子激发受激状态电子的可能性会大大增高,释放出来的光子又能以同样的方式再激发产生新的光子。

要想增加受激状态电子的比例达到离子数反转,使光子的受激释放频繁发生的程度,就必须提供外源性的能量,提供这一能源的系统,就称为泵(Pumping system)。

了解了这些才能有助了解激光的产生,在激光谐振腔内需要有一个外源性的能量(泵)来营造离子数反转的状态。在谐振腔内,光子能被处在两端的反射镜沿轴线方向反射回来，并进一步激发光子的产生。这两个反光镜中有一个是部分反光的，这样有一部分光能量能被释放出来，所释放出来的这一人工光源就是激光。（图5-3）

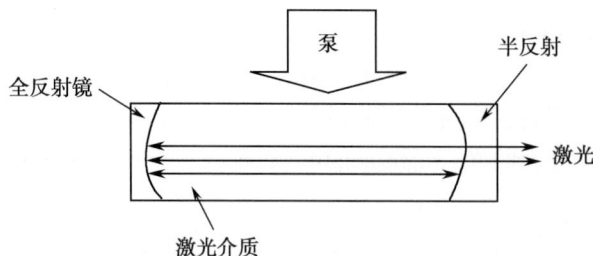

图5-3　谐振腔与激光的产生

激光介质是产生激光的物质，它提供了产生光子时受激释放的电子，在谐振腔内填充的这些介质可以是固体、液体或气体的，谐振腔内的介质决定了激光器产生激光的波长。而泵的种类也很多。

（三）激光的物理特性

激光具有几个独特的物理特性：

1. 单色性　激光与普通光及太阳光不同，它的波长是单一的或波长范围很窄，颜色呈单一颜色，其波长由填充在激光腔内的激光介质所决定。激光的单色性是非常重要的，这使得选择性光热作用成为可能，因为激光必须被特异的靶目标吸收，如黑色素或血红蛋白，才能发挥治疗作用。

2. 相干性　激光的光波表现在时间和空间上具有高度统一性，换言之，激光的光子振动方向和幅度以及传播方向等各方面，在某一特定的时间点上是完全一致、完全相同的，好像拷贝出来的性质完全相同那样。

3. 平行性　由于激光光波是在时间和空间的统一，这就使激光在传播的过程中很少发生弥散，而是平行地进行传播，这一特性使激光在传播很远的距离后，光束仍然不发生弥散。

4. 高能量和易于聚焦　由于激光波长较为单一，相干性好，所以激光能几乎聚焦成一点，并具有非常高的能量。

（四）激光的分类

激光器依据激光产生的介质（激光腔内所填充的介质）的不同可有不同的名称，如介质为 CO_2，则产生 10600nm 的激光，故称为 CO_2 激光，如填充的介质为红宝石，则产生的激光波长为694nm，故也称为红宝石激光。

激光依据其释放能量的方式，可分为连续激光（continuous）、半连续激光或准连续激光（quasicontinuous）和脉冲激光。连续激光是以稳定的连续的光束释放其激光能量的，如：CO_2 激光、氩离子激光、氪离子激光、氪离子染料激光等。与连续激光不同，脉冲激光的能量是以脉冲的形式释放的，即治疗剂量的激光能量能在一个固定的（有时也可以调节）时间内（脉冲宽度）释放出来（称为一个脉冲），而每个脉冲之间的时间是可控制的。依据脉冲宽度，这类激光又可分为长脉冲激光（其脉冲宽度为毫秒级）和短脉冲激光（脉冲宽度为纳秒级）。这类激光有：Q-开关激光（Q-开关红宝石激光、

Q-开关翠绿宝石激光、Q-开关 Nd：YAG 激光）、长波长的倍频 Nd：YAG 激光、脉冲 CO_2 激光等。半连续激光也是以脉冲的形式来释放能量的，所不同的是每个脉冲之间的间隔时间非常短暂，也不可调节，使得能量是以紧密连接在一起的脉冲群的形式释放出来，所以其临床效果和连续激光的效果非常相似，如铜蒸气激光。由于在临床疗效上和连续激光非常相似，所以，有时也将半连续激光称为连续激光。

（五）临床激光系统

1. 连续激光　如二氧化碳激光、氩激光、铜蒸气激光、氪-泵染料和氦激光、氖激光等，这类激光由于治疗的选择性不好，因此在美容皮肤科的治疗中不能满足患者和医生的要求，故很少直接应用。

2. 用于血管性病变治疗的激光　迄今为止尚没有非常理想的激光系统能对所有的皮肤血管性疾病都能有效，然而对一些浅表的、比较单纯的血管性疾病的治疗来说，很多脉冲激光都能获得非常理想的治疗效果。例如脉冲激光治疗浅表的鲜红斑痣非常有效，通常能在 1~2 次的治疗后基本消退。但是，对于病变较深的皮损或者血管内皮及间质有明显增生的血管性疾病，治疗仍然非常困难。因此激光治疗良性血管性病变是激光技术中的一个最大的挑战。目前用于血管性疾病的激光系统主要有染料激光（585nm、595nm）、倍频 Nd：YAG 激光（532nm）、长脉冲红色激光（755nm、810nm）和近红外线激光（980nm、1064nm），脉冲宽度大多为毫秒级。血管-光动力治疗激光是一种利用光敏剂进行治疗的方法，疗效比较理想，所使用的激光为连续激光，如连续氦激光（418nm）、铜蒸气激光（755nm）和连续倍频 Nd：YAG 激光（532nm）等。

3. 用于色素性疾病治疗的激光　Q 开关激光是应用选择性光热作用原理最为成功的激光，解决了美容皮肤科中大多数色素性皮肤疾病的治疗问题。色素性皮肤疾病依据病变所在的部位不同，治疗激光的波长明显不同，长波长的激光适合治疗深部皮损，而短波长的激光适合治疗浅部皮损。常用的有色素性染料激光（510nm）、Q-开关红宝石激光（694nm）、Q-开关翠绿宝石激光（755nm）、Q-开关掺钇钕石榴石激光（1064nm）和倍频激光（532nm）等。

4. 脱毛激光　脉冲激光的诞生，使得无创性长久性脱毛成为可能，但是不同人种其毛发的颜色和粗细均存在一定的差异。对于黄种人来说，激光脱毛仍然是非常安全而有效的。常用的激光有红宝石激光、长脉冲翠绿宝石激光、半导体激光、Nd：YAG 激光、Q-开关 Nd：YAG 激光。然而临床实践证明，Q 开关激光进行脱毛疗效不理想，即便同时使用碳粉，也很难达到理想的治疗效果。

5. 红外线激光　可刺激新的胶原产生和改善肤质，而不延长痊愈时间，并避免引起气化型表皮重建（ablative resurfacing）激光设备的副作用，这就是非气化性激光。这类激光多数为红外线激光，因其引起的风险和不便很小，因此备受医生和患者的青睐。这类激光有 Nd：YAG1064nm 激光、Nd：YAG1320nm 激光、半导体 1450nm Er：glass1540nm 激光等，其共同特点是脉冲宽度较宽，以水和胶原作为激光的作用靶位（色基），刺激真皮启动真皮愈合程序，达到非气化嫩肤的作用。

6. 紫外线激光　准分子激光器是 20 世纪 70 年代末发展起来的一种脉冲激光器，它的主要特点是波长短、功率高。它的工作物质是稀有卤化物，如氟化氩、氯化氖、氟化氙等，输出波长是从真空紫外到可见光区域，有光斑式和扫描式两种能量输出方式。

目前临床常用单波长 308nm 的氯化氙光斑式准分子激光治疗白癜风。

三、强　光

(一) 脉冲强光

脉冲强光虽然不是激光，但其工作原理与激光一样，在美容皮肤科治疗中，同样遵循选择性光热作用原理。它是由闪光灯产生和发射的是一种波长为 500nm～1200nm 的强复合光，同样具有两种特性：粒子性（光子的能量是以光子为单位进行释放的）和波的特性（具有一定的频率和振幅）。临床上依据不同的治疗要求，在治疗时脉冲强光可采用不同的滤光镜（即治疗头或手具），滤掉短波长的光源，从而获得不同区间的光进行治疗。治疗设备通常配合有相匹配的计算机软件，使得光以特定的模式输出，来满足治疗要求，这一点不同于激光，因为大多数情况下，激光的输出模式是难以改变和调整的。

(二) 强光治疗设备

最早的脉冲强光治疗设备是 PhotoDerm VL，由 ESC-Sharplan（Lumenis Inc.）公司于九十年代初开发，用于腿部静脉的治疗。在其十多年的开发和改进过程中，分别推出了 Vasculight（第二代光子机）、Quantum（第三代光子机）和 Lumenis One（第四代光子机）。新一代的光子设备增强了对光子能量的控制能力，改变了光子脉冲发射的形态，使治疗变得随心所欲、安全性增加，同时也拓展了临床适应证。OPT 技术（Optimal Pulse Technology）就是一种控制光子的发生、发射过程的技术，保证光子能量的发射完全在控制之中。

除了 Lumenis 公司外，很多其他公司也陆续加入了光子治疗设备的生产中，如 Palmar、Cutera、Candela、Syneron、Swansea、Horsholm 和 Alma 等公司等纷纷推出了他们自己的产品，这使得光子市场出现了空前的繁荣景象，各设备虽然各具特点，但是均有类似的光谱（500nm～1200nm）或其中的区间光谱，脉冲宽度也非常类似，均为毫秒级。也有的设备能发射多脉冲光，其临床适应证也基本一致。就设备本身而言，主要由电源、控制系统和治疗头组成，不同公司的产品控制系统可能相差很大。一些新开发的产品也开始具备了 Lumenis One 的特点：均匀脉冲、多脉冲模式、便利的滤光片、同步冷却、高能量输出等。

(三) 脉冲强光的临床应用

1. **色素沉着斑**　皮肤色素斑增加是我国人种在发生光老化时最明显的特征，IPL 对表皮来源的皮肤色素增加性疾病的疗效比较理想，如雀斑、日光性黑子、脂溢性角化等都有非常理想的疗效。据报道在亚洲人种中，IPL 对这类皮肤疾病治疗 90% 以上的患者能得到明显的疗效。当然新一代的 IPL 所释放的脉冲形态呈砖块状，能量的释放比较均匀，一方面治疗安全，另一方面治疗适应证也比较多，过去黄褐斑一直是治疗的"禁区"，但近来一些医师使用 OPT-IPL（Lumenis One）治疗获得成功，但治疗的能量设置要较雀斑更为保守，并且要防止色素沉着的发生。

2. **血管性疾病**　IPL 对皮肤表浅的血管扩张疗效比较好，如面部毛细血管扩张。对血管畸形（如鲜红斑痣）的疗效也有很好的疗效，尤其是具有 OPT 模式的 IPL（Lume-

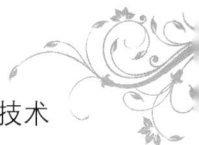

nis One）对鲜红斑痣具有不错的疗效。而血管瘤则不建议使用 IPL 治疗，因为血管瘤的损害太深，治疗效果不很好。当然 IPL 治疗的效果与医师治疗的技巧有很大关系，仅仅按照公司推荐的参数机械地进行治疗则很难获得满意的疗效。强光治疗皮肤血管性疾病的特点是通常需要多次反复的治疗，而疗效通常是多次治疗后累积的结果，这一点与激光不同，通常激光治疗能出现所谓"立竿见影"般的疗效。

3. 脱毛　尽管普遍认为，激光单色性好、相干性强是"金标准"式的脱毛，但是新近的一些研究提示，新一代的强光其脱毛的疗效类似于激光。尽管目前脱毛技术非常成熟，也非常有效，但要达到绝对意义上的永久脱毛效果（永远不再有任何毛发的生长）是非常困难的，无论使用什么类型的激光或者新一代的强光进行脱毛治疗，只能做到长久性的毛发脱减而不是永久性除毛，即使是联合使用射频和 IPL 的技术（E 光）也不例外。

4. 嫩肤　在我国，Photorejuvenation 被翻译成光子嫩肤。最初这是一种利用 IPL 治疗皮肤光老化的技术，治疗后患者皮肤外观能获得较大改善的治疗方法。光老化的皮肤改变通常由皮肤色素斑的增加、毛细血管扩张和皮肤质地改变等组成。要想对光老化治疗获得满意的成功，单纯治疗任何一种皮肤问题都不理想，只有同时解决这三种皮肤问题，才能获得所谓的"嫩肤"的效果。由于 IPL 是一种"复合光"，而且具有较长的脉冲宽度，因此对这三类皮肤损害都有一定的疗效。如果就某一皮损的单独的治疗效果而言，IPL 的疗效也许不及激光好，如去斑和治疗毛细血管扩张，激光的作用可能来的更快也好，但是就嫩肤的综合效果来看，IPL 仍然是非常有优势的，因为经过 IPL 治疗后通常这三种皮损均能获得一定程度的效果，包括色素斑减淡/消除、毛细血管扩张改善/消除、皮肤光滑洁净、细小皱纹的消除、轻微的紧致皮肤作用等，因此其综合的疗效就显得非常显著。但是这种疗效的获得需要一系列的多次的治疗后才能获得。要取得较理想的疗效，每月进行一次治疗，应治疗连续 3 ~ 5 次，疗效虽然有差异，但大多数显示出良好的治疗效果，尤其是对色素性皮损，见效快，疗效高，能有效地改善皮肤质地，治疗安全，副作用相对较少，几乎不影响患者的上下班。

四、射　频

无线电和微波都是电磁辐射能量，统称为射频（radiofrequency energy，RF），其能量可以电或磁的形式（波）在空间存在并传播；频率范围很宽，可以在数百 KHz 到数百 MHz 的范围内。射频在各个领域都得到了广泛应用，如收音机、手机等。日常生活中的微波炉也是典型的射频技术，其加热效应显示了电磁辐射对水作用良好，这也是高能量 RF 照射人体有害的主要原因。

非放射性（none ionizing）			放射性（ionizing）		
			可见光		
高压线	电台/TV，	微波	红外线	紫外线	X 线和伽马线
（频率） 10	10^5	10^{10}	10^{15}	10^{20}	10^{25}

它们的辐射以及所伴随的现象通过能量（energy）、辐射（radiation）和场（fields）来讨论和理解。

（一）射频场的能量单位

由于电磁辐射场由电和磁两个场所组成，所以 RF 场能用这两个场来衡量其大小。通常用每平方米的瓦特数（W/m）来表达和测量电场的大小，而用每平方米的安培数（A/m）来表达和测量磁场的大小。另外用来表达 RF 场大小的单位是功率密度（Power density）。这个单位是用来精确记录一个远离发射源的区域中能量的大小的，如每单位面积中的毫瓦数（mW/cm^2）。

（二）RF 的生物学作用

1. 能量　RF 对于组织的生物学作用是热学的作用，RF 能量能使组织迅速地加热，就像微波炉中烹饪食物一样，因此暴露在高 RF 辐射下对机体是有害的，如超过 $100mW/cm^2$ 时，能非常明确地引起组织的加热并引起机体温度的升高从而发生损伤，因为机体不能有效地将 RF 所产生的热量释放出去。在一定的条件下，当组织暴露于 RF 下，而且功率密度达到或超过 $1 \sim 10mW/cm^2$ 时，组织的温度便会明显升高（但不一定会损伤）。热作用的程度取决于几个因素：辐射的频率、大小、形态和照射部位的方位（位置）、辐射时间、周围的环境状态、热消散是否有效等。

机体有两个器官对 RF 特别敏感，这就是眼睛和睾丸，因为此处没有足够的血流，而血流是机体有效冷却组织的主要机制，所以当 RF 辐射后所产生的热量无法及时有效地释放出来就容易产生损伤。实验室已经证明当兔子短时间暴露在较高的 RF 下（$100 \sim 200mW/cm^2$，$30 \sim 60$ 分钟）能发生白内障。同样当睾丸暴露在高水平的 RF 辐射下也能发生精子数的减少，而且活动能力下降，最终的结果是不孕症的产生。当然在日常生活中经常接触到的并被普遍关注的 RF 能量是非常低的，不会引起机体组织温度的改变，但是在一些生产场所可能会发生 RF 超过安全范围，而应予以重视。

2. 频率　除了能量大小外，频率也是决定组织是否吸收 RF 并由此引起损伤的重要原因。用来表达机体吸收 RF 的一个名词就是所谓的特定吸收率（specific absorption rate，SAR），它的单位是每公斤体重的瓦数（W/kg），或每克的毫瓦数（mW/g）。

（三）临床应用

皮肤年轻化治疗的快速发展是本世纪的一个显著特征，依据患者的要求以及对技术的不断改进使得治疗技术不断地发展，这使得治疗后很快恢复甚至无需休假。ThermaCool TC 仪是目前美国 FDA 批准使用的单极射频（monopolar radiofrequency），已证实它是利用紧肤机制来进行治疗眶周皱纹的非剥脱性的技术，但是治疗时疼痛感非常强烈。射频紧肤治疗成为非剥脱性激光治疗技术的一种补充，在某些方面，它可代替非剥脱性激光技术。随着技术的发展，除了单极射频外，许多公司推出了治疗安全性和精确度更高的双极射频（bipolar radiofrequency），如阿璐玛（lumenis 公司），这是一种低频率（486kHz）、低辐射源、可控的治疗设备，非常适合治疗面部的皱纹，尤其是眶周皱纹，由于治疗是在封闭和特定的靶区进行，因此没有能量的浪费，故治疗能量也很低，因此治疗完全不疼痛。

此外，加拿大多伦多 Syneron 公司推出一种结合使用 RF 和光的治疗技术（E 光）设备，其设备将 RF 和 IPL/激光结合起来进行多重治疗。这种设备加上了 RF 是一种

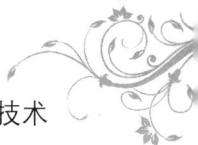

标准的普通双极射频装置，两个电极平行排列，使得治疗用的光能量降低以增加安全，其 IPL/激光部分所产生的结果几乎与其他的 IPL/激光相似。增加 RF 可以提高除去黄发和白发的能力并可提高皮肤再年轻化治疗的效果。但这些结果有待进一步证实。

五、其他光源

准确地讲，射频和红外线等不能属于同样意义上的光，之所以将这些电磁辐射波都称作光是因为这样好理解。在美容皮肤科治疗中，除了激光、强脉冲光和射频外，尚有其他光源的治疗设备。例如治疗痤疮的蓝光、红光以及具有光调作用的 LED 光源。这些光都不属于激光范围，也不属于强脉冲光范围，属于非热学作用的光源，因此，在商业上有部分人称之为冷光子。另外有一种红外线的脉冲强光，波长为 1100 ~ 1800nm，处于红外线范围，治疗时间可达到 10 秒（脉冲宽度），是一种利用红外线作用于真皮，通过热学作用来达到紧肤和消除皱纹的治疗方法，在商业宣传中有人将这种强光翻译成为光量子治疗技术，但是并没有获得医生们的广泛接受。

（周展超）

第二节　光-组织相互作用

一、光-组织相互作用

当用一束激光照射皮肤时，可发生四种情况：反射、吸收、散射和传导（图5-4）。据 Grothus-Draper 定律，只有组织吸收光能后才会发生作用。大约 4% ~ 7% 的光会从皮肤上反射出来，这部分光和在组织中传导的光对组织是没有任何作用的，但反射回的激光对工作人员的防护有意义。如果是可见光，那么反射回的光线对眼镜的视网膜可能会造成影响，如果是红外线激光，反射回的光线可能会对角膜产生损伤，因此无论在进行什么激光的治疗，患者和医师的眼镜都需要得到合适的保护，例如佩戴护目镜。

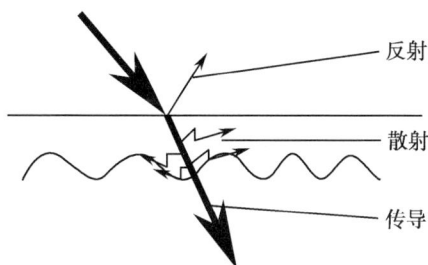

图 5-4　激光可被反射、散射、吸收和传导

激光是否吸收取决于其波长，如果光要改变靶组织的结构，除了被吸收，还必须有充足的能量。光可以通过以下途径影响组织：光刺激、光动力反应、光热和光机械作用。

有一些实验证据表明低能量激光加速伤口愈合，尤其是低能量密度的激光，其机制不清楚，可能是通过改善血液循环或者是通过刺激胶原合成来实现的。

光动力反应是构成光动力疗法的基础，包括一种光敏性药物或其前体的局部或系统应用。适宜的光源可诱发两种反应，光氧化反应和即刻细胞毒素反应。光动力疗法也可以用于生物体内的色基，诸如在痤疮丙酸杆菌中发现的色基，用蓝光杀灭痤疮丙酸杆菌，痤疮在临床上就发生了改善，以及光动力治疗血管性疾病等。

当组织吸收激光或光子能量后，大多数情况下可以转变为热，导致靶组织的变性或者坏死，如果在短时间内吸收巨能量的光子，则可能导致组织的物理性的崩解（如治疗文刺时那样），关于光热和机械作用详见随后的章节。

二、热变性与组织凝固

（一）热对组织细胞的影响

在激光-组织间相互作用中，在一定的温度-热时间的联合作用下，热凝固能导致细胞的坏死、止血及细胞外基质的改变。热凝固也是一种烫伤，所以治疗医师要特别地注意，激光外科的主要目的是控制热损伤的部位和如何达到这一目的。能量相对要低的连续激光如 CO_2、氩离子激光、半连续（快速脉冲）激光，如铜蒸气和 KTP 激光常导致皮肤表面的一种事实上深度的烫伤。相反，脉冲染料激光，是在选择性光热作用理论上设计的导致选择性的微血管的烫伤。

（二）热对细胞的损伤作用

人类大多数细胞能长时间地耐受40℃。在45℃，20分钟时，人成纤维细胞可能会受到致命的损伤。但是，如果加热的时间仅仅为 10^{-3} 秒时，人成纤维细胞则能耐受100℃的高温。因此，细胞或分子的热损伤并非仅是温度决定，而是温度-时间共同决定的。对于大多数细胞来说，引起细胞坏死的温度每增加 10~20℃，加热的时间可减少10倍，这对选择性光热作用的热损伤来说非常重要，在这一过程中靶色基温度极高但时间很短。

（三）热变性和凝固

与表皮不同，结缔组织（如真皮）含有大量的细胞外基质，由结构蛋白（如胶原和弹性蛋白）组成。弹性蛋白热稳定性极高，即便煮开数小时也不会发生明显的改变。然而，真皮中的主要胶原如Ⅰ型胶原原纤维丝在 60~70℃ 时具有剧烈的溶解变化。一旦真皮中的成分因热变性和凝固，组织将很难自行恢复，通常会以瘢痕组织来修复和填充，如果较大区域的真皮受损，那么就形成临床上肉眼可观察到的瘢痕，因此治疗过程中要尽力避免发生。

三、选择性光热作用原理

（一）热弛豫和热弛豫时间

当组织靶目标吸收激光能量后，温度一定会升高，也必定会向周围邻近组织发生热的传导。那么靶目标的热向周围组织发生的这种热的传导的过程就是热弛豫，而衡量热弛豫速度的快慢就是热弛豫时间，实际上就是衡量组织冷却的快慢。热弛豫时间就是显微靶目标显著地冷却（温度降低一半时）所需要的时间。

小的物体冷却要比大的物体冷却要快，例如一杯茶比一盆浴水冷却得要快。物体的热弛豫时间与物质大小的平方成正比。对于一个给定的物体及形状，体积减小一半，冷

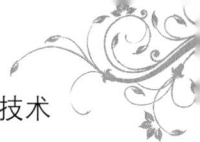

却时间将减少 4 倍。如体积减小 1/10，则冷却时间会减小 100 倍。因此，在选择合适的脉冲时间或照射时间以取得血管的选择性光热作用很重要。血管的大小是不同的，毛细血管热弛豫时间为 10 微秒（μs），静脉可能为几百个微秒（μs），而成人鲜红斑痣的较大血管，热弛豫时间可达数十个毫秒（ms）。因此，对于典型的鲜红斑痣来说血管呈现的热弛豫时间有很大的波动范围。因此不能认为血管只有一个单一固定的热弛豫时间。

（二）选择性光热作用理论

要取得选择性光热作用效应，必须具备有三个基本的条件：

1. 透入到皮肤的激光波长必须为理想的靶目标优先地吸收。

2. 激光的照射时间必须短于或等同于靶目标冷却所需要的时间。

3. 足够引起靶目标达到损伤温度的能量密度。

当激光满足这三个条件后，便可获得对数以万计的显微靶目标的选择性损伤，而无需激光对每个细小目标进行逐一照射。

在选择性光热作用中可能会有几种热介导的损害机制发生，包括热变性、机械性损害（由于急剧的热扩张或改变的不同步形成洞穴而发生的）以及热分解（组织的化学结构发生改变）。皮肤中的色基可选择性地吸收特定波长的光，如果色基的吸收光谱是已知的，那么可以选择合适波长的激光，对色基进行照射以得到理想的组织治疗作用。皮肤中主要的色基是黑色素、水和血红蛋白。

四、扩展的选择性光热作用原理

这里有一个相对重要的名词就是组织的热损伤时间（TDT），它是指色基吸收光所产热和热量传导到远处的靶组织并引起损伤的时间，这个时间明显长于热弛豫时间。这一理论是对选择性光热作用的补充，强调对色基以外靶组织的治疗必须考虑组织的热损伤时间，这一理论被称为"扩展的选择性光热作用理论"。与之类似，当激光治疗血管时，色基是血红蛋白，而需要治疗的靶组织并非红细胞本身，而是血管内皮细胞，因此，激光的脉冲宽度必须足够宽，这样才能让热量能抵达周围的血管内皮引起不可逆的损伤。

有人认为激光脱毛的机制可能符合选择性热作用理论。激光作用的靶目标可能是干细胞（主要是较低的峡部）和乳头部的血管，而吸收的色基是毛干的黑色素和毛基质细胞。因为这个原因，金黄色的或白色的头发难以治疗。$200 \sim 300 \mu m$ 毛囊的热弛豫时间约 $25 \sim 50ms$，但是更短的脉冲宽度看起来也是有效的。最近有人证明较宽的脉冲（$30 \sim 400ms$）破坏干细胞和乳头部血管更有效。因为干细胞和毛乳头部位并不含黑色素，也不直接接触毛囊中富含黑色素部位。如果激光符合选择性光热作用原理，激光的脉冲宽度符合毛囊热弛豫时间的要求，那么，热一定会限制在毛囊中无法释放并传导抵达这个非色素部位（干细胞和毛乳头）。显然，如果要彻底破坏这个非色素部位，激光的脉冲宽度必须延长，这样使得热量能有限地扩展到这些部位，并引起这些部位的结构发生不可逆的损伤。当激光或光子被组织吸收所产生的热量达到一定的程度可以传到远处的靶组织（也就是干细胞和乳头部血管）就能使其变性。

五、局灶性光热作用原理

局灶性光热作用（fractional photothermolysis，FP）理论是由哈佛大学 Wellman 实验室的 Andeson 和 Manstein 博士及 Reliant 公司的 Herron 和 DeBenedictis 博士在 2003 年提出的。FP 是指用特定的一类激光产生一组可达到一定深度但不伴有周围组织损伤的显微热损伤灶（microscopic treatment zone，MTZ）。在治疗中角质层保持完整，损伤不明显，同时还扮演天然的绑带作用。在保证相应激光疗效的前提下，大幅度降低治疗后的副反应。该治疗损伤轻微，因此停工期很少，红斑轻微，治疗后不久即可使用化妆品，但和其他非磨削型激光一样，仍需要多次治疗。

对水具有强吸收性的激光，如脉冲半导体激光、CO_2 激光或铒激光等，当激光光束直径调节到数百微米后，在一定的能量密度下，激光光束能经过表皮穿透进入真皮，由于该类激光对水的吸收性都比较好，因此在激光经过的部位组织会因为吸收激光能量而产生热量，这种热能会导致该部位发生柱状的热变性区，或者在一定的能量密度下，激光穿透皮肤形成真正的孔径。无论是热变性还是真正的孔径形成，这种损伤均会启动机体的程序化的创伤愈合过程，如果将这些光束排列成点阵状，那么这种点阵状热刺激会均匀地启动皮肤的修复程序，最终导致是包括表皮和真皮在内的全层皮肤发生重塑和重建，达到治疗目的，这就是局灶性光热作用原理。

在局灶性光热作用的过程中，如果激光光束仅仅引起一个柱状的热变性区域（并非真正的孔径），这种技术被称为非气化的点阵激光（non-ablative fractional laser），相反如果激光光束的照射最终使皮肤产生了真正意义上的孔径，此时也称为气化性点阵激光（ablative factional laser）。之所以称为点阵激光，是因为在治疗时激光光束排列成点阵状，如 Fraxel 点阵激光在每平方厘米的面积上能"打"1600～2400 个"孔"（图 5-5），如此密集而且细小的"孔"，治疗后如果不使用放大镜很难发现，这种点阵结构通常由计算机图形发生器来控制。在这一过程中，激光光束所照射的区域称为显微治疗区，点阵激光治疗后，由于水分吸收激光能量导致一定程度的热损伤，因此照射区会形成所谓的柱状微小的表皮热变性坏死的改变（Microscope Epidermal Necrotic Debris，MENDs），这种 MENDs 对真皮刺激更直接也更强

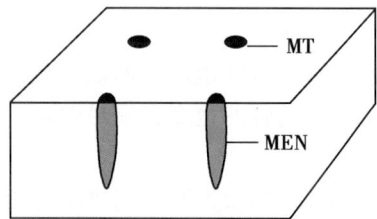

图 5-5　局灶性光热作用示意图

烈，所启动皮肤修复的程序化的过程也较明显，伴随这一过程，皮肤中的各层都发生重建：表皮一定程度的剥脱，真皮则出的新生胶原等也比较明显，因此在临床上治疗皱纹、光老化的作用也比其他的非损伤性的嫩肤技术要强。目前有几种光源作为点阵激光的选择：CO_2 激光、铒激光、glass：YAG 激光，波长分别为 10600nm、2940nm 和 1550nm。

六、光调作用

LED（light emitting diode，LED）在每日生活中无处不在，能发射出波长为

510nm～872nm 的连续光谱，它们常常用作指示器。然而仅仅在最近，由于新生产出了高强度半导体，它们才开始被用于医学领域。这种毫瓦级的设备被证明对组织有生物学效应。Gentlewaves LED（LightBioScience，Virginia Beach，VA，USA）发出的光的波长比经典激光宽，比 IPL 窄。它们可以被组装入一个大的平板内，一次性治疗整个面部。LED 比常规激光设备，甚至 IPL 的能量低得多，因此被称为冷激光（cool laser）。据报道波长为 590nm 的低能量密度的黄光 LED，可以在皮肤内通过目前知之甚少的非热亚细胞信号途径调节细胞活性，这种效应对波长和脉冲宽度敏感，这种作用被成为光调作用（Photomodulation）。光调作用对皮肤光老化的治疗作用正受到越来越多的关注。

（周展超）

第三节　皮肤血管异常性疾病的激光治疗

一、概　　述

皮肤血管异常性疾病，包括血管瘤、蜘蛛样血管瘤、血管痣、毛细血管扩张、血管角皮瘤、增生性瘢痕等，其中血管瘤是婴幼儿最常见的皮肤良性肿瘤。通常出生时即有或出生后不久发生，生长迅速，增殖期持续 6～12 个月，1 岁左右增至最大。传统上将血管瘤分为鲜红斑痣、草莓状血管瘤、海绵状血管瘤和混合性血管瘤，也可根据瘤体累及部位深浅的不同分为浅表血管瘤、深部血管瘤以及混合血管瘤。60% 的血管瘤发生于头颈部，不仅影响美观，还可出现多种并发症，如溃疡、出血、感染等。特殊部位的血管瘤（如眼睑、气管等处）能压迫周围器官，甚至危及生命。大部分草莓状血管瘤可缓慢的自行消退，消退速度和程度因人而异，在 3 岁时大约 30% 可以消退，5 岁时大约 50% 消退，7 岁时大约 70% 可以消退。眼睑、腮腺、鼻尖等部位的血管瘤可能持续不退或只能部分消退，即使自行消退的血管瘤仍有 40% 在消退后留有瘢痕、萎缩、色素改变、毛细血管扩张等并发症。因此，对于增殖期的血管瘤应该早期治疗，以控制它的生长，促进消退。血管异常性疾病特别是血管瘤的传统治疗方法很多，包括局部注射平阳霉素、激素、冷冻、同位素放射、动脉栓塞，外科切除等，虽然取得了一定的疗效，但在去除原有病变的同时，常可出现瘢痕、皮肤萎缩、色素沉着和色素脱失等不可逆转的并发症，病变部位外观仍得不到较好的改善，限制了这些方法的广泛采用。近 20 年来，随着激光医学的快速发展，出现了各种可用于治疗血管异常性疾病的激光，由于疗效显著，不良反应小，已经成为治疗皮肤血管异常性疾病的首选方法。目前用于治疗皮肤血管异常性疾病的激光有脉冲染料激光、532nm 倍频 Nd：YAG（掺钕钇铝石榴石）激光、1064nm Nd：YAG 激光以及光动力疗法等。

二、激光治疗原理

根据激光的选择性光热效应，激光治疗血管异常性疾病的靶色基为血液中的氧合血红蛋白，氧合血红蛋白有 3 个吸收峰：418nm、542nm、577nm。其中 418nm 是最大的吸收峰，但处于这个波长的激光穿透力很差，难以到达真皮的血管，同时表皮的黑素颗粒对它有很强的吸收，容易造成表皮的损伤。因此，临床上使用的治疗血管异常性疾病的激光通常都靠近后两个吸收峰（542nm 和 577nm），氧合血红蛋白可特异性吸收这些特定波长激光。激光照射血管异常性疾病组织时，激光能量被特异性吸收，血红蛋白凝固，红细胞被破坏形成血栓，从而堵塞毛细血管，导致局部缺氧，毛细血管被破坏而达到治疗目的。更重要的是形成的血栓温度升高并将热量蔓延到血管内皮细胞，造成后者的不可逆的损伤，这是现代激光治疗血管性皮肤疾病更重要的机制。激光的脉宽短于中小血管的热弛豫时间，对周围组织损伤小，有研究发现，在血红蛋白吸收激光能量形成血栓的同时，存在着血管的损伤。这种损伤既有激光对真皮毛细血管的直接损伤，也有红细胞吸收激光能量后升温而对血管内皮细胞的间接损伤，而且激光能量越大，其对血管损伤的直接作用越明显。激光机配的动力冷却系统可降低了激光对正常组织的热损伤作用，减少了各种并发症的发生。

三、激光机类型

（一）闪光灯泵脉冲染料激光（flashlamp-pumped pulsed dye laser，FPDL）

FPDL 是基于选择性光热作用理论设计出来的最早的血管类激光，临床使用疗效显著，不良反应小，已成为治疗血管性疾病的首选激光。早期使用的 FPDL 波长为585nm，脉宽为 0.45ms，短于中小血管的热弛豫时间，对周围组织损伤小。但进一步研究发现，光能集中在 0.45ms 的时间段发射会形成较高的能量峰值，治疗过程中容易造成血管的破裂。因此，所有经过 FPDL 治疗的患者都会出现紫癜。另外，破裂处的血管壁可以被周围增生的血管内皮细胞修复，使血管再通。适当延长激光的脉宽则可以缓和加热不同管径的血管，使血管凝固萎缩。脉冲染料 585nm 激光在治疗葡型性血管瘤、血管角皮瘤、充血性增生性瘢痕和血管痣有优势，对 Ⅰ ~ Ⅲ型鲜红斑痣及血管扩张有一定疗效，然而，由于有紫癜出现，不易被患者接受。585nm 激光因其微秒级脉宽，故对草莓状血管瘤的治疗不如 VPW 532 激光效果佳，且因机械牵拉作用易出血，但对草莓状血管瘤的早期或综合治疗的后期有明显的辅助治疗效果。该激光由于热损伤较 532nm 激光轻，故出现色素改变及瘢痕较少。缺陷是治疗时疼痛感明显。因此，到 20 纪 90 年代后期，FPDL 的脉宽到 1.5ms 以上，使手术后紫癜的发生率大为减少，现在更长脉宽的 FPDL 已经投入临床使用。另一方面，由于激光的穿透力与波长直接相关，波长越长，穿透力越深。因此，为了获得较强的穿透力，FPDL 的波长也由原来的 585nm 增加至 590nm 甚至 595nm。如 Vbeam 染料激光，波长为 595nm，脉宽为 0.45ms ~ 40ms 可调。与以往的激光相比，这些长脉宽和长波长的 FPDL 既保持了对血管的特异性损伤，又具有良好的穿透力，对于较深部位的血管瘤能发挥作用，同时较长的脉宽能缓和热凝固各种管径的血管，减少不良反应的发生。FPDL 常见的不良反应包括紫癜和暂时性色素改变，水疱、结痂、皮肤质地改变和瘢痕偶有发生。（图5-6）

（二）倍频 Nd: YAG 激光

Nd: YAG 激光（波长为 1064nm）通过肽氧磷酸钾（KTP）晶体后，可产生频率增倍而波长减半为 532nm 的绿色激光。532nm 的激光处于氧合血红蛋白的吸收峰附近，

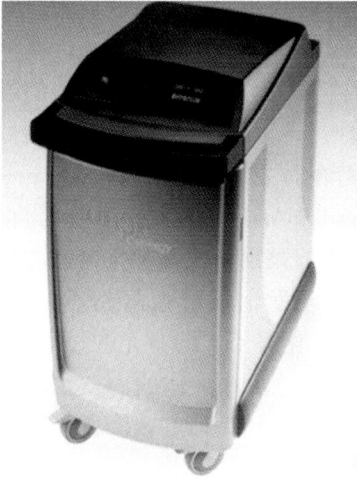

图 5-6 赛诺秀 Cynergy 血管
治疗激光工作站

具有较高特异性。目前国内应用较多的倍频 Nd:
YAG 激光，脉宽为 2～100ms 可调，能缓和热凝固
各种管径的血管。主要有 Versapulse C 激光治疗
仪。该治疗仪的激光发射源为钇钕石榴石晶体，其
脉宽有 2ms、5ms、7ms 及 10ms（毫秒）五种选
择，具有 HELP-G 时，其脉冲宽度能达到 50ms，
光斑有 2mm、3mm、4mm、5mm、6mm、8mm、
10mm，每一脉冲最大能量为 1200mJ（毫焦耳），
能量密度最大可达 38J/cm²。冷却治疗仪Cont rolled
Cold Therapy（Solid State Thermal Regulation 美国），
主机可控温度液晶显示，温度由 4～42℃每半度为
一档随意调节，控制温度通过外接双管，冷却液循
环传递至冷却头，冷却头为双层蓝宝石制成，循环
的冷却液通过其中空部分使之降温，冷却头带有与
VPW 532 配套使用的卡口装置，可在冷却的同时
进行激光治疗。与其他长波长的血管类激光相比，VPW532 适应证广，能治疗多种浅表
性皮肤血管性疾病，如鲜红斑痣、草莓状血管瘤、毛细血管扩张、血管痣、充血性增生
性瘢痕。此疗法方便快捷，但疗效上仅能治愈部分鲜红斑痣，如Ⅰ、Ⅱ、Ⅲ型，对Ⅳ型
以下的鲜红斑痣治疗次数多，不能彻底治愈，且易出现瘢痕增生和色素沉着或脱失，与
未治愈的红斑一起形成"花斑样改变"。VPW532 对草莓状血管瘤有明显疗效，与注射
疗法相结合可完全治愈，VPW532 由于有各种不同的脉宽，可平缓地加热各种不同管径
的血管，对血管组织没有机械牵拉，从而避免了皮下出血及紫癜的形成。此外，同步冷
却的使用可有效地避免组织热损伤，减少表皮组织黑色素对能量的吸收，避免表皮损伤
及治疗后色素沉着。另外皮肤冷却有辅助麻醉的作用，治疗时患者疼感轻，易于接受治
疗。另外，与 585～595nm 的 FPDL 相比 532nm 的 Nd: YAG 激光更容易被表皮的黑素颗
粒吸收，因此，皮肤较黑的患者慎用。

（三）Nd: YAG 激光

Nd: YAG 激光的波长为 1064nm，不在氧合血红蛋白的吸收峰附近，氧合血红蛋白
对 Nd: YAG 激光的吸收较差，但其穿透深度可达 8mm 左右，因而能对较深部位的血管
瘤发挥治疗作用。按能量输出方式的不同，Nd: YAG 激光可分为连续式和脉冲式两种。
连续 Nd: YAG 激光对组织的热损伤是非选择性的，在凝固瘤体血管的同时，多余的能
量也会损伤周围正常的组织，术后容易留下瘢痕。因此，连续 Nd: YAG 激光在五官科、
妇科、外科应用较多，而在皮肤科，由于达不到良好的美容效果，使用较为谨慎。在
Nd: YAG 激光治疗的同时采用冰块冷敷，使术后瘢痕的形成有所减少。脉冲式 Nd: YAG
激光符合选择性光热作用理论，能减少对周围正常组织的热损伤，减轻瘢痕等不良反应
的发生。同时由于黑素颗粒对 1064nm 的激光吸收很少，因此，表皮的损伤很少发生。
目前国内已有美国 Candela 公司的长脉冲可调脉宽 YAG 激光，型号 Gentle YAG，波长
为 1064nm，脉宽 20～300ms，有单个脉冲、双脉冲和三脉冲形式，激光能量为10～
600J/cm² 可调，带有喷雾动态冷却（DCD）系统。该激光具有脱毛、嫩肤和治疗皮肤

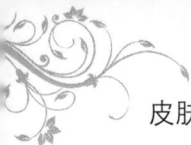

血管异常性疾病 3 种功能。带有 3 种不同光纤工作手柄，可采用其治疗皮肤血管异常性疾病的 1.5～3.0nm 光斑手柄。该波长在非色素性软组织的穿透深度为 1.0cm，在色素性软组织的穿透深度为 0.5cm，血管瘤中富含的氧合血红蛋白对这一波长有较强的吸收能力。

1. 长脉冲可调脉宽 Gentle YAG 激光与以往激光治疗的区别

（1）与连续 Nd: YAG 激光治疗的区别：虽然连续 Nd: YAG 激光治疗是迄今为止治疗血管异常性疾病的有效手段，国内外开展了大量工作，但是由于连续激光凝固的热效应较大，容易损伤周围正常的皮肤、黏膜组织，较高的瘢痕发生率限制了激光治疗的开展。长脉冲可调脉宽 Gentle YAG 激光的新物理光学性能，克服了连续激光的过度升温。通过较长的脉冲宽度，10～50ms 的时间，有效凝固了血管异常性疾病的内皮细胞，又低于组织热弛豫时间（tissue thermal relaxing time），加上采用 DCD，有效降低了周围组织因激光所致的升温已成为一种较为理想的激光治疗手段。

（2）与脉冲染料激光（pulsed dye laser）（580～595nm 波长）的区别：长脉冲可调脉宽 Gentle YAG 激光是脉冲染料激光的后继产品，两者都具有脉冲激光的选择性光热作用，但是染料激光的波长穿透比 Gentle YAG 激光要浅。前者的组织穿透深度为 3～5mm 左右，后者的穿透深度为 5～10mm。因此，染料激光是国外公论的治疗微静脉畸形的标准，Gentle YAG 激光可用于治疗更深的静脉畸形（腿部静脉畸形、静脉扩张）和血管瘤。长脉冲激光治疗时对血管的加热过程比较和缓，因此避免了短脉冲治疗时血液温度过高"沸腾"进而撕裂血管导致紫癜形成。而染料激光因为脉冲宽度过短因此常会形成血管紫癜。

2. Gentle YAG 激光治疗血管瘤的适应证　Gentle YAG 激光治疗血管瘤的适应证选择由于病灶的早晚阶段、大小、深浅、部位、有无继发感染、消退程度的不同而可以选择不同的治疗方法。其适应证包括：

（1）病灶位于皮肤、黏膜的表面且深度不超过 1.0cm。

（2）表面皮肤、黏膜正常但是病灶深度不超过 1.0cm。

3. Gentle YAG 激光治疗血管瘤的禁忌证　对于位置更深的血管瘤，由于激光穿透力有限，无法取得良好效果。如腮腺区血管瘤往往发生于皮下深层，表面皮肤正常，初期容易漏诊和误诊，就诊时常常肿块较大。这类病灶不是激光治疗的适应证，需辅助药物或手术治疗。

长脉冲可调脉宽 Gentle YAG 激光治疗血管瘤具有起效快、疗效显著、副作用小的优点，是替代连续 YAG 激光和脉冲染料激光治疗血管瘤的新型激光器，采用"最小激光凝固剂量"疗法，即能够产生凝固血管瘤的最小的激光能量。临床上激光照射的参数调节以能够达到病灶刚刚发生苍白改变为宜。基于血管瘤自然消退的特点，应用激光低剂量凝固，促使血管瘤消退。经临床实践证明，其具有疗效肯定、副作用小的优点。

（四）光动力

光动力疗法 20 世纪 70 年代进入临床研究以来，在治疗各种恶性和良性肿瘤方面已经取得很大的成就。光动力治疗血管瘤的基本原理如下，光敏剂进入体内后富集于瘤体内血管内皮细胞中，在合适光源的照射下，光敏剂被激活，产生活性氧。活性氧与细胞

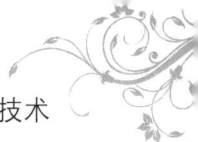

内生物大分子作用，产生毒性光化学反应，破坏细胞结构和功能，引起细胞的死亡或凋亡。由于光敏剂的光化学特性是光动力疗法的核心，因此，光敏剂的研发成为光动力疗法的瓶颈。第一代光敏剂在体内清除率较慢，术后需要长时间避光，限制了他们在临床的广泛使用。目前很多第二代光敏剂已经研制成功，如苯卟啉衍生物维替泊芬（verteporfin）等。与以往的光敏剂相比，它的优点在于：光敏期明显缩短，术后只需避光48h～72h；激发波长为690nm，具有更强的穿透力，适合于较深的病灶，同时特异性也更高。并且疗效与光照强度呈正相关。目前用维替泊芬作为光敏剂治疗血管瘤的临床试验正在进行之中。经过大量的基础及临床试验，美国食品与药品管理局已经批准维替泊芬用于治疗局限性脉络膜血管瘤。提示维替泊芬在皮肤血管瘤方面也有着非常好的应用前景。常用的光源有波长为418nm的氦离子激光、532nm的倍频Nd：YAG激光和577nm铜蒸气激光，这类激光均为低能量密度的连续激光，因此也有人称之为弱激光（相对于脉冲激光的强的激光能量而言）。在利用铜蒸气激光光动力治疗（PDT）时，应充分暴露红斑区，将边缘正常皮肤用氧化锌纱布蒙贴并用黑布保护好，先行光敏剂皮试，阴性者在遮光条件下静脉推注光敏剂3.5～5.0mg/kg，注射后5分钟内开始激光照射，照射功率密度80～100mW/cm^2，照射时间一个光斑20～40分钟，照射能量密度140～240J/cm^2，光斑直径8～10cm。

光动力疗法治疗鲜红斑痣，是治疗次数少、疗效最好、并发症最少的方法，是一种前景较好的治疗方法。但治疗相对烦琐，治疗时间相对较长，对患者的配合度要求较高。光敏剂要在肝肾代谢，治疗后避光期长，受一定限制。PDT的双重选择性，不留永久性并发症，各型鲜红斑痣均可治疗，平均治疗次数少，激光照射均匀，其不足是治疗时间稍长，治疗后需避光1个月；再者是光敏剂在体内代谢，加重肝肾负担，对肝肾功能不良者治疗会有影响，PDT治疗后期，病变变薄、散在，可用532nm激光或585nm激光补充治疗，以减少治疗次数，对于鲜红斑痣的治疗采取以PDT为主的综合疗法为最佳，尤其是大面积Ⅳ～Ⅵ型鲜红斑痣更显优越性。

四、激光治疗方法

（一）术前准备

局部清洁处理去除化妆品和油脂，照相存档备治疗后对比疗效。对痛觉敏感者治疗区外涂5% EMLA麻醉软膏（利多卡因＋透皮剂），外敷特配的密封膜以防药物蒸发，促进麻药吸收，增强麻醉效果，2小时血液浓度达到高峰，可维持5小时左右。治疗时去除麻药局部常规消毒，患者仰卧无影灯对准治疗区，医患均佩戴护目镜。

（二）操作方法

治疗区激光头垂直对准病灶，治疗时应将冷却头温度调至4℃左右，一旦出现结霜现象，可用配套的特殊防雾清洁剂擦拭蓝宝石窗表面，以利激光更有效地穿透。冷却头与皮肤成90度角，紧贴皮肤表面，不歪斜，在不进行治疗时，应避免将冷却头放置在皮肤上太久，治疗时切勿用冷却头按压皮肤太重，以免将血管中的血液全部挤出，影响血红蛋白对激光能量的吸收。所以，正确地使用冷却头，不仅可以减少黑色素吸收热能，避免表皮损伤，同时皮肤冷却后对疼痛不敏感，有辅助麻醉的效果，更重要的是冷却后可使术后皮肤色素沉着明显减少，效果更好。10%光斑重叠率。

根据病变颜色及皮肤状况选择脉宽，一般病变色泽鲜红、加压褪色好、扩张血丝较粗、宜用长脉宽；如病变色泽较暗，加压褪色缓慢及扩张的血丝较细或位置比较深，宜用短脉宽。脉宽确定后用单个脉冲小能量激光试一个光斑，看能量大小是否恰当，以治疗区颜色消失或变暗、变粉白色即为最佳能量，最佳能量设定好后进行大面积治疗时，可根据医生熟练程度提高治疗频率（5～10Hz）。不同病变脉宽和能量的选择不同，对于不同的病人或同一病人不同的部位，不同的治疗阶段，所要求的物理学剂量（激光能量密度）差别较大，所以在治疗时应以生物学剂量为准，每次治疗都要以单脉冲形式从小剂量开始，逐渐增大能量密度，术后做好各种记录，重复治疗可参考前次的剂量和效果对照比较后进行调整，重复治疗间隔2～3个月。

1. 毛细血管扩张及血管痣（包括蜘蛛痣）的治疗　较粗血管用长脉宽高能量密度脉冲激光治疗比低能量密度脉冲的光热作用效果要强。而细血管则用短脉宽激光效果较好。应用冷却头使皮肤降温，可减少组织细胞的损伤。初次治疗时可选用4mm直径的光斑，7～10ms脉宽，8～9.5J/cm^{2}的能量密度，临床上证实选用高频率激光脉冲沿血管走行滑动治疗效果好于单脉冲激光的治疗效果，治疗时不要遗漏周围细小血管分支，蜘蛛痣中心突起处能量比周围要略大。治疗时注意观察，一般毛细血管直径小于0.5mm，激光照射后会马上消失，有时细小血管未消失，但皮肤出现了粉红色变化，表明治疗已达到最佳程度，如果组织变灰、变黄甚至出现了水泡或焦痂，则表示能量密度过大，发生了过量的光热损伤。

2. 草莓状血管瘤的治疗　用高频率脉冲的"点射"比单脉冲激光治疗效果好，患儿皮肤薄嫩，治疗时一定将冷却头温度控制在40℃，避免能量过大及重复照射，以防出现水泡。

3. 鲜红斑痣的治疗　在操作方面鲜红斑痣在治疗时边缘应采用"羽化技术"，即由红色病变区到正常组织逐渐减小能量密度，使手术部位与正常组织之间的颜色有一个渐进的过程。照射剂量的选择宜在不损伤上皮的前提下尽可能增加剂量，这样有助于提高疗效，减少疗程。眼周和儿童皮肤较嫩，照射剂量不宜过大；肤色较深者照射剂量也不宜过大，以免皮肤黑色素颗粒非特异性吸收过多，造成正常组织损伤，出现色素沉着。

五、术后护理

术后冰敷0.5～1小时，减轻肿胀缓解疼痛降低术后反应。眼周外涂眼药膏，其余部位可涂抗生素软膏，无菌敷料包扎，48小时后及时换药，因此类病变术后24～48小时内渗出较多，防感染非常必要。此外，对一些患者还需做心理护理，如鲜红斑痣患者因长期面部红斑、紫斑，精神压抑，易形成孤僻自卑心理，且求医心切，对治疗的期望值很高，希望一次治疗即可恢复正常容貌，否则更加悲观，医务人员应耐心讲解疾病发生发展规律及治疗过程和愈后情况，讲清分次治疗的原因，使患者对治疗有正确的认识，增强信心，积极配合治疗，争取早康复。

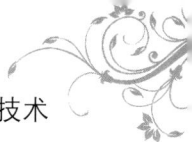

六、并发症及其防治

1. **色素沉着**　据有关文献报道其发生机制还不完全清楚，多数认为这一现象属于炎症后继发性色素沉着，与治疗后日光照射过多，肤色过深等因素有关，因此嘱患者尽可能避免阳光照晒，面部色斑明显者先治疗色斑，改善后再接受激光治疗，术后可口服维生素C，外用氢醌类药物治疗，一般在半年后逐渐消退。

2. **浅表性瘢痕**　可能是治疗剂量过大或治疗区重复照射，冷却头温度过高皮肤降温不够，及术后护理不当所致。因而，先将冷却头温度控制在4℃左右方可治疗。无论是初次治疗还是重复治疗，均应从小剂量开始逐渐增加，调到最佳能量后，再进行大面积治疗，术中不能重复照射治疗，结痂后不能强行剥离，待其自然脱落，即可控制并发症出现。

七、治疗效果

其中以毛细血管扩张疗效最好，大部分病例一次治疗即可治愈，个别病例需要进行第二次补充治疗。特别是鼻部或面颊部的毛细血管扩张，在治疗当时即可看到扩张的毛细血管闭锁、消失，但肢体特别是下肢的毛细血管扩张较难治疗，尤其是较粗的细微静脉常需要补充治疗。血管痣、草莓样血管瘤和蜘蛛样血管瘤也较易治愈，但要注意不要遗漏其周围的细小血管分支，以免复发。鲜红斑痣是问题较多的一组疾病，一般颜色较淡、分布较弥散、病变血管间有正常组织散在间隔的类型较易治疗，而病变颜色深、病变组织厚、病变血管密集的类型较难治疗，以下几种情况由于疗效较差，一般不列入适应证范围：

1. 病变区皮肤粗糙、毛孔粗大者。
2. 患侧病变区有肥厚感。
3. 合并有海绵状血管瘤者。
4. 肤色较深者。
5. 曾行同位素治疗留有瘢痕者。

一般以分区、分层、分次治疗为宜，一次治疗的面积也不宜太大，面积过大、治疗层次过深时除导致局部组织水肿、水泡、渗液外，还会引起局部疼痛、全身不适、发热等不良反应。采用少量多次的治疗原则（最多同一个部位治疗达8次），最后均能取得满意的治疗效果。

附：血管内激光微创治疗术治疗下肢静脉曲张

下肢静脉曲张是临床常见的周围血管疾病，血管内激光微创治疗术是治疗大部分下肢静脉曲张首选的微创手术方法。该技术的快速性和光纤的低廉价格，费用仅为射频闭合术的1/10，且能非常方便地用于门诊治疗、费用较低、无需全麻以及不留疤痕，前景看好。

（一）半导体激光器的治疗机理及机型

半导体激光医疗机以其灵活的波长选择性，大功率输出，操作简便，以及使用寿命长，体积小，重量轻等优势得到医学界的欢迎，是目前常用的气体、固体激光医疗机的重要补充。在血管性疾病治疗方面的应用取得了一定的进展，辐射波长为 808nm，介于 532nm 和 1064nm 之间。此波长具有一定的穿透能力，而且黑色素吸收很少，不过血红蛋白的吸收受到限制，因此它对肤色较深的患者较为安全。高功率的半导体激光器通过激光热能精确毁损曲张的血管壁，使曲张的血管永久闭合和纤维化，以达到对病变的静脉进行治疗，是相当理想的一种治疗方案，它基本能够实现微创手术的治疗。

输出波长为 808nm 左右的半导体激光器很适合于人体的静脉曲张治疗，这与激光的工作波长和手术头（光纤）有关。Nd：YAG 激光器（波长 1064nm）由于波长较长，汽化功能不足，而它的倍频光（532nm）又因波长较短而凝固止血功能欠佳，激射波长为 808nm 左右的半导体激光器将有最佳的组织效应，而同时达到组织汽化与凝固的最佳效果，所需功率仅有波长为 1064nm 的 Nd：YAG 的一半。

采用光纤耦合 GaAlAs 半导体激光器，其输出波长为 808nm，输出功率可调（0.5 ~ 20W）。耦合输出光纤为 <400μm/ <600μm 医疗光纤，SMA905 国际标准连接端口，数值孔径 0.37，总耦合效率达 70%。瞄准光束为可见波长 655nm 的红光，输出功率小于 5mW。采用风冷的冷却方式。电源电压为 AC220V，体积仅有 350mm × 400mm × 200mm，重量 18kg。

（二）手术方法

本组均采用连续硬膜外麻醉，激光治疗仪为德国 SurgiLas 大功率镓铝砷半导体激光综合治疗仪，型号为 FD-30-A。以穿刺针于内踝处穿刺大隐静脉主干远端，穿刺针进入主干内后将 0.035 英寸 J 形导丝通过穿刺针导入大隐静脉主干内，退出针头，将 5F 套管导入，退出导丝，将 600μm 光纤经套管导入大隐静脉，透过皮肤可通过光纤末端的光束来定位光纤位置，将其置于股静脉与大隐静脉汇合处下方 2 ~ 3cm。参数设置：功率 10 ~ 12W，脉冲时间 0.8 ~ 1.0s，脉冲间隔 1s，以 2 ~ 3mm 的步长缓慢回抽光纤，同时用手紧压红色瞄准光束处，使光纤末端与血管壁紧贴接触，以完全闭塞大隐静脉主干。然后依次在多点穿刺已标记好的曲张静脉，依次导入光纤激光闭塞各曲张静脉分支。术毕以纱布、弹力绷带加压包扎。在激光治疗的同时取腹股沟部切口行大隐静脉高位结扎并离断各属支。术后 6 小时可下地轻微活动，观察 3 ~ 5 天即可出院。

（三）结果

本组 58 例 76 条下肢术后，手术伤口全部一期愈合。本组病例下肢曲张静脉明显减轻。本组均得到随访，随访时间为 6 ~ 18 个月。全部病例患肢胀痛明显缓解或消失，皮肤色素沉着和湿疹样改变均有明显好转。合并肢体溃疡患者于术后 2 ~ 6 个月溃疡基本愈合。手术区域皮肤轻度灼伤 3 例，创口皮肤肿胀 2 例，1 例曲张静脉消除不完全，无下肢深静脉血栓形成并发症。有多项优点：治愈率高，创伤微小，恢复快；手术时间短，约需 20 ~ 40 分钟左右；治疗后观察 6 小时即可下床轻微活动；愈后腿部皮肤无明显手术瘢痕；伤口感染等并发症少；住院天数缩短，医疗费用相对较低，是目前国外首选的微创手术技术。该术式的手术适应证与禁忌证与传统手术基本一致，但更适合于早期和程度较轻没有并发症的静脉曲张患者，因为这类患者需要闭塞的曲张静脉较少，相

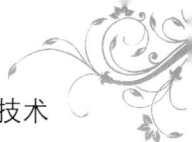

对容易操作。但是对于曲张静脉严重不规则扭曲的患者，由于光纤难以准确插入曲张部位，因此不容易将曲张静脉完全闭塞而容易复发。对伴有深静脉血栓形成者也不宜行此手术。曲张血管严重扭曲成团和大片皮肤溃疡的患者，只有选择传统手术才能彻底剥除曲张静脉。传统手术后复发的病例，由于手术后皮下组织形成坚硬的手术瘢痕，再次手术的难度大，效果也不理想。而血管内激光手术治疗的病例，激光是在血管内起作用，对血管外的皮肤及皮下组织影响很小，因此对于远期复发病例，可以再次进行激光手术治疗，手术操作较容易。为了减少术后远期复发和术中遗漏病灶，手术前应准确选择适应证，对曲张静脉准确定位和划线，避免麻醉和平卧后曲张静脉瘪陷，影响操作准确性或遗漏曲张静脉。术前行彩色多普勒及下肢深静脉顺行造影，对深静脉瓣膜功能进行评定。对深静脉瓣膜功能不全Ⅲ级或Ⅲ级以上者，则在治疗浅静脉的同时，应行深静脉瓣膜修复术，否则有复发可能。下肢交通静脉功能不全常常是下肢静脉曲张术后复发的原因之一，并可导致下肢静脉性溃疡不愈合或愈合困难，所以术前必须经彩色多普勒和下肢静脉造影了解交通静脉功能，发现交通静脉功能明显异常，还应行交通静脉结扎术，最理想的方法是利用腔镜行深筋膜下交通静脉结扎术。

（周展超）

第四节　色素性疾病的激光治疗

一、Q开关激光技术介绍

迄今为止，Q开关激光技术是应用选择性光热作用原理进行治疗最为成功的激光，事实上由于Q开关激光的成功应用，色素增加性皮肤疾病的治疗在近10多年中发生了根本性的改变。一些真皮来源的色素性皮损（如太田痣）获得了几乎100%的清楚率，文刺的治疗也变得简单和方便，部分先天性小痣也能应用Q开关激光并获得一定疗效。但是尚有一些问题目前还不甚满意。部分太田痣治愈后复发；有时候文刺的治疗次数过多，而且部分文刺无法完全清除，咖啡斑以及咖啡色痣性皮损治疗困难，即便部分患者痊愈，但是无法预防其再次复发，咖啡牛奶斑的复发率可能高达0%～68%。雀斑治疗尽管疗效非常理想，但仍然有部分患者复发；黄褐斑的治疗仍然是一种挑战，尽管部分医师认为低能量密度的Q开关1064nm激光和点阵激光（Fractional Laser）有效，但是能否真正解决黄褐斑的治疗尚需时间检验，而皮肤黑变病目前似乎还找不到一种有效的治疗方法。对于一些顽固的色素性疾病，有人开始尝试应用点阵激光进行治疗，从目前不长的临床实践来看，这种激光治疗最少对黄褐斑和贝克痣显示出了一定的治疗效果。

Q开关激光，由于脉冲宽度短于黑素小体的热弛豫时间，已被用作选择性轰击黑素小体的手段来治疗色素性皮肤疾病。这些色素一特异的激光可分为三组：绿色激光、红色激光和近红外激光。绿色激光可进一步分为脉冲激光和非脉冲激光，而红色和近红外激光，目前看来只有脉冲激光（Q-开关）系统。绿色激光由于波长较短，对皮肤的穿透深度不如红色激光和近红外激光。所以绿色激光仅对表皮色素性皮损有效。另外脉冲强光（Intense Pulsed Light，IPL）也成功地应用于表浅的色素增加性皮肤疾病的治疗，由于脉冲宽度宽，因此在正常的治疗过程中合理的操作，出现色素沉着的副作用相对要少一些。

（一）绿色脉冲激光

这些激光所产生的脉宽短于色素的热弛豫时间，这类激光的代表有闪光灯-泵脉冲染料激光和倍频 Nd: YAG 激光。前者波长 510nm，脉宽 300ns，后者波长 532nm，脉宽 5ns 和 10ns。这两种激光对表皮的色素都非常有效，如日光性黑子和雀斑。由于绿色激光同时能被氧合血红蛋白良好地吸收，因此激光治疗后有可能导致紫癜的形成，形成的紫癜性损害可在疗后的 1~2 周左右消退。经过治疗后色素性皮损可在治疗后的 4~8 周左右消退或减淡。偶尔，形成的紫癜会引起炎症后的色素沉着，值得注意的是激光对某些表皮色素性皮肤疾病的治疗其治疗结果是非常不同的，如咖啡-牛奶斑、Becker 痣、黄褐斑等，由于临床治疗反应非常不同，故正式治疗前先进行实验性治疗可能是很有必要的，也是很重要的。有时即使是在咖啡-牛奶斑和 Becker 痣在治疗后完全消退了，据报道仍有复发的可能，复发的原因可能是尽管这类激光对色素小体有摧毁性作用，但是对产生色素体的黑素细胞仅有很轻微的损伤，这些细胞在治疗后仍然会恢复其生理活性。疗后进行仔细的光保护可能会推迟复发，但不能预防复发。因为黄褐斑的发生与多种原因有关，如遗传、光照、性激素等等，应用这类激光治疗黄褐斑很少获得成功。绿色激光由于穿透很浅，因此对真皮的色素性损害是没有治疗效果的。（图 5-7）

（二）绿色非脉冲（准连续波）激光

非脉冲的准连续波绿色激光，如铜蒸气（511nm）或氪激光（520~530nm），虽然这类激光也具有上述脉冲激光的一些特征，由于这类激光治疗时其照射时间已大大超过了黑素小体的热弛豫时间，因而，它们不会有上述脉冲激光治疗的临床结果。尽管使用铜蒸气和氪激光可能会成功地清除

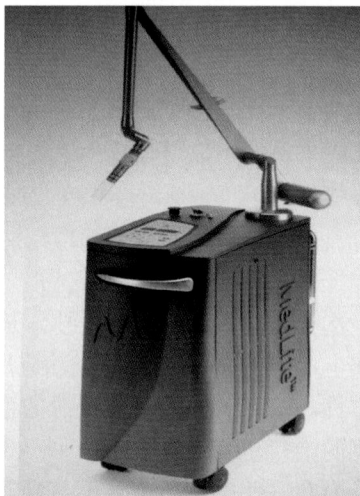

图 5-7 美国 MedLite C 激光机

表皮色素性皮损，但通常需要较多的治疗次数，以获取临床上的治愈，理论上应用这种激光形成瘢痕的风险会明显地要高一些。

（三）红色脉冲激光

现今应用的红色脉冲激光有 Q-开关红宝石激光和 Q-开关翠绿宝石激光，前者释放波长 694nm、脉宽 20~50ns 的短脉冲激光，后者则释放波长 755nm、脉宽 50~100ns 的短脉冲激光。这类激光波长较长一些，穿透相应也较深一些，这类激光对含有黑色素的黑素小体和色素细胞的作用机制包括：对靶组织的选择性光热作用、光声学机械作用和化学变化等。光声学机械损害是由于靶组织瞬间的热扩张，产生压力波，这样导致真皮内色素颗粒的碎化。在真皮内，黑素小体富含Ⅲ期和Ⅳ期黑色素，这些黑色素吸收激光能量后，会导致选择性的黑色素的毁坏。这类激光也被应用到表皮色素性皮损的治疗，与绿色激光相比，这类激光治疗后不发生紫癜，这是因为氧合血红蛋白对这类激光的吸收相对要少。与绿色激光相比，这类激光的最大优势在于它们对真皮的色素性皮损的治

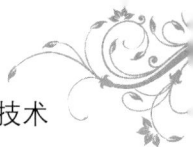

疗是有效的，如先天性色痣和太田痣。尽管这些激光治疗太田痣一般都很成功，但对先天性色痣的反应却很不一致，临床上，激光似乎只能毁坏一些但不是所有的色素细胞，颜色较深的先天性色痣的青年患者疗效似乎要最好一些，然而复发是个常见的问题。太田痣对激光的反应非常好，而且很少或几乎从未见到复发。对于真皮的黄褐斑，反应难以预料，复发和色素加重是非常常见的。

近来显示，长脉冲红宝石激光（300～700μs 脉冲）对 Q-开关红宝石激光治疗抵抗的先天性色痣治疗有效，这种激光也可以用作脱毛治疗。

（四）近红外脉冲激光

Q-开关 Nd: YAG 激光能产 1064nm、10ns 的脉冲激光，与绿色和红色激光相比，黑色素对这种激光的吸收较少，但是它的优势在于它对皮肤的穿透能力较好。另外，它可能对较深色皮肤的患者更为有效。如同 Q-开关红宝石激光和 Q-开关翠绿宝石激光一样，Q-开关 Nd: YAG 激光对太田痣的治疗非常有效。当和含碳颗粒的外用软膏联合应用时，Q-开关 Nd: YAG 激光可作为脱毛的工具，因为碳颗粒覆盖毛发后，而不是有色毛发的黑色素，会吸收激光能量，这样无论是有色毛发或无色毛发都能得到治疗。

（五）强脉冲光

这是一种宽光谱的复合光，标准的强脉冲光波长范围在 500～1200nm，通过滤光片过滤，获得某一段区间光进行治疗。强光和激光不同，首先脉冲宽度和脉冲延迟是可以任意调节的，而激光通常不能调节。另外强光治疗的选择性不如激光强，因此治疗的针对性不如激光，但是正因为针对性不强，因此他对很多皮肤问题都能有效治疗。事实上，临床合理应用 IPL 能成功治疗包括色素性疾病在内的多种皮肤疾病，如脱毛、光老化、血管性皮肤疾病、痤疮等等，尤其是表浅的色素性皮肤疾病疗效好，副作用少。

二、表皮内色素增加性皮肤疾病

（一）雀斑（ephelides，freckles）

可选用波长为 510nm、532nm、694nm、755nmQ-开光激光治疗，治疗效果好。

1. 激光治疗

（1）脉冲染料（510nm）激光：治疗时能量密度的参考值：2.0～3.0J/cm^2，光斑大小 5mm，光斑间不重叠。治疗的即刻反应是组织立刻灰白色改变。重复治疗应间隔 6～8 周。

（2）倍频 Nd: YAG（532nm）激光：治疗时能量密度的参考值：1.5～2.5J/cm^2，光斑大小 1～3mm，脉冲频率 1～2.5Hz，治疗的即刻皮肤反应与脉冲染料激光一样，皮肤应立刻呈现灰白色。重复治疗应间隔 6～8 周。

（3）准连续波铜蒸气激光（511nm）和氪（520～530nm）激光：使用铜蒸气激光时，参考的治疗参数为 0.16～0.25w，150μm 光斑，间隙时间 0.2 秒。氪激光：700mw，1mm 光斑，0.2 秒脉冲。但是由于是连续激光故治疗后引起皮肤质地改变的可能性不能排除。

（4）红色光和近红外光激光

1）Q 开关红宝石激光（694nm）：治疗的参考能量密度为 2.5～3.5J/cm^2 的能量密

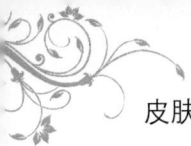

度，1~2次治疗可以很有效地清除，治疗的即刻反应为皮肤立刻的灰白变。

2）Q-开关翠绿宝石激光（755nm）：治疗的参考能量密度为4.0~6.0J/cm² 的能量密度，对于雀斑来说，1~2次治疗可以很有效地清除，治疗的即刻反应同红宝石激光为皮肤立刻的灰白变。

3）可调脉宽532nm激光：治疗的参考激光参数：能量密度：8~12J/cm²、脉冲宽度2ms、光斑2mm。

（5）脉冲强光（IPL） 治疗的参考参数：脉冲数选择1~2，滤光片选择560~640，脉冲宽度：3~10ms，能量密度选择12~18J/cm²。

2. 激光治疗注意事项

（1）治疗前应仔细清洁面部皮肤，去掉护肤品及化妆品。

（2）常规消毒皮肤（建议不要用易燃消毒品）。

（3）要注意雀斑的类型，通常雀斑明显的患者能获得理想的疗效，而一些雀斑皮损模糊或皮损呈现出针尖状大小时，治疗相对要较困难。

（4）治疗前和治疗中要让患者知道，由于黄种人的皮肤特点，部分患者在治疗后会有一定程度的色素沉着，少数人会很明显。可以在正式治疗前在不显眼的部位试作一小片的治疗，待20~30天再正式治疗。一般来说波长较长的激光，如755nm激光形成色素沉着的可能性要低一些，而短波长的激光如510、532nm激光形成色素沉着的可能性要高一些。

（5）为防止色素沉着的发生，应在治疗后定期复诊，发现问题及时处理。

（6）治疗时应按皮肤的即刻皮肤反应来调节激光的能量密度，一般来说如果能量密度太低，即刻反应不明显，此时应将能量密度适当调高，如能量密度过高，会发生水疱，此时应下调能量密度。

（7）脉冲强光治疗时，尽管很多人首次治疗就能取得较好的疗效，但是临床时间证明，最好的疗效发生在4~5次连续治疗之后。另外，治疗参数的选择较为复杂，通常皮肤白皙的、皮损浅表的患者，560的治疗头，采用单一脉冲治疗，相反，皮肤颜色较深、皮损较深在的患者应选择640的治疗后，采用双脉冲模式治疗。

（8）治疗后应嘱患者尽量避光，外用抗生素软膏预防感染，皮肤反应的急性期过后（脱痂），应仍应避光并适当使用遮光剂。

（9）愈后雀斑仍有可能会复发。

（二）脂溢性角化 （seborrheic keratosis）

1. 激光治疗方案 可使用Q-开关激光或长波长532激光治疗，治疗方法同雀斑。也可使用点阵激光进行治疗，对较厚的皮损可采用高能超脉冲CO_2激光或者脉冲铒激光治疗，能更快消除皮损。

2. 激光治疗注意事项 同雀斑治疗，Q-开关激光治疗一次后，可能会有部分皮损无效，可反复治疗几次，但是部分患者即使反复治疗仍有可能无效，原因不明，其中部分人可能与色素沉着有关，因此建议对复发者进行第二次治疗时可间隔3月后再进行，此时往往色素沉着消退后无需再进一步治疗。另外点阵激光也可使用，治疗较大的黑子应该有效（尽管目前尚未见报道），高能脉冲CO_2激光疗效高，但如治疗过深，愈后会有瘢痕形成。

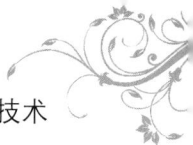

老年斑往往是光老化的一个伴随症状，采用 ALA-PDT（光动力疗法）治疗可能疗效更快更好，这种方法尚未在国内广泛使用，因此国内尚没有成熟的使用经验。通常外用20% ALA 0.5～1小时后进行 IPL 治疗。治疗后要注意 ALA 所产生的光毒性反应，因此必须有较长的避光期。

（三）咖啡斑（Cafe-au-lait-spots）

1. 激光治疗方案　可用脉冲激光进行治疗，但疗效无法预料，部分患者可获治愈，但部分患者愈后很快复发，部分患者即使应用各种短波长脉冲激光治疗也无效，原因不明，是否与激光不能完全摧毁黑色素细胞有关尚需证实。也可使用点阵激光治疗，小的皮损可采用高能脉冲 CO_2 激光进行皮表重建治疗（Laser Resurfacing）。

（1）脉冲染料（510nm）激光：开始治疗时参考参数：能量密度 $2.0～3.0J/cm^2$，光斑大小5mm，光斑间不重叠。治疗的即刻反应应该是组织立刻灰白色改变。重复治疗应间隙6～8周，咖啡-牛奶斑可能需要2～12次的治疗。

（2）倍频 Nd: YAG（532nm）激光：治疗使用的参考参数：能量密度 $2.0～2.5J/cm^2$，光斑大小1～3mm，脉冲频率10Hz，与脉冲染料激光一样而且咖啡-牛奶斑的治疗反应难以预料。

（3）准连续波铜蒸气激光（511nm）和氪（520～530nm）激光：使用铜蒸气激光时，治疗参考参数为 0.16～0.25w，150μm 光斑，间隙时间0.2秒。氪激光：700mw，1mm 光斑，0.2秒脉冲治疗咖啡-牛奶斑通常会引起皮肤质地改变或瘢痕。

（4）Q 开关红宝石激光（694nm）：治疗时参考参数为 $2.5～3.5J/cm^2$ 的能量密度，咖啡-牛奶斑需要4次或更多次的治疗，治疗间隔除时间为1～2月一次或根据临床来调整间隔时间。

（5）Q-开关翠绿宝石激光（755nm）：参考参数为 $6.0～7.0J/cm^2$，光斑3mm，其他同红宝石激光。

2. 激光治疗注意事项

（1）治疗前应仔细清洁面部皮肤，去掉护肤品及化妆品。

（2）常规消毒皮肤（建议不要使用易燃消毒品）。

（3）治疗前告诉每一位患者激光治疗的疗效是非常重要的，尤其是当患者必须支付较高额的治疗费时更为重要。

（4）治疗时应按皮肤的即刻皮肤反应来调节激光的能量密度，一般来说如果能量密度太低，即刻反应不明显，此时应将能量密度适当调高，如能量密度过高，会发生水疱，此时应下调能量密度。

（5）有时本病的复发和治疗后色素沉着的鉴别是很困难的，随时观察并使用祛斑药有助于色素沉着的判断。

（6）治疗后避光有助于色素沉着的预防和有可能减轻本病的复发，但并不能完全消除这种可能性，疗后应定期复诊，发现问题及时处理。

（7）治疗后应嘱患者外用抗生素软膏每日1～2次预防感染，皮肤反应的急性期过后（脱痂），应仍应避光并适当使用遮光剂。

（8）仅有部分患者能得到完全治愈，部分患者虽然经过各种短脉冲激光的多次反复治疗仍然不能获取理想的治疗效果。

（四）单纯性雀斑样痣（Lentigo simplex）

单纯性雀斑样痣又称幼年雀斑样痣（juvenile lentigines），多发于婴儿、幼儿及儿童期，也可发生于成年期。皮肤损害多不对称，呈片状或线条状分布于单侧，表现为针尖至粟米大小斑点，其大小、形状可有差异，颜色呈一致性的棕色或黑褐色，少数散发，单发也可多发，但不融合。

1. 一般治疗 本病常持续存在，不能自行消退。但药物治疗通常无效，可试用维A酸外用治疗。冷冻及电外科可能有一定的治疗效果，但多数医师宁可不治疗，因为本病无任何不适，多不必治疗。

2. 激光治疗及注意事项 同咖啡-牛奶斑。

（五）色素沉着-息肉综合征（peutz-jeghers syndrome）

本综合征又称口周雀斑样痣病（periorificial lendiginosis）。国内常常称色素沉着-胃肠息肉综合征（pigmentation-gastrointestinal ploypopsis syndrome）。本病病因尚不清楚，属常染色体显性遗传，常有家庭性发病。两性均可受累，在出生时或儿童时发病。在口周、唇部（特别是下唇）、口腔黏膜有0.2～7mm大小圆形、椭圆形褐、黑色斑点，在口腔黏膜者较大，境界清楚，无自觉症状。色素斑也可发生在手指、手掌及足趾，较少发生在鼻孔、眼周、硬腭及舌部。色素斑之数目、大小、分布和胃肠病损无关。

肠息肉主要在10～30岁时出现，可发生于胃肠任何部位，但以小肠多见，呈间歇性发作。有反复出现腹痛、腹泻、肠鸣、呕吐、便血及肠套叠等，如息肉恶性变可导致死亡。

实验室检查可有贫血，大便潜血阳性，提示有胃肠出血。X线胃肠检查及内窥镜以证实肠道息肉。

组织病理检查显示表皮基底细胞内黑色素增加，真皮浅层有噬色素细胞。

本病根据唇部、口角色素斑，伴反复发作的腹部症状，作X线胃肠检查及内窥镜检查可确诊。

1. 一般治疗 如肠道症状明显，有剧烈腹痛或反复大量出血者，有时需手术治疗或选择经内窥镜高频电凝息肉摘除术；或累及胃、十二指肠、结肠等处的息肉，有时需作预防性切除以防恶性变化，一般皆系良性、毋需彻底切除，也不宜做广泛肠切除，以防发生吸收不良综合征。色素斑可用电干燥、冷冻疗法。约2%～3%的本征患者胃肠息肉可恶变。

2. 激光治疗和注意事项 对皮损的治疗同雀斑，由于皮损清晰，通常经过1～2次的治疗能获得非常理想的疗效。

（六）面颈毛囊性红斑黑变病（erythromelanosis follicularis of the face and neck）

面颈部毛囊性红斑黑变病是一个独特的侵犯毛囊的红斑性色素沉着病。首先在日本报告，但在高加索等其他地方也有报告。主要在青年和中年男性中发病。本病常累及上颌区及耳前，也可由耳周伸展到颈部。为界限鲜明、对称性的色素沉着。有时色素沉着可分为斑点状。也可出现毛囊性丘疹及红斑。玻片压红褐色色素沉着区可见毛细血管扩张，色苍白且浅褐色色素沉着显得更明显。可有糠秕样鳞屑及轻微痒感。臂及肩部常出现毛周角化病。多数受损毛囊的毳毛已消失，但头皮及胡须部毛发尚留存。病程长，治

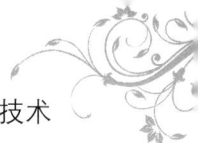

疗顽固。病理显示表皮轻度角化过度。皮脂腺肥大，毛囊扩张，中有层板状角质团块。毛囊上方的表皮变平，含有过多的色素沉着。真皮扩张的血管及皮肤附件周围有淋巴细胞浸润。

1. 一般治疗　目前无特效疗法，可对症处理。维生素 C、E 口腔或注射可能有些效果。局部可用氢醌霜。

2. 激光治疗　应用短波长 Q-开关激光治疗效果不确定，部分病人可能会有一定程度的疗效，但大多数人可能无效，甚至产生色素沉着。临床使用 IPL 治疗并未成功，新型的点阵激光是否有效尚有待临床验证。

（七）老年性黑子（lentigo senilis）

本病也称日光性黑子（solar lentigo），发生于中老晚期到老年，在生活中长年受到强烈日光照射的人，为一种获得性黑子。发病随着年龄的增长而增加，据调查，50 岁以后 90% 以上的人有此病，80 岁以后 100% 有此病。病损为多数小色素沉着斑，圆形、椭圆形或不规则形，褐色、棕色，颜色一致，表面光滑，无角化，边缘清楚，排列可密集而不融合，无自觉症状，可见于身体任何部位，特别是暴露部位多见。

Miescher（1936）把本病分为三型，但三型之间可有重叠：①雀斑样的小斑型，此型好发于面、颈、手背、前臂，多发，和青年人的雀斑不同，不受季节的影响；②比指甲大的色素斑称为大斑型，此型多发于颜面，很少多发；③有弥漫性色素沉着并有小斑型、大斑型色素斑及大小色素脱失斑，称为白斑黑皮病（leuko-melanoderma）。

本病组织学表现为基底层黑素细胞增多，多巴反应增强，表皮变薄，表皮突伸长呈杵状，并可吻合成网状。角朊细胞没有或很少有发育不良（和日光角化不同）；真皮有少量淋巴细胞浸润，其间常见噬黑素细胞。无恶变倾向。

老年性黑子可伴发其他老年性皮肤改变，包括老年性白斑、紫癜等。Mehregan（1975）曾观察到老年性黑子演变为脂溢性角化病。

治疗从美容来考虑，黑子损害可用 CO_2 激光或液氮冷冻去除，也可用伪装制剂遮盖。激光治疗及注意事项同脂溢性角化治疗。

（八）日光角化病（solar keratosis）

1. 激光治疗方案　可应用 CO_2 激光治疗，连续波容易产生瘢痕，脉冲激光可最大程度地避免瘢痕的形成或减轻瘢痕的程度。ALA-PDT 治疗是今年来发展起来的非创伤性治疗方法，随着临床实践的积累，有可能成为本病的首选治疗选择。

2. 注意事项　由于本病可能是一种癌前期病变，故进行外科治疗时应注意给予一定的重视。

三、真皮色素增加性皮肤疾病

（一）太田痣与伊藤痣（Naevus of Ota and Ito）

1. 激光治疗方案　使用 Q-开关红宝石激光、Q-开关翠绿宝石激光、Q-开关 Nd:YAG 激光均能获得非常满意的治疗效果。

（1）Q-开关红宝石激光（波长 694nm，脉冲宽度 40ns）治疗参考参数：能量密度：3.5～5J/cm²，光斑直径 5mm。治疗时皮肤的即刻反应是皮肤灰白变。

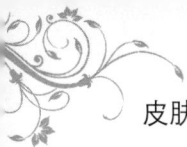

（2）Q-开关翠绿宝石激光（波长755nm，脉冲宽度50~100ns）治疗参考参数：能量密度：5.0~8.0J/cm²，光斑直径3~4mm治疗时皮肤的即刻反应是皮肤灰白变。

（3）Q-开关 Nd: YAG 激光（1064nm）治疗的参考：能量密度：5.0~8.0J/cm²，光斑直径3~4mm治疗时皮肤的即可反应是治疗后立刻出现轻度的针尖大小的皮肤渗血。

2. 激光治疗注意事项

（1）治疗前应仔细清洁面部皮肤，去掉护肤品及化妆品。

（2）常规消毒皮肤（建议不要用易燃消毒品）。

（3）注意不典型的太田痣的诊断。

（4）治疗时应按皮肤的即刻皮肤反应来调节激光的能量密度，一般来说如果能量密度太低，即刻反应不明显，此时应将能量密度适当调高，如皮肤的即刻反应太强，如694nm、755nm激光治疗时发生水疱，或1064nm激光治疗时出现表皮飞溅，及大量出血，能量过大治疗后还可能出现色素脱失或者皮肤质地发生改变（轻微的瘢痕），此时应下调能量密度。

（5）治疗后应嘱患者尽量避光，外用抗生素软膏预防感染，皮肤反应的急性期过后（脱痂），应仍应避光并适当使用遮光剂。

（6）治疗间隔1~6个月（多为2~3个月），但多数人主张治疗间隔期长一些更好。当治疗后形成明显的色素沉着时（这种色素改变一般发生在表皮，会影响激光的穿透能力），应待色素沉着消退后再进行下次的治疗。

（7）一般在治疗1~3次便能获得一定的疗效，但也有部分患者疗效要来得慢一些，通常要获取满意的疗效需要治疗次数为2~7次或更多。皮肤的颜色可能对疗效也有一定程度的影响。部分患者治疗后可能复发，复发病例激光治疗仍然有效。

（8）治疗中患者及操作者需保护眼睛，治疗后的一段时间内不要服用阿司匹林一类的药物，以免增加皮肤的出血趋势。

（9）瘢痕体质的患者治疗宜慎重。

（二）蓝痣（blue naevus）

可采用 CO_2 激光外科治疗，理论上可以应用色素特异的Q-开关激光，如1064nm激光进行治疗，但疗效不十分肯定而且治疗次数多，见效慢。

（三）颧部褐青色痣（naevus fusco-caeruleus zygomaticus）

激光治疗同太田痣，由于本病色素部位可能较太田痣要浅，因此可能694nm和755nm激光更为有效一些。治疗时还应注意黄褐斑的鉴别。

（四）外源性色素沉着症（exogenous pigmentation）

异物性色素可由金属颗粒或非金属颗粒引起，前者多由职业性或药物所致，称为金属性色素沉着症，后者多由意外事件或蓄意造成，称为文身。

1. 金属性色素沉着症（metallic pigmentation）　由于职业关系长期接触某些金属物质或因疾病长期应用某些金属制剂所引起。通过血液循环吸收到体内而沉积于内脏器官、皮肤或黏膜，也可由外部应用直接渗透到皮肤，而使皮肤及黏膜着色：一般金属性色素沉着症多由金、银、汞、铋所致。临床表现为泛发的全身色素沉着，但以暴露部位如面、手等处为著，口腔黏膜和巩膜亦可受累。唯汞剂不侵犯巩膜。金剂所致多为蓝灰

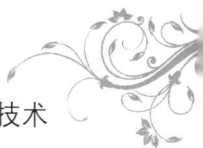

色、青紫色或淡紫色。银剂多为蓝灰至铅灰色。汞剂为黄绿色或铅灰色。铋剂为蓝灰至黑色。普通病理显示在真皮内可见相应的金属颗粒沉积。

2. 文刺（tattoo）　是用各种色素刺入皮肤，引起人工色素斑。色素主要为：胭脂、氧化铁、硫化汞、甲基蓝、甲紫、墨汁、炭末、姜黄等。临床表现为刺花部位花样各异的图形或文字，以前臂为最多，亦见于躯干，有的遍布全身。治疗见文刺治疗（第四节）。

3. 爆物沉着症（anthracosis cutis）　因职业及各种意外事故使泥沙、煤渣、石末等物质的微小颗粒进入皮肤后引起色素皮肤异常性疾病。多因某种特殊职业，如煤矿工人、基建工人及某些爆破作业人员等，因意外事故使泥沙、煤渣、火药等物质进入皮肤，如不能及时清除则可形成色素沉着。根据粉末的性质和颜色以及进入皮肤的深浅不同引起的临床表现有所不同。煤粉引起者主要呈青灰色到黑色，泥沙引起者呈蓝灰色或黑色，火药引起者呈灰黑色。此外可有瘀斑、丘疹或斑疹。皮损主要好发生在暴露部位，如面部、手足部等。在发生爆炸和外伤事故后，对受伤部位要进行彻底清创、清洗，将进入皮肤的粉尘全部清除干净。已形成色素沉着者根据情况进行处理，可选用激光、电解或手术切除以及植皮整形等。

四、真表皮处色素增加性皮肤疾病

（一）色素性毛表皮痣（pigmented hairy epidermal nevus）

色素性毛表皮痣又称 Becker 痣和 Becker 黑变病。本病较常见，以儿童和青年人多发。本病自儿童期开始发病，男性较女性多发。典型的皮肤损害为一侧较大，不规则的斑片状色素斑，初发时斑小且淡，随年龄增长及日晒后斑可增大，色素沉着加深，也可有新的色素斑出现，斑与斑之间可互相融合而呈大片状，似地图形状。痣中央的皮肤较粗厚和有少许皱褶，而边缘无异常改变。有时痣的表现不明显，需与对侧仔细比较或在阳光直视下方可辨认清楚。经 1~2 年后，在斑片上或其周围可出现黑毛，皮损部位还可合并皮内痣或表皮痣。好发于肩、面、颈、上肢、前胸和肩胛部，若发生在肩部，多为单侧，而发生于其他处可为双侧。

激光治疗同咖啡-牛奶斑，疗效不确定，部分患者有较好疗效，但也有部分患者治疗效果不理想。目前有人报道应用点阵激光治疗有效，但需要更多的临床时间来证实。

（二）斑痣（Spitz nevus）

Spitz 痣又名良性幼年黑素瘤、上皮样细胞型幼年黑素瘤、菱形细胞复合痣、假性黑素瘤、上皮样细胞痣等。是一种较少见的黑素细胞瘤，病理改变呈恶性，而临床生物学过程呈良性为其突出特点。

本病可能来自表皮黑素细胞的良性肿瘤，亦有人认为是由交界处痣细胞形成。

1. 临床分型　临床主要分三型：单发型、多发性泛发型、多发性集簇型。

（1）单发性 Spitz 痣：女性多于男性，男女之比为 1:1.34 ~ 1:1.37。发病年龄 5 个月~69 岁，14 岁以前占 39%，大于 14 岁占 61%，皮疹为单发的丘疹或结节，圆顶状，光滑无毛，结节呈粉红、红或红褐色，或呈疣状或息肉状，罕见溃疡形成，皮损直径一般小于 10mm。好发于面部，常见于颊部及耳部，也可发生在下肢及躯干，少数见于上肢，亦有个别发生在眼睑、男性外生殖器、舌、眼结膜等，一般不侵犯掌跖部。此型易与血管瘤及化脓型肉芽肿混淆。已有误诊为化脓肉芽肿的病例报告，有的皮疹为淡褐色斑疹，可小于 1cm，也可大于 10cm，似咖啡斑。在色素斑上有颜色更深的色素性斑点或略微隆起的丘疹样损害，有的增长迅速，随年龄的增长，可演变为皮内痣，极少恶变。

（2）多发性泛发型 Spitz 痣：仅报告 3 例，均为成人，皮疹散布全身，数 10 个或数以百计。

（3）多发性集簇性 Spitz 痣：限于体表某一局限的部位，可出现在先天性色素斑、咖啡斑的基础上，或类似晕痣样，周围绕似浅色晕。

2. 病理检查 主要可见两种细胞：菱形细胞和上皮样细胞。约半数病人以菱形细胞为主，约 20% 为上皮样细胞为主，其余显混合型。瘤细胞分布在表皮和真皮。菱形细胞核大，细胞质丰富，细胞常聚集成巢状，偶排列成条纹状。上皮样细胞大，多核，圆形或多角形，胞质呈嗜酸性，常聚集成巢状或条纹状。50% 病人可见核分裂象。在有表皮内痣细胞巢的病损，可见真表皮之间有人裂隙，此种现象甚少见于皮肤黑素瘤。真皮乳头水肿及毛细血管扩张和不同程度的淋巴细胞浸润。与一般黑素痣细胞相同，Spitz 痣其细胞体积随深度增加而变小，这一特点有助于与恶性黑素瘤鉴别。

3. 特殊染色 痣细胞的 S-100 蛋白的免疫过氧化酶反应阳性。血中抗恶性黑素瘤细胞质抗体阴性。

电镜检查：黑素细胞中有黑素体，多数黑素体的黑素化是不完全的。在黑素细胞内仍有相当多的黑素体复合物被溶酶体分解。

4. 治疗 一般不需治疗。若病理变化如有恶变怀疑时，则应进行手术切除或 CO_2 激光外科。

（三）黄褐斑（chloasma，melasma）

本病色素细胞功能紊乱，任何创伤性治疗均可能使色素异常加重。Q-开关短波长激光，如 510nm、532nm、755nm 激光治疗后仅能获得一过性的色素减淡，但最终均会发生色素加深，故不推荐使用激光治疗。近几年来，东南亚地区有人使用 Q 开关 1064nm 激光，采用低能量密度进行治疗，治疗时的临床终点是：患者仅有轻微的疼痛、皮损仅有轻微的加深改变或者没有明显的改变、皮肤没有潮红改变。这种治疗方法对黄褐斑具有明显的疗效。但是停止治疗后患者仍然有复发的可能，因此在激光治疗的同时联合药物治疗非常重要。另外有人应用科医人新型的 IPL（Lumenis One）也采用低能量密度的 IPL 进行治疗，也获得了一定的成功。笔者认为，黄褐斑的治疗首选仍然是采用药物治疗，适当的避光等措施。激光或者光子治疗由于存在复发甚至色素沉着等风险，另外治疗的成本较高，因此这种治疗仅作为第二线治疗比较合理。另外，点阵激光也被应用于黄褐斑的治疗，关于疗效，尚没有得到一直的认可，但是，新型点阵激光毕竟为患者提供了一种新的治疗手段和选择。

（四）炎症后色素沉着（postinflammatory melanosis）

Q-开关激光治疗通常效果不理想，采用低能量密度的 Q 开关 1064nm 激光及新型 IPL 治疗可能能加速炎症后色素沉着的消退。

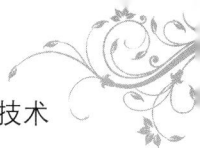

（五）色素性化妆品皮炎（pigmented cosmetic dermatitis）

本病也称女性颜面黑变病（melanosis faciei feminae），是由化妆品成分所引起女性面部色素沉着性疾病，近年来发病率明显增加。目前多认为本病是由于化妆品中的某些化学成分和杂质作为变应原，以致引起面部炎症反应后引起色素沉着。这种炎症反应可能为直接刺激引起的接触过敏，或是长期接触后吸收入皮肤而使患者致敏。表现为Ⅳ型变态反应。常见的致敏物质为甲醛、镍、橡胶成分、皮革成分、煤焦油和染料等。本病临床表现为面颊部弥漫性或斑块性棕褐色斑，重者扩及整个颜面，呈黑色、紫色或蓝黑色。多数患者在发病初有红斑、丘疹性皮损，伴有不同程度瘙痒。患者多能陈述引起发病的化妆品，但也有皮炎阶段表现不明显者。

1. 一般治疗　主要去除致敏原，部分病例可自行消退，长期不愈者可外用祛斑剂，如氢醌霜和SOD霜等。

2. 激光治疗　Q-开关激光治疗无明显作用，也没有成功的经验，是否能采用低能量密度Q开关治疗尚不清楚。

五、文刺治疗

由于各种文刺是脉冲激光治疗的一个较理想的适应证，故在这里单独详细地进行讨论。目前看来所有三种（绿色、红色和近红外线）Q-开关激光系统均能有效地清除文刺，而且很少形成瘢痕或其他的伴发症。尽管激光技术的不断地在发展，但是并非所有的文刺均能被彻底地清除，多种颜色的文刺需要数种激光的治疗，Q-开关激光治疗的最大优势在于能有效地清除文刺，同时因为治疗而形成瘢痕的风险性极小。不足之处包括：需要多次反复的治疗，一些病例可出现治疗反应不佳或无治疗反应，以及治疗区出现色素沉着和皮肤质地的改变等。有关治疗文刺的研究以提高治疗的完美性尚在进行之中。

一些特异波长的激光对彩色的文刺染料的清除能力可依据这些染料对光线的吸收光谱来进行预测。红色的文刺的清除使用532nm或510nm波长的绿光能获得最佳疗效，相反，绿色的染料最好使用Q-开关红宝石或Q-开关翠绿宝石（红色光）激光进行治疗，而黑色的染料对可见光及近红外光部分均具有良好的吸收特性，它对红色激光和近红外激光的反应相近，但对绿色激光的反应较差，这可能是由于它的穿透深度太浅。波长较长时激光对皮肤黑色素的亲和力较小，但穿透深度较深。对肤色较黑的患者来说，使用1064nm波长激光时，表皮中黑色素对激光的干扰较小，这不仅使其穿透较深直达靶目标，而且含有黑色素的角朊细胞和色素细胞较少受到损害，这样便使引起色素改变的潜在可能性的得以减低。合理地选择波长，可最大程度提高疗效和最大程度减小副作用。光斑大小对激光的穿透深度尚有影响，一般来说，大光斑能保持更深的皮肤穿透性，更有效地消除文刺颗粒。

Q-开关激光治疗后有仍可能发生色素性改变和皮肤质地的改变，当然与既往消除文刺的方法来比，这种情况的发生要少见和轻微得多。尤其是当使用黑色素吸收良好的波长时，激光能损伤黑素细胞，因而治疗后发生色素减退是最明显的。510～532nm波长引起的暂时性的色素减退，深度可有不同，但很快会消退，这可能是由于它的穿透深度较浅，长期的色素脱失非常少见。694nm和755nm波长也可引起类似的暂时的色素

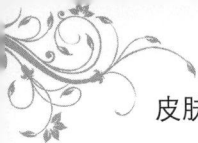

的减退，但是有可能导致长时间的色素脱失，这主要是由于它们对黑色素的亲和力较好（high melanin specificity）。1064nm 对黑色素细胞损伤最小。因此，对肤色较深的文刺患者来说，选择这一波长的 Q-开关激光进行是合适的。

色素沉着的发生似乎与皮肤类型相关，那些属于Ⅲ型皮肤或Ⅲ型以上的皮肤，以及那些在表皮受损时会表现出明显的皮肤黑变趋势的人，激光治疗后产生色素沉着的风险最大。此时使用 1064nm 波长进行治疗是更可取的，因为这一波长的激光穿透性好，对表皮色素细胞的影响要小，但是暂时性的色素沉着似乎仍较普遍。如果在疗前应用氢醌霜以及在疗后 1 周以后继续应用氢醌霜，则可能有利于预防或减轻色素沉着的发生。

即使发生皮肤质地的改变，通常也是很轻微的，在有些病例，最初文刺染料的植入过程中本身就能引起很轻微的瘢痕，这种瘢痕由于被植入的染料本身所遮盖，因此有时很难察觉，然而，一旦在文刺染料被清除了以后，这些瘢痕及皮肤质地的改变会变得明显并可察觉。治疗前进行拍照并作彻底仔细的临床检查有利于病历资料的记录，所检查的结果应让患者知道，这样可减少日后的纠纷的发生。另外，表皮和真皮浅部的任何损害均可导致皮肤质地的改变，尤其是当治疗伤口没有得到合理的护理是更容易发生。大光斑可减少表皮的损害，也可使皮肤质地的改变减少。在愈合过程中可能会发生瘙痒，有时因为瘙痒，患者会搔抓引起局部表皮的损伤导致瘢痕的形成，此时可适当地外用皮质激素，这样将有利于局部损伤的减少，或者如果有形成增生性瘢痕趋向，也有利于其程度的减轻。

激光治疗文刺几乎没有禁忌证，报道的脉冲激光治疗文刺最为严重的反应是系统性过敏反应，与既往的消除文刺的创伤性治疗方法不同，文刺不是从机体内清除出去的，而是当激光治疗后，文刺染料被碎化，被吞噬，并形成有潜在的过敏反应启动能力的小颗粒。那些在文刺部位有局限性过敏反应的患者，发生系统性过敏反应的可能性更大。因此，如果患者对文刺显示出皮肤反应，不推荐使用 Q-开关激光治疗文刺，脉冲 CO_2 激光看来不会引起这种反应，这是由于这种激光的吸收特征所决定的。在有些病例，当皮肤的过敏反应成为一种顾虑时，可考虑使用脉冲 CO_2 激光进行治疗，使染料经表皮途径消除，但会留下一定的瘢痕。

最后，一些文刺在脉冲激光治疗文刺后可能发生染料即刻的黑变，这种不幸的事件常见于红色美容性文身、白色和浅彩色文刺的治疗中。这种黑变后的文刺并不总是能成功地被激光治疗所清除。因此对那些可疑有潜在黑变的文刺，推荐在治疗前进行试验性小面积治疗。

（一）Q-开关红宝石激光（694nm）

这是最早发展的激光，它具有 694.3nm 波长，28～40ns 的脉冲宽度，目前所使用的红宝石激光均是借助于关节臂导出的，光斑大小能在 5～6.5mm 范围内调节。脉冲频率为 1 赫兹。由于黑色素对该激光具有良好的吸收性，同时该激光的穿透性较好。因此，在治疗色素性皮肤疾病中也是很有效的。

Q-开关红宝石激光和其他 Q-开关激光一样能有效地清除黑色文刺染料，它也是一种清除绿色和蓝色染料较好的激光，但是对红色或黄色的染料相对无效。由于黑色素对该激光吸收良好，故在治疗肤色较深的病人时应对此有足够的考虑，因为很有可能会引起暂时的色素减退，而且，一旦出现将需要数月时间才能恢复。极少数情况下能引起小

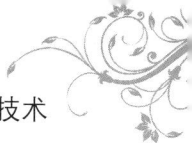

范围的色素脱失（1% ~5% 的病例）

在选择能量密度时，要根据治疗时皮肤的即刻性反应来确定，治疗时皮肤的即刻反应为激光照射后光斑照射区皮肤立即变白，没有或仅有非常小的皮损渗血。激光能量密度的选择依据所使用光斑的大小、文刺染料的颜色及染料的多少来决定。

（二）**Q-开关 Nd: YAG 激光**（1064nm 和 532nm）

为了减少治疗时黑色素对治疗的干扰，减少前述的伴发症，发展了 Q-开关 Nd: YAG 激光，这种激光能释放 1064nm 波长激光，通过 KTP 晶体后可获取 532nm 激光。激光通过反射性关节臂导出。目前使用的激光光斑大小 1.5 ~4.0mm，治疗时脉冲频率可达 10Hz。

黑色素对长波长的 1064nm 激光的吸收最少，穿透也最深，在治疗黑色文刺时最为有效，尤其是在治疗肤色较深的患者时有一定的优势。对彩色文刺的清除效果要差一些。532nm 激光常用来清除红色文刺，通常仅需要大约 4 次或更少的次数便能完全清除红色的文刺。由于黑色素和血红蛋白对 532nm 激光也具有良好的吸收性，因此，532nm 激光治疗表皮的色素疾病也非常有效。由于血红蛋白对激光的吸收，因此可引起紫癜性皮肤损害，但通常会持续 7 ~10 天后消退。但如果治疗后发生皮肤色素的减淡，则可能会持续数周不退，有时也会很快消退。

当应用 1064nm 时，可使用 3 ~4mm 光斑，$5.0 ~6.0J/cm^2$ 进行治疗，皮肤的即刻反应是在激光照射后文刺变白，有时有针尖状出血点。能量高时出血要多，在治疗眼线时，应选择小一些的光斑。532nm 激光，选用 $2 ~4J/cm^2$ 来治疗红色或橙色文刺以及表皮的色素斑。

由于脉冲宽度非常短，Q-开关 Nd: YAG 激光治疗时会出现最大程度的表皮飞溅，当使用大光斑进行治疗时可减少这种表皮飞溅的发生。近来的研究表明，大光斑低能量密度治疗与高能量密度小光斑治疗疗效一致，但减少了副反应的发生。因此对于文刺的治疗来说，建议在首次治疗时，应使用低能量密度进行治疗，如：$2 ~3J/cm^2$。另外，激光能量释放的平台模式，较高斯模式的释放引起的表皮损害更小。

（三）**Q-开关翠绿宝石**（755nm）

Q-开关翠绿宝石激光波长 755nm，脉冲宽度 50 ~100ns，光斑大小为 2 ~4mm，脉冲频率为 1 ~15Hz 通过光纤或反射关节臂导出激光。尽管长脉冲时组织飞溅发生少，但是短脉冲对清除染料更为有效。

Q-开关翠绿宝石激光与 Q-开关红宝石激光相似，在清除黑色、蓝色和大多数绿色染料时有效。对红色和黄色染料效果较差。在治疗时，临床终点表现为中度的皮肤组织变白，没有组织的飞溅。依据光斑的大小，治疗时常使用的初起能量密度为 5.5 ~$6.5J/cm^2$，视文刺的色素深浅，能量密度也可低一些。

在过去，这一激光总是和色素性染料激光配合使用，后者的波长为 510nm，能为黑色素良好地吸收，在治疗红色文刺时是 510nm 激光是有效的。

（四）**脉冲 CO_2 激光**（10600nm）

目前有几种脉冲 CO_2 激光或扫描 CO_2 激光可供使用，这些激光与连续波的 CO_2 激光相似，能汽化含水的组织细胞，但是他们具有非常短的脉冲宽度，使组织的光照射时间得到良好地控制，故大大限制了治疗时伴随而来的热损伤。尽管这种激光对于含黑色素和文刺染料的组织的损伤是非特异性的，但是对那些治疗抵抗的病例来说可能是有帮助的，在治疗这些顽固而抵抗的病例时，可在使用色素特异的脉冲激光治疗前，先使用脉冲 CO_2 激光去样表皮。

（周展超）

第五节　皮肤年轻化治疗

一、汽化型激光治疗

（一）磨削治疗

1. 概述　激光磨削治疗在上世纪 70 年代末就已报道，主要使用的是连续 $10600nmCO_2$ 激光，所以效果不稳定而副作用大。80 年代末开始随着第二代的高能脉冲 CO_2 激光在妇科及耳鼻喉科的应用，皮肤科医生也开始尝试清除病变和皮肤磨削，随即便应用于皮肤年轻化的美容治疗。新一代 2940nm 脉冲 Er：YAG 激光和 CO_2 激光治疗的靶目标一样，是组织中的水，所以也可以用来治疗皮肤光老化、瘢痕等。上世纪 80 年代中期有人指出，红外线光谱中水吸收峰值中在 2940nm 的激光在靶组织周围产生的热损伤最小，因此 Er：YAG 激光较 CO_2 激光去除组织时热损伤小很多。水对 Er：YAG 激光的吸收性要比 CO_2 激光高 15 倍左右，所以长波长的 CO_2 激光远比 Er：YAG 激光穿透深。

2. 常用激光

（1）CO_2 激光：CO_2 激光可释放 10600nm 红外线波长，是目前皮肤科应用最为广泛的激光设备之一。CO_2 激光是不可见光，使用波长为 633nm 的氦氖激光或红色的半导体激光作为瞄准光。CO_2 激光汽化的基础色基是水，CO_2 激光被组织吸收后，光能主要被含水组织吸收并迅速加热进而汽化，组织遭到破坏产生汽化凹坑，其周围因热弥散也形成一定的热损伤。大约 90% 的激光能量会被表层 $30\mu m$ 厚的组织吸收，100℃ 时组织发生沸腾汽化。由于皮肤组织中含水较多，CO_2 激光穿透深度因不同部位的含水量而不同，但主要在皮肤浅表部位。这种特性也决定了 CO_2 激光成为相对精准的外科工具。

第一代的 CO_2 激光是连续释放的，具有切割和汽化作用，同时在治疗中止血作用明显，治疗中手术视野很清晰。连续 CO_2 激光照射时，组织被逐渐烘干，温度可达到 600℃，导致组织炭化。过高的热量弥散到周围区域可引起 $200\mu m$ 至 1mm 的组织坏死凝固带。这种非选择性的热损伤会造成严重的瘢痕和色素异常。这种缺点也导致了激光磨削在皮肤科的使用时间推迟了近十年。

组织汽化的量与激光的能量密度成正比。过多能量的吸收导致组织损伤过度，其内胶原脱水，可导致皮肤延迟愈合，容易形成瘢痕。用高能量密度照射较短时间可获得与低能量密度、较长时间激光照射所汽化的组织量是相同的，高能脉冲激光应运而生。上世纪 80 年代末期，应用于临床的高能长脉冲 CO_2 激光，治疗精度明显增高，副作用更加轻微，可以治疗各种类型的皮肤病。作为皮肤年轻化的治疗手段，一般可以达到浅、中层化学磨削的效果，但在限制治疗深度及副作用方面更有优势，且恢复更快。

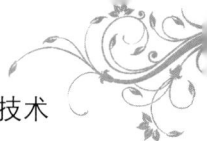

目前应用于临床的 CO_2 激光很多，其中最常用的是 Ultrapulse 高能超脉冲激光。这种激光的脉冲时间一旦短于 1ms，光斑直径在 $0.1 \sim 3mm$ 之间，有的还配备有计算机图形发生器（CPG）。治疗中穿透深度可达到 $20\mu m$，热损伤能控制在 $100\mu m$ 之内（包括 $50 \sim 60\mu m$ 不可逆组织热坏死和 $50\mu m$ 热损伤）。CO_2 激光辅以计算机图形发生器可提高治疗速度，并使大面积区域可在较高精度和可控重叠程度下得到治疗。CO_2 激光汽化组织的阈值是 $5J/cm^2$，无论是否辅以 CPG 都必须达到这个能量密度才能达到理想的磨削效果。

有学者进行了 CO_2 激光磨削术对皮肤收缩效应的研究，从生理学的三个方面即组织汽化、皮肤收缩和胶原纤维重组，用皮肤文身标记法进行了皮肤测量并长期随访观察病人的治疗效果。与非激光磨削术的结果比较，CO_2 激光可达到 25％ 的皮肤收缩，比非激光技术好。

（2）Er：YAG 激光：Er：YAG 激光是一类可发射 2940nm 波长的脉冲式激光，在上世纪 90 年代开始广泛为皮肤科医生使用，这个波长与水的最大吸收峰值一致。常见的 Er：YAG 激光的脉冲持续时间为 $250 \sim 350\mu s$，小于皮肤热弛豫时间（1ms）。水对 Er：YAG 激光的吸收远比 CO_2 激光高得多，减少了散射入周围组织的激光能量，因此 Er：YAG 激光只需 $1.6J/cm^2$ 就能产生 $10 \sim 40\mu m$ 的清除凹坑，热损伤（凝固）作用很小，仅为 $5\mu m$。这也使得患者在治疗中疼痛较 CO_2 激光轻，即使不用麻醉药物也有可能忍受。Er：YAG 激光的波长和最佳的胶原吸收峰值（3000nm）一致，这表示它被胶原选择性吸收。CO_2 激光除去表皮后，照射剂量受到组织凝固带的限制，Er：YAG 激光在高能量和多次照射的情况下，能穿过真皮进入皮下组织清除组织（如瘢痕组织等），因此它是极精确的手术工具。

使用 Er：YAG 激光需经多次扫描才能达到高能超脉冲 CO_2 激光同等的真皮穿透水平，但可明显减少热损伤。另外，Er：YAG 激光热凝固作用轻微，治疗中达到真皮层或遇到血管时可发生出血，影响手术视野和判断治疗终止点，可发生与机械磨削相同的副作用。Er：YAG 激光热凝固作用小，愈合时间比 CO_2 激光短近一半时间，红斑和并发症更少，但是在去除皱纹和紧肤方面不如 CO_2 激光。

有研究认为先用有限的 CO_2 激光作治疗，然后用 Er：YAG 激光完成剩余治疗，这种方式的治疗产生的胶原损伤和热坏死较少，愈合速度较快。

3. 适应证及禁忌证

（1）适应证：不同激光的磨削原理大致相同，最重要的是手术应取得最佳结果和避免并发症之间的一种平衡。激光磨削术最主要的两个适应证是光老化和瘢痕，具体表现为不同的治疗目的：改善皮肤纹理、祛除皱纹、清除老年斑、平整轻度突起或凹陷瘢痕。

1）皱纹：分为静止性和动力性两类。静止性皱纹通常与过度日晒有关，最常见于眶周和口周部位，一般是永久性的。这些皱纹主要表现为很细小的细纹，对磨削治疗反应好（但是颊部皱纹难以在不影响皮肤质地的情况下使其消失），同时治疗中光老化所引起的色素异常也会明显好转。动力性皱纹最常见于前额、眉间和鼻唇沟等部位，由于肌肉运动收缩常常不能彻底根除，单独使用激光磨削根除动力性皱纹往往意味着过度换肤，具有较大风险。

2）瘢痕：对痤疮瘢痕、外伤后增生性瘢痕和外科瘢痕均有较好的疗效。Er：YAG激光比 CO_2 激光更有优势，因为 Er：YAG 激光的波长是胶原和瘢痕特异的吸收高峰。最理想的适应证是轻度高起或凹陷的痤疮瘢痕，而对于较深的凹陷性瘢痕常需要结合外科切除才能获得较好的疗效。外伤和外科瘢痕经治疗也能得到明显的改善。

3）其他：激光磨削术具有相对可控和安全性的特点，使之亦可用于治疗酒渣鼻、弥散性日光唇炎、日光型角化及表浅的一些皮损如表皮痣、汗管瘤、皮脂腺增生和良性复合痣。

（2）禁忌证：激光磨削术的禁忌证分为相对及绝对禁忌证两类。

1）相对禁忌证：曾行化学剥脱、物理磨削、其他换肤术及皮肤放疗、吸烟、糖尿病、增生性瘢痕史、色素异常、不稳定个性等。

2）绝对禁忌证：全身性红斑狼疮等部分自身免疫性疾病、瘢痕疙瘩、最近一年内使用维 A 酸药物、不愿意术后 6 个月内进行防晒及接受磨削术风险等。医生在治疗前应同患者谈话，对能否接受手术作出评价。

4. **手术技巧**　激光磨削术就其操作本身来讲并不十分困难，特别是出现了计算机图形发生器后，但成功的治疗还是需要依赖于手术技巧、医生经验以及合适的设备。

通常局部治疗仅需进行局部麻醉，对于全面部 CO_2 激光磨削治疗，可能需要全麻或静脉注射镇静及加用局部麻醉。使用激光治疗时，每照射一次用生理盐水湿棉球擦拭治疗区域，清除组织碎片，并在拭净水分后对所需要的深度继续磨削。一般来说，对于 CO_2 激光第一遍激光磨削后应除去大部分或所有表皮，第二遍达到真皮乳头上层，第三遍达到乳头层中部。经 3~4 遍磨削后，肉眼可见组织变得干燥，随后的激光照射只产生热损伤，组织汽化或清除很少。此时意味着激光治疗已完成。临床治疗终止点是不规则组织或可见的皱纹消失，清除灶光滑干燥。

Er：YAG 激光治疗过程与 CO_2 激光类似，优点是疼痛感相对轻微，但扫描次数更多，热凝固作用较弱导致出血较多，胶原纤维收缩无 CO_2 激光明显，终止点不易判断。所以很多有经验的医生认为，Er：YAG 激光在理论上及浅表皮肤治疗中可能更安全，但较深度磨削反而不及 CO_2 激光安全有效。

在唇部治疗中，治疗区域应扩展至唇表面。如在唇红边缘终止治疗，深入唇部的皱纹仍存在，外观明显。颈、胸部皮肤较薄，皮脂腺较少，表皮再生能力较差。因此，颈、胸部常被看做是 CO_2 激光磨削的危险区域。

5. **术后处理**　术后处理是否妥当影响治疗成败，常需要花费很长时间。术后护理最主要的目的是促进再上皮化和预防感染。术后可根据创面情况选用相应抗感染药物。保持清洁创面，选用有良好吸收创面渗液作用的和保湿功能的敷料可促进伤口愈合。

在术后早期，受术部位可用冰袋等物理方法降温。术后 3 天内创面水肿渗出比较明显，可口服泼尼松。治疗后封闭伤口以维持适合伤口愈合的潮湿环境，可选用油膏或者是伤口敷料。抗生素药膏特别容易引起过敏反应，推荐使用凡士林，因为且其过敏反应少，且经济便宜效果好。创面一般在 2 周内愈合，红斑可能维持 3~6 周或更长，取决于所用激光类型及术后防护，是再上皮化的特征。创面愈合后，可适当选用低致敏性的保湿剂；坚持防晒措施应持续 3~6 个月，如避光、外用防晒霜等。

6. **并发症及预防**

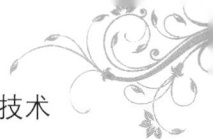

（1）红斑：是激光磨削术常见的一个副作用，与治疗深度有关。正常红斑时间延长或加重常常表示过敏或感染。防治的方法是停用不适宜的外用制剂，控制感染。如局部区域有增厚和红斑样的皮肤，那么可能会出现增生性瘢痕。

（2）色素沉着：发生于红斑消退后，常见于肤色较深患者，暂时性的色素沉着的发生率可高达36%。治疗要点是防晒及预防感染。色素减退比较罕见，往往发生于磨削治疗后4～12个月，很难处理。

（3）瘢痕：常见于磨削过深、术后感染等，发生率很低。伤口愈合后使用激素注射或脉冲染料激光治疗有效。

（4）感染：极为少见，其中细菌和真菌感染不常见。除非证实有其他疾病，疼痛常常提示疱疹感染。

（5）其他：术后创面外用保湿剂或封闭敷料可能阻塞皮脂腺管，皮肤可能形成粟丘疹。

（二）局灶性光热作用治疗

1. 概述　局灶性光热作用治疗是一种近年来逐渐让皮肤科医生颇为关注的治疗，初期主要包括了一类近红外激光。由美国Reliant公司首先开发Fraxel系列设备并应用于临床。现在临床上常见的是1540nm波长为主的Er：Glass激光。目前在国外仅有几年的临床实践，相关资料不多，国内刚开始关注及引进。

2. 常用激光　Reliant公司的Fraxel系列的Er：Glass激光应用于临床较早，这种激光损伤非常轻微，属于非汽化型激光治疗范畴。临床实践证实，疗效不错但可能没有CO_2激光的疗效更佳。因此，最近美国Reliant和Lumenis公司都将目光关注于汽化型局灶性光热作用治疗技术并首先提出及开发出了相应激光设备。目前刚投入临床使用不久，几乎没有相关的文献介绍。国内华山医院激光医学中心率先将具有汽化型局灶性光热作用超脉冲CO_2激光（ActiveFX，Lumenis公司）投入了临床应用。

CO_2激光是目前皮肤年轻化治疗中公认最强的手段，但副反应同样较大，严重限制了该激光在亚洲人身上的应用。ActiveFX的长波长（10600nm）及高功率（最高可达60W）决定了较深的穿透能力，而其Coolscan非顺序扫描点阵治疗模式极大地保证了安全性，两者的完美结合使该治疗前景非常令人看好。与非汽化型Er：Glass激光治疗不同的是，CO_2激光照射后表皮仍有明显损伤，MTZ主要表现为分布均匀的细针眼大小伤口，周围留有一小块皮肤没有被点射的"桥"组织不受影响，这部分皮肤组织可作为热扩散区域。术后恢复很快，一般一天内结痂，4～5天痂皮掉落，伤口完全愈合。因此患者停工期较短，乐意接受。而CO_2激光强大的热效应决定了疗程较短，患者经过一次治疗就可能得到满意效果，而且疗效更加持久。

3. 适应证和禁忌证

（1）适应证：ActiveFX作为一种局部激光照射疗法，适用于皱纹、痤疮和外科手术等瘢痕、黄褐斑、浅表色素、皮肤松弛、毛孔粗大及其他光老化皮肤症状。这种激光能促进深层皮肤胶原蛋白的新生，使皮肤状况在长时间内持续改善。ActiveFX疗效持久，如果正确使用防晒措施，疗效可以延续很多年。大部分疗效是即刻就能一目了然的，当然有些效果是看不见的，如新的胶原蛋白的生成，它在肌肤内部继续产生紧致作用，这些效果是逐渐显现出来的，而且随时间的增长效果变得更加明显。因此，大多数患者在接受治疗 3~5 个月后的效果甚至更佳。是否可用于非头面部的危险区域（如颈部等）的治疗还需进一步观察，多数认为还是可行的。考虑到 CO_2 激光有着较强的色素沉着出现概率，在黄褐斑的治疗上可能非汽化型点阵激光治疗更适合。

（2）禁忌证：ActiveFX 毕竟也是一种 CO_2 激光，与传统 CO_2 激光磨削有着类似的禁忌证，如曾行化学剥脱、物理磨削、其他换肤术及皮肤放疗、吸烟、糖尿病、增生性瘢痕史、色素异常、精神异常、全身性红斑狼疮等部分自身免疫性疾病、瘢痕疙瘩、最近一年内使用维 A 酸药物、不愿意术后 6 个月内进行防晒及接受磨削术风险等患者。

4. 手术技巧　ActiveFX 配备有计算机控制的图形发生器（CPG）的治疗手柄，使治疗变得非常简便，对操作者的要求不高。

CO_2 激光磨削深度较深，治疗前除了清洁目标区域以外，还需使用表面麻醉剂（如利多卡因乳膏等）1 小时，否则患者往往无法忍受大面积治疗。ActiveFX 治疗界面上有多种图形、扫描面积大小、能量水平（即单位面积内 MTZ 密度）供选择，人机亲和力强。扫描光斑面积较大，一般不超过 $1000 MTZ/cm^2$，治疗速度快，在不到 30 分钟内就可以治疗一张完整的面容，一般单次治疗即可。术后表面遗留分布极其均匀一致的针尖样细小伤口，可理解成被细针尖均匀得扎过，故恢复很快，不超过一周即痊愈。每次扫描图形间建议不要或较少重叠，使疗效更均匀，减少色素沉着出现。该治疗不需要耗材。因此，ActiveFX 较非汽化型点阵激光治疗更加快速、经济、有效。

5. 术后处理　汽化型点阵激光治疗伤口非常细小，恢复快速，多数患者术后不需要专门的皮肤护理。在结痂脱落前需要外用抗生素软膏，避免接触水，预防感染。避免日晒对减少炎症后色素沉着非常重要，尤其对于那些深肤色患者。局部区域治疗后有时需要短期服用糖皮质激素来缓解水肿情况。术后一周即可使用化妆品。

6. 并发症及副反应　点阵治疗后一般会出现短期副反应。早期主要是红斑、水肿，甚至少量渗血，平均 1~2 天内自行缓解，不超过一周。使用局部麻醉剂药后患者疼痛轻微，术后很快消失。大多数患者的停工期只有 4~5 天。术后一般不出现瘢痕、明显色素沉着及色素减退、伤口感染等。该方法应用于临床时间比较短，长期的副反应或并发症还需随访观察。

二、非汽化型激光与光子治疗

（一）脉冲强光

1. 概述　随着全球老龄化趋势日渐明显，人们生活水平不断提高，要求做美容治疗的人数正在不断增加。他们都希望疼痛和风险最小，恢复时间最短，而疗效又最好，这就促使了微创治疗设备的发展。上世纪 90 年代中期风靡至今被称为光子嫩肤的脉冲强光（intense pulsed light, IPL）治疗，比较好的解决了部分患者这方面的要求，并在治疗光老化等方面取得了成功，已经成为皮肤美容治疗中不可或缺的重要工具。

脉冲强光与激光不同，并不是单一波长的有色光，而是一种非相干的非连续的宽广谱光，波长一般在 500~1200nm 之间。它是由闪光灯产生和发射的复合强光。脉冲强光可以释放的广谱光主要在可见光区域，可以理解为与日光类似，只是强度高多了。不同的设备释放的可调波长区间略有不同。以第四代 IPL 技术 LumenisOne（美国 Lume-

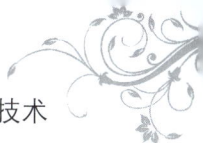

nis）为例，脉冲强光源发射的光波长为 515～1200nm，功率在 10～40J/cm²，脉冲宽度为 3～100ms，通过计算机控制可设置成单一脉冲、双脉冲或三脉冲模式，脉冲延迟时间为 1～120ms。配有 15mm×35mm 和 8mm×15mm 两种光斑尺寸，可根据治疗实际需求来切换，更加方便。治疗头内滤光片有七种，分别是 515nm、560nm、590nm、615nm、640nm、695nm 和 755nm 等，通过滤光片切换改变输出光波长是目前最经济方便的。这些滤光片的作用是得到操作者所需要波长，并将这个范围以下的短波长光选择性的滤掉。例如 560nm 滤光片可将强光源中发射出的波长小于 560nm 的可见光线滤过，保留 560～1200nm 的光线用于治疗；而 755nm 滤光片保留 755～1200nm 的光线用于治疗。一般来说，滤过的短波长光越多，保留的长波长光越多，光对皮肤的穿透越深，作用更深的靶目标。因此，保留短波长越多，作用越浅表，对色素作用越强，但表皮影响越大，相对引起色素沉着的可能性更大；保留长波长越多，作用更偏真皮层，引起色素沉着可能性更小，但对色素治疗效果相应变小，更适合血管及皮肤年轻化治疗。（图 5-8）

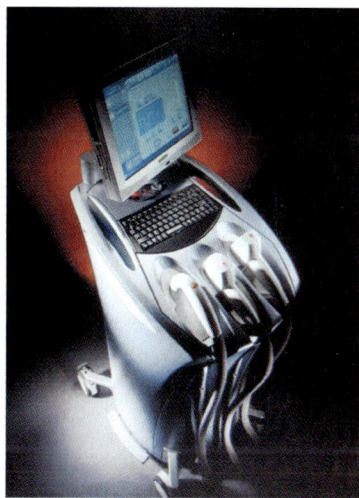

脉冲强光同样遵循激光的治疗理论基础，即选择性光热作用原理，同时由于几乎涵盖了目前大部分常规美容激光的波长，治疗谱也非常广。从理论上讲，日光性皮肤损害、酒渣鼻等皮肤病中常见的毛细血管扩张，其血红蛋白和氧合血红蛋白可高度吸收光能并到达皮肤毛细血管床，选择性破坏异常血管。对皮肤老化和日光色素性皮肤损害，脉冲强

图 5-8　Lumenis one 激光机

光能被黑色素选择性吸收，破坏异常的色素细胞，使肤色更为均一。水对脉冲强光中部分波长吸收较好，而真皮中胶原纤维含水量高，故对皱纹、瘢痕等与胶原纤维异常有关的皮肤老化也有良好的效果。对皱纹、皮肤粗糙、色素沉着、毛孔粗大、毛细血管扩张等治疗有效，且损伤轻微，几乎没有停工期。大量的临床实践肯定了 IPL 技术在低能量密度下的非侵入性疗效良好、安全性高。有作者还随访了一批 IPL 平均治疗次数 3 次，治疗后 4 年及以上的患者的疗效，80% 左右的患者仍对皮肤质地、色素及血管的疗效感到满意，面部疗效略好于胸部及颈部。不过也有人认为 IPL 在除皱方面并不比其他无创性激光或光学设备更有优势。

值得注意的是，最新的第四代 IPL 技术真正的突破在于最佳脉冲技术（OPT）的应用。OPT 技术能控制脉冲的形状并发射出均匀的如同切割的方形脉冲，这样使得每个脉冲间和各子脉冲的能量分布均匀。这样的脉冲控制机制使得治疗时的功率较以前三代 IPL 明显降低，在延长设备使用寿命的同时，治疗更加安全、有效，可以对病灶进行多次照射，尤其适合于血管性皮肤病的治疗。

2. 适应证和禁忌证

（1）适应证：IPL 的宽光谱决定了其较为广泛的适应证，并对身体暴露部位都可治疗。治疗前严格按照 Fitzpatrik 皮肤分型。一般 IPL 治疗比较适合皮肤白皙的患者。较常用于治疗：

1）色素性皮肤病：雀斑、脂溢性角化、表皮性黄褐斑及部分继发性色素沉着等。

2）血管性皮肤病：毛细血管扩张、红斑型酒渣鼻、Civatte 皮肤异色症等。

3）轻中度光老化和自然老化引起的皮肤质地改变：毛孔粗大、皮肤松弛、细小皱纹等。

此外，有作者认为 IPL 可用于激光或化学磨削术后红斑的辅助治疗。

（2）禁忌证：作为一种非侵入性的无创年轻化治疗方法，IPL 比创伤性激光磨削术禁忌证少了许多。治疗前对患者的病史询问及选择对治疗是否成功十分重要。应慎重或不接受光敏感及有光敏感药物应用史、妊娠女性、维 A 酸药物使用史（应停用 1~2 个月后治疗）、真皮层黄褐斑、近期曝晒史（一个月内）等患者的治疗。肤色较深、容易晒伤的患者治疗中比较容易出现色素沉着等风险，对于 V、VI 型皮肤不推荐进行 IPL 治疗，疗效/风险比值偏低，预后往往可能不佳。

3. 手术技巧　根据每个患者调节脉冲强光的所有参数，包括波长、能量密度、脉冲宽度、脉冲延迟及脉冲模式（单脉冲、双脉冲、三脉冲）。不同设备设置参数值往往不同。所有操作均由计算机控制，部分 IPL 设备（如 LumenisOne）已经含有患者的预设参数，而且治疗中能自动记录治疗参数和每一个患者的治疗情况，对医生和患者亲和力更强。应当明确每个患者 IPL 参数设置都不一样，IPL 可能是目前应用于皮肤美容领域内对操作者要求最高的光疗设备之一。若参数设置或操作不当非常容易出现副作用。

（1）波长的选择：波长的设置随皮肤病变而不同。短波长强光（如 560nm）比较适合浅表性色素的治疗。590nm 是强光各波长中血红蛋白吸收峰值，比较适合血管性皮肤病治疗。上述两种治疗被称为 I 型光子嫩肤。而 640nm 或以上的长波长强光对表皮影响小、穿透深，多用于皮肤质地的改善、皱纹的消除等，属于 II 型光子嫩肤。长波长强光还适合于脱毛治疗。

（2）能量的选择：能量密度高低与治疗效果、副作用有关。一般能量越高，疗效越好，但皮肤吸收多余的能量引起色素沉着等副作用的几率就越大，这在皮肤内色素较多的亚洲人身上表现得尤为明显。理论上的治疗能量是引起亚皮肤损伤的最小剂量，临床上以皮肤潮红反应，也就是脉冲强光引起皮肤最小红斑剂量为终止点。潮红反应轻微，疗效往往不佳；但红斑过度甚至水肿出现则可能出现明显的副作用。

（3）脉宽、脉冲延迟的选择：脉冲设置受靶目标决定。子脉宽越小，对靶目标热作用越强，疗效越明显，不过出现色素沉着等副作用的几率相应增大，反之疗效越弱，但更安全。脉冲延迟时间与皮肤厚度有关。一般表皮热弛豫时间大约为 3ms~10ms，面部厚的部位可能会达到 20ms，因此保证子脉冲之间皮肤能够有效冷却，延迟时间最好大于 20ms；但延迟时间太长，两个子脉冲疗效相加有限。一般来说，色素病变治疗需要脉冲宽度较短，而血管病变及祛皱紧肤治疗往往需要较长脉冲宽度。

（4）冷却：冷却头在治疗中起着保护表皮作用。当脉冲强光照射入皮肤时必然会被表皮中大量的黑色素吸收，引起表皮温度明显升高，如大于 45℃ 即可导致皮肤损伤。短波长越多，皮肤损伤可能性越大。冷却头可对皮肤进行实时有效的降温，是表皮在治疗中保持在一个安全的温度范围之中。IPL 治疗时还需用到冷凝胶，有三个作用：增加

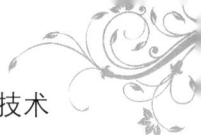

光导性、均匀有效冷却皮肤和避免直接烫伤皮肤。一般治疗头与皮肤间的冷凝胶厚度至少保持在1mm左右，涂抹冷凝胶越多皮肤冷却效果越明显，治疗中患者可能对疼痛更耐受。

一般光子嫩肤的一个疗程都在5~6次，当然靶目标不一样疗程可能有增减，视具体情况而定。

4. 术后处理　IPL是目前比较安全的无创伤性年轻化治疗，其术后处理相对较简单。在术后早期，患者的面部需要降温，可用冰袋、水雾冷喷等物理方法。术后48小时内尽量避免使用任何化妆品。治疗区域水肿比较明显患者需要口服泼尼松。

治疗后色素及血管病变颜色都会加深，告知患者不用紧张。整个治疗期间，应该适当选用低致敏性的保湿剂；坚持防晒措施，如避光、外用防晒霜等。

5. 并发症　IPL常见的不良反应主要与皮肤能量吸收过高有关，如皮肤灼伤、色素沉着、色素减退等。前两者通过外用消炎药、防晒都能自行缓解，色素沉着平均2~3个月消退；色素减退比较少见，常见于前额，消退很慢，一般需要半年以上。皮肤干燥常见于中、干性皮肤患者，可能与治疗后毛孔缩小，皮脂分泌减少有关。皮肤在治疗后两周内比较敏感，所以在这期间尽量少用外用产品是最好的处理措施。有人报道，IPL治疗后可能出现痤疮样皮炎等，比较少见。

（二）红外线激光

红外激光（1000~1800nm）的靶组织主要是水，而真皮层胶原含水量非常丰富，因此真皮层水分对光吸收到一定程度，可导致胶原的特异性损伤。目前临床上常见的有近红外激光和中波红外激光两类。

1. 近红外激光

（1）概述：近红外激光包括Q开关Nd:YAG（1064nm）激光和长脉宽Nd:YAG激光（1064nm）。目前认为1064nm Nd:YAG激光非损伤性嫩肤的作用机制是激光产生的热效应或者机械效应激活成纤维细胞，诱导新胶原形成；也可能通过炎症反应，释放细胞因子，刺激胶原蛋白形成。

Q开关的1064nm Nd:YAG激光是最早用于非损伤性嫩肤的激光之一，该激光脉冲极短，黑素和血红蛋白吸收激光能量后，尚来不及发生热传导，就因受热而急剧膨胀，产生的超声波和冲击波对皮肤产生机械性损伤作用（而不仅是热效应），进而通过一系列修复作用达到嫩肤的目的。该激光在嫩肤治疗中的效果已经得到临床研究的证实，但由于其会造成机械性损伤，同时在治疗中无同步冷却系统，故这类激光在治疗过程中会引起表皮损伤。

近几年有研究者开始利用长脉宽1064nm Nd:YAG激光对靶组织产生特异性的光热效应进行嫩肤治疗。由于其脉宽较长（ms级），表皮黑素对激光光能的吸收相对较少，从而起到保护表皮的作用，另外该激光带有动态冷却系统，能够更为有效地保护表皮，临床应用更为广泛。

在最早期的一项Q开关1064nm激光的临床实验中，使用$5.5J/cm^2$的能量和3mm的光斑治疗了11例口周和眶周皱纹的患者。以出现针尖状出血点为治疗的终点。所有的患者接受一次治疗并在治疗结束后的第7天、30天、60天和90天接受评估。结果发现3例患者（2例口周，1例眶周）的皱纹改善情况可与磨削治疗媲美，6例患者（3

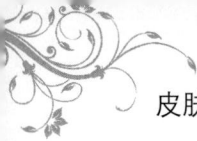

例口周、3 例眶周）有改善，但比磨削治疗效果差。2 例患者（1 例口周，1 例眶周）无明显改善。所有的患者均未发现有色素改变或疤痕形成。在第 1 个月随访时，有 3 例患者出现延迟性红斑，但在第 3 个月时已消退。有研究发现，在红斑持续时间最长的病例中，最后皱纹改善最为明显。

另有一项研究治疗了 61 例患者的 242 处光老化皮损，治疗参数为 $2.5J/cm^2$，脉冲持续时间为 $6 \sim 20ns$，光斑直径为 7mm。由于使用了低能量，故在该实验中未发现有表皮破坏。由于 1064nm 被组织水分吸收较差，故其对皮肤的穿透相对较深。也由于这一特性，其对细胞的损伤局限在激光作用部位，非靶组织损伤小。在治疗后的第 8 个月，研究者发现患者的皮肤质地、皮肤弹性和皱纹都有明显改善。主要的不良反应局限在轻度的红斑。

近年来，Friedman 等研究者开始使用长脉宽的 Nd∶YAG 激光治疗皱纹。常用的参数是 $100 \sim 130J/cm^2$ 的能量，$3 \sim 8ms$ 的脉宽，在 8 周内治疗 5 次。共治疗了 10 例患者，Fitzpatrick Ⅱ～Ⅲ型，在治疗结束后 6 个月进行随访，大部分患者达到临床改善。仅有 1 例患者出现治疗后的小水疱，愈后不留疤痕。

有国内的研究者在比较了两种激光对于小鼠皮肤胶原代谢的影响后指出，两者的疗效接近。但长脉宽 Nd∶YAG 对表皮的损伤轻，安全性更高。

（2）适应证和禁忌证：可用来治疗光老化皮肤和痤疮疤痕。但由于 Q 开关 Nd∶YAG 激光能被皮肤色素少量吸收，故应慎用于黄褐斑和深肤色的皮肤。同时，因其可引起增生性或凹陷性疤痕，应避免治疗有疤痕体质的患者。长脉宽 Nd∶YAG 激光色素吸收更少，故治疗相对安全，适应证也更广。

（3）并发症和副反应：治疗后常见的副作用是较持久的红斑，一般在 3 个月左右可消退。对于深肤色人群，可引起色素沉着，需要 $3 \sim 6$ 个月消退，最长的可持续一年。在治疗后可出现暂时性的小水疱，如能量过高则可能引起大水疱或色素减退，甚至是凹陷性或增生性的疤痕。

2. 中波红外激光

（1）概述：中红外激光（MIR）包括 1320nm Nd∶YAG 激光、1450nm 的半导体激光和 1540nm 的 Er∶glass 激光。这类激光可根据冷却类型、波长、脉冲宽度、能量密度的不同来加热表皮下的不同层面。如应用了冷却剂喷射冷却技术（DCD）的 1450nm 激光的加热深度为 $100 \sim 400\mu m$。1320nm 的激光由于具有更低的吸收系数，可加热更大和更深的范围。由于 Er∶glass（1540nm）激光会另辟章节作详细的说明，故本章主要讨论 1320nm 和 1450nm 两种波长的激光。

（2）常用中波红外激光

1）1320nm Nd∶YAG 激光：该激光是第一部投放市场的用于非磨削性嫩肤的激光。由于其色素吸收少的特性，可用于各种皮肤类型。其目标色基是水，选择这一波长是由于其相对较深的穿透深度和显著的散射系数。即使其光斑直径较小，高散射系数也可使这种激光对相对较大面积的真皮层产生损伤。

最初的实验使用的是较为陈旧的机型（New Star，New Star Laser）。使用这种机器，Menaker 等治疗了 10 例面部皱纹的患者，使用 5mm 光斑，$32J/cm^2$ 的能量，每隔两周治疗一次，以三次为一疗程。所有的患者在治疗中均有疼痛。在第 12 周，实验者观察到 4 例患者有临床改善，其中 3 例有组织学证实。3 例患者出现水疱和凹陷性疤痕，可能是由于冷却不够或过高造成的。Kelly 等使用同一种机器，相似的参数治疗了 35 例患者。仅在皱纹严重部位出现显著改善。70 个治疗部位中的 4 处（5.6%）出现水疱，2 处（2.8%）出现凹陷性疤痕。

为了解决副作用的问题，开发了新的机型（CoolTouch，Laser Aesthetics）。这种机器安装了热感应器，可将表皮温度控制在 42~48℃ 之间，Goldberg 等报道了使用这种机型治疗两组各 10 例眶周，口周和面颊部皱纹的患者，共治疗 4~5 次，每隔 4~5 周治疗一次，能量为 28~40J/cm^2，使用 5mm 的光斑，每次治疗 1~2 遍。在第一组临床实验中，在最后一次治疗后 24 周，发现 8 例患者出现部分改善。在治疗后 4 周进行的活检发现 6 例患者出现皮肤纤维变性。在第二组临床实验中，10 例患者均有主观的改善，一个独立的观察者记录至少有 6 例患者有一定的改善。在治疗结束后的第 24 周，在随机进行活检的 4 名患者中，均观察到纤维变性，其中 3 例的皱纹有临床改善。Trelles 等用相似的方式治疗了 10 例眶周和口周皱纹的患者，使用 5mm 的光斑，能量密度为 30~35J/cm^2，每周治疗 2 次，共治疗 4 周。所有患者的活检均示有纤维变性。研究者发现在治疗结束后第 6 周所有患者均有显著的改善，但只有 20% 的患者对治疗结果满意。

目前 Cooltouch Ⅱ 和 Cooltouch Ⅲ 均已投放市场，光斑最大可达 10mm，最高能量可达 18~20J/cm^2，由于改进了动态冷却系统，故减少了副作用。已报道的有红斑和短暂的水疱，未见疤痕形成。

2）1450nm 半导体激光：在使用 1450nm 时，水吸收系数为 30cm^{-1}，如假定皮肤的含水量为 70%，则如忽略散射效应，1450nm 激光的散射深度可达到 475μm，如考虑散射效应，则穿透深度可达 435μm。可对 100~400μm 的深度造成热损伤。1450nm 激光相对于其他的红外线激光的优势：由于其能更好的被水吸收，故其热损伤局限于真皮上层，不会过深，减少了附属器的破坏和副作用的产生。在脉冲释放前可喷射冷却剂保护表皮，使能量直接作用于真皮组织。由于激光有散射的特性，如不用冷却，则激光可能会对表皮产生剥脱性，新的机型减少了水疱，疤痕和疼痛。

目前主流的治疗仪器为 Smoothbeam（Candela Laser Corp，Wayland，MA），这是一台配备动态冷却系统的仪器，能量在 8~25J/cm^2 之间可调，脉冲持续时间为 210ms，分为四个相等的脉冲，在治疗前后和每个脉冲间通过喷射冷却剂冷却。

（3）适应证和禁忌证：1320nm 和 1450nm 的波长接近，故适应证和禁忌证基本类似。可治疗眶周、口周和面部的细小皱纹，也可治疗痤疮的凹陷性疤痕。由于 1320nm 激光和 1450nm 激光主要由水分吸收，故一般在不造成炎症后色沉的情况下，一般不会引起皮肤本身的色素，如黄褐斑的加深，故可用于合并色素性皮肤病的患者。有疤痕体质倾向的患者为治疗的相对禁忌。

（4）副作用：使用这两种激光，在治疗过程中都有轻到中度的疼痛，与冷却剂和激光剂量参数有关。国外文献报道可以使用 EMLA 达到疼痛的完全缓解。红斑可在一到两个小时内消退，不影响面部正常的护理。水疱一般较轻微，可自愈。早期的 1320nm 激光报道有疤痕形成，随着机器的不断更新，Cooltouch Ⅱ 和 Ⅲ 仅报道有短暂的色沉，不引起疤痕。（表 5-1）

表 5-1   使用 1320nm 和 1450nm 治疗光老化的疗效和副作用的文献研究列表

作者	N	治疗部位	结果	副作用
Nd: YAG（1320nm）				
Goldberg	4	全面部皱纹	20% 的患者显著改善 60% 的患者部分改善	红斑
Goldberg	5	全面部皱纹	20% 的患者显著改善 40% 的患者部分改善	红斑
Menaker	3	口周、面部皱纹	改善 40%	红斑、水疱、色沉、疤痕
Trellis	8	面部、口眼周皱纹	20% 的患者有改善	短暂的红斑、水肿、色沉
Sadick	6	手部光老化	轻度到中度的改善	无数据
Bhatia	6	面部	55.6% 的患者满意 27% 的患者有改善	短暂的水疱
Diode（1450nm）smoothbeam				
Tanzi	4	眶周、口周皱纹	轻度到中度的改善	短暂的红斑，水疱和炎症后色沉
Goldberg	3	眶周、口周皱纹	50% 的患者轻度改善 15% 的患者中度改善	短暂的红斑，水肿和色素沉着
Hardaway	2～4	眶周、口周皱纹	轻度改善	短暂的红斑、水肿和色素沉着
Kopera	3	眶周皱纹	轻度到中度的改善	短暂的红斑，水疱

N = 治疗次数

（三）射频

1. 概述   随着各种皮肤年轻化激光及强光设备在临床上的广泛应用，越来越多的患者得到了满意的疗效。但是对于比较严重的光老化及内源性老化症状（如较深的皱纹、皮肤下垂等），治疗效果还不理想。汽化型激光治疗效果良好，可副反应大，深肤色患者尤其显著；非汽化型治疗则疗效有限，患者满意度有限。其他微创的疗法，如注射肉毒素或透明质酸等填充剂，效果肯定但维持时间短暂，需反复注射，比较麻烦，而且对皮肤松弛效果不佳。本世纪初，Thermage 公司的在紧肤、平滑皱纹、改善面部轮廓方面取得较好效果，并因此最早获得了美国 FDA 批准在这一领域的应用。2002 年后，以 ThermaCool TC 为代表的单极射频开始大量应用于国外临床。随着临床实践的深入，人们开始认识到这一技术的一些局限，并由此推出了以 Aluma（Lumenis 公司）为代表的双极射频设备。

与激光不同，RF 产生的深达真皮的热源于组织阻抗对射频电流的自然反应，而前者使用光能产生的热作用于目标中特异性的色基。RF 产生的温度分布与皮肤阻抗有关。一旦 RF 能量到达皮肤，就可以观察到双重作用。首先原发性的胶原收缩，可能是个短期的作用，与二氧化碳激光汽化治疗进行表皮重建时所见的相似。其次热损伤引起的胶原合成可以在一段很长的时间内发生。

目前主要的 RF 技术分为两种，单极（monopolar，也有叫 unipolar）和双极（bipolar）。

ThermaCool TC 射频（Thermage 公司）是最早被美国 FDA 批准用于皮肤松弛和皱纹治疗的单极射频，也是单极射频的经典代表，并有力推动了射频技术在皮肤年轻化治疗方面的发展。该设备有四个主要组成部分：一个射频发射器，一个手具，一个冷却调节器，以及可控制的治疗头。动物研究表明，ThermaCool TC 能使浅到真皮乳头层深至皮下脂肪层的胶原都得到加热。2006 年，有作者对 ThermaCool TC 单极射频治疗亚洲人做了研究。85 例 Fitzpatrick 3～4 型皮肤日本女性接受了面部皱纹和皮肤松弛的治疗。患者术后的满意度还是相当高的，3 个月时对下颌皮肤松弛、鼻唇沟和法令纹、其他面部皱纹三组患者的疗效满意率分别为 79.3%、67.1%、76.3%，6 个月时满意率分别为76.8%、63.4%、72.5%。无症状加重患者。治疗后 7 例患者有轻度并发症，其中 3 例出现水肿、各有 1 例出现水疱和灼伤、2 例有继发性色素沉着，属一过性，最后都完全愈合，无瘢痕形成、延迟性色素沉着等情况。与欧美其他文献比较，疗效相对偏高点，而副反应非常轻微，作者认为可能与手术技巧有关。

随着单极射频治疗患者日益增多，人们普遍对治疗中的疼痛感及术后瘢痕形成风险更加关注。因此，Lumenis 公司实时推出了双极射频系统 Aluma。双极结构中，电流仅流经两个电极间很短的距离，无需回路电极。相对单极结构，主要优点在于电流的分布易于控制。但是在双极系统中，如果电极放置于皮肤表面，那么能量的有效穿透深度局限于电极间距离的 1/2，这意味没有足够的能量到达深层结构，无论发射的能量多高都只能达到表浅的效果。为此，Aluma 双极射频使用了独特的真空负压技术（Vacuum Technology），即便使用非常低的能量同样也可保证疗效。这种射频结合负压的技术被称之为 FACES（Functional Aspiration Controlled Electrothermal Stimulation）技术，这种射频技术在于结合了真空辅助使皮肤定位及折叠以进行除皱或紧肤治疗。治疗时相对电极放置于皮肤表面，折叠皮肤时真皮与电极的排列形成直列关系，局部使用导电耦合胶配合特殊的工作头设计将热量有效集中于真皮，最大程度提高疗效与安全性。

一项临床研究中，包括 42 名女性及 4 名男性患者，以 1～2 周的间隔进行全面部治疗。分级标准按 Fitzpatrick-Goldmen 皱纹及弹性分级（ES）进行评估，在治疗的早期即发现明显皱纹改善。随实验的进行，改善效果得到提高，并在最后一次随访达到最佳。术后 6 个月，ES 评估改善约 2 级，85% 的个体至少有一个 ES 单位的改善。观察到的现象符合生物学改变：快速胶原收缩，继发的胶原新生，产生可肉眼分辨的远期效果。90% 的个体对治疗及效果表示满意。治疗基本无痛，极少见副作用。所见副作用均为轻度或中度，所有病人均迅速恢复，未对后继治疗机会造成影响。（图 5-9）

2. 适应证和禁忌证

（1）适应证：只要操作得当，两类射频治疗都很安全，甚至不用考虑激光治疗中需要注意的光敏性问题，几乎适合于所有人群。

ThermaCool TC 射频适用于治疗较深的皱纹及轻至中等皮肤松弛的患者，尤其是对眼周及前额的外观改善效果较好。由于 ThermaCool TC 仪在皮肤加热的同时会冷却表皮，因此不会引起皮肤色素加深或减退，对所有的皮肤类型均能有效治疗。患有严重光老化或严重的皮肤凹陷者用 ThermaCool TC 仪治疗也会有效改善，但改善的程度可能小一些。

Aluma 双极射频在一个相对封闭的状态下进行治疗，减少了射频可能出现的泄漏，安全性非常高。因此，Aluma 治疗上眼皮下垂、鱼尾纹、眼下部皱纹和眼袋等有明显的疗效。除此以外，患者全身各部位轻至中度的皮肤皱纹和松弛都适合治疗。

（2）禁忌证：治疗部位有损伤、炎症等异常情况；引起皮肤干燥等影响导电性的

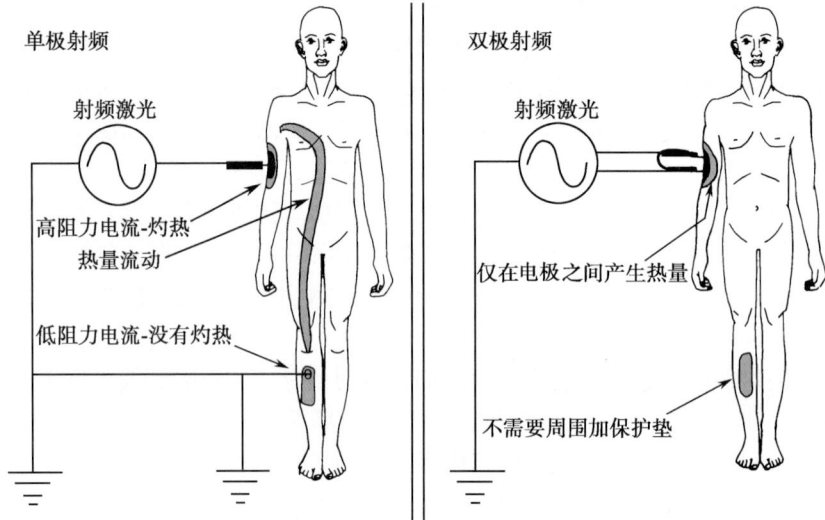

単极射频

射频激光

高阻力电流-灼热
热量流动

低阻力电流-没有灼热

双极射频

射频激光

仅在电极之间产生热量

不需要周围加保护垫

图 5-9　单、双极射频工作原理示意图

疾病存在；不稳定性格；对治疗抱有不恰当的期望值。

3. 手术技巧　治疗区域清洗并干燥后，外用局部麻醉药 1 小时左右。在非磨削性激光和 IPL 皮肤年轻化治疗中，皮肤发红常常用作治疗终止点。RF 治疗时电热效应可深达真皮，需要主动冷却，因此皮肤发红不是一个有效的终止点。电热效应的产生伴随一种尖锐痛感，因此一般使用患者能忍受的最高疼痛作为治疗终止点。

除了外涂局部麻醉药以外，不应使用其他任何麻醉方式，例如局部注射或神经阻滞麻醉。因为疼痛是人体器官的一种自然防御反应，告诉应该远离如热等有害刺激，这样可以避免灼伤及相应的后遗症。如果电热效应太高而患者由于过度麻醉的原因没能感觉到相应的痛感，可能伴发严重的组织损伤。另一方面，太少的热效应可能得不到足够的疗效。有研究者认为仅使用设备推荐值，往往热效应有限，通过使用局部外涂麻醉药，可提高治疗部位疼痛"阈值"，保证疗效的同时还减轻患者的不适。

ThermaCool TC 射频发射器提供 6MHz 交流电穿过一个特制的单电极发射到靶组织产生柱状分布的热量，一块可随意放置的接受极垫子放在患者的腹侧以产生一个射频信号通路。射频能量发射前后及发射过程中，冷冻剂被喷雾到治疗头内侧的膜表面，以提供冷却保护作用，保护皮肤不至于过热导致损伤。加热的深度取决于治疗头的几何形状以及冷却持续的时间。动物研究表明，使用 $1cm^2$ 治疗头，治疗时间为 2 或 6 秒时（分别称为"快速"和"标准"治疗模式），作用深度是一样的。使用合适的能量治疗。对松弛部位和邻近松弛部位的皮肤均进行治疗以增加治疗的反应率。RF 能量治疗部位仅照射一遍，不需重叠。一次治疗 3 至 6 个月可见效果，疗效可以维持 2～3 年，无康复期。

Aluma 治疗时几乎无疼痛感，患者耐受性良好，不需要任何麻醉药，但治疗前需要涂抹导电胶。可以根据病人情况可以调节治疗参数（通过改变功率、脉宽和负压大小）进行个性化治疗，治疗后的最佳反应是轻度发红并有温热感。为了达到理想的治疗效果，可以对功率、脉宽或二者同时进行调节。治疗头的形状、大小与治疗的组织体积、

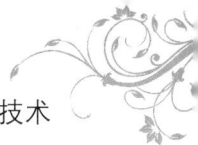

面积大小密切相关，因此对治疗效果也会造成影响。小治疗头通常用于治疗皱纹，大治疗头通常用于紧肤。治疗头的方向对治疗效果也有一定影响。在皱纹治疗中，治疗头长轴应与皱纹平行，皱纹中点置于治疗头正中，距两边电极距离相等。紧肤治疗中，治疗头应与收紧的方向垂直。皮肤表面涂抹特殊的导电的耦合胶以增强角质层导电性。治疗头有电安全设计并有一个过滤装置以防止导电胶进入手柄和主机。

尽管治疗与皮肤颜色没有直接的关系，在治疗时仍可以根据皮肤的其他特点选择治疗参数。另一方面，为了提高安全性、有效性和治疗中的病人舒适度，可以选择多次治疗方式（最多三次）。较高的能量可以分成多次的可耐受剂量进行治疗，并且可以根据特定的治疗层次进行参数调整。相应的根据治疗区域的皮肤质地和外观，每次治疗可以对参数进行调节。根据现有的临床资料，治疗应包括 6~8 次，间隔时间为 2 周，无停工期。

4. 术后处理　一般术后患者不需要专门的皮肤护理。皮肤可能出现轻度剥脱或干燥，可使用温和的保湿剂。除非出现明显红斑或水疱，对避免日晒要求不高，但考虑到光老化可引起皱纹或皮肤松弛，减少日晒还是对治疗有意义的。

5. 并发症和副反应

ThermaCool TC 射频的副反应还是比较少的，主要有水肿、潮红、水疱、表皮剥脱、轻度凹痕等。一旦出现往往在几天或数周内消退。色素沉着少见，可能要维持 3 个月左右。有报道单极射频治疗曾出现小面积斑痕，6 个月后仍未退去。

Aluma 双极射频术后副反应往往较单极射频更加少见，也可能出现短暂的红斑、水肿等轻微反应。但如果负压吸引过大，可以出现明显水疱，最终可能导致色素沉着或瘢痕形成。但总的来说，该技术可能是目前所有非磨削性皮肤年轻化方法中最安全的一种。

（四）光调作用

1. 概述　光调作用（photomodulation）的机制是主要是通过非光热作用来调节细胞的代谢。

如图 5-10 所示，剥脱性表皮磨削如铒激光或二氧化碳激光可产生显著的光热效应，造成皮肤表面的碳化和汽化，在皮肤的深层产生凝固带，造成蛋白的降解和变性，在治疗区域的边缘部分，由于热传递的衰减，作用温度已降低到 40℃ 以下，此时才可产生光调作用。而非剥脱性嫩肤也主要通过凝固，蛋白变性和降解来达到治疗目的，光调作用并非其主要作用机制。而 LED 光源仅产生很少的蛋白变性，几乎仅仅是通过光调作用来达到抗老化的目的。故本章主要讨论 LED 光源的光调作用。

LED 光源是一种窄波低能量的发射器，波段涵盖紫外、可见光甚至近红外的各种波长。

LED 的光调作用机制被认为是发生在线粒体水平上能量开关机制的活化（Activation of

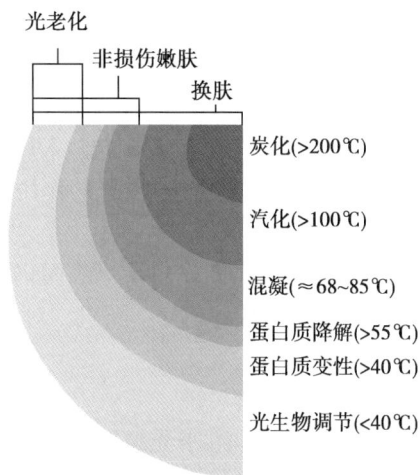

图 5-10　不同光热对皮肤的作用

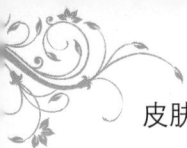

energy switching mechanisms），吸收的能量能活化细胞功能。细胞色素分子，尤其是在线粒体细胞膜上的细胞色素氧化酶是线粒体吸收光能量的色基。细胞色素由原卟啉 IX 合成而来，它能吸收 562～600nm 的光。吸收能量后线粒体细胞膜的触角分子结构会发生变化，将二磷酸腺苷转（ADP）变化成三磷酸腺苷（ATP），这一过程使细胞电池（cell battery）得到充电并为细胞活性提供足够的能量。有研究中证实，当体外培养的纤维母细胞在 590nm 的 LED 黄光照射下，其 ATP 产量迅速增加，激活皮肤纤维母细胞的代谢活性。另外，也存在另一种作用机制：受体样的作用机制。光调作用调节了细胞的基因活性，使基因表达活性上调或下调，也使细胞的信号途径活化或减弱。光调作用的参数在决定基因的上调或者下调中起着关键性的作用，合适的参数能使皮肤在临床上产生明显的嫩肤作用，也能在组织学上发生明显改善：LED 在能改进皮肤质地的同时，能使真皮乳头层胶原合成增加、减少 MMP 的产生。

光调作用的主要靶目标是细胞，除了成纤维细胞外，还包括淋巴细胞、巨噬细胞、肥大细胞和表皮基底层的角质形成细胞。同时，光调作用可加强皮肤的血液和淋巴循环，促进伤口愈合和胶原新生。光调作用在皮肤的不同深度，针对不同的细胞和吸收特性，作用结果不同。决定靶细胞和穿透深度的主要是波长，而非光源的能量密度。红光主要可以加速成纤维细胞的增殖和纤维合成，而近红外光则主要加快肥大细胞脱颗粒，中性粒细胞的趋化和吞噬。这一过程可更好地促进成纤维细胞的增生。MeDaniel 等人指出脉冲式毫秒级的 LED 590nm 光源可刺激胶原增生并减少真皮乳头层的 MMP-1 的活性，对治疗光老化皮肤有效，而连续波长（CW）的 LED 对嫩肤效果有限，但这一点目前仍有争议，越来越多的证据开始证明 CW 型 LED 光源的疗效。

在 Weiss RA 于 2002～2004 年进行的一项临床实验中，90 例患者应用 590nm 脉冲式 LED（Gentlewaves，light Bioscience）进行治疗，治疗能量为 0.1～0.9J/cm²，采用毫秒级脉宽，治疗周期为一周两次，共治疗 8 周。结果显示 90% 的患者光老化症状改善，表现为皮肤整体质地的改善，眶周皱纹减少，皮肤红斑、色素明显改善。计算机光学成像显示皮肤表面的地形学测量结果改善 10%。组织学资料显示所有标本治疗后均显示在乳头层胶原显著增多。抗 I 型胶原抗体染色显示平均 28%（10%～70%）密度增加，抗 MMP-1 染色显示平均减少 4%（2%～40%）。同时，研究发现治疗效果在治疗结束后第 4～6 个月达到高峰，并在第 6～12 个月后开始慢慢消失。

另一项应用 590nm 的 LED 两年的临床经验报告中，600 例患者联合使用了其他类型仪器，如 IPL、脉冲染料激光、KTP 激光、红外线激光、射频、汽化型激光等。结果显示 LED 能明显加强这类激光的作用。作者认为 LED 的抗炎作用结合细胞调节作用可加强其他仪器的光热嫩肤效果。

目前在 LED 光调作用治疗方面仍缺乏双盲对照的研究。仍期待有更严密设计的实验，真正达到样本量充分、随机、对照和双盲。并在治疗前和治疗后进行重复的双盲和定量的评估。

2. 适应证及禁忌证

（1）适应证：由于光调作用的效果有限，故一般使用 LED 抗老化的理想对象是 20～25 岁左右，尚未出现皮肤色斑和静止性皱纹的人群。

（2）禁忌证：一般认为 LED 光源的输出能量低于公认的危险值，故除了对特定波

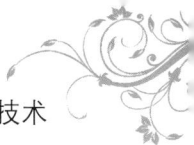

长光敏感的患者，一般无明显禁忌证。

3. 手术技巧　现在的治疗趋势是进行联合治疗，可以联合使用两种波长的 LED 治疗头，一般的推荐疗程是在第一周使用 830nm 治疗头，每次能量 60J/cm² 左右治疗 20 分钟，一周治疗两次，间隔三天。在第二周使用 630nm 治疗头，每次能量 126J/cm² 左右，同样一周治疗两次。第三周的治疗同第一周，第四周治疗同第二周，如此治疗一个月。这种设计主要是基于 830nm 和 630nm 治疗的靶目标不同。另外一种方法是联合 LED 光源和 IPL，脉冲染料激光等，也有很好的疗效。

4. 术后处理　LED 治疗后可正常工作、生活，无需任何特殊护理。

5. 副作用和并发症　LED 是一种安全有效的无痛性、非汽化的治疗方法。目前未发现 LED 光源有任何副作用。

（五）局灶性光热作用原理治疗

1. 概述　汽化型磨削激光（CO₂ 激光和 Er：YAG）能提供最大的光老化改善效果，但是明显的副作用限制了它们的应用。非汽化型激光减少了副作用，但疗效有限。为了克服传统磨削和非磨削型激光治疗的缺点，研究者开始研究局灶性光热作用（fractional photothermolysis，FP）理论的临床效果，后者是由哈佛大学 Wellman 实验室的 Andeson 和 Manstein 博士及 Reliant 公司的 Herron 和 DeBenedictis 博士在 2003 年提出。FP 是指用特定的一类激光产生一组可达到一定深度但不伴有周围组织损伤的显微热损伤灶（microscopic treatment zone，MTZ）。同时治疗中角质层保持完整，损伤并不明显，而且还扮演了天然的绑带作用。在保证相应激光疗效的前提下，大幅度降低治疗后的副反应。该治疗停工期很少，红斑轻微，允许患者治疗后马上使用化妆品。和其他非磨削型激光一样，仍需要多次治疗。

基于局灶性光热作用理论的激光治疗于 2004 年开始较多应用于临床，并逐渐受到越来越多皮肤科医生的关注。该治疗方案主要包括了一类近红外激光，波长在 1500nm～1550nm 之间，目前有公司还推出了 2940nm 铒激光。早期由美国 Reliant 公司首先开发 Fraxel 系列设备并应用于临床。现在临床上常见的是 1540nm 波长为主的 Er：Glass 激光。目前在国外有几年的临床实践，但资料还不多，国内刚开始引进。

Er：Glass 激光局灶性光热作用治疗（国内又叫点阵治疗）的模式是用激光打出很多直径 70～100μm 的显微热损伤灶（MTZ），周围由正常组织包绕，引起一种均匀的伤口愈合过程。治疗中，许多真皮乳头层干细胞和黑素细胞可被保留下来。局灶性伤口愈合能引起表皮快速再上皮化以及 400～700μm 深度的胶原蛋白重塑。治疗后 1 天内完成表皮再上皮化（即伤口愈合）。在显微镜下，Reliant 公司的 Fraxel 激光可产生成百上千个显微热损伤灶。MTZ 肉眼是看不见的，穿透深达真皮。术后伤口愈合时有纽扣状微小表皮坏死碎屑（micro-epidermal necrotic debris，MENDS）排出，MENDS 直径在 40～80μm，形成于角质层下及每个真皮伤口上方，包含有黑色素，因此该治疗可清除老化的表皮色素细胞。

2. 适应证和禁忌证

（1）适应证：可应用于全身各部位，对深肤色患者亦适合。现有的临床实践表明，Er：Glass 点阵治疗可适用于治疗面部皱纹、痤疮瘢痕、外科手术瘢痕、黄褐斑和光老化皮肤等治疗。一般 Er：Glass 点阵治疗对轻中度的皱纹有效，对较粗的皱纹疗效有限。有研究者认为，治疗黄褐斑的效果明显优于传统的治疗手段。Er：Glass 点阵治疗能安全、有效的治疗颈、胸、背及四肢等非面部位，这是其最大的优势之一。其他适应证随着临床实践的深入会进一步扩展，例如有证据显示 FP 可能对膨胀纹有效。

（2）禁忌证与 IPL 等无创治疗相似。对有光敏感及有光敏感药物应用史、妊娠女性、维 A 酸药物使用史（应停用 1～2 个月后治疗）、近期曝晒史（一个月内）、具有不稳定个性等的患者应慎重或不接受治疗。

3. 手术技巧　Er：Glass 激光也有由计算机控制的手柄，同时配备的一种特殊染料也保证了治疗结果均匀一致，因此治疗本身还是比较简便的，对操作者要求不是很高。

治疗仅需进行局部麻醉，外用利多卡因乳膏 1 小时即可。治疗前需涂抹一种水溶性蓝色指示染料（water-soluble blue tracking dye）在治疗区域。这种染料对激光没有影响，但可以通过对比让设备的自动装置在治疗中判断手柄的扫描速率。而手柄扫描速率决定了同一区域激光重复率，有利于获得相同的 MTZ 密度模式。也就是说，手柄扫描速率减小，激光重复率就低，单位面积内 MTZ 的密度也随之降低。因此有了这种染料保持了 MTZ 密度模式的一致，确保了可重复性的疗效。

激光扫描时，MTZ 的密度模式最高可达 $3000MTZ/cm^2$，此时能量密度也是最高的。根据不同的适应证，医生对激光能量可作相应的调整。组织学检查显示，能量越高激光穿透皮肤越深。例如由于皮肤异色症较表浅而痤疮疤痕在较深的真皮区域，治疗皮肤异色症所需能量比痤疮疤痕低。

4. 术后处理　大多数患者术后不需要专门的皮肤护理。皮肤可能出现轻度剥脱或干燥，需要使用温和的保湿剂。避免日晒对尽量减少炎症后色素沉着很重要，尤其对于那些肤色较深患者。脸颊上方至眼睑下方区域治疗后的水肿情况有时要短期服用糖皮质激素来缓解。多数皮肤病变每次治疗后允许使用化妆品。

5. 并发症和副反应　Er：Glass 点阵治疗后一般仅有些即刻或短期副反应。据报道，按照出现情况由多到少分别为红斑、皮肤干燥、面部水肿、皮肤剥脱、些许浅表的皮肤破损、瘙痒、皮肤青铜色等。平均疼痛指数为 4.6（范围 1～10），属中度偏弱。大多数患者的停工期只需 1～2 天。长期的副反应尚未见报道。

目前暂时还没有报道显示术后出现瘢痕、明显色素沉着及色素减退、持续性的细菌感染。考虑到该方法应用临床时间还不长，长期的副反应或并发症还需随访观察。

（六）等离子技术（PSR technology）

1. 概述　等离子技术的原理是使用超高频射频（UHF）能量使氮气离子化，产生毫秒级的等离子脉冲，作用于皮肤。其特征是在光通过操作手柄时，将紫色的光转换成黄光，后者又称为 "Lewis-Rayleigh 余晖（afterglow）"，快速短暂地提高皮肤表面的温度。这是一种独特有效的将能量导入皮肤的方法。在两三年前等离子开始投入商业使用，目前尚未进入国内主流大医院。所以人们对这一技术的关注度不够，相应的报道不多。

这一技术与高能量的激光的作用机制有很大不同。因为前者避免了能量通过皮肤色基转换产生过高温度对皮肤造成的损伤。等离子热作用的深度和范围由操作时发射能量的高低和操作头的直径决定。以 Portrait PSR（Rhytec）（Portrait PSR manufacturer Rhytec Inc.，Waltham，Mass）为例，其能量在 1～4J 间可调。

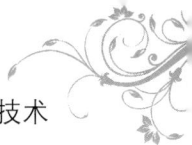

在等离子脉冲后释放的惰性气体氮气，以及脉冲间的热弛豫时间，可保护治疗区域的皮肤。选择氮气的原因是其可以清除皮肤表面的氧气，减少氧化、碳化效应，避免在治疗时有不可预料的过热现象产生导致疤痕。

等离子最为有趣和独特的特点是它可根据需要产生剥脱和非剥脱性效应。在低能量时，它可对真皮产生即刻的光热作用，而对表皮几乎无损伤。此时，表皮起了生物性遮盖（biologic makeup）的作用，可帮助真皮迅速恢复。

在同一个部位治疗两次，也不会产生热损伤。可以通过使用不同的能量和通过在同一部位重复治疗来控制治疗深度。可以仅去除最表层的皮肤，也可以治疗到真皮层的一定深度。

2. 适应证和禁忌证

（1）适应证：FDA 已批准 Portrait PSR（Rhytec）（Portrait PSR manufacturer Rhytec Inc.，Waltham，Mass）用于改善皱纹和浅表性皮损如日光性角化、痤疮的治疗。

（2）禁忌证：目前为止无特殊禁忌证报道。由于在高能量状态下治疗表皮有损伤，故如在短期内进行过化学、微晶或其他方式皮肤磨削治疗后，应建议休息短时间后再接受治疗。

3. 手术技巧　等离子的输出能量在 1~4J 之间，有单脉冲和多脉冲可选。

等离子技术可以有两种操作方法：一是低能量的治疗模式，以三到四次治疗为一个疗程，每次治疗间隔三周到一个月。这种方法术后反应轻微，只有短暂的红斑和一到两天的伤口修复期。第二种方法是单次高能量（3~4J）的治疗，这种方法一般需要三到六天的修复期。患者在治疗后的第五到七天可以化妆，轻微的红斑可持续两到三周。对于较深的皱纹，也可在高能量治疗一遍后，立即用中高能量再重复治疗一遍以获得更好的效果。

4. 术后处理　术后使用凡士林为基质的软膏，但由于真皮较少受损，故在治疗结束早期使用软膏的频率可低于剥脱性的激光磨削。在高能量状态下，需要使用消炎药膏、防晒霜、治疗后避水。

5. 并发症和副反应　在使用高能量治疗时可有轻微不适，可以外用5%的利多卡因麻醉，必要时可口服镇静剂或止痛药。但由于治疗速度较快，全面部使用 4Hz 频率的脉冲治疗一遍平均只需14.3分钟，故一般患者都可耐受治疗。

在高能量治疗后 20~30 分钟会出现轻到中度的水肿和红斑，在 24~48 小时达到高峰。如果设置了"剥脱性"治疗参数，则表皮常在 48 小时内脱落，且会对真皮造成轻微的损伤，损伤一般局限在真皮乳头层 10~12μm 处。在 5~7 天内上皮重新形成，红斑一般在两周左右消退。

当表皮脱落后，皮肤可呈现淡褐色，类似于化学剥脱术后的反应。在使用高能量治疗后，有些患者会出现短暂轻微的色素沉着。

如使用低能量，可能会出现一过性的红斑，细小的脱屑和瘙痒，平均在每次治疗的二到四天出现。目前无出现疤痕，感染或持久性色素沉着或减退的情况。

6. 治疗效果　Dr. Tremblay and Ronald Moy 于 2004 年 10 月报道 PSR 可以对皮肤造成浅表性的热损伤，使皮肤紧致，促进新的胶原产生。

2007 年 2 月的 Jean-François Tremblay 等在 Archives of Dermatology 中发表研究。对 8

例存在色素沉着，细小皱纹，皮肤松弛的患者进行全面部低能量的治疗，每三周一次，共治疗四次。实验者使用的能量为 1.5~2J（3Hz），脉冲不重复。在每次治疗后，通过直接观察，照片和患者问卷评价皮肤的色素，皱纹，肤质和皮肤松弛的改善情况。在治疗三个月结束后，医师判断患者的皱纹减少了37%，患者自评面部外观改善了68%。在治疗前和治疗后进行皮肤活检，结果显示治疗增加了真皮层的厚度，同时减少了光老化引起的弹力组织变性，使真皮上层的胶原排列更为紧致整齐。多数患者认为非剥脱性 PSR 技术优于他们以往接受的 IPL 治疗。有一例痤疮疤痕患者在治疗前曾接受化学剥脱和二氧化碳磨削治疗，比较后，他认为等离子效果更佳。

在近期的另一项研究中，使用 PSR 治疗了 10 例眶周皱纹的患者，Fitzpatrick 分级为Ⅰ到Ⅲ级。治疗一次完成，研究者对每个患者的皮损重复治疗两遍，每遍治疗时脉冲之间无重叠（使用能量为 1.5~3.5J/cm²）。在治疗前和治疗结束后的第 10 天，一个月，三个月和六个月随访时进行评估。在第 10 天和一个月的随访显示，所有的患者在皮肤质地和眶周皱纹都至少有30%和50%的改善。研究者发现在第三和第六个月皮损仍有持续的改善。

目前等离子的治疗数据仍然较少。作为一项新的技术，等离子的作用机制和疗效尚待进一步的研究。

（项蕾红）

第六节　寻常型痤疮激光治疗

痤疮单独外用药物常难达到较好的疗效，而系统用药则有一定的副作用。近年来，一些新的物理治疗方法开始用于治疗痤疮，激光、强光及射频仪器已成为治疗炎性痤疮的有效新方法，由于光疗及射频技术治疗痤疮显效快、疗效好、不良反应少，真正解决了药物疗法中的患者依从性及其他主客观问题而日益受到关注。

一、光疗、射频治疗技术

激光透入皮肤后可被一定的色基结构优先吸收，从而将光子的能量传递给色基，在局部产生热效应，这就是选择性光热作用的原理。正如多种药物治疗痤疮一样，基于选择性光热作用理论，光疗及射频治疗系统通过抑制一个或多个发病环节而产生治疗痤疮作用。

（一）可见光治疗

1. 紫外线　采用中波紫外线（290~320nm）和/或长波紫外线（320~400nm）或联合光敏剂治疗痤疮，其疗效可能是因为对毛囊皮脂腺系统产生一定的生物学效应；此外，紫外线具有杀菌作用，其机制在于它能使细胞经辐射后产生光化学变化从而促进过氧化物毒性物质的生成，阻止 DNA 复制、转录和抑制酶的形成。临床适用于皮疹为丘疹和脓疱损害的痤疮患者，但紫外线可促使毛囊角化过度和皮脂腺分泌亢进而加重粉刺，并且还可能对皮肤产生一些不良反应，如红斑反应、色素沉着、皮肤光毒性反应和光敏反应及皮肤肿瘤等，因此，限制了紫外线对痤疮的治疗。

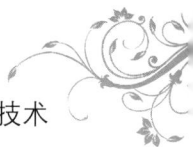

2. 蓝光　蓝光治疗仪可通过光动力反应来治疗痤疮，其治疗原理如下：痤疮丙酸杆菌（*P. acne*）可产生以粪卟啉-Ⅲ为主的内源性卟啉，它主要吸收 415nm 波长的可见光，从而在蓝光照射后产生光动力学反应，被激活为高能量的不稳定卟啉，再与三态氧结合形成不稳定的单态氧，后者与细胞膜上的化合物结合后损伤细胞膜从而导致细菌死亡。此外，UVA 和蓝光还可通过影响 *P. acne* 的跨膜离子流入和改变细胞内 pH 来杀灭细菌。近两年，随着新型蓝光设备出现，将蓝光用于治疗痤疮在国内外得到了推广。如 ClearLight™痤疮治疗仪，波长在 405～420nm，最高能量达 300mJ/cm^2，蓝光治疗方便且不良反应少且轻微，仅有照射后引起局部干燥、瘙痒或出现皮疹的报道。

3. 红光　与蓝光相比，红光（660nm）对卟啉的光动力效应弱，但能更深地穿透组织。暴露于低强度 660nm 红光下，巨噬细胞会释放一系列细胞因子，刺激纤维原细胞增殖和生长因子合成，因而影响炎症过程、愈合和损伤修复，红光的穿透性和抗炎作用也可以对痤疮的治疗起到一定作用。理论上蓝光是 *P. acne* 内源性卟啉的主要光活化波长，但它透皮深度浅；红色光激发卟啉的作用较弱，但透皮深度较深，且通过影响肥大细胞释放细胞因子而具有抗炎活性。Papageorgiou 等用蓝光加红光（415nm 和 660nm）分别与单用蓝光、白光、外用 5% 过氧化苯甲酰比较治疗痤疮，结果 12 周后，红光加蓝光组有 76% 的炎性皮损和 58% 的粉刺得到缓解，其中对炎性皮损的治疗明显优于其他各组，非炎性皮损无显著差别，治疗副反应轻微，因此，蓝光结合红光可安全、有效地协同治疗痤疮的炎性和非炎性皮损。

（二）激光

激光透入皮肤后可被一定的色基结构优先吸收，从而将光子的能量传递给色基，在局部产生热效应，这就是选择性光热作用的原理。基于选择性光热作用原理治疗痤疮的有近红外线激光（NIR）、1450nm 二极管激光、1320nm 固体激光、超脉冲 CO_2 激光、饵激光等。

1. 近红外线激光（NIR）　染料靛氰绿激光是染料靛氰绿（ICG）加发射近红外线的二极管激光，它理论上基于毛囊特别是皮脂腺可选择性地经毛囊皮脂腺导管被 ICG 染色，且 ICG 可迅速被活的微生物和皮脂腺导管的上皮角质形成细胞所摄取，再加上近红外线二极管激光的温热效应，破坏痤疮皮损。Genina 等局部应用 ICG，同时联合 NIR 温和照射以治疗痤疮。12 位面部或背部痤疮患者，9 人局部外用 ICG 溶液后再接受 NIR 照射，另外 3 人仅外用 ICG 或只接受 NIR 照射。结果联合 ICG 和 NIR 治疗的一组，炎性皮损减少，皮肤局部情况改善，而无任何副作用，单一治疗组却无此效应。

2. 1450nm 激光　1450nm 激光为半导体激光，能量密度 8～24J/cm^2。1450nm 激光为水吸收较好波段，可透过表皮，大部分能量被皮下胶原组织吸收，产生热效应。通过多脉冲方式及动态 DCD 冷却系统保护表皮。1450nm 的二极管激光目前已被美国 FDA 批准用于痤疮的治疗。其作用机制可能与选择性的破坏皮脂腺，抑制痤疮丙酸杆菌，减轻皮肤对其产生的免疫生物作用，加快组织修复过程等因素有关。Paul 等用带冷却喷雾的 1450nm 的半导体激光治疗面部痤疮，共治疗 3 次，间隔 4～6 周，三次治疗皮损的清除率分别是 37%、58% 和 83%。

3. 1320nm 激光　1320nm 激光是固体激光，能量密度 12～30J/cm^2，与 1450nm 激光治疗原理相同，其表皮冷却也采用动态 DCD 冷却系统，另外还有一个表皮温度检测装置可监测治疗后的表皮温度，根据这个温度调节治疗剂量，也可达到精确表皮冷却的目的。1320nm 激光通过选择性水吸收原理，对皮脂腺组织产生热效应，可杀灭痤疮丙酸杆菌，改善皮脂腺结构，调整皮脂腺分泌。从而达到治疗痤疮的目的。一般需要 2 ~ 3 次治疗，治疗间隔一周，一次治疗皮疹可消退 40% ~ 50%。丘疹性痤疮疗效较好，白头粉刺、黑头粉刺及囊肿性痤疮疗效较差。

4. 其他激光　585nm 或 595nm 的脉冲染料激光首先被氧合血红蛋白吸收，特别适用于血管性损害、皮肤瘢痕、细小皱纹的治疗，此外，脉冲染料激光活化细菌卟啉，产生选择性的光热效应，能治疗痤疮炎症反应相关的血管扩张。另外，基于宽谱绿光的作用，532nm 钾钛磷酸盐（KTP）激光近年来用于治疗痤疮，认为其作用机制在于光活化痤疮丙酸杆菌产生的卟啉，并由照射产生的热能非特异性抑制毛囊皮脂腺。

5. 治疗痤疮瘢痕的激光　激光在该方面的作用主要是作为磨削工具，汽化组织、进行皮肤磨削再生。高能量脉冲 CO_2 激光器，每脉冲最大能量 500mJ，脉宽 1ms，波长 10.6μm，能使细胞间和细胞内的水分瞬间汽化蒸发，激光的余热对创面组织的损伤较小，无焦痂产生。同时，激光对较小的血管产生封闭作用，对胶原组织有较薄的热凝固作用，可达到止血、减少渗出和促进胶原增生的目的，所以高能量脉冲 CO_2 激光被用于磨削和瘢痕的治疗。CO_2 激光最常见的副作用是术后的色素沉着和持续性红斑，常见于 Fitzpatrick 皮肤Ⅲ型和Ⅱ型的患者。铒激光也是一种常见的磨削工具。水对它的吸收系数要比 CO_2 激光高 10 倍，在组织中的穿透深度为 1 ~ 3μm，而 CO_2 激光为 20μm。这一特点使该激光对皮肤组织的汽化深度和部位更精确，对周围邻近组织的热损害更小。此外，以及前面提到的 1320nm Nd:YAG 激光、1450nm 二极管激光、585nm 或 595nm 脉冲染料激光也可治疗痤疮瘢痕。

（三）ALA 光动力学疗法

光动力疗法（photodynamic therapy，PDT）是指机体内在的某种光敏剂（外源性或内源性）与外界适当波长的光发生反应，产生单态氧等细胞毒素导致机体靶细胞或生物分子发生机能或形态变化，严重时导致细胞损伤、坏死或凋亡的生物化学过程。1990 年加拿大学者 Kennedy 等首先报告 5-氨基酮戊酸（ALA）~ 光动力学疗法治疗多种疾病，由于氨基乙酰丙酸能够被毛皮脂腺单位吸收，参与血红蛋白合成途径，产生原卟啉Ⅸ，后者是潜在的光敏剂，一旦被光激发，可以产生单态氧和自由基，破坏线粒体、细胞核和细胞膜，因此能够选择性地作用于毛皮脂腺单位和痤疮丙酸杆菌，对周围组织损伤小，临床上应用此特点来治疗痤疮。有研究表明，国外将局部使用 ALA 与长波紫外线、红光或蓝光联合应用治疗痤疮，发现疗效确切且持续时间久。

（四）射频（RF）

该技术充分联合光能和高频电磁波的优势互补，组织对于射频能量的吸收取决于组织中所含水和电解质成分，与皮肤黑素无关，因此，克服了表皮屏障作用。当联合使用射频与 IPL 两种能量时，有可能一方面活化细菌卟啉，另一方面可能由于热刺激而抑制皮脂腺功能，故而对痤疮的治疗有效。Sadick 等报告 25 例痤疮患者中 14 例，在 8 次治疗后明显改善。有作者使用该系统治疗 50 例轻到中度痤疮患者，2 次治疗后，80% ~ 90% 快速改善。6 次治疗后，90% 的患者显示皮脂腺分泌减少，炎性皮损改善 80% ~ 90%，无不良反应。而该系统对皮肤松弛、毛孔粗大、红斑、毛细血管扩张、色素沉着

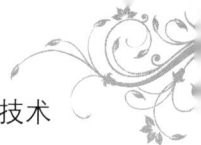

均有改善，不良反应轻微，为水疱、结痂、脱皮，发生率 8.3%。

二、光疗、射频治疗痤疮禁忌证

1. 妊娠及哺乳期妇女。
2. 服用光敏药物的患者，治疗前 6 个月内服用过维 A 酸类药物者禁用。
3. 瘢痕体质者。
4. 急、慢性疱疹感染者，患有传染性软疣等可通过接触感染疾病者。
5. 有系统性疾病如糖尿病及其他容易并发感染疾病。

三、技术操作

光疗及射频技术治疗痤疮，具体的每种机器操作会有所差异，但常规应包括下列操作步骤：

1. 调查病史，检查受术者，分析痤疮的基本皮损及皮肤类型。
2. 接通电源，预热机器。
3. 治疗区的准备　清洁局部，去除油脂和污垢，如有毛发尽量剔除。
4. 设置治疗参数，并进行试验治疗。
5. 检查治疗后反应，立即进行冰敷 10 ~ 15 分钟，局部外涂抗生素软膏，无需包扎，术后保持局部清洁，严格避光。

四、常见副反应

（一）激光及射频技术治疗痤疮常见的副反应
为一过性红肿、紫癜、色素减退或色素加深、水疱、结痂。
（二）紫外线、蓝光、红光常见的不良反应
红斑反应、色素沉着、皮肤光毒性反应和光敏反应及皮肤肿瘤。
（三）超脉冲二氧化碳激光、超脉冲铒激光进行磨削换肤的不良反应
虽已被医患双方广泛接受，并发症减少，但仍有持续红斑、色素沉着及脱失、感染及瘢痕等并发症，尤其是东方人，易发生色素沉着。
（四）ALA 光动力学疗法常见的副反应
在短接触和脉冲光热性光源照射后，可能会出现局部皮肤发红、水肿、疼痛、起水疱及出现色素沉着和色素减退。

五、常见副反应的防治

（一）受试者的选择
Fitzpatrick 皮肤分型越高，操作时应谨慎，使用能量应偏低，尽量不要治疗有瘢痕病史者。

（二）术中操作

操作应遵守各种机器的技术流程，能量应根据皮肤对激光及射频反应，从小能量缓慢增加，以防高能量对皮肤的灼伤。

（三）术后处理

术后应常规进行冰敷 10~15 分钟，如出现紫癜、水疱，外搽烧伤湿润膏或者抗生素软膏，保护好痂皮，防止继发感染。

（四）色素减退及色素沉着

出现这种情况，可能与人种差异或治疗后并发感染有关，一般情况下，6 个月之内可自我恢复，应做好受试者心理安抚工作，注意防晒及少服用光敏性物质，必要时可使用色素剥脱剂或者遮盖霜。

（杨　智　涂彩霞）

第七节　瘢痕治疗

在皮肤的创伤愈合过程中，创面修复不理想就会产生的瘢痕。有高出皮肤表面的增生性瘢痕（hypertrophic scar HS）或瘢痕疙瘩（keiloid K），也有萎缩性瘢痕。大面积瘢痕组织形成可导致严重的功能性问题或影响容貌。

临床常用的治疗瘢痕的方法有侵袭性和非侵袭性两大类。手术、冷冻、激光、放疗、药物注射属侵袭性疗法，而激光治疗为非侵袭性疗法。

一、侵袭性治疗

（一）手术疗法

手术切除是临床治疗的常用方法。软组织扩张术、皮片、皮瓣等修复技术的应用，明显改善了病损部位的外观和功能。对于顽固性 K，在瘢痕组织切除术后常结合药物注射或放疗以减少复发。K 不同于 HS 的关键在于损伤部位的持续生长，时常在手术切除后复发，甚至超出原来的范畴。Lee 等人提出一种新的手术方式，将之称为瘢痕疙瘩核心摘除术，即切除瘢痕疙瘩的纤维中心，并且用瘢痕疙瘩表皮瓣覆盖缺损。他处理了24 例耳部、躯干、面部和生殖器的瘢痕疙瘩患者，在没有进行其他辅助治疗的情况下，结果除有 4 例发生部分皮瓣坏死外，其余患者预后良好。

（二）激光治疗

当 HS 和 K 处在早期肉芽组织期，表面发红且质地比较柔软时，585nm 染料脉冲激光或强光（590nm）治疗的效果是肯定的，它选择性的攻击病理性瘢痕的靶器官——血管。585nm 染料脉冲激光的能量一般选择 6~8J/cm^2，590nm 强光能量一般选择 50~60J/cm^2，以皮损颜色出现暗紫色为宜。一般不主张应用 CO_2 激光，因为用它治疗瘢痕容易复发，甚至有可能加重病情。

（三）放射治疗

常用作 K 手术后的联合治疗，X 线可抑制纤维组织增生和新血管增生。放疗应在

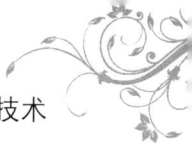

术后2～3天开始，治疗中尽可能使用最低辐照剂量，以减少不良反应，总剂量不应大于900Gy（90000rad）。大多数随访研究表明，手术切除辅以放疗要比单独放疗效果好，有效率可达76%，感染或治疗过的瘢痕及有瘢痕疙瘩家族史者则复发率较高，而年龄、性别、种族、瘢痕大小和部位对复发没有影响。放射治疗的不良反应有局部色素沉着、刺痒、麻痹和疼痛等。因担心有致癌的可能，目前仅用于其他方案难以奏效的患者。但有报道表明，仅有少数因HS和K放疗后致癌的病例，且其因果关系还值得怀疑。大多数的随访研究未发现新生物的形成。

（四）冷冻

冷冻疗法是应用冷冻剂破坏局部细胞和微循环，使组织坏死脱落，以达到祛除瘢痕的目的，因K对冷冻疗法治疗反应差，其临床实用价值值得商榷。经过冷冻治疗，瘢痕的体积平均回缩51.14%。有轻微的不适，出现局部的水肿和表皮坏死。冷冻有适当促进上皮再生的作用，创面在生长少量纤维组织后，表面即迅速被新生上皮覆盖。因此常在愈合后无瘢痕或形成平滑萎缩性瘢痕，很少有挛缩畸形。但如何掌握剂量、深度是该治疗的难点。对于质地较硬的增生性瘢痕或瘢痕疙瘩，常先用冷冻治疗使皮损充血变软，再局部注射皮质类固醇激素，联合治疗的结果使有效率明显提高。

（五）压力疗法

加压治疗至今仍是全身大面积瘢痕治疗的主要方法。其机制是在持续压力作用下局部组织缺血缺氧限制瘢痕增生，缺氧状态使成纤维细胞增殖受抑与合成能力下降。与此同时，压力作用可增加胶原酶表达，使螺旋状胶原束转变为平行排列，瘢痕缩小。

（六）聚硅酮疗法

早期应用可减少瘢痕生长与复发，可起到良好的抑制瘢痕增生效果，且有无压力均能获得满意治疗效果。目前用于临床的有硅油、硅凝胶、硅橡胶三种类型。关于治疗瘢痕的机制，多数学者倾向于"水合作用"学说。该学说认为硅胶膜使水分蒸发减少，皮肤内水分转移到角质层，使间质内水溶性蛋白及许多低分子水溶性化合物向表面扩散，间质水溶性物质减少，流体力学下降，瘢痕组织因而软化。

（七）药物治疗

1. 激素治疗　皮质类固醇激素是目前药物治疗的首选，皮质类固醇激素通过减少胶原合成，降低胶原酶抑制物水平，使胶原降解增加而起作用。常用药物确炎舒松、曲安奈得、复方倍他米松（得宝松）瘢痕内局部注射，可使瘢痕组织变软变平，颜色从红逐渐接近周围皮色，患者痒、痛等症状减轻或消失。手术切除瘢痕组织后进行免疫组化观察发现，经激素治疗后的组织中，表皮内树突状细胞数量较未治疗内注组和正常皮肤对照组明显降低。提示激素可能通过抑制瘢痕组织中某些分子的表达以降低瘢痕高免疫应答状态，发挥抗瘢痕作用。

治疗方法：采用常规皮肤消毒，确炎舒松，曲安奈得注射时加用等体积的2%利多卡因或2%普鲁卡因，皮损内注射，每周一次。复方倍他米松（得宝松）注射时，可直接注射，以相距1cm布点，按点于皮损内注射，每点注射约0.2ml，每月注射1次，每次注射总量不超过1ml。皮损大或数目多者可分批进行。

复方倍他米松注射液是由具有高度溶解性的倍他米松磷酸二钠和具有低度溶解性的二丙酸倍他米松构成的复合制剂，前者能被很快吸收而迅速起效，后者被缓慢吸收，维持疗效，从而具有更强、更持久的抗炎、抗过敏的疗效。其治疗瘢痕疙瘩与其他皮质类固醇治疗相比，具有下列特点：①由于得宝松之结晶很细，所以皮损内注射时可使用小号针头（可用至 26 号针头）；②注射时无需再加利多卡因或普鲁卡因，患者无痛感或很轻微，乐于接受；③注射 1 次，控制病情达 4 个星期或更长。

2. 钙通道阻滞剂　钙通道阻滞剂（维拉帕米）的作用机制主要包括对成纤维细胞产生抑制作用，减少细胞外基质合成以及对基质金属蛋白酶的作用等。临床用于病理性瘢痕的治疗，可降低瘢痕内胶原含量，导致瘢痕萎缩。根据病灶的大小，注射剂量在 0.5~2.0ml（2.5mg/ml）。由于实验研究中诱导成纤维细胞的降解反应所需维拉帕米浓度超过其血清最大安全浓度的 100 倍，故仅可能在局部使用维拉帕米治疗病理性瘢痕。

3. 抗肿瘤药物　抗肿瘤药物体外实验表明有明显抑制成纤维细胞增殖作用。将 50 例瘢痕疙瘩手术缝合后，用平阳霉素 8mg 加等渗盐水 8~10ml 稀释后，沿缝线孔两边外缘约 0.5cm 处作皮内注射。一般 1~3 次痊愈，随访 1~6 年，总有效率 100%。黄翠琴等报道采用 5-FU 针剂（250mg/10ml）对 37 例患者进行瘢痕内注射 0.5~1.5ml/次，每周 1 次，5 次为 1 个疗程，痊愈 20 例，好转 17 例。

4. 细胞因子　其中最令人注目的是干扰素-γ（IFN-γ），可抑制胶原合成。在 14 例手掌挛缩病人中用 γ-干扰素处理后发现瘢痕明显缩小。在瘢痕疙瘩和增生性瘢痕内注射 γ-干扰素，每次 0.05~0.1mg，每周 1 次，3~10 次为一疗程。采用基因重组人转化生长因子 β 局部应用 30 例浅 II 度及深 II 度烧伤病人创面，结果提示该制剂能明显加快浅 II 度烧伤创面愈合，深 II 度烧伤无明显瘢痕增生。TGF-β 的抑制剂在今后控制纤维化的治疗中可能会成为重要的药物。

5. 其他药物　采用藻酸双酯钠注射液与 1% 利多卡因等量混合，每次 2~5 个部位、0.5~1ml，3d 1 次，在皮损下及周围交替注射治疗 25 例瘢痕疙瘩，总有效率 88%。用复方 SOD 霜（主药 SOD、曲安奈得等）治疗 138 例皮肤肥大性瘢痕总有效率为 87%。用法每日 3 次，按病灶 10cm×10cm，20g/周，1.5~2 个月为 1 个疗程。

6. 外搽药物　常用的有多磺酸粘多糖乳膏（喜疗妥）、复方肝素钠、尿素囊凝胶（康瑞保）均有一定的治疗效果，尤其是在 HS 早期应用，效果较好。

7. 中药　中医药对瘢痕的防治有着久远的历史，对其形成机制也有独特的认识，认为它主要有气血壅滞、经络痹阻、痰湿搏结或三者相辅而成所致。对瘢痕的发病机制提出"实证是其本，虚证是其标"的新理论。对瘢痕进行辨证分型，分为实热型、虚热错杂型、溃脓型。治疗上多用活血化瘀、攻毒散结、通络止痛、酸涩收敛和消结散瘢之品。

（1）内服：传统的活血化瘀药都能抑制胶原的合成与沉积，常用药物有：当归、桃仁、红花、三棱、莪术、鬼箭羽等，根据证型进行加减。已发现川芎嗪、积雪草甙、汉防己碱以及雷公藤提取物等可抑制增生性瘢痕成纤维细胞的增殖与胶原合成，抑制细胞增殖和有丝分裂，使细胞周期停滞。临床应用较多的中药成药积雪草甙片 4 片/次，每天 3 次口服，适宜瘢痕早期用药。

（2）外治：疤痕止痒软化乳膏、积雪草甙霜外用，一天数次，能有效控制增生性瘢痕的瘙痒。

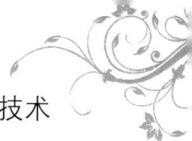

二、非侵袭性治疗

目前，脉冲染料激光去作为肥厚性瘢痕的首选治疗手段。其基于选择性光热作用原理，脉冲染料激光（PDL）以血管作为八位，其 585nm 的波长可为血红蛋白选择性吸收，PDL 改善瘢痕的确切机制尚不明确，有理论认为微血管破坏后产生贫血，导致瘢痕处营养减少，胶原沉积也因此受到干扰。

（王玮臻　张　明）

第八节　脱　毛

随着人们的物质生活改善，人类对美的要求越来越高，多余毛发是困惑大多数女性及少数男性的一个普遍性的美容问题，去除过多的毛发具有重大的医学、社会意义。传统的脱毛术有剃毛法、蜡脱毛法、机械性除毛、化学脱毛剂的使用等，它们的作用暂时有效，共同缺点是治疗后毛发重新生长。电解法和热分解法虽可有效地破坏毛囊，但操作繁琐、精确度较差、治疗效率较低，存在着有可能形成瘢痕的风险。上述脱毛术存在着各种不足，已完全不能满足广大爱美人士的需求。为了有效、方便、安全的脱除体表多余的毛发，大量依据选择性光热作用原理而设计的多种激光、强脉冲光系统近年来陆续诞生，提供了一种安全有效、能永久性脱减毛发的手段。

一、激光脱毛原理

（一）选择性光热作用理论

1981 年，Anderson 和 Parish 提出了选择性光热作用理论，该理论认为，当激光波长处于色基吸收峰值时，其光子能量被转移到最终具有临床效果色基分子上，而周围色基竞争吸收最少，且当脉宽等于或小于该组织的热弛豫时间时，激光所产生的热效应仅限于靶组织，而不引起周围组织热损伤和瘢痕。在毛囊和毛干中有丰富的黑色素，黑色素分布于毛球基质的细胞之间，并且也能向毛干的结构中（髓质、皮质和毛小皮）转移。激光脱毛就是根据选择性光热作用的原理，使靶目标（毛囊和毛干的黑素颗粒）对特定的波长的激光具有良好的吸收性，每个脉冲的治疗时间相当于或小于靶目标的热弛豫时间（即靶目标温度降低一半所需要的时间），使光热作用局限于靶目标内，防止毛发吸收激光能量后所产生的热能对其周围组织的损伤，从而达到有效破坏毛囊、摧毁毛基质，阻止毛发再生；也可致峡部及其以上的毛干损伤而干扰表皮与真皮细胞相互作用，抑制或改变正常的毛发循环，且无瘢痕形成的可能。经过数次治疗，使处于不同生长期的毛囊先后被破坏，完成永久脱毛的目的。根据这一理论，只要选择合适的波长、脉宽和能量，激光就能精确地破坏毛囊又不损伤周围组织。

（二）毛发生物学与激光脱毛治疗的关系

毛发的生长包括生长期、退行期和休止期。生长期可持续 4~6 年，甚至更长，毛发呈活跃增生状态，毛球下部细胞分裂加快，毛球上部细胞分化出皮质，毛小皮；毛乳头增大，细胞分裂加快，数目增多。原不活跃的黑色素长出树枝状突，开始形成黑素。退行期为期 2～3 周。毛发积极增生停止，形成杵状毛，其下端为嗜酸性均质性物质，周围绕呈竹木棒状。内毛根鞘消失，外毛根鞘逐渐角化，毛球变平，不成凹陷，毛乳头逐渐缩小，细胞数目减少。黑色细胞失去树枝状突，又呈圆形，而无活性。休止期为期约 3 个月。在此阶段，毛囊渐渐萎缩，在已经衰老的毛囊附近重新形成 1 个生长期毛球，最后旧发脱落，但同时会有新发长出再进入生长期及重复周期。休止期时间因部位而异。不同部位毛囊的生长周期及毛囊密度、深度见表 5-2。

表 5-2　不同部位毛囊的生长周期及毛囊密度、深度

部位	静止期（%）	生长期（%）	静止期时间（月）	毛囊密度（个/cm²）	毛囊深度（mm）
头皮	13	85	3～4	350	3.0～5.0
胡须	30	70	2～3	500	2.0～4.0
上唇	35	65	1.5	500	1.0～2.5
腋下	70	30	3.0	65	3.5～4.5
躯干	70	30	2.5	70	2.0～4.5
会阴	70	30	2～3	70	3.5～4.5
手臂	80	20	2～4	80	
腿部	80	20	3～6	60	2.5～4.0

（三）毛发的生长周期和激光脱毛的关系

1. 因为只有在生长期的毛囊内含有黑色素细胞，而退行期和休止期内无黑色素细胞存在，故生长期毛发对激光发出的光吸收最强，对毛囊的破坏性最大；而退行期和休止期毛囊几乎不吸收能量，对此期的毛囊不起作用，只有当休止期毛囊进入生长期后，治疗才有效，所以激光脱毛需要多次治疗效果才能明显。

2. 由于不同部位毛发的生长周期不同，故每次治疗间隔也有差异。一般头、面部毛发休止期较短，可间隔 1 个半月左右，而躯干及四肢的毛发休止期较长，应以间隔 2 个月治疗为宜。

3. 机体各部位毛发处于生长期的比例不同，治疗次数也不同，如某部位毛发处于生长期的比例小，则治疗次数要增多，反之治疗次数可减少。

4. 毛囊的深度也因部位而异，如深度较深需采用较长波长的激光治疗，反之如深度较浅可采用较短波长的激光治疗。

5. 如毛囊的密度过高，则治疗时应适当减少激光能量。

6. 如毛囊的体积较小（上唇部），则选用较窄的脉宽治疗，反之使用较长的脉宽治疗。

二、各种脱毛激光及强光治疗系统

一种好的激光脱毛治疗仪应满足以下条件：

1. 激光的穿透必须深达靶组织（毛膨凸和毛球），并被靶组织内的黑素优先吸收。

2. 激光的脉宽必须小于或等于靶组织的热弛豫时间。

3. 有足够引起靶组织损伤的能量密度。

4. 光斑要大于光对组织的穿透深度（5～10mm）。黑素的吸收光谱波长在 300～1200nm 之间，且随波长的增长黑素对光能的吸收逐渐递减，激光的穿透深度递增。为使光束既能被靶组织选择性吸收，又能到达毛囊，常选择波长在 600～1200nm 范围的激光用于脱毛。

目前经美国食品药物监督局（FDA）批准使用于脱毛的激光和光源装置有六种：脉冲半导体激光（800nm）；长脉冲翠绿宝石激光（755nm）；脉冲强光源（550～1200nm）；长脉冲掺钕钇铝石榴石激光（1064nm）；碳颗粒加 Q 开关的掺钕钇铝石榴石激光；长脉冲红宝石激光（694nm）。

（一）Lightsheer800nm 半导体脱毛治疗仪

波长 800nm，光斑 9mm×9mm 或 12mm×12mm 方形，脉宽有 30ms、100ms 和自动设置 3 种，频率 1～2Hz，Light Sheer 半导体激光机具有带冷却装置（chill tip）手具，有冷却功能，可快速吸收激光捣毁黑素颗粒时所释放的能量，而且该手具具有一定的麻醉作用，治疗时一般不需麻醉，脱毛者均能忍受；在操作时，可适当地施加压力，一方面可减少毛囊与表皮的距离，另一方面可更好地发挥带冷却装置手具的致冷作用；该激光机具有较长的脉宽（100ms），可有更长时间容许表皮冷却，而使热损伤减到最低限度，脉宽均设定为 30ms，能量密度从较小（15J/cm^2 左右）开始，以后根据情况逐渐增大，最高能量密度 40J/cm^2。在激光发射前，手具头一定要与皮肤保持接触，一方面可确保表皮的冷却效果，另一方面可将表皮层压薄，有利于激光穿透和获得更深层的皮肤冷却效果，相邻的两个脉冲要有约 1/3 的重叠区。Lightsheer 激光参数设计合理，又有同步冷却系统，操作方便快捷，是目前临床应用最多的理想的激光脱毛系统。

（二）翠绿宝石激光

波长 755nm，脉宽 20ms，光斑直径 10mm，治疗能量 15～25J/cm^2，也是目前临床上应用较多的激光脱毛仪之一，其临床效果较好副作用也较少。

（三）强脉冲光

强脉冲光属于普通非相干光，不属于激光，但也可用于脱毛，临床应用确有一定疗效。它发射光波范围在 550～1200nm 之间，输出能量密度 3～90J/cm^2，光斑面积大，有多种选择，临床上用于脱毛的滤光片常见的主要为 645nm、695nm、755nm 等，通过计算机调控，强脉冲光脉宽在 0.5～25ms 之间可调；且每次击发可选择单脉冲或多脉冲，选用脉冲方式释放能量可使靶组织持续升温，而让表皮充分散热，治疗时还需配合使用冷却透明胶（少数机器带有内置光导冷却系统）减少副反应。它的治疗特点是参数调整灵活，根据不同部位毛发，毛囊的大小，不同类型皮肤选用不同的滤光片，并调整脉宽及脉冲数。与激光脱毛仪相比，强脉冲光光斑大，治疗速度较快，由于为一段范围的强光，术后一过性副反应较激光明显，主要表现为红斑、水肿、水疱、色素沉着、毛囊炎、结痂等，治疗效果稍差。

（四）Nd:YAG 激光脱毛仪

Nd:YAG 激光发射 1064nm 波长，临床应用 Q 开关 Nd:YAG 激光和长脉宽 Q 开关 Nd:YAG 激光进行脱毛。用 Q 开关 Nd:YAG 激光（纳秒级脉宽）可引起毛囊的可逆性光爆破反应，故临床上只可达到毛发生长的延期，单次治疗后可达到 3 个月以上，多次治疗不能达到永久性脱毛的目的，由于 1064nm 的光被表皮黑色素吸收少，故这个系统用于较黑色皮肤的患者是比较安全的。治疗金色和红色毛发时，需配合碳霜。具体方法是治疗前用碳霜在治疗区域均匀涂抹，使碳颗粒沿着毛孔渗透到毛杆毛囊，由于碳粒对 1064nm 的光吸收较强，这样可弥补金色和红色毛发在毛杆毛囊部位黑色素相对不足。

（五）红宝石激光

由于黑色素对 694nm 波长的高度吸收，红宝石激光适用于浅肤色个体，对于黄色人种容易引起表皮损伤，副作用相对较多，并且其脉宽较短，对较深的毛囊破坏作用有限，因而近来很少见应用红宝石激光脱毛的报道。

三、激光脱毛治疗

（一）激光脱毛禁忌证

1. 全身有活动性感染。
2. 6 周内使用过蜡脱。
3. 6 个月内使用过化脱毛膏脱毛。
4. 服用光敏药物的者，治疗前 6 个月内服用过维 A 酸类药物者禁用。
5. 瘢痕体质者。
6. 急、慢性疱疹感染者、患有传染性软疣等可通过接触感染疾病者。
7. 治疗区存在感染病灶。
8. 妊娠及哺乳期妇女。

（二）手术技巧

激光脱毛的技术操作看似非常简单，但操作者的经验影响治疗效果。虽然每种机器的操作会有所差异，但一般应包括下列操作步骤：

1. 调查病史，检查受术者，分析皮肤类型，检查毛发情况，治疗前应常规避光（尽量避免中午时段的外出及治疗区直接暴露在强烈的阳光下、穿长袖衣或长裤、外出带伞帽、外涂防晒霜等）2~3 周。

2. 接通电源，预热机器。

3. 治疗区的准备　治疗前应剃净毛发，但不能使用机械拔毛或蜡脱毛，从而减轻或消除毛发因吸收部分激光能量而引起的疼痛及表皮局限性热损伤，不剃尽毛发还可导致激光手具头的不可逆的损害，并引起难闻气味。此外，还应清洁局部，去除油脂和污垢。

4. 设置治疗参数，并进行试验治疗。

5. 得到最佳参数，完成整个治疗。

6. 检查治疗后反应，立即进行冰敷 10 分钟~15 分钟，局部外涂抗生素软膏，无需包扎，术后保持局部清洁，常规避光。

（三）激光脱毛过程中应注意的事项

1. 在治疗前必须让受术者了解治疗过程，告之需要多次重复治疗，需要有足够的

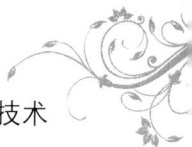

时间准备和思想准备。

2. 仔细询问受术者的既往病史。虽然激光脱毛没有绝对禁忌证，但在妊娠及哺乳期、有瘢痕疙瘩病史、在治疗区内有现症感染或有单纯疱疹感染病史、在6周内曾使用过其他方式如蜡脱毛者、对氢醌或其他漂白剂过敏或在6个月内有使用13顺维A酸病史者，均应列为相对禁忌证。对暴晒致皮肤较黑者，应等待一段时间或通过积极处理后再进行治疗。对疱疹高危患者可应用阿昔洛韦预防，口服0.4g，3次/天，治疗前后各5天。

3. 治疗中医师和受术者均应佩戴激光防护眼镜，防止眼睛受激光损伤。

4. 进行试验性治疗，治疗参数最好要根据受术者临床表现和治疗情况实现个性化设置。试验性治疗应选择毛发较密集部位，该部位靶目标多，激光能量吸收较多，治疗能量较低，可作为整个治疗区域的能量密度标准，能减少副反应的发生。在试验区发射2～3个光斑后5分钟，临床有效的表现为在淡红斑基础上，毛囊口红肿，似鸡皮疙瘩样外观，并可闻见蛋白烧焦样臭味，治疗后的凝胶变成淡褐色。此外，一般来说，如所设置的能量密度是合理的，在治疗过程中受术者会感到每个毛囊中有一种被针刺的疼痛感；如果没有痛感及水肿，则能量密度较低；如果感到疼痛非常剧烈，皮肤快速出现变白、起水疱、表皮脱落及破损，则能量密度太高。

5. 在半导体激光脱毛时，如使用冷却手具或在强脉冲光脱毛时，治疗中要对手具施加一定压力，可使手具与皮肤保持较好的接触，也可驱赶局部的血液、减少氧合血红蛋白吸收激光能量。为了获取适当的表皮冷却效果，在发射激光前，手具需与皮肤保持0.25～0.50s的接触；治疗后，手具立即抬起并移向下一个治疗点。此外，在治疗过程中要注意保持光导头的清洁，外部灰尘会增加光的吸收而产热，增加表皮的损伤及疼痛。

6. 光斑重叠不能多，重复照射会加重皮肤损伤，间距过宽则影响治疗效果，以重复1/3个光斑为宜。

7. 激光顺应毛发生长方向照射，以保证毛囊内黑色素对激光能量的最大吸收。

8. 基于不同部位的毛发有不同的生长周期，治疗的间隔应有差异，如上唇毛有相对较短的休止期（约为4～6周），故间隔1个月治疗，可使其进展到生长期。四肢毛发的休止期为12～24周，因此治疗间隔以3个月为宜。

9. 激光脱毛虽并发症少、且多能自行恢复，但还是应提醒受术者，以便出现并发症时，能得到及时正确地处理。

（四）不良反应与并发症的防治

激光脱毛最常见的并发症是术后局部红斑和毛囊性水肿，多可在数小时后自行消退。少见的并发症是局部结痂、紫癜、水疱、色素沉着或色素减退、皮脂分泌增加。并发症的防治如下：

1. 应根据受术者肤色选择好流量并使用冷却装置。皮肤对激光的最大承受能力与皮肤颜色成反比，肤色深者，激光能量一般要降低。对皮肤较黑或暴晒过多的受术者最好术前4～6周使用2%～4%的氢醌或视黄酸，并注意防晒。氢醌只影响真表皮交界和沿毛鞘远侧的黑素而不影响毛鞘近侧、毛隆突部及毛球区的色素，所以并不影响治疗效果。

2. 激光脱毛术后不良反应的发生，主要与能量密度和表皮中的黑素含量有关。此外，波长也是一个重要因素，波长越短，被表皮黑素吸收的能量也越多，因此更易引起表皮损伤。不良反应的发生还与季节变化、治疗部位和日光照射等有明显关系，遵守术前术后的指导和正确的操作，可使不良反应减至最小。

3. 为了最大程度地减少色素沉着，可对皮肤进行漂白，并在治疗后 3 个月内应防止过度暴晒，在户外活动前使用 SPF（防护系数）>15 的防晒霜。

4. 瘢痕形成多是因为治疗剂量过大导致皮肤热损伤过重，如治疗红斑持续时间长，可涂抹皮质激素类软膏。对结痂和水疱应注意加以保护，以防继发损伤和感染。此外，受术者的选择很重要，瘢痕体质、治疗区有感染灶或者有糖尿病等容易引起继发感染的疾病的个体尽量不做。

5. 紫癜、水疱以致局部结痂的发生与激光的能量密度过大、患者的皮肤颜色过深有关，出现这种情况，应外擦烧伤湿润膏或者抗生素软膏，保护好痂皮，防止继发感染。

四、疗效及其相关因素

激光脱毛的疗效与激光的波长、能量密度、脉冲宽度、有无表皮冷却，治疗次数，以及患者自身的皮肤类型、毛发颜色、毛发粗细、治疗部位都密切相关。

（一）激光种类（即波长）的选择

如上述激光脱毛治疗仪中的介绍，在选择什么波长的脱毛激光时，需对两个因素加以考虑，一是激光的穿透深度，二是靶目标吸收的选择性。一般来说，波长越长，并且能量可特异被黑色素吸收越多的激光仪器是一台好的脱毛治疗仪。

（二）治疗部位的不同

由于不同部位的毛发粗细、颜色、分布密度不同，治疗效果也不一样。一般来说，四肢及腋窝脱毛疗效明显高于身体其他一些部位，而上唇脱毛效果较差，可能与这一部位的毛发密度较高、较细，毛囊小、含色素少以及对疼痛敏感，而影响到毛囊对激光能量的吸收或者使用能量密度较小有关。乳晕部和毛痣脱毛率最低，效果最差，可能与这些部位表皮较黑，色素吸收了大部分激光能量使其较难作用于位于皮肤深部的毛囊有关。

（三）光斑、脉宽及能量密度等参数的影响

一般来说，大光斑可减少激光在组织内损失，使激光在皮肤内穿透较深，此外，光斑的大小还影响治疗速度。理论上讲，通过加长激光脉宽，使之接近毛囊的热弛豫时间可提高疗效，一般认为理想的脱毛激光脉冲宽度应该在表皮的热弛豫时间（3～10ms）与毛囊热弛豫时间（40～100ms）之间；能量密度大小应根据治疗部位的皮肤颜色深浅、预治疗的即刻反应及受术者疼痛感觉来调节，能量越大脱毛效果越好，但引起副反应的风险越大。

（四）治疗次数

毛发生长周期包括生长期、退行期和休止期。一般认为，处于生长期的毛囊对治疗的反应好。在生长期，毛母质细胞快速分裂，此期黑素最多，因此对激光治疗有较好的

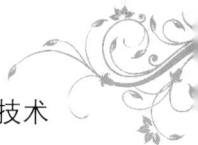

反应。由于不同部位毛发的生长周期不同，故每次治疗间隔也有差异。一般头、面部毛发休止期较短，可间隔 1 个半月左右，而躯干及四肢的毛发休止期较长，应以间隔 2 个月治疗为宜。

（杨　智　何　黎）

第九节　光动力治疗

一、光动力学疗法（PDT）发展史

早在 4000 年前的古埃及时代，人们就发现植物中的补骨脂灵口服后会积聚在皮肤中，日光照射后导致皮肤色素沉着。应用补骨脂灵加紫外线照射可治疗皮肤白斑。应用类似方法可治疗各种皮肤疾病，包括痤疮、湿疹、单纯疱疹和银屑病等。1903 年 Niels Finsen 因发明紫外线辐射治疗皮肤结核病获得诺贝尔医学奖。有关光动力疗法的科学探索则始于 20 世纪初。在 20 世纪的前 40 余年中，人们通过对某些染料（吖啶橙、伊红等）和粗品血卟啉（Hp）的研究，发现了光动力疗法中的一些重要现象、作用和基本规律，为现代光动力疗法奠定了基础。此后，光动力疗法的发展更主要的则是技术方面的突破、应用方法的改进和作用对象的拓展。

1960 年世界第一台红宝石激光器问世，到 70 年代已有多种激光器用于临床医疗中。由于激光的单色性好、功率大，故可以更有效地激发光动力反应。激光器的出现不仅改善了光动力治疗的效果，同时也极大地激发起人们对光动力疗法的研究热情，以至于在 70 年代末至 80 年代形成了肿瘤光动力疗法的研究高潮，使光动力疗法成为继手术、放射治疗和化学治疗之后治疗肿瘤的又一重要手段。

1990 年，国内顾瑛等开始探索用 PDT 治疗鲜红斑痣，经过系统研究，根据 HpD 的吸收代谢特点和光敏激发特性，建立了一种全新的治疗鲜红斑痣的 PDT 方案。该疗法于 1991 年 1 月首先在解放军总医院激光科临床应用成功，随后在国内多家医院推广，现已治疗鲜红斑痣患者 3000 余例，有效率达 98% 以上，治疗后的病变色可完全消退，增厚的病变皮肤变平，无疤痕，在十年的随访中未见复发。该疗法开创了 PDT 治疗非肿瘤疾病的先河，标志着 PDT 进入了一个新的发展阶段，并于 1997 年获得中国国家发明奖。

二、光动力学疗法（PDT）定义

光动力疗法（Photodynamic Therapy，PDT）原称光辐射疗法（Photoradiation Therapy，PRT）、光化学疗法（Photochemical Therapy，PCT），它是利用光能激活化学反应，有选择性的破坏某组织。利用光激活靶细胞中外源性或内源性的光敏物，通过形成单线态氧或其他氧自由基，诱导细胞死亡。它是利用光动力反应进行疾病诊断和治疗的一种新技术。在临床上，光动力疗法通常仅指光动力治疗，而将光动力诊断称为荧光诊断。

三、光 敏 剂

光敏剂的质量对于光动力学治疗起着相当重要的作用，理想的光敏剂符合下以下条件：①毒性低；②被靶组织很快吸收，而正常组织吸收少；③快速从正常组织中清除，半衰期短；④能被有理想组织穿透深度波长的光激活；⑤能产生大量的细胞毒性产物。

第一代光敏剂血卟啉（HpD）是由8种组分组成的混合制剂，其有效成分主要是双血卟啉醚或酯（Dihaematoporphyrin ethers and esters，DHE），约占药物总量的20%~30%左右。尽管HpD从20世纪70年代末在世界各地被广泛用于肿瘤的光动力诊断和治疗，但在国外一直没有被注册上市。80年代研制的光敏素Ⅱ（Photofrin Ⅱ）是HpD二期精制、提纯以后的产物，DHE等有效成分的含量在80%以上。1993年，光敏素Ⅱ由加拿大QLT公司（Quadra Logic Technologies Phototherapeutics Inc）正式投产，商品名为卟非姆钠（Porfimer Sodium）。1994至1997年该药已先后在美国、加拿大、法国、日本、荷兰、意大利、西班牙和德国等国注册上市。随后，部分国家也生产了光敏素Ⅱ类制剂，商品有光卟啉（Photofrin，美国）、光疗素（Photosan，德国），光灵素（Photogem，俄罗斯）和haematodrex（比利时）等等。80年代我国先后有三种临床试用的混合卟啉制剂，即癌卟啉（HpD，北京）、癌光啉（PsD-007，上海）和光卟啉（HpD，扬州），其中北京HpD已获得国家新药实验批准文号，商品名为血卟啉钠。国产HpD制剂中DHE等有效成分的含量在25%左右；癌光啉制剂中光敏活性成分的含量在80%以上，与卟非姆钠近似。

以HpD为代表的混合卟啉类光敏剂属于第一代光敏剂，它们的组分复杂，各种成分在光动力损伤中的作用至今也未弄清，占药物总量20%~80%以上的非活性成分不仅不能对病变的靶组织产生有效的光动力损伤作用，反而成为导致正常组织发生光敏反应的祸首。因此，第一代光敏剂的组织选择性和光动力损伤强度的稳定性都很差，并且容易引起皮肤光过敏反应，避光时间长。此外，混合卟啉类光敏剂的吸收光谱在红光部分的吸收带很弱，不能很好地吸收红光，治疗深度不够，也影响其临床疗效。

80年代以后，第二代光敏剂的开发研究发展迅速，在光敏活性、吸收光谱和组织选择性方面比第一代光敏剂有很大改进。第二代光敏剂都是单体化合物，大多为卟啉类化合物的衍生物，包括卟啉、卟吩、红紫素、内源性卟啉等，其他还有金属酞菁、稠环醌类化合物等。许多第二代光敏剂经过多年的发展已经比较成熟，有些正在进行临床实验，其商品化和临床应用前景非常乐观。如5-ALA是一种内源性光敏剂，其本身不具有光敏活性，它是从甘氨酸合成原卟啉Ⅸ（Protoporphyrin Ⅸ，PpⅨ），进而转化成亚铁血红素过程中的一种中间产物。PpⅨ有很强的光敏活性，因为是细胞的正常成分，其毒性低，代谢快，避光时间只需1~2天PpⅨ可在很多肿瘤细胞内选择性聚集，在胃肠道肿瘤内比周围组织浓度高8~15倍，在皮肤乳腺肿瘤内比周围正常组织高10倍左右。635nm波长为5-ALA的最佳激发波长。自Kennedy等人1990年将5-ALA-PDT试用于临床以来，它在临床上治疗皮肤癌、食管癌、胃肠道肿、膀胱癌及肺癌的效果越来越得到肯定，逐步成为研究热点。

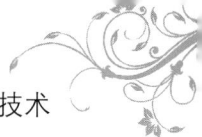

四、PDT 杀伤肿瘤的体内作用机制

PDT 杀伤肿瘤的体内作用机制较为复杂，与多种因素有关：①光敏剂的种类；②光敏剂生物学特性；③组织含氧的程度；④光敏剂与肿瘤相结合的状态等多种因素有关。PDT 对肿瘤细胞的影响可分为：对肿瘤细胞有直接杀伤作用，但在 PDT 治疗肿瘤时，有的以直接杀伤肿瘤为主，有的以破坏微管为主；PDT 对微血管的影响：在 PDT 的光敏化反应可造成微血管破坏，激活血小板及炎性细胞导致炎性因子释放，引起血管收缩、血细胞滞留凝集、血流停滞造成组织水肿、缺血、缺氧，从而杀伤肿瘤；PDT 对间质的影响：间质是肿瘤细胞生长的"瘤床"，对物质扩散、运输核新生血管形成具有重要作用，间质中光敏剂含量很高，PDT 对间质的破坏，对于防止肿瘤的残留或复发很重要。

五、光　源

卟啉的吸收峰值：410nm（max）、505nm、540nm、580nm 和 630nm。根据病变组织的深度选择适当波长的光源。如果不是在吸收峰值处，则需延长照射时间或增加照射剂量达到激活光化学反应。

光源的种类可分为激光和非激光光源。红宝石激光器于 1960 年问世，次年即开始用于视网膜疾病的治疗。在以后短短数年中，钕玻璃激光、CO_2 激光、氩激光相继出现，并很快应用于临床。上世纪 70 年代，Nd^{3+}：YAG 激光、氮（N_2）激光、He-Ne 激光、可调谐染料激光等已在医学临床中崭露头角。进入 80 年代，除上述激光外，CO_2 激光、金蒸气激光、钛激光、铒激光、准分子激光等新型激光器的临床应用也逐渐增多。90 年代，新型激光器，如采用掺钴氧化镁晶体的可调谐中红外固体激光，波长调节范围 1.85～2.15mm，正位于水的吸收光谱变化区，已经应用于医学实验研究。准分子激光、铒激光、钛激光等，也已经有了很大的发展。半导体激光器及其泵浦的固体激光器的发展更为迅速，甚至有取代其他激光器的可能。

六、适 应 证

（一）癌前期皮肤病和皮肤恶性肿瘤

1. 日光角化病（AKs）。
2. Bowen's 病（BD）。
3. 基底细胞癌（BCC）。
4. 鳞癌（SCC）。
5. Kaposi's 肉瘤（KS）。
6. 蕈样肉芽肿。

（二）PDT 治疗非恶性肿瘤性皮肤病

1. 血管畸形。

2. 寻常痤疮。

3. 病毒性皮肤病。

4. 皮脂腺增生。

5. 光子嫩肤（PDT-IPL, PDT with blue light）。

皮肤的病变容易接触到光敏剂和接受光照射，某些类型的皮肤疾病属于最早开展 PDT 治疗研究的疾病之列。在上世纪 70 年代，Dougherty 的研究组开创了皮肤癌的光动力学治疗。他使用 HpD 和氙弧灯发出的红光照射，治疗原发和继发的皮肤癌。早期研究表明，原发性皮肤癌可达到完全反应（CR）的包括鳞状细胞癌（SCCs，20%）、基底细胞癌（BCCs，70% ~ 80%）与恶性黑色素瘤（50%），来自乳腺癌、结肠癌和子宫内膜癌的继发性皮肤癌的 CR 达到 80%。体积大的皮肤和皮下肿瘤可采用组织间照射的光动力疗法进行治疗。

自从发现外源性应用 ALA 可产生内源性 PpIX 后，除了深色的恶性黑色素瘤因光穿透受限不适用外，皮肤的癌前病变和恶性病变也成了 ALA-PDT 的优选适应证。光化角化症（AK）是一种癌前病变，是第一个获得批准应用 PDT 治疗的皮肤科适应证。早期多中心临床研究表明，Levulan 和蓝光联合应用可获得 63% ~ 69% 的 CR，比对照组高出近 5 倍。治疗 1 ~ 2 次后，88% 的病人 2/3 以上的病变得到清除。长期随访也表明，ALA-PDT 的疾病清除率可达 71%。这些研究说明 ALA-PDT 对病人来说是有效的、安全的和良好耐受的，并于 2000 年获得美国 FDA 的批准，标志着 PDT 历史新的一页。

近来，MLA-PDT 治疗 AK 也在其他一些国家得到批准。2003 年，ALA-PDT 又在美国获准用于治疗伴发中度炎症的寻常痤疮。目前，多种其他非恶性疾病（如：银屑病、病毒疣与脱毛）正在世界范围内开展临床研究。近来 ALA-PDT 的临床研究还延伸至基底细胞癌、基底细胞样毛囊错构瘤、皮肤原位鳞癌（Bowen 病）、皮肤 T 细胞淋巴瘤及皮脂腺增生。由于可重复使用且不会引起免疫抑制，PDT 对于地中海性和 HIV 相关的 Kaposi 肉瘤都是一种潜在的有效治疗手段。在 90 年代末，也做过用 SnET2（Miravant Medical Technologies，以前叫 PDT Inc.）治疗基底细胞癌和 HIV 相关的 Kaposi 肉瘤的临床试验。但出于商业考虑，一些这样的研究未能继续下去。

七、副 作 用

系统应用光敏剂患者最主要的副作用为持久的、广泛的皮肤光敏反应，其程度和持续时间因药物类型和剂量而异。外用光敏剂-PDT 治疗也可有局部皮肤的光敏反应，但与系统使用的光敏剂相比，其持续时间短，无需严格避光措施。PDT 治疗期间在治疗部位患者有烧灼痛、刺痛或瘙痒等感觉。

（项蕾虹）

第六章　美容应用技术

第一节　药物倒膜

将护肤品或药物、按摩及理疗有机地结合起来，用特制的倒膜粉用水调成糊状，敷于面部，达到治疗损容性皮肤疾病和改善皮肤状况的一种治疗方法。可分为热倒膜和冷倒膜面膜。

（1）热倒膜面膜：以相应的外用药物或护肤品作为底膜，利用热倒膜及热喷剂的热效应，使毛囊和毛细血管扩张，改善皮肤的微循环，促进皮脂腺分泌，使护肤品及药物得到很好的吸收。主要适用于黄褐斑、慢性皮炎、色素沉着斑、中性、干性皮肤护理及细皱纹的治疗等，高血压老龄患者、急性皮炎、毛细血管扩张症等禁用。

（2）冷倒膜面膜：配合相应外用药物作为底膜，利用冷倒膜粉的清凉及冷喷剂的冷却效应可达到消炎、消肿、止痒、祛脂、杀菌的作用。主要适用于敏感性皮肤护理、急性皮炎、脂溢性皮炎、接触过敏性皮炎、酒渣鼻、毛细血管扩张症、激素性皮炎、油性皮肤等治疗；对冷过敏者（如寒冷性荨麻疹），局部血液循环障碍者（如雷诺氏病）禁用；干、中性皮肤应慎用。

（何　黎）

第二节　美容文饰技术

一、概　述

美容文饰技术是以人体美学理论为指导，以人体解剖生理学为基础，运用文饰器械将色料刺入人体皮肤组织内，使其永久性着色，达到美化容貌目的的一种医疗美容技术。它是融现代医学、药学、容貌美学、心理学等诸多学科于一体的新型美容技术。

美容文饰技术的原理实质上是一种皮肤着色术，是由古老的文身术演变而来的，古时称之为刺青。即在体表不同的部位，用文饰器械按照所设计的图案造成皮肤损伤，同时将有色染料制剂刺入，使之在局部皮肤处形成永久的着色图案，达到修饰等目的。目前应用较多的是文眉、文眼线、文唇等文饰美容技术，简称"三文术"，它是将色料植染于皮肤组织内，形成长期不褪色的新的眉形、眼线和唇形。其根本目的是在眉眼唇原有形态基础上，利用现代美容手段掩饰瑕疵、祛除缺陷、扬长避短、修饰美化、创造出更理想的眉、眼、唇形态，以达到增强局部美感和容貌整体之美。

美容文饰技术是一项美容造型术，它具有高度的科学性、实践性、艺术性和严肃性，是美容技术中不可缺少的一部分。它的正确实施对于增进受术者的容貌美感和整体生命活力之美感都具有特殊意义。卫生部在 2002 年出台的《医疗美容服务管理办法》中，明确规定"三文术"属医疗行为，必须在医疗机构进行。

二、文 眉 术

眉在颜面五官中起着重要的协调作用，粗细适中、浓淡相宜、线条优美的双眉使整个面部轮廓显得明晰而和谐，使容貌增添风采。文眉术是在原眉缺损的基础上，先绘出理想的眉形，再用文眉器械将适当颜色植染于皮肤表层，使之长期不褪色形成全新眉毛的一项美容技术。

（一）文眉术的适应证

1. 眉毛残缺不全，如断眉、半截眉者。

2. 眉毛稀疏、散乱者。

3. 眉毛颜色较淡者。

4. 双侧眉形不对称者。

5. 眉形不理想或对原眉形不满意者。

6. 外伤引起的眉毛缺损或眉中有瘢痕者。

7. 某些皮肤病引起的眉毛变白、眉毛脱落者。

（二）文眉术的禁忌证

1. 眉部皮肤有炎症、皮疹或新近有外伤者。

2. 患有传染病（如肝炎、性病）者。

3. 过敏性体质、瘢痕性体质者。

4. 患有糖尿病、严重心、脑疾病及血液病患者。

5. 精神状态异常或精神病患者。

6. 对文眉犹豫、亲属不同意也应列为暂时性禁忌证。

（三）眉型设计

眉型设计应考虑到受术者的脸型、眼形、肤色、职业、年龄、气质、性格等因素，确定符合自身特点的眉型，同时还注意对称性、时代性及个性化设计。

1. 理想的标准眉型　眉头在眼睛内眦角上方，或稍偏内侧；眉峰（眉的最高点）在眉头至眉梢全长的中、外 1/3 的交界处；眉梢由眉峰向外下自然弧度延长形成，眉梢的尾端位于眼睛外眦角与鼻翼外侧连线的延长线上；眉的弧度曲线基本上与眼睛平视时上睑缘弧度相平行，眉尾与外眦间的距离可稍宽些；眉毛浓淡相宜，富有立体感的，其弯曲、粗细、长短、稀疏须得体适中，且与脸形、眼型比例适度和谐。

2. 眉型与脸型的关系　设计眉型时一定要与脸型相适应。人的脸型各自不同，具

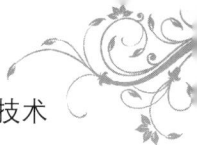

体设计眉型时应灵活掌握，以达到自然、协调、比例适度、恰到好处为宜。常见脸型的眉型设计如下。

（1）圆脸型：脸短、偏圆、面颊饱满、五官集中。设计时，眉头稍高，眉间距稍近，眉毛应略向上斜，稍粗些，长短适宜，以达到使面部显长，五官舒展的效果。

（2）方脸型：面部长、宽相近，棱角较明显。应设计圆弧形眉，缓和其面部的棱角。

（3）长方脸型：面部长度有余而宽度不足。应设计出水平形状眉型，眉梢翘起或有弯角，以达到缩短、分割脸长度的视觉效果。

（4）三角脸型：额部窄、下颌宽大。适合于上挑圆弧形眉，眉峰位置近于外眼角上方，可使脸上方显得宽展些。

（5）倒三角脸型：脸型轮廓上宽下尖，不均衡。适合于圆弧形眉，以使额宽在视觉上产生回缩感，使脸部显得饱满。

（6）菱形脸：面颊清瘦、颧骨突出、尖下颏，面上下有收拢趋势，呈枣核型。应设计出眉头为重点的水平眉最理想。

3. 眉头、眉峰、眉梢的位置和形态。

（1）眉头的位置：眉头的起始部位在内眦的上方，两眉头之间的距离等于两内眦之间距离。若眉头过于向面中部靠近，形成向心眉型，给人以严肃感；反之眉头过于分开，形成离心之眉型，给人以宽厚或痴呆的印象。

（2）眉梢的位置与形态：眉梢的位置变化主要有水平、上升、下降三种。平直的眉梢有缩短脸型，加宽脸长的效果，给人以文雅之感。上挑的眉梢使脸型拉长，给人以活泼感，但过分上挑又会给人以"愤怒"的感觉，甚至会出现轻浮的形象。下降的眉梢，给人以亲切慈祥的效果。如果下降太明显，往往形成八字眉，给人以滑稽、痴呆的印象。

（3）眉峰的位置、高度和形态：眉峰的位置高度形态应与眉头、眉身、眉梢相匹配，且比例适度，有增添眉型动态美感的作用。东方人的标准眉峰在眉的中外1/3交界处。

若眉峰至眉头有一定的斜度，变便显得英俊；眉峰过高，脸型显得加长；反之眉峰低平，脸型显得宽阔；眉峰若靠近外眦角，离心性强，可显得脸盘宽；眉峰偏内则显得脸型消瘦拉长。

4. 眉型设计应考虑受术者年龄、职业、气质、爱好与个人审美观等。

对于年龄较大、脸型较宽、性格开朗者，可酌情设计出较宽的眉型。对于脸盘较小、五官紧凑集中或性格内向者可设计较细眉型，遵循对称性设计。

双眉应对称，即两眉型之长短、高低、宽窄、弯直、颜色深浅、眉头、眉峰位置应对称协调，尤其是两侧眉头与眉间中心点的距离一定要准确相等。

5. 眉色选择　眉毛文刺颜色应依据受术者的肤色、发色、年龄来选择。眉毛的颜色应浅于发色和眼线色。眉毛的色调浓淡除了色料的选择应用外，还源于文刺的疏密与文刺的力度。

（1）肤色白，头发偏黄，眉色宜浅淡，可选择以咖啡色为主，略加黑色的颜料。

（2）肤色黑，发色偏黑，眉色宜适当浓些，选择深咖啡加黑色。

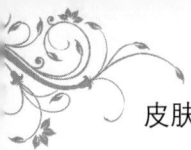

（3）年轻人富有青春活力，皮肤有光泽，头发顺而亮，眉色可略浓些，可选用深咖啡色。

（4）中年人沉稳，皮肤与头发光泽度略差，眉色宜浅淡；可选择以咖啡色为主的颜料。

（5）老年人皮肤松弛，头发花白缺少光泽，眉色宜浅淡，可选择灰色颜料。

（四）文眉术的操作

1. 文眉用品

（1）文眉机：机身内有一微型电动装置，尖端像自动铅笔芯一样，内有一细针，套上针帽，调整针露出部分的长短，从而控制刺入皮肤的深度。当接通电源时，细针高速旋转，做垂直运动以刺破皮肤，将特定的色料文刺到皮肤组织内，使之永久着色。文眉机的使用特点是速度快，操作省时省力。

（2）色料杯：称药液戒指，由不锈钢制成，可像戒指一样戴在手指上，内盛药液，便于操作且消毒，清洗方便，节省色料。

（3）色料：文眉色料有浅咖啡色、深咖啡色、自然灰色等，调配色料依据受术者肤色、发色、年龄。

2. 文眉术操作程序

（1）在原眉基础上用眉笔描画出合适眉形，并反复修正，通过画、拔（刮）、剪、梳等修眉的方法，确定双方均满意的眉形。

（2）准备及调试好文眉器械。

（3）受术者平卧，用0.1%苯扎溴铵或75%酒精消毒眉区皮肤。

（4）根据受术者对疼痛的耐受情况，采用相应的麻醉方式。因文眉时多仅感到轻微刺痛，一般不需麻醉。对疼痛敏感者可用浸过0.5%～1%丁卡因液或2%利多卡因液的棉片敷于眉区皮肤上5～10分钟，或用5%复方利多卡因乳膏涂于眉区30分钟行表面麻醉；少数对疼痛极为敏感者，可用2%利多卡因液行眶上神经阻滞麻醉或眉区浸润麻醉。

（5）施术者坐于受术者头部一侧，将肘关节找好稳妥支点，右手垂直持机，蘸取少量文眉液，顺毛势方向从眉头至眉梢快速飘浮式来回划。在所画范围内平稳用力，均匀着色。一般外浅里稍深，头尾浅，中间深。

（6）文刺过程中应反复用0.1%苯扎溴铵或生理盐水棉球擦拭，观察着色情况，看清眉毛稀疏部位。待文出基本眉型轮廓后，用同样方法淡文出另一侧眉型。

（7）用点饰法、点划法、斜划法、线条续断法、连续线条法等手法从眉头向眉梢依次加工文饰。眉头眉身上下部分，用点饰法或点划法文得稀疏；眉身按着眉毛的生长方向，一根一根地用斜划法文出略呈弯曲的质感线条，线条方法依眉毛的方向呈上斜线、下斜线、平横线形，其排列要有规律，稀疏浓淡适当。眉梢、眉峰用点划法淡文，力求做到眉头、眉尾、眉峰文得稀疏，淡些；眉身中间部分文得浓密、略深，越靠近眉边缘文得越淡，线条越细，使得色彩浓淡相宜，疏密有序富有层次感。

（8）观察双侧眉型高低、长短、颜色深浅是否一致，若不对称，进行适当修整，直至基本一致。

（9）术毕，双眉处外涂抗生素药膏。

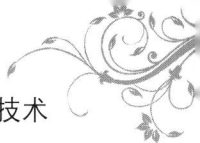

（五）文眉术注意事项

1. 油性皮肤不易上色，文刺前可先用75%酒精涂擦皮肤以达到脱脂目的。

2. 进针要准确，力度要均匀，深度要一致。干性皮肤易着色，手法应较轻，油性皮肤不易着色，手法要重些。

3. 文饰时应做到宁浅勿深、宁窄勿宽、宁短勿长、宁慢勿快、浓淡相宜、注意整体。注意眉的轮廓线，要文得浅而自然，与周围的肤色相适应、协调。切勿画枉文眉或刮光眉毛后文眉。

4. 操作时针尖不要对着受术者眼球，以防"飞针"。

5. 避免按压眼球导致受术者恶心、头晕等。

6. 蘸取色料时，应停机进行，以避免针尖磨损。

7. 术后3~7天，眉毛区应保持干燥，待痂皮自行脱落。

（六）并发症及其处理

1. 脱色　文饰痂皮脱落后，颜色变浅、着色不匀，可在1个月后补色。

2. 局部感染　极少发生，如文眉区出现红、肿、热、痛反应，应及时局部外涂抗生素药膏，口服抗生素。

3. 交叉感染　文饰后并发肝炎等传染病，应及时到医院进行专科治疗。

4. 变态反应　局部出现红肿、水疱、溃烂、渗液、瘙痒等症状，严重者出现全身症状。可用3%硼酸液冷湿敷，外涂皮质类固醇激素及抗生素乳膏，严重者可口服抗组胺药物及皮质类固醇激素；对反复发作，顽固病例，可考虑激光去除文饰。

三、文 眼 线 术

眼线是睫毛根部显出的形态看上去好似上下睑缘部各有一条自然的眼线影。眼线对眼睛的作用就像画框对画面的作用一样，衬托得双眸熠熠生辉。文眼线术实际上为文睫毛线，即沿着睑缘和睫毛根文刺，以此扩大眼裂，改变眼型，使睫毛显得浓密，使眼睛明亮有神。

（一）文眼线术的适应证

1. 睫毛稀少、睑缘苍白、眼睛暗淡无神者。

2. 眼形不佳者或为美化眼型者。

3. 重睑术过宽、长期不能恢复者，通过文眼线，可产生缩小重睑宽度的效果。

4. 倒睫术或眼袋术后，遮盖瘢痕。

5. 求美者的个人爱好及职业要求。

（二）文眼线的禁忌证

1. 患有眼疾、尤其是患有睑缘炎或患有其他炎症者。

2. 眼睑有内、外翻，眼球外凸明显、上睑皮肤松弛明显、下垂或眼袋明显者。

3. 患有皮肤病、传染病（肝炎、艾滋病）者。

4. 瘢痕体质、过敏体质。

5. 精神状态异常或精神病患者。

6. 期望值过高，或抱有不切实际要求者。

7. 亲属坚决反对，本人犹豫不决、心理准备不充分者。

8. 对单睑或眼袋松弛者，应在重睑术或眼袋整形术后，再行文眼线。

（三）眼线的设计

1. 眼线的位置　上眼线应设计在睫毛根部及其稍外侧；下眼线应设计在睫毛根部与灰线之间。

2. 眼线的宽度　上下眼线的内侧应细淡，而外侧应稍粗些，一般而言，上眼线粗重，下眼线细直，上下眼线的粗细比例应掌握在7∶3比较适宜。

3. 眼线的形态　原则上应符合正常睫毛的走行规律，上眼线应自内眦部向外眦部逐渐加宽，至尾部微微上翘，呈60°尾角；下眼线自泪点下缘至外眦部可基本一致，表现为细、直、淡的形态。也可在下睑缘中外1/3处略略文深加宽些，呈现前细后宽形态。上下眼线在外眦角部位，可以相汇成合角，也可不成合角，眼线设计外眦上下眼线的开、闭处理是决定眼线样式的关键所在，应依据个体情况灵活定酌。

4. 眼型与眼线的设计　小眼睛最好只文上眼线，上下眼线全文会显得眼睛更小；圆眼睛的眼线应文得细长以增添曲线之长度，使眼睛显得宽些。窄长的眼睛眼线应文得短粗深些，以增添曲线的度，扬长避短，掩饰不足，长眼睛、丹凤眼，文饰后眼梢上翘的线条更明显，更加妩媚。若受术者眼睛轻度外倾，眼线位置可适当向内调正；若眼睛深凹则可将眼线向睫毛外调整。对于小睑裂者，应避免将眼线文得离睑缘睫毛太近，使眼裂更显缩小。

5. 依据受术者的眼型、年龄、职业、气质、爱好等诸多因素，灵活设计　年轻，经常化妆者，眼线形态可粗、深些，使轮廓明显而富有朝气，显得活泼；年龄大，平时不化妆者则应文得细淡些，以体现出双眼自然美，增添稳重成熟之感。

（四）文眼线的操作方法

1. 文眼线的色料一般选择黑色。其他用品与文眉术相同。

2. 受术者平卧位，0.1%苯扎溴铵消毒。

3. 根据受术者对疼痛耐受情况，给予局部浸润麻醉、神经根阻滞麻醉及表面麻醉。

4. 左手食指、中指分开并固定眼睑，右手垂直持机，针尖露出1mm，蘸少许眼线药液，按设计好的眼线，依先上后下，从内侧向外侧扫文。文刺中不断用苯扎溴铵棉球擦去浮色，以观察眼线着色程度，两侧眼线文后应清晰、着色均匀、边缘整齐。

5. 术毕，用氯霉素眼药水冲洗双眼，创面外涂抗生素眼药膏以防止感染。

（五）文眼线的注意事项

1. 文眼线应采用黑色染料，文饰时遵循"宁窄勿宽、宁浅勿深、力求适中"的原则。

2. 操作前检查文眉机运转是否正常，文饰针是否放置牢固，并应先在他处试行开机，稳定后再正式文饰，避免术中"飞针"损伤眼部。

3. 切忌上下眼线连接形成黑眼眶。

4. 术后24h内可做冷敷，避免或减轻眼睑肿胀。

（六）并发症及其处理

1. 眼部损伤　若安装不牢造成操作失误，因文饰机速度快、文针尖锐，导致角膜

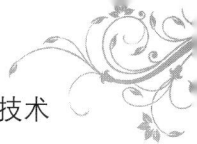

划伤、眼球刺伤、眼睛畏光流泪或损伤睫毛而引起内翻、倒睫、睫毛乱生等。一旦误伤眼球，应立即请眼科医师处理。

2. 皮下瘀血 因局麻时注射针头刺破小血管所致；可立即压迫出血部位 3 ~ 5 分钟，出血明显者，停止操作；文饰结束立即冷敷约 30 分钟，术后 2 天热敷促进瘀血吸收。采用阻滞麻醉或表面麻醉可避免刺破局部血管发生瘀血。

3. 眼睑肿胀 为注射麻药、文饰刺激所引起，不需处理，1 ~ 2 天可恢复正常。

4. 脱色 文饰后 3 ~ 5 天痂皮脱落，颜色变浅，可在 1 月后进行补色。

5. 颜色变蓝 文饰液质量差、调配比例不当或文饰过深所致；1 月后，可选择其他方法覆盖或修改。

6. 洇色 因局部组织疏松、文饰过深，色料随血液扩散所致；操作者手法应轻柔、熟练；在麻药中加入适量肾上腺素，可防止洇色；求美者应避开月经期或其他出血期。一旦发生洇色，处理比较困难，可采用激光或手术切除。

四、文唇（唇线、全唇）术

口唇是构成容貌的重要部位之一，由于它与面部表情肌密切相连，使口唇不仅具有言语、吐纳、亲吻和辅助吞咽等功能，而且富于表情流露，因而成为情感冲突表达的焦点，被誉为"爱神之门"。文唇的原理同文眉文眼线一样，是在设计好的唇形上进行文饰，以使唇型变得更鲜明、自然、饱满、富于立体感。

（一）适应证
1. 唇红线不明显、不规则、不整齐者，要求加重唇线，以突出立体感及美感。
2. 唇型不美欲通过文唇纠正唇厚薄、大小、哭型唇或唇峰不明显者。
3. 唇外伤后瘢痕致唇红线不清或错位。
4. 先天性唇裂修补术后唇缘对位不齐，或留有瘢痕者。

（二）禁忌证
1. 唇部有感染者，如细菌、病毒感染者。
2. 唇部有皮肤病，如湿疹、唇炎等，或全身有皮肤病，处于活动期。
3. 过敏体质、瘢痕体质。
4. 精神状态不正常或精神病患者。
5. 患有高血压、心脏病等不能承受手术者。
6. 孕妇或经期者。
7. 凝血功能异常者。
8. 期望值过高或犹豫不决，亲属不同意者。

（三）文唇设计
1. 理想的唇型 上唇的唇谷（最凹处）位于中央，与鼻尖、下巴最尖处形成一身垂直线；口角位置相当于两眼平视时瞳孔中点向下延伸的垂直线上；两侧唇峰对称而等高，距口角距离等长，唇谷、唇峰形成的角度适中，唇弓曲线起伏流畅；下唇唇线曲线弧度平缓呈平舟底状。唇珠位于上唇中央，大小形态与唇型和谐自然；上唇厚约 5 ~ 8mm，下唇厚约 10 ~ 13mm。整体口唇轮廓线清晰、自然；唇色健康红润，给人以立

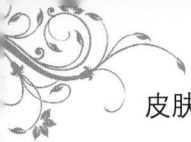

体、动态美感。

2. 唇线设计 采用唇峰定型的方法，即以唇峰的位置变化来决定整个唇线的形态，常见的有以下几种。

（1）1/3 唇峰：其特点是唇峰位置在上唇中部到口角这段距离的内 1/3 处，呈山型。唇弓缘曲起伏大，两上唇嘴角的曲线微微向上，下唇较丰满，给人以感情丰富豪爽大方之感。此型适合多数女性。尤其是在微笑时，口型最佳。

（2）2/3 唇峰：其特点是唇峰的位置在上唇中部到口角距离的外 2/3 处。唇部曲线圆滑、平缓、宽广。有优美微笑的感觉，显得高傲艳丽，适合于舞台歌唱演员等口部动作较多的人。

（3）1/2 唇峰：其特点是唇峰的位置在上唇中部到口角的 1/2 处。唇峰处上唇厚度与下唇厚度基本相同，上下唇线轮廓圆滑匀称，口唇的动静皆相宜。有内向而沉静、典雅而秀美的感觉，适合东方女性。

在唇线的设计中，不论是纠正厚唇、薄唇或一般的唇线，都应在原唇基础上进行，即紧贴于唇红线，向外或向内文饰，以此来达到加宽或缩小唇型的目的；向内向外时，不能离开唇线 0.8mm 左右，否则形成二重唇，影响美感。

（四）文唇术的操作

1. 文唇的用品 文唇术的色料一般选择天然植物色料的红色系，皮肤较白及唇色较淡者可选择桃红、玫瑰红等。皮肤较黑及唇色较暗者可选择朱红、深红及浅咖啡红，其余同文眉术。

2. 文唇术的操作

（1）清洁消毒唇部。

（2）设计唇线。

（3）清洁皮肤，常规消毒。

（4）选用局部浸润麻醉、神经阻滞麻醉或用浸有麻药和肾上腺素的棉片覆贴在唇上 10～15 分钟进行表面麻醉。

（5）左手绷紧固定口唇皮肤，右手执机蘸少许文唇液，先文出唇线轮廓，边文边用浸有生理盐水及肾上腺素的棉片擦拭，以利于观察着色情况和止血，反复文刺至唇线成型。注意唇形过厚的缩小唇形，唇形线设计应适当缩入 1mm 左右，再进行文饰；唇形过薄者，扩大唇形，应比原唇形轮廓线扩出 1mm 左右再文饰；唇形过突的唇形线设计应弧度平缓唇峰低些，中央部纹深些为宜。唇形线模糊不清，应注意修纹唇峰、唇谷形态，使轮廓线变得清晰自然。

（6）若需文全唇，在文好唇线后，换复合针，采用密集短横线法文饰，直至上色均匀、术者及受术者均满意为止。

（7）文饰完毕，用抗生素药膏涂抹全唇。

（五）注意事项

1. 术后 24 小时内应间断冷敷，以减轻局部肿胀。

2. 每日涂抹抗生素软膏，以防止干裂脱皮。

3. 口服抗病毒药物，以防止病毒感染。

4. 术后保持创面清洁，进食避免辛辣、热等食品。

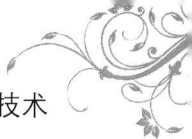

5. 文饰后 1 周左右脱痂，颜色变浅，1～6 个月内可酌情补色。

（六）并发症及其处理

1. 唇部疱疹　为最常见的并发症。文饰后需用口服抗病毒药物，局部涂干扰素或阿昔洛韦药膏，术后应多饮水，多食用蔬菜、水果等，忌食辛辣食物。

2. 细菌感染　唇部红肿、密集小脓疱、疼痛、热胀感。操作时应严格无菌技术。可用 1% 硫酸锌铜液及 0.5% 雷佛奴尔液冷湿敷局部，外涂抗生素药膏，并全身应用抗生素治疗。

3. 变态反应　唇周潮红、发痒、有苔藓样改变，主要是特异体质者对文饰液内含的颜料（主要是碳素，其次是铁、铜等元素的混合物）不耐受，组织不相融。可用庆大霉素加地塞米松涂擦或湿敷，也可用氢化可的松软膏外涂；口服抗过敏药物，如氯苯那敏、阿司米唑、西替利嗪等；局部反应严重者，同时口服皮质类固醇激素及抗生素治疗。

4. 文唇色彩异常　表现为文出黑色或棕色唇线、颜色发暗发紫的全唇，与自身的肤色和唇色极不相称，禁止使用黑、棕色染料文唇。

5. 瘢痕　一般由继发感染或瘢痕体质造成。

五、错误文饰的祛除及并发症处理

眉、眼、唇美容文饰术是一种永久性的美化眉形、眼形、唇形的方法，但操作不当，可造成丑容、毁容，需采用补救办法加以修整或去除。目前临床上常用的褪色修复方法主要有以下几种：

（一）空针密文退色法

文眉机不蘸任何色料，在局部皮肤上来回划动，人为地造成表皮机械性损伤，待数日，皮肤表面结痂脱落后，颜色变浅。

1. 适应证

（1）眉形尚可，但文饰颜色过深者。

（2）对文饰的某小部分不满意者。

2. 操作方法

（1）75% 酒精或 0.1% 苯扎溴铵常规消毒局部皮肤。

（2）将文眉机机芯清洁干净，插入新针，不蘸色料，在要褪色改形的皮肤上空针致密地进行文刺，刺入的深度约 0.5～0.8mm，以局部出现轻微渗液或点状出血即可，同时用消毒棉球擦拭，重复数次。

（3）术毕用消毒敷料按压创面数分钟，待创面止血后，涂消炎药膏。

3. 注意事项

（1）保持创面清洁干燥，一般 7～10 天痂皮自然脱落，文饰颜色可变浅、变淡。

（2）复诊后，视褪色情况，可择期再行褪色治疗。

（二）脱色剂褪色法

按空针密文法，表皮机械性损伤后，局部用脱色剂，在数日内皮肤表面结痂后，使颜色变浅、变淡。

1. 适应证

（1）眉形尚可，但颜色不佳者。

（2）上眼线文饰过宽、外眼角过长者。

（3）唇线过宽者。

2. 操作方法

（1）清洁皮肤，常规消毒。

（2）在将要消除的不理想处用文眉机反复致密空文至局部有少许渗血渗液为止。

（3）用消毒棉签蘸脱色剂均匀涂擦创面 2～3 遍。

（4）待 3～5 分钟后，用生理盐水清洗去除脱色剂。

（5）干燥后局部涂抗生素眼药膏，暴露创面。

3. 注意事项

（1）术后皮肤表面渗出液较多，24 小时后可清洁创面 1 次。

（2）保持创面清洁干燥，避水 1 周，7～10 天痂皮自然脱落，颜色变浅。

（3）1～2 月后复诊，如褪色情况不满意，可再次进行褪色治疗。

（三）遮盖法

又称再文饰法。即用接近自然肤色的色料，文在要修正的部位，使原文色被掩盖、变浅，形成与皮肤相近的颜色，达到修复目的。

1. 适应证

（1）某一部分文饰不理想者，颜色浓黑或变蓝者。

（2）原文饰部位整体文色不佳，需要重新盖色修复者。

2. 操作方法

（1）按常规文眉方法进行术前准备。

（2）用所备好的色料文饰覆盖整个眉区或不理想部分。

（3）术毕创面涂抗生素药膏。

3. 注意事项

（1）每次文饰覆盖肤色药液不宜太浓，避免色料在皮肤里形成堆积成"瘢痕"感。

（2）一次覆盖不满意者，可待局部脱痂 2～3 月后，再行补色文饰。

（3）此法可将原文眉区局部或全部颜色掩盖或变浅，而后可根据具体情况重新设计眉型再择期进行文饰。

（四）电灼褪色法

利用电针使组织的蛋白质炭化、气化、凝固变性，达到去除不良文饰的目的。同时由于气化层下面有一层薄薄的凝固层，可以阻止出血，形成保护层，最后表皮脱落，颜色变浅。

1. 适应证

（1）双侧眉形不对称、颜色不佳者。

（2）眉头过粗、过方、生硬者。

（3）眼线形状、颜色不佳者。

（4）上下眼线位置偏离睫毛根部者。

（5）眼线过重、夸张、泅色、边缘不整齐者。

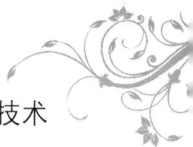

（6）唇线形状不佳、文色发黑者。

2. 操作方法

（1）签署手术同意书。

（2）常规消毒皮肤，2%利多卡因局部浸润麻醉。

（3）对需去除文色部位进行电灼，注意电灼深度不能超过真皮浅层，同时用棉球擦拭，直到原文饰变浅或消失。

（4）术毕，创面涂抗生素软膏。

3. 注意事项

（1）术后注意清理创面渗液。

（2）保持创面清洁干燥，一般3~5天创面结痂，1~2周痂皮自然脱落，切忌强行剥脱痂皮。

（3）如一次去除效果不佳，可间隔半年后再次治疗。如原文色太深、范围太大，可分数次治疗。

（五）激光消除法

是目前祛除错误文饰的最好办法。其机理是激光可有效地穿透表皮，到达真皮层的色素团，使色素等选择地吸收了高能量的激光后被迅速气化，破裂成更小的碎片被吞噬细胞吞噬后排出体外，达到去除色素，不留瘢痕的目的。

1. 适应证

（1）各种不理想文眉、文眼线、文唇，需全部去除者，包括颜色、形状不满意者。

（2）仅形状不满意，需局部去除修改者，眉形不理想、不自然、怪异及两侧眉形不对称或高低不一致者。

（3）欲去除文饰术后泅色者。

2. 操作方法

（1）局部清洁、照相。

（2）表面麻醉、局部浸润麻醉或口服止痛药物。

（3）根据所文饰颜色，若颜料为黑蓝色，则选用Q开关激光1064nm、755nm、694nm波长，颜色发红或咖啡色则选用532nm波长。

（4）根据患者年龄、皮肤质地及所文颜色深浅选用合适能量，可先试发射几个光斑，一般以激光照射后，皮肤变白并即刻出现点状出血为宜。

（5）按一定顺序均匀照射治疗需修改部分，光斑重复不宜超过30%。

（6）术毕，用抗生素药膏外涂创面。

3. 注意事项

（1）保持创面干燥，待其自然脱痂。

（2）若文饰颜色未完全去除，或去除不满意，可间隔3~6月重复治疗。

（六）手术修复法

1. 手术去除文眉

（1）适应证

1）形态不佳，过宽、过直、过低或眉梢下垂明显者。

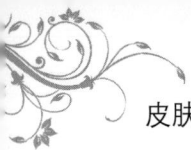

2）颜色过深、泛蓝、用激光清洗尚不彻底等。

3）眉形低平、眼睑皮肤松弛，两者皆需用矫正者。

4）眉睑距离过近或过远，眉睑距离过近者可行眉上切除法，过远则行眉下切除法。

5）激光褪色后效果不满意者。

6）用其他方法洗眉后遗留增生性或萎缩性瘢痕者。

7）要求彻底去除原来之文眉者。

（2）操作方法

1）常规照相，便于治疗前后对比。

2）设计新眉形。

3）常规消毒铺巾，局部浸润麻醉。

4）按设计切除眉上、眉下多余皮肤或全部文眉处皮肤。术中彻底止血，避免死腔及血肿形成。用6-0可吸收缝线缝合皮内层，使两侧皮缘对合整齐；在无张力情况下，再用7-0无损伤缝线缝合表皮。

5）术毕用抗生素眼膏涂于切口处。

2. 手术去除文眼线

（1）适应证

1）文刺眼线泅色。

2）文刺眼线过宽。

3）文刺眼线位置异常。

4）眼线文刺形状怪异。

（2）操作方法

1）常规照相。

2）设计切口：上眼线的上缘为切除的上界，下界为睫毛根部上约0.3～0.9mm，上、下界之间为切除部分；下眼线切除的上界在睫毛根下0.3mm，下界视情况而定，以术后下睑缘不外翻为度。

3）常规消毒、铺巾，局部浸润麻醉后，按预先的设计进行切除缝合，若皮肤有张力，可在两侧皮缘下分离，使其在无张力下缝合。

4）术毕，切口处涂抗生素药膏，4～5天拆线。

（七）并发症及处理

1. 出血　多为创面渗血，尤其是唇部血运丰富，出血比较明显。一般加压数分钟即可止血。

2. 肿胀　一般去除文眼线及祛除文唇者，患部肿胀明显，为手术创伤所致，多在治疗3天内出现，1周左右消退；治疗后24～48小时内冷敷患处，可减轻局部肿胀。

3. 感染　眉、眼、唇部血液循环丰富，抗感染能力强，治疗后感染者不多见。当出现感染时，可用75%酒精或0.1%苯扎溴铵清洁创面，每日数次，并同时口服抗生素。

4. 瘢痕　一般出现在瘢痕体质或创面严重感染的患者。

（吴　艳）

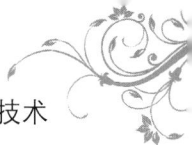

第三节　理化美容技术

一、冷冻美容技术

液氮冷冻材料价格便宜，已经被皮肤科广泛应用，通常会被当作一种"低端技术"，无法和最新激光治疗相媲美。而事实恰恰相反，在很多时候，冷冻术可以完全替代"高端技术"治疗，而得到几乎相同的治疗和美容效果。

虽然液氮不是唯一可用的冷冻剂，但应用最广，所以本章主要介绍液氮冷冻。

（一）冷冻的机理

任何冷冻剂对皮损结构破坏的机理都是一样，大概可以分为以下三个阶段：快速热传导、组织损伤、血管淤滞和闭塞。

1. 快速冻结　皮损的快速冻结依赖于热量快速地从皮肤传导到冷源（如液氮），传导速率取决于两者之间的温差，在这里是从36℃到－196℃。

2. 组织损伤　当冷冻剂接触到皮损，首先是细胞外冰晶形成，这个过程大概在－10℃到15℃之间开始启动。水形成冰会导致胞外水分的丢失，因而胞外的溶质浓缩，使细胞膜两侧形成渗透压差梯度，同时加上胞外的冰晶产生巨大的压力，破坏了细胞膜，这就大大加速了胞内到胞外的水分转移，水分的转移导致了胞内溶质浓度升高，这种损伤大多是可逆的；不可逆的损伤是由于胞内的冰晶形成，而这取决于冷却的速度和能达到的最低温度。冷却速度越快，温度越低，胞内的冰晶形成就越多。冰晶可以破坏胞内细胞器并进一步提高胞内电解质的浓度。

冷冻治疗中一个非常重要概念是冻融周期（FTCs），一个冻融周期是指让液氮类冷冻液与皮肤接触让皮损完全冻结，几分钟后让皮肤彻底融解，可以在冷冻过程中触摸皮损帮助确认是否融解彻底，这一环节是必要的。融解的速度同样也影响损伤的程度，融解时间越长，导致胞内电解质积聚，从而组织损伤就越大。另外，重复多个冻融周期比单一冻融周期造成的组织损伤要大。不同细胞被破坏所需的最低温度有所不同，角质细胞被破坏需要的最低温度至少是－30℃到－40℃，而黑素细胞更为敏感，－4℃到－7℃就可以引起细胞死亡。

3. 血管淤滞和闭塞　低温可以导致血管收缩和内皮细胞的损伤。－15℃的温度可以导致内皮细胞的损伤，血小板聚集，加上微血栓的形成，冷冻组织在随后数小时内就会发生缺血坏死；接着的是持续数分钟甚至数小时的充血状态，主要表现为解冻皮损边缘的紫红色的改变；在之后的24小时内，继发于细胞死亡的炎症发展进一步加重组织的破坏，还可能产生严重的水肿，特别是在组织比较疏松的部位，比如手背或者是眼睑周围。

组织学上的改变在冷冻过后的30分钟开始变得明显。最先出现的是嗜酸细胞增多和胞质的空泡变性，紧接着这些改变逐渐均质化，伴随着核固缩的产生；表皮和真皮交界处产生空隙，形成水泡；2小时后，可以看到水肿，局灶性毛细血管损伤和散在的微血栓；5~8小时后，可以发生血管的节段性坏死。

冷冻的温度不同可以选择性损伤不同的细胞或组织结构。含胶原的结缔组织对冷冻损伤远不如表皮细胞特别是黑素细胞和底层表皮细胞敏感，轻度冻结即能产生表皮真皮的分离。

（二）常用的冷冻方法

1. 蘸取法　用不同大小的棉签/棉球从保温瓶里蘸取液氮。

2. "冷冻枪"法　又分为开放型喷雾式或者探头式。这两种方式各有优缺点，在处理需要加压冷冻的皮损时，比如治疗血管性损害，探头更有用；而大面积、浅表皮损开放型喷雾式则更方便。

蘸取法和探头式冷冻枪治疗手法是选择合适大小的棉签/棉球或探头直接对准皮损中心，接触、加压直至该处皮损被冻住，并通过触摸确认冷冻完全。一般需要根据皮损情况选择冻融周期的次数。

开放喷雾技术的操作方法是：将喷头离开皮肤1cm左右，对准皮损中心进行连续喷雾，大的皮损应该分成$2cm^2$大小区域分别冷冻，以确保冷冻深度均匀。还有各种不同的操作手法如画笔方式，即从皮损的一侧开始，上下移动喷嘴直至覆盖整个皮损区域，还有螺旋方式，即从皮损中心入手，旋转喷嘴环状覆盖整个皮损区域。

若冷冻的治疗时间过长，容易诱导产生持久性色素脱失，这时就需要采用"羽化"方法。为了避免冷冻部位产生的色素脱失与周围皮肤产生明显对照，将皮损边缘也应喷至结冰以产生轻度色素脱失，这样就能淡化皮损处与周围颜色对照。有时脸部冷冻治疗的皮损所导致的色素减退可以通过在对侧相同部位进行喷雾冷冻处理以恢复其对称性。如果皮损仅限于一个美容单位，比如鼻部的日光性角化，轻轻地喷覆整个鼻部将会获得最好的美容效果。因为一旦产生色素脱失将会是持久性的，因此对于这种有可能人为地造成色素脱失的治疗，需要非常慎重。

标准的冷冻治疗的操作记录为：LN_2（OS），x seconds，yFTCs，其中LN代表液氮，OS代表开放喷射，x代表冷冻时间（以秒为单位），y是冻结-融解周期次数。这可以保证治疗技术具有可重复性，确保不同操作者可以获得相似的预期和治疗结果。

（三）冷冻美容术的适应证和治疗方法

冷冻手术可以成功运用于良性表皮损害的治疗。轻度的冷冻将除去表皮并破坏表皮里面更敏感的细胞，剩余的网状胶原组织将帮助表皮快速重建。利用冷冻造成的黑素细胞的损伤可以治疗色素沉着性疾病。由于黑素细胞的敏感性可能导致色素减退，这使冷冻治疗变得更加复杂。但通常情况下，黑素细胞可以从冷冻边缘或者是未受损的毛囊处迁移至冷冻区域，帮助色素恢复。常见冷冻美容术的适应证有：

1. 血管性皮损

（1）蜘蛛痣：仅需要一个历时5秒钟的单个冻-融解循环的轻度冷冻治疗。

（2）静脉湖：冷冻探头治疗静脉湖也十分有效，因为探头可以帮助操作者在治疗过程中通过压迫排空皮损中的血液，这样可以更好地降低组织温度，从而达到更高的治愈率，一般进行10秒钟单个冻融解周期。

（3）血管瘤：不同的海绵状血管瘤和毛细血管瘤之间的大小和深度往往有比较大的差别，需要相应地调整冷冻时间。对于小的浅在的血管瘤，一个5秒钟的冻融周期就足够了；而大的血管瘤往往需要历时30秒钟的两次冻融周期。因此治疗需要操作者根

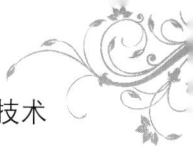

据经验和皮损的情况判断治疗时间的长短。

此外，冷冻疗法可以替代电热疗法，成为治疗肤色白的人的鲜红斑痣的替代方法，特别是当皮疹广泛且营养血管不止是一支的时候。冷冻疗法治疗弥漫性血管扩张（如酒糟鼻伴随的血管扩张）、化脓性肉芽肿也可以收到很好的治疗效果，并且治疗费用比脉冲染料激光要便宜得多。冷冻疗法对于减轻艾滋病相关的卡波氏肉瘤也有一定帮助，小的（包括3mm大小）单个可以使用15秒左右单个冷融解周期治疗，有80%的有效率。

2. 痤疮　冷冻治疗痤疮治疗最早的方案是干冰换肤，它可以减少皮肤出油、粉刺和丘疹，并且能改善凹陷瘢痕。但是这种方法已经逐渐被液氮冷冻的方法取代，而且可以用来治疗大的痤疮囊肿。利用开放型喷雾技术可以取得更好的治疗效果，而且有利于操作者在治疗中更好地操控。小的炎症性丘疹仅需要2~5秒钟的单次冻融周期，而聚合性痤疮的大囊肿往往需要15~20秒钟的单次冻融周期，治疗的时间取决于皮损的大小。

开放性液氮喷雾技术已作为皮肤磨削术的替代疗法用于治疗弥漫性痤疮瘢痕。首先将面部每一侧都分为$4cm^2$左右大小的多个区域，使用冷冻的画笔技术，每个区域冷冻大概5~15秒钟左右，冷冻时间取决于瘢痕性皮损的厚度。增生性瘢痕区域一般需要比较长的冷冻时间，主要是因为胶原对于冷刺激的相对不敏感性；而在眼眶周围区域，由于皮肤较薄，仅需要5~10秒钟单次冻融周期就已足够。如果一次冷冻不能彻底治愈，建议隔月治疗一次。据报道，所有治疗的病例中，大概有95%的病例取得良好或者是优良的治疗效果，这与用表浅皮肤磨削术的结果是一样的。但是冷冻治疗特有的另一个优势是，可以在痤疮活动期时进行治疗。

3. 日光性皮肤损伤　日光性角化病、日光雀斑样痣、日光性弹力变性、皮下脂肪增生、胶样粟丘疹和光老化造成的面部细纹等都是影响美观的日光性损害，对于限局性皮损是非常好的选择。一般5秒钟的单次冻融周期的冷冻治疗往往就能彻底消除皮损。对于泛发性的皮损，在有效地控制冷冻深度的情况下，行全面部的冷冻换肤术，可以用来去除脸部的日光性角化，色素沉着和脂溢性角化。冷冻后皮肤恢复迅速，通常在10天左右就能完全恢复正常。恢复后皮肤更为光滑，细腻，富有光泽，可以达到和化学换肤一样的效果。而且，现在已经能很好地控制冷冻深度，所以，这种方法通过调整也可以适用于限局性的皮损。

4. 疣　疣是由于人类乳头瘤病毒（HPV）感染引起的疾病，病毒感染发生在身体的不同部位往往表现为不同的形态学类型，因此冷冻治疗的方式应该随着皮损的部位和类型的不同而变化。

（1）寻常疣：主要见于双手，手指和膝盖。

1）扁平皮损：先用冷冻喷雾，10秒钟单次冻融周期。

2）角化性损害：除去角质，最后用冷冻探头处理直至冰晶形成。

3）甲周皮损：首先修甲，然后用冷冻探头处理，10秒钟单次冻融周期。

（2）扁平疣：光滑，皮损小，扁平的丘疹，通常多发，好发于脸部和手部。每个皮损单独冷冻喷雾治疗，5秒钟单次冻融周期。

（3）跖疣：典型皮损发生于足底承重部位。先去除每个皮损的角质，然后使用冷

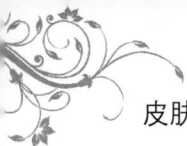

冻探头处理至冰晶形成，再继续冷冻 10 秒钟。

（4）丝状疣及指状疣：这些指状或者针叶状的疣主要见于脸部、颈部及头皮使用冷喷技术处理单个皮损至冰晶形成，然后再冷冻 10 秒钟。

所有以上治疗需要在 2～4 周后重复再重复治疗。

5. 脂溢性角化　5 秒钟单次冻融周期可以有效地治疗扁平的脂溢性角化的皮损。但由于角蛋白的热传导阻断作用，大的角化过度性皮损即使在两个 30 秒的冻融周期治疗后依然不能被彻底清除。冷冻治疗的最大缺陷是诱导色素减退，如果是有毛发生长部位可能出现永久性斑秃。如此，治疗肤色较深的人的黑色丘疹皮病时需要谨慎，最好先在一个皮损上进行试验治疗。

6. 鼻赘　冷冻治疗也可以用于治疗鼻赘，但是，对于鼻赘的治疗冷冻效果比皮肤磨削术以及连续削刮术要差。推荐用两个 30 秒钟的冻融周期，需要多次治疗，耐受性较好。对于较轻的病例，冷冻治疗仍然是一种值得考虑的方法，因为它风险低、而且便宜，并且有一定的疗效。

7. 文身　冷冻治疗文身大概有 50% 的病例可以显出很好的效果来。然而，其他的方法如激光能达到更好的预期效果、更容易让人们接受。尽管这样，对于一些经济困难的患者，冷冻治疗还是个不错的选择。

8. 瘢痕疙瘩　瘢痕疙瘩对于液氮冷冻治疗的反应很差，很多技术包括预防性冷冻治疗和皮损内冷冻治疗都被尝试过，结果均以失败告终，治疗效果差的原因可能是由于成纤维母细胞以及胶原对于冷刺激的相对不敏感性。但近期的研究认为，以前冷冻治疗瘢痕疙瘩失败的原因是缺乏耐心。如果每月冷冻一次治疗痕疙瘩，前两到三次没有反应，有可能第三次或者第四次治疗后就开始起作用了。比较公认的治疗原则是使用冷冻探头给予 30 秒钟单次冻融周期。由于对于瘢痕疙瘩，没有其他效果更为满意的疗法，或许可重新考虑冷冻疗法。

（四）冷冻治疗常见的并发症

冷冻美容术常伴随炎症性反应以及一些难以避免的并发症。即刻反应包括疼痛、出血、水肿、水疱形成、昏厥；迟发反应包括感染、出血、肉芽组织的过度形成；持续但通常是短期存在的并发症包括色素沉着、粟粒疹、肥厚性瘢痕、皮肤感觉异常；持续且通常是永久存在的并发症包括色素减退、假性斑秃、萎缩、睑外翻、眼睑，耳廓或唇缘的凹陷性瘢痕。

1. 疼痛　一定程度上的疼痛是很普遍的，但是疼痛的强度可以变化很大。如果疼痛特别剧烈，有时患者可以出现昏厥，所以很多术者一般应该让患者躺着接受治疗。在冻结的时期，疼痛往往感觉像火烧一样，而在融解的时期，疼痛通常比冻结时候还要更剧烈，为搏动性的疼痛。甲周和颞部的疼痛是最为持久的。少见的后遗症有头痛，往往是在冷冻一些靠近头骨的部位，比如颞部，前额和头皮。

2. 出血　如果出现出血，往往持续很长时间，压迫止血。通常发生于病理取材的部位立即进行冷冻治疗；或者一些带蒂的皮损在冷冻时破裂的情况下。

3. 水肿　通常伴随着急性炎症反应出现。偶尔会在冷冻治疗后出现明显的特发性水肿，眼睑和嘴唇等疏松部位水肿较为严重。治疗后局部立即外用激素软膏可以部分地抑制水肿，对于可能会出现严重的水肿的患者，可以在冷冻治疗后短期系统应用口服皮

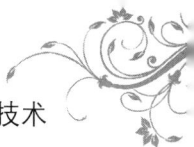

质类固醇激素。

4. 色素减退　在冷冻治疗肿瘤的时候非常常见，主要是由于黑素细胞对于冷冻较为敏感，有时在一些轻微的冷冻治疗中也可以出现。对于皮肤浅的人群，色素减退不是太大的问题；但对于肤色较深的人群来说，色素减退导致的美容问题往往较严重，可以通过羽化技术进行处理。任何色素减退都是永久性的，由于皮肤结构是正常的，这种色素减退往往可以使用化妆品有效地遮盖。

5. 斑秃　通常发生在大剂量液氮冷冻之后，偶尔也会在轻微的冷冻后出现。同色素减退一样，斑秃也都是永久性的。因此，在头皮和胡须部位的冷冻治疗往往仅适合小的皮损，而且需要在治疗前与患者充分沟通。

6. 瘢痕和挛缩　一般冷冻时间不太长（冰晶形成后冷冻的时间不超过 30 秒）是不会形成瘢痕和挛缩的。但如果冷冻力度过大，就很有可能出现瘢痕和挛缩。这是由于成纤维细胞以及胶原纤维对于冷的相对不敏感性，从而在冷冻过程中纤维网状结构能很好地保留下来，参与后期的创伤修复，因此只要冷冻程度不足够强，不会损伤到这两类物质，就不会形成瘢痕。软骨也是冷的相对不敏感性组织，因此在耳廓的皮损可以接受两个 30 秒的液氮冷冻治疗而保持正常的组织轮廓不变形。当然，过度冷冻也可能导致耳廓的凹陷性瘢痕。

7. 感觉受损　冷冻治疗后的感觉受损有报道，如触觉、痛觉和冷觉降低，需要 18 个月才能恢复正常。感觉受损的程度与冷冻治疗的时间成正比。因此在治疗感觉敏感性部位为如指端，应该提前告知患者可能会出现感觉受损。也有医生利用这个作用重复治疗同一皮损，达到止疼的作用。

（五）冷冻手术的禁忌证

冷冻治疗的禁忌证主要是由于一些伴发疾病：

1. 丙种球蛋白缺乏症。
2. 血液中有不明来源的结晶体。
3. 不耐受冷。
4. 雷诺氏病。
5. 寒冷性荨麻疹。
6. 冷球蛋白血症。
7. 坏疽性脓皮病。
8. 胶原病或自身免疫性疾病。

相对禁忌证主要是一些用其他方法治疗可以取得更好美容效果的皮损，比如在胡须部位，肤色较深的人群，或者是创伤愈合较慢的部位比如胫前。如果术者预先告知受试者冷冻治疗美容效果可能不满意的情况下，受试者仍愿意接受冷冻治疗的话，在这些相对禁忌的情况下仍然可以用冷冻治疗的。

二、高频电美容技术

（一）简介

高频电刀（高频手术器）是一种取代机械手术刀进行组织切割的电外科器械。它

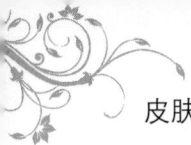

通过有效电极尖端产生的高频高压电流与肌体接触时对组织进行加热，实现对肌体组织的分离和凝固，从而起到切割和止血的目的。

高频电刀自 1920 年应用于临床至今，已有 70 多年的历史了。目前，随着医疗技术的发展和临床要求，以高频手术器为主的复合型电外科设备也有了相应的发展。超高频皮肤整形手术仪是一种高科技、多功能手术美容整形治疗仪。采用对人体无副作用的超高频电流，作用各类皮肤病变组织，产生完全气化及精细分层，精细程度每层可达到微米深度，并能掌握病变的大、小、深、浅，直观下即可达到病变一次清除干净的效果。

（二）高频电刀三种基本的治疗方法

高频电刀的工作条件为输出电流 1~30mA，电压数百到数万伏，常用频率 300~500kHz，输出功率高达 100~700W。可以通过调节输出电压和电流来控制作用的深浅和大小，主要分为以下三种治疗方法：

1. 电灼法 用高压作火花放电，电灼治疗时电极不直接与皮肤接触，此法不适合微小病变（小于 2mm）的治疗。

2. 电凝固法 大电流产热明显而且组织穿透力强，所以可以用于比较深在的皮损的治疗。

3. 电干燥法 采用较高电压（不产生火花放电）和中小强度电流，治疗时电极直接与皮肤接触，使皮损组织高温脱水、干燥坏死，此法适合微小病变（小于 2mm）的治疗。

（三）高频电刀的优点

1. 切割速度快、止血效果好、操作简单、安全方便。

2. 与传统采用机械手术刀相比，高频电刀可大大缩短手术时间，减少患者失血量及输血量，从而降低并发症及手术费用。

3. 与其他电外科手术器（如激光刀、微波刀、超声刀、水刀、半导体热凝刀等）相比高频电刀适应手术范围广，容易进入手术部位，操作简便，性能价格比合理等优越性。

（四）高频电刀在美容皮肤科的用途

可用于治疗皮肤微小的色素痣、雀斑、扁平疣、跖疣、尖锐湿疣、不良文饰、外伤性文身、毛细血管扩张、蜘蛛痣等。由于高频电刀突出的凝血效果，使它广泛应用在容易出血的部位如面部、头皮手术。此外，还可用于腋臭手术、修复各类局灶性陈旧性瘢痕等。

（五）注意事项

1. 使用前检查高频电美容仪器是否工作正常。

2. 选择合适的高频电参数、输出功率，强度要控制恰当，过小量效果不佳，过大量容易损伤正常皮肤组织，恢复较慢，并且容易留疤痕。

3. 受试者耐受力差或同时治疗多个部位时最好局部皮下浸润麻醉避免意外损伤。

4. 术后应嘱患者防晒，避免出现炎症后色素沉着。

三、化学剥脱术

（一）简介

化学换肤术或者化学剥脱术的概念在几千年以前就已经有了，古埃及人用酸奶或者

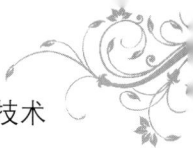

动物的油脂，古希腊和古罗马人使用从石灰中提取的腐蚀性物质来使皮肤变得光洁；再后期，欧洲的医生采取了更科学的方法，用碘酒、巴豆油和各种酸以不同的比例配成一种复合物来治疗皮肤的色素异常。如今化学换肤术的已经有了更广泛的含义，包括各种各样的试剂，可以治疗多种皮肤疾病。

化学换肤的目的是通过化学试剂可控地破坏一定深度的皮肤，启动相邻表皮和附属器结构的修复过程，形成新的表皮和真皮上部，还可以促进真皮胶原重组，用新生的皮肤代替原来不完美的皮肤。

（二）化学换肤的分类与应用

依据换肤的深度可分成三种：

1. 浅层换肤　最深达到真皮乳头层。
2. 中层换肤　可达到真皮网状层上部。
3. 深层换肤　达到真皮网状层中部。

化学换肤的原理就是破坏与重建，要有彻底的重建就必须先有明显的破坏。因此，浅层换肤的安全性较高，恢复时间短，但是临床上能达到的改善也较为有限；越深层的换肤，并发症越大、恢复期越长、效果也越明显。由于浅层换肤安全、方便，是目前临床上最常使用的换肤术，它对于表浅性的色素斑及轻度的皱纹（尤其是光老化）有效，至于深的皱纹、瘢痕及较严重的皮肤老化，则需要用中层、甚至深层的换肤。但后两种换肤的深度不易控制，对皮肤的伤害较大，容易导致瘢痕。此外，东方人在换肤术后容易留下色素沉着，所以很少采用中层和深层换肤。

（三）常用的化学换肤配方

现在有数目众多的换肤试剂可供医生选择，其中大部分的是弱酸至中等强度的酸。同一种成分还可以使用不同浓度或与其他成分配伍来实现不同深度的化学换肤，例如三氯醋酸既可以用于浅层换肤又可以用于中层换肤，完全取决于浓度。单纯使用酚可以进行中层换肤，如果与巴豆油联用就可以达到深层换肤的效果。

1. 浅层换肤配方　目前为止，浅层换肤的试剂是最多的，其成分包括多种弱酸，这些酸也是很多日常护肤品的组成成分，常用的成分包括果酸（最常用的是30%～70%羟基乙酸）、0.25%～5%维甲酸、10%～35%的三氯醋酸（TCA）、20%～50%间苯二酚、Jessner溶液（水杨酸、乳酸混合液）、30%水杨酸、干冰等。下面将就果酸在化学换肤中的应用进行阐述。

（1）果酸：果酸是从植物中提炼的一组化学结构相似的化合物，可分成三类：α羟酸（Alpha hydroxy acids，AHA）、β羟酸（Beta hydroxy acids，BHA）、α和β羟酸（Alpha and hydroxy acids，BF）。

1）α-羟酸：是一种弱酸，在很多食物中都可以找得到。甘醇酸存在于甘蔗中，乳酸存在于酸奶和西红柿中，苹果酸来源于苹果，柠檬酸存在于柑橘中。用于治疗的α-羟酸，都是由工业合成，不是从植物中提取的。甘醇酸是分子最小的α-羟酸，也是化学换肤中最常用的成分。AHA是指在α位置有羟基，它有两方面的作用：保湿和抗角化。羟基有吸水能力，可以增加角质层细胞的含水量，提高角质层的延展性；AHA可渗入真皮层，促进胶原蛋白增生，增加皮肤天然保湿成分的生成，因此是很好的保湿剂。AHA另一种作用是与皮肤角质层产生的离子键结合，破坏角质层细胞间的相互连

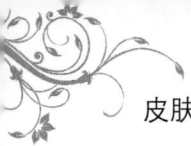

接，去除多余的角质层、抗角化。Van Scott 和 Yu 就是利用这一原理来治疗角化过度性皮肤病，如鱼鳞病。后来又发现用高浓度的 α-羟酸治疗脂溢性角化，日光角化，痤疮和寻常疣有效。这些作用与 α-羟酸可以促进表皮细胞的松解有关。另外他们还发现，长时间连续使用至 10 个月时，可以减少面部的细纹。作用机理可能是 AHA 能促进真皮乳头层的胶原再生。体内实验证实，外用甘醇酸可以增加 Ⅰ 型胶原的 mRNA 的表达并促进培养的人成纤维细胞合成胶原。因此目前低浓度的 AHA 产品往往作为皮肤保湿剂，高浓度（超过 20%）的 AHA 可用于化学换肤。

2）β-羟酸：又叫植物酸，是从柳树皮、冬青叶中提取的，又称为柳酸或杨桃酸、水杨酸。由于 BHA 脂溶性的特点，它能深入毛孔深处和含脂质多的角质层中，发挥抗角化作用，并能清除毛孔中堆积的皮脂和黑头粉刺，减少痤疮的发生。在减少黑头和预防痤疮方面，BHA 的效果胜于 AHA；此外 BHA 在稳定性、刺激性和敏感性方面都强于 AHA。BHA 用于换肤的浓度为 20% ~ 30%。

（2）果酸的作用

1）果酸可使皮肤红润光泽：外用果酸制剂可使角质形成细胞粘连性减弱，使堆积的角质层易于脱落，作用于真皮浅层使肥大细胞发生脱颗粒作用，释放肥大细胞颗粒，使皮肤浅层的毛细血管扩张，皮肤变得亮丽有光泽，细小皱纹可以消退。

2）果酸是一种化学剥脱剂：高浓度果酸（70%）可使表皮层从真皮上完全剥脱下来，起到化学剥皮的作用，可以用以除皱、祛老年疣和各种色素斑。果酸的化学剥脱和传统的苯酚、三氯醋酸的化学剥脱术有三点不同：①果酸剥皮术作用比传统的化学剥脱要温和，愈后不会发生色素紊乱；②由于果酸制剂是来自水果的天然有机酸，因此，即使用到 70% 的高浓度也不会发生毒副作用；③果酸制剂是由低浓度到高浓度循序渐进，把一次猛烈的剥脱改为数次温和的剥脱，因此在门诊即可进行，无需住院治疗。因此，果酸化学剥脱术比传统的化学剥脱术更有优越性。

3）果酸是一种良好的保湿剂：外用果酸制剂可使真皮浅层透明质酸的含量增高，从而提高皮肤角质层及真皮层含水量。

4）果酸可以纠正光老化：外用果酸制剂可使经紫外线照射后受损的角质形成细胞恢复正常，增加新陈代谢，真皮层粘多糖、胶原纤维和弹力纤维数量增加，从而纠正光老化。

5）果酸是一种较为理想的赋形剂：由于果酸不仅可使角质形成细胞的粘连性减弱，而且可渗透入真皮浅层，因此可促进局部外用药物的吸收，是一种较好的赋形剂。

6）果酸既是外用药物又是化妆品：一般来说，浓度在 8% 以下的果酸可以作为化妆品使用，可使皮肤亮丽、柔嫩、除去细小皱纹；而 20% ~ 70% 的高浓度果酸可用来做化学剥脱。

（3）果酸在皮肤科治疗及皮肤美容中的作用：果酸可以用以治疗皮肤干燥症、鱼鳞病、痤疮及各种脂溢性角化症；而在皮肤美容中，果酸可以改善肤质，除皱、除光老化、老年斑及各种色素斑。（表 6-1）

（4）果酸应用中的注意事项：果酸的副作用主要来自酸性，可以刺激皮肤，出现发红、烧灼等不适的感觉，更严重时可以发生皮炎、皮肤潮红、水肿、渗出、鳞屑等。因此对敏感性皮肤最好不用果酸。

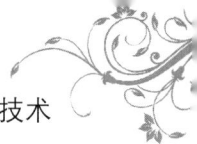

表 6-1　不同浓度果酸制剂的应用

果 酸 浓 度	主 要 作 用	用　　法
1%～8%	润肤、使皮肤有光泽	化妆品市售
12%～15%	祛皱、使皮肤红润、有光泽	要有医生处方
30%以上	除皱、祛斑、除疣	正规医院
50%～70%	化学剥脱、除深皱纹	皮肤科医师

2. 中层换肤配方　干冰、果酸/Jessner 溶液加低浓度 TCA 的复合换肤、中浓度 TCA 或高浓度苯酚等都是常见的中层换肤配方，其中 TCA 最常用。复合换肤的效果更好，它是指把两种或更多种浅层换肤液混合使用，达到更深层换肤的效果，同时减少出现中层、深层换肤所对应的各种并发症的风险。最常用的复合换肤是 35% 或者更低浓度的三氯醋酸与另外一种浅层换肤液合用，达到中层换肤的目的；第二种换肤液的作用是使表皮细胞松解，使三氯醋酸穿透得更深、分布得更均匀。相较于传统的中层换肤，该方式出现并发症的几率低，可以在 35% 的三氯醋酸之前使用干冰促进表皮的破坏。Block dip 先把干冰块浸入丙酮和乙醇（3：1）的混合液中，再涂于皮肤表面。组织学显示这种方法造成的换肤深度相当于 40%～60% 的三氯醋酸。这种方法的优势在于可以利用干冰块选择并控制需要换肤的部位，相对更集中更剧烈地作用于某一个部位，尤其适合治疗痤疮瘢痕，由于这些瘢痕通常散在分布于整个面部。

Jessner's 溶液是间苯二酚、水杨酸、乳酸和乙醇的混合物，可以与 35% 的三氯醋酸联合应用达到中层换肤的深度。Jessner's 溶液在清洁皮肤去除油脂之后使用，然后再用三氯醋酸。该方法与单独使用 45%～60% 的三氯醋酸相比，在治疗日光老化和面部细纹方面效果相同，但可以降低并发症。同样地，70% 的甘醇酸也可以与 35% 的三氯醋酸联合使用，有效地治疗光老化和日光角化。

3. 深层换肤配方　常用中浓度苯酚或 50%～60% 的 TCA。Baker Gordon 换肤液的成分包括 88% 的酚、液体皂、巴豆油和蒸馏水。深层换肤非常少用。

（四）操作步骤

1. 治疗前的评估和患者教育　对于换肤治疗的成功很关键。需要详细地询问病史，了解患者对治疗的期望值。有研究表明很多对换肤治疗结果不满意的患者，主要是因为术前对治疗结果抱有不切实际的幻想。因此，医生需要对患者进行充分的解释，治疗后的结果可能是什么样的，潜在的风险和并发症，并对治疗前和治疗后的注意事项进行详细的指导。

2. 试用果酸类产品　在治疗前两周让患者试用果酸类产品，可以帮助发现一部分对于果酸高敏的人群。

3. 换肤过程　换肤开始时，先用手术帽、毛巾包裹脸的四周和头发；由于皮脂可以阻止换肤液的穿透，用洁面乳或丙酮彻底清洁面部的皮脂；同时统一皮肤表面的 pH 值，保证换肤溶液渗透的一致性。然后在眼角、鼻唇沟、口角和既往伤口处涂上凡士林保护。将配制好的换肤液用刷子、棉花或者纱布垫涂上，开始计时。到时间后，喷中和换肤液，并用冰水局部冷敷。在换肤过程中，患者会感到刺痛或痒感，医生需要根据患者疼痛的评分和红斑反应来决定终止换肤。

4. 术后护理 换肤结束后，在处理过的地方轻轻地涂上保护性的软膏如凡士林。换肤后的 24 小时内，不能在面部使用彩妆，润肤霜或者发胶喷雾等；换肤术后 1～2 天，局部会轻度地发红、疼痛；3～7 天后可能出现结痂或脱屑。浅层换肤后需要按医生指导护肤，保持换肤的效果并避免出现并发症，换肤 24 小时后可以重新开始使用化妆品、防晒霜等。换肤部位的保湿护理非常重要。

浅层换肤需要连续多次才能达到明显的改善，每次换肤之间应该间隔 2～4 周。

（五）化学换肤的适应证

化学换肤可以用来改善很多皮肤问题，其中一部分是皮肤疾患，另外一部分只是出于美容的需要。

浅层换肤适用于位于表皮或真皮浅层的皮肤疾病，例如青春痘、脂溢性角化、日光性角化、雀斑、毛孔粗大、轻度皮肤瘢痕及皮肤细纹等，浅层换肤也适合用于预防和延缓皮肤衰老；中层换肤可以治疗较深在的色素斑、中度的皱纹及皮肤老化，对于严重的日光性角化等癌前期病变，中层换肤能减少恶变的几率；深层换肤很少用，因为对皮肤损伤大，而且酚会破坏黑素细胞，造成不可逆的色素减退，东方人很少使用。对于泛发性白癜风患者，可以采用深层换肤，使面部仅存的正常皮岛变白。

选择何种类型的化学换肤需要根据治疗目的决定。比如痤疮选择浅层换肤术，目的是松解毛囊口，促进粉刺的排出。对于日光角化来讲，因为病变在表皮的浅表部位，表现为表皮细胞结构排列有些紊乱，角化不全等，因此选择浅层换肤就足够了；在治疗皱纹的时候，需要深一些的换肤甚至要重复多次，因为皱纹是真皮结构的改变，这样可以促进真皮的胶原再生，使小细纹得到改善。化学换肤可以和其他一些物理的剥脱术和磨削术联合应用，比如晶体磨削术和 CO_2 激光磨削术以获得更强的效果。另外，还可以选择使用两种甚至两种以上的换肤剂一起使用，以获得协同效果同时可以减少并发症。

（六）几种换肤方法比较和联合使用

除了化学换肤，还有许多类似的美容技术可以去除表层的皮肤，促进新的皮肤再生，常用的有：皮肤磨削术、激光磨削、非磨削性激光/强光（IPL）。

化学换肤在均匀度和平面性方面要优于激光磨削；而且表面的皮肤并没有被立即去除，只是化学性坏死，待下方皮肤再生后逐渐脱落，因此伤口的护理简单，可以门诊治疗；同时有些化学换肤的药物本身还具有美白等效果。

医生可以根据患者的皮肤问题来选择具体的换肤方法，也可以几种方法结合使用。如根据光老化程度来选择：轻度光老化可以通过 α-羟酸浅层换肤；中度光老化需要轻到中层深度的 α-羟酸化学换肤配合微晶磨削；重度的光老化使用 Jessner 溶液三氯醋酸复合换肤每年两次配合非磨削性激光；深的皱纹首选酚换肤或注射肉毒杆菌毒素。

化学换肤可以和非磨削性激光/强光（IPL）配合，在非磨削性激光/强光（IPL）治疗前用一次化学换肤改善皮肤粗糙状况，减少光散射。然后在激光治疗后再进行一系列换肤。轻微的微晶磨削后可以立即换肤，但前者会增加皮肤对换肤溶液的反应性；比较重的微晶磨削会使皮肤变得过于敏感，在一周内不能接受换肤治疗。磨削性激光不建议和化学换肤同时使用，应该在伤口完全愈合后再考虑化学换肤。

AHA 换肤还可以和其他的药物或化妆品联合使用。AHA 换肤和含 AHA 或 PHA 的

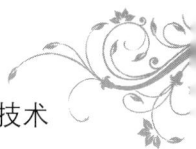

家庭护肤产品、外用维 A 酸、抗痤疮/酒渣鼻治疗配合使用，不仅能够增强疗效，而且耐受性非常好，包括亚洲人的皮肤都可以耐受。

（七）化学换肤的并发症和禁忌证

1. 并发症　包括色素减退、持久性红斑、感染、粟丘疹和瘢痕。如果治疗前进行充分的评估，选择正确的皮肤类型和适应证，这些并发症并不多见。

（1）色素沉着或色素减退：在浅层换肤时很少出现，而更多发生于中层至深层换肤。出现色素沉着和个人的皮肤质地有一定关系，东方人比较常见，白种人罕见。患者的肤色较深，如 Fitzpatrick 皮肤类型为 Ⅲ 型以上，或者患者本身在湿疹皮炎、蚊虫咬伤、伤口愈合之后常出现炎症后色素沉着，那么在化学换肤之后，容易出现色素沉着，因此这类患者应慎重选择化学换肤。如果出现色素沉着，可以外用一些有美白功效的化妆品、防晒霜，同时口服或局部导入维生素 C，多数患者的色素沉着经过 3~6 月可以消退。色素减退，可能会是永久性的，这对男性来说显得更严重，因为他们不会用粉底进行遮盖。

（2）持久性红斑：换肤后的红斑不少见，但浅层换肤后的红斑多数都会在几天内消退。持续存在的红斑可以使用中效的皮质类固醇激素软膏，每天使用直至好转。粟丘疹很常见，治疗很容易，可以挑掉，轻度的浅表磨削也可以帮助治疗粟丘疹。

（3）瘢痕：是中层和深层换肤最常见的并发症。瘢痕疙瘩很罕见，除非患者有瘢痕体质，这也是术前评估的很重要的一部分。面部的某些部位容易形成肥厚性瘢痕，如口周和下颌的部位。如果长时间不能自愈，可以皮损内注射曲安西龙，浓度为 5~20mg，每 3~6 周注射一次。如果患者在治疗前半年曾经服用异维 A 酸，在换肤后愈合时可能会有发生肉芽组织增生的风险。这样的患者不能马上进行换肤，需要等这段窗口期过后才可以。

（4）感染：不常见，如果发生感染，多数是浅表的细菌感染或者是单纯疱疹复发。细菌感染一般是因为术后的护理不当，如果详细告知患者恰当的护理方法，进行正确的指导，一般都是可以避免的。如果发生细菌感染，需要进行脓液的菌培养，立即给患者服用敏感的抗生素，避免其他的并发症。有过单纯疱疹或者复发单纯疱疹患者可以在换肤前 2 天开始使用抗病毒药物，如阿昔洛韦、泛昔洛韦或法昔洛韦，连续服用至换肤后 5~10 天。

（5）眼睛损伤：治疗时可能发生眼睛的损伤，有报道三氯醋酸引起角膜上皮损伤和结膜炎。操作时小心谨慎，可以减少发生这种损害，必要时可以使用保护性的眼药膏和眼罩。

（6）"水杨酸中毒效应"：在用 BHA 换肤时，过量使用会产生该中毒效应，出现耳鸣、晕眩、倦怠、恶心和电解质紊乱等情形，因此剂量的控制非常重要。深层换肤中使用的酚可能会导致心律失常或肾毒性，因此现在很少使用。

2. 禁忌证　以下几种情况的人不适合做化学换肤：

（1）对所要使用的化学试剂过敏的人。

（2）目前换肤部位有过敏性皮炎的人。

（3）目前面部有细菌或病毒感染性皮肤病（如单纯疱疹，寻常疣）。

（4）有免疫缺陷性疾病。

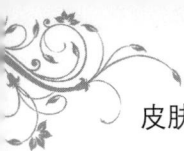

（5）在六个月内口服过维 A 酸类药物。

（6）正在口服抗凝药或吸烟的人，因为皮肤愈合速度慢，不适合做化学换肤。

（7）近期做过手术（有正在愈合的伤口）。

（8）近期接受过放射治疗。

（9）对光防护不够/日晒伤。

（10）有肥厚性瘢痕或瘢痕疙瘩病史。

（11）在六个月内局部做过冷冻治疗。

（12）孕妇。

有炎症后色素沉着或色素减退的病史的患者虽不是绝对禁忌证，但要慎重，需要使用低强度的换肤剂，换肤时间短，以避免炎症和由此带来的色素异常的风险。

（吴 艳 何 黎）

第四节 注射美容技术

一、肉毒素注射充填技术

（一）简介

肉毒毒素是 E. Van Ermengem 教授 1895 年在比利时发现的。当时一个音乐俱乐部中的 34 个成员食用了生腌火腿后，其中 3 人死于以神经麻痹为特征的全身中毒，E. Van Ermengem 教授从这次中毒的尸体和食物中分离出了引发这场灾难的微生物，称之为肉毒杆菌。它是一种革兰染色阳性、形成孢子的、专性需氧的细菌，可以在全世界的土壤中发现。此菌产生 8 型（A、B、C_1、C_2、D、E、F、G）抗原型不同，但结构和功能类似的外毒素，这些毒素的分子量都在 150kd 左右，除去 C_2 属细胞毒素外，其他都是神经毒素。这些毒素存在于细菌的胞质中，在细菌死亡后释放出来，其中 A 型是毒力最强的。目前世界上只有三个国家能够生产 A 型肉毒毒素，即美国、英国和中国。美国眼力健（Allergan）公司的商品名为 BOTOX，英国的商品名为 Dysport，我国的商品名为肉毒毒素（BTXA），从效价来说，1 单位 BOTOX 等于 4 单位 Dysport，我国的肉毒毒素效价和美国的 BOTOX 相同。B 型肉毒毒素（Myobloc），1 单位的 Botox 大约相当于 50～100 单位的 Myobloc，这种毒素单位效力较弱。

（二）肉毒毒素药理学及作用机制

A 型肉毒毒素是由二硫键结合的重链（100kd）和轻链（50kd）组成的多肽链，该链可以被蛋白酶裂解。

A 型肉毒毒素可以阻断神经肌肉接头部位乙酰胆碱的释放，产生暂时的、可逆的胆碱能性神经传导阻滞，达到对运动神经的化学性去神经作用。肉毒毒素的作用分四个步骤：①结合，重链与运动神经终板突触前膜细胞膜上的胆碱能受体结合，通常需要 30分钟；②内化，通过受体介导的主动胞饮过程，将毒素吞入细胞内，这个过程和钙离子的浓度无关，而和神经刺激有关；③移动，二硫键打开，将轻链释放出来，到达神经末梢的胞质中；④阻断，轻链作为锌依赖的肽链内切酶，可以使参与神经外分泌的特异性

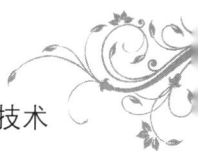

化合物突触体相关蛋白 SNAP-25 被降解、失活，该蛋白是含乙酰胆碱的小泡结合到神经末梢的胞质膜所必需的。由于轻链特异性地水解 SNAP-25 蛋白质，抑制乙酰胆碱小泡和神经末梢的胞质膜融合，阻断乙酰胆碱释放，导致受累的神经不能刺激支配肌肉的收缩，抑制乙酰胆碱的释放。但肉毒毒素并不影响乙酰胆碱的合成、储存以及神经纤维的电传导。实验发现中毒机体的神经仍能传导正常冲动，而它的效应器在直接刺激时仍能收缩，所以认为毒素是作用于突触前膜，而不是突触后的效应器肌肉上。肉毒毒素不阻断神经兴奋的传播，神经和肌肉都没有兴奋性和传导性的损害，因此这种作用也称化学去神经作用。

一般在注射毒素后 48～72 小时出现目标肌肉的无力松弛，受注射的量影响，最早可在 24 小时后，作用高峰通常在 7～14 天后到来。这种肌松弛时间是有限的，维持 3～6 月。研究发现肉毒毒素的化学去神经作用导致神经肌肉接头处乙酰胆碱受体增加、运动终板的区域扩大。从接触毒素后 2 天开始，末梢的轴突产生新的无髓芽突，最终形成新的终板，通过 3 个月或更长的时间可以形成新的神经肌肉接头，但当原来失活的接头恢复功能后，这些新的终板逐渐退化。这就是为什么需要每 4～6 月重复注射一次肉毒毒素才能维持需要的临床效果。

由于肉毒毒素还可以阻断胆碱能性神经对于汗腺分泌的控制，因此可以用于治疗多汗，疗效维持时间与肌肉相同。此外肉毒毒素还可以抑制 P 物质释放，可以用于治疗瘙痒和疼痛性疾病。

（三）免疫学特性

A 型肉毒毒素是一种免疫原性蛋白，在一定的条件下能导致中和抗体的产生。这种抗体可以用于工作人员在实验室中毒的预防，也可以用于临床肉毒毒素中毒病例的治疗。一旦出现抗体，A 型肉毒毒素导致的肌松效果就消失了。蛋白负荷（即每次注入的毒素量和注射频率）对于抗原性强弱和抗体形成有影响。迄今为止，每次用小于 100 单位的肉毒毒素除皱的受试者还没有产生抗体的报告。

抗体产生与下列条件有关：①每次注射量大于 100 单位；②两次注射之间间隔小于 1 个月。中和抗体是特异性针对 A 型肉毒毒素，一旦出现只能换用 B 型和 F 型肉毒毒素。

（四）毒性

通过对其他灵长类动物试验推算肉毒毒素 LD_{50} 大约是 40 单位/kg，即 50 公斤的人的 LD_{50} 约为 2000 单位。而通常美容中使用的量每次小于 100 单位，用于眼周皱纹的量是每次 15～50 单位，因此是安全的。

（五）药物处理、配置、稀释

现有的 A 型肉毒毒素在销售时是干粉状态，在注射前根据需要稀释。用等渗的氯化钠溶液（0.9% 的生理盐水）溶解，含/不含防腐剂都可以。稀释时应该注意避免振荡激起泡沫，以免导致毒力下降；增加稀释量可以相对减少毒素在瓶中的残余；但随稀释体积增加，注射量增加，必然促使毒素在注射点的弥散，更容易引起副作用，而且疗效维持的时间短。最好是控制稀释体积，更精确、更集中地注射。冻干粉在 -4℃ 可以长期保存，而稀释后必须在 2～8℃ 保存，并且建议在 4 小时内用完。

（六）肉毒毒素目前在美容方面的临床应用

美国 FDA1979 年允许肉毒毒素用于治疗 12 岁以上的斜视和与局限性肌张力障碍有

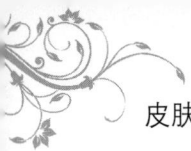

关的疾病，如原发性眼睑痉挛和第Ⅶ对脑神经障碍等。

肉毒毒素用于上面部美容最早是在 20 世纪 80 年代末由 Carruthers 夫妇发明的。1986 年 Carruthers JA 通过注射 BOTOX 到眉内侧（皱眉肌）治疗眼睑痉挛时，发现患者眉间纹明显改善，第一篇有关肉毒毒素治疗面部皱纹的文章发表于 1992 年。加拿大于 2001 年率先批准 A 型肉毒毒素用于美容医疗用途，美国 FDA 于 2002 年 4 月 12 日通过 BOTOX 用于美容项目（皱眉纹）。以后肉毒毒素被成功地用来消除上半面部的皱纹，如额横纹、眉间纹、鱼尾纹及鼻背部皱纹，后来应用范围扩展到下半面部，如老龄化的口周皱纹、颈阔肌索条状畸形。面中部动力性皱折以及先天性和外伤性的面部不对称、手术后眉毛不对称、面瘫、下眼睑轮匝肌肥厚、软组织移位等。肉毒毒素还可以作为内窥镜额部提紧术、激光除皱术前、软组织充填术中的辅助性治疗。

1. 面颈部皱纹　面部皱纹是很多因素的综合作用，根据与面部表情的关系，可以分为动态纹和静态纹。动态纹是由肌肉运动引起的，因此肉毒毒素可以通过化学去神经的作用治疗由肌肉收缩导致的动态纹，而对于静态纹的效果不好。

肉毒毒素治疗面颈部皱纹需要对面部解剖，肌肉功能以及二者之间的关系非常熟悉，这是成功治疗的关键所在。即使医生对面部的解剖已经非常了解，在实际注射肉毒毒素之前还需要考虑：个体差异、男性与女性的差别、不同人种和不同组织的性质比如张力和弹性等等。

（1）眉间纹：眉间纹传达的是一种负面的情感如难过、生气、沮丧等，参与眉间纹形成即皱眉的肌肉包括皱眉肌（可以使眉毛向内侧集中）和降眉间肌（可以向下牵拉眉毛）。五点注射法是治疗女性眉间纹的标准方法，每点 4 个单位；对于男性水平型眉则采用 7 个点注射，每点 3~5 个单位；如果肌肉块比较大，用量可以增加到每点5~7 个单位，可以麻痹上述两组肌肉；如果未同时治疗额肌，在额肌的上提作用下，眉毛的中间及外侧的部分就会轻微上抬。

注射方法：仔细观察患者皱眉时肌肉的走向，将肉毒毒素准确、缓慢地注入皱眉肌的肌腹中，注意使针尖位置大约离开眼眶骨性边缘 1cm 处垂直进针。

可能的副作用：短暂的上睑下垂，是由于注射的毒素弥散，通过眶隔膜使提上睑肌麻痹造成的。与注射的手法关系密切，如果注射速度快、用力或过深（在骨膜周围）可以促进毒素扩散，容易引起上睑下垂。通常在注射后 7~10 天出现，表现为上眼睑下垂，挡住虹膜上部，一般持续 2~4 周。这种情况在肉毒毒素稀释体积过大的时候容易出现。矫正方法是使用 0.5% 的肾上腺素滴眼剂，它可以刺激 mueller 肌收缩，提起上眼睑，1~2 滴可以维持 30~60 分钟。

注意：注射体积、位置精确，且保持最小容量。

（2）抬头纹（额纹）：抬头纹是由于额肌收缩导致。治疗采用小量多点的方法，每点间隔 1.5~2cm。轻的 10 个点，总量 25~50 个单位；重的 12 个点，总量 30~60 个单位。

由于额肌的作用很多，额肌全部麻痹会导致眉毛下垂。应该保留 35% 的肌力以防止出现眉毛下垂，尤其是本身眉毛就比较低的人，更要慎重。额肌可以对抗眉间肌群的力量，起到提升眉毛和眼睑的作用。另外，额肌对面部表情有很重要的作用。因此，这个部位的治疗需要小量多点注射，只是减弱肌肉的力量，而不是全部麻痹，以免出现面

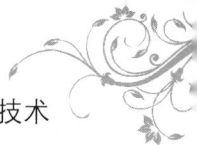

部表情的消失。

副作用：眉、眼睑下垂和表情失落。症状轻的患者仅感到眉毛沉重或表情丧失——面具脸；严重的由于眉毛部位的软组织也下垂，甚至会挡住眼睛。一般 3~4 月后可以自然恢复。

注意：①避免麻痹额肌的下 1/3，距离眼眶 1cm 以上，而且不要在眉毛正中的上方注射；②注意麻痹外侧额肌；③对于年龄大、皮肤过度松弛，尤其是眼皮下坠的患者，因为必须靠抬眉及额肌的作用来辅助睁大眼睛，应该避免注射额肌，否则失去这种代偿功能。

（3）鱼尾纹和眶下纹：这些皱纹从眼角的部位向外呈放射状分布，与眼轮匝肌的走向垂直。鱼尾纹的形成除与眼轮匝肌外侧纤维收缩有关，日光老化也是原因之一，治疗的目的是使上述肌肉力量减弱而不完全麻痹。使用低剂量皮内注射，一般选择 3 个点进行，每个点 2~3 个单位，总量 6~12 个单位。

所有的注射点都要离开眼眶外侧缘 1cm。下眼睑下方的睑板前皮内注射，可以缓解这些特定部位的小细纹。在眼睑下方 3~4mm 处注射 1~2 单位肉毒毒素，可以缓解眶下纹。

副作用：下眼皮松弛或眼袋突出、暂时性的外下眼睑下垂，如果肌肉麻痹的时间过长，可以导致角膜暴露、眼干、浅表点状角膜角化甚至角膜溃疡。

注意：①必须距离眼眶 1 厘米以外，以免影响眼眶内动眼肌造成复视；②注射部位应该在皮下，而不要在肌肉内；③两侧注射位置和量应该对称，防止出现表情不对称；④对于下眼皮过度松弛或眼袋突出的患者应该避免，以免下眼睑外翻或眼袋恶化；⑤如果合并有静态纹，由于肉毒杆菌毒素不能完全去除，应该合并激光或换肤治疗。

（4）鼻部皱纹：鼻部皱纹是提上唇肌，鼻肌还有轮匝肌的中间部分收缩形成的。有些人的鼻纹非常明显，是由于鼻肌的上半部分肌纤维收缩造成的。这种皱纹在使用肉毒毒素注射治疗眉间纹或口角皱纹后会变得更显著，被称为"肉毒毒素征"。理想的注射部位是鼻唇沟法令纹前面，鼻子的侧面和内眦静脉的上面，鼻翼提上唇肌的骨性附着点下缘 1 厘米。

推荐的方法是避开注射至鼻唇沟的部位，否则容易导致提上唇肌的麻痹而发生唇下垂。推荐剂量是 1~3 单位每边一点，皮内注射。

（5）口周皱纹：随着年龄的增长，口周开始出现皱纹。这个过程有外源性的也有内源性的因素参与，包括硬组织（骨骼和牙齿）和软组织（脂肪和胶原）的重吸收和丢失，瘢痕形成，先天性的获得性的缺陷以及肌肉运动等等。肉毒毒素可以通过麻痹或松弛这些肌肉来缓解皱纹。

推荐剂量为在唇的两边对称注射 2~3 个点，每个点 0.5~1 单位。口轮匝肌的松弛可以使唇型稍微丰满一些。

（6）颏纹和鼻唇沟过深：颏肌可以形成皱纹，使下巴出现橘皮样外观。对这些肌肉每一边注射 2~3 个单位，效果不错。另外还有一种方法，直接在下颏点上注射 5~10 个单位，效果几乎一样。

口角降肌负责降低口角，加重鼻唇沟，产生"木偶纹"，形成一种负面的表情。治疗可以在下颌骨边缘两侧分别注射 2~5 单位 A 型肉毒毒素，注射点在鼻唇沟向下延续的假想线与下颌的交汇处，药物通过弥散进入这些肌肉发挥作用。

（7）口周纹：口角纹的产生是由于以下肌肉的运动引起的：颏肌、下唇降肌、口角降肌。每侧注射 2~5 单位，直接注射至每侧的上唇和下唇周围 1 至 3 条皱纹内，位置是唇红缘或紧贴着嘴唇周围。上下唇的注射量都不能超过 4 单位，每一个注射点的量为 0.5~1 单位，嘴唇左侧和右侧的总量达到 2 单位即可，每一条皱纹注射的总量不超过 1~3 个单位，否则会引起功能丧失，如影响咀嚼、说话和进食。

下面部注射肉毒毒素相比较上面部，没有特定的剂量或特别推荐的注射方法，因为肌肉的大小、部位，收缩力量和功能在不同患者间有很大的差异。通常建议用于下面部治疗的剂量相对上面部要小一点，只要能达到让靶部位肌肉的松弛即可。低剂量可以使肌肉部分地放松，这对于下面部的治疗是很必要的，因为注射剂量很低，推荐不要只注射下面部，而是全面部注射。此外要一次不要注射下面部的所有区域，这样会增加累积效应，使药物蓄积。增加副反应的发生几率。

肉毒毒素用于上面部的作用时间大约持续 3~4 月甚至更长达到 6~8 月；在中面部和下面部可能只有 8 周甚至更短的有效期。其他会缩短作用时间的因素，包括注射技术，个体差异和之前注射肉毒毒素的次数。

（8）颈纹：颈阔肌与下颏、面部和 SMAS 皮下肌腱膜系统紧密相关。患者活动颈部时变得更明显，比如说话、锻炼、微笑或者演奏乐器时。颈纹的形成是颈阔肌持续、用力收缩的结果。此外，皮肤松弛和日光老化也参与这些皱纹的形成。

引起颈纹的肌肉是颈阔肌，需要沿着这条肌肉的走向多点注射肉毒毒素，两点之间间隔 1~2cm，让患者做露出下方牙齿的动作，这样就能很好的暴露颈阔肌。每个点注射量为 3~10 单位；通常总量为 20~40 单位。也有人使用 60~75 单位，甚至更高的量每次治疗总量达到 200 单位。然而剂量越高，发生不良反应的风险也越高，甚至会大大超越了可能的收益。推荐最大的总量不要超过 100 单位，选择最主要的颈纹进行治疗，通常每次 2~4 条。

皱纹还可以根据与皮肤拉伸时的状态分为可扩张纹和不可扩张纹。可扩张纹在牵拉皮肤的时候可以消失，这是填充术的适应证。因此，各种除皱方法的联合应用才是治疗面部皱纹的最佳方案。

有很多种微创技术可供采用，与肉毒毒素注射相辅相成，起协同作用。相对于任何一种除皱方法单独使用，联合使用肉毒毒素注射和微创技术除皱或者手术治疗可以显著增加疗效和维持时间。在联合方案中，使用肉毒毒素的主要目的是获得一种光滑细腻的外观。

2. 其他

（1）调整眉毛的形状：眉毛是可以活动的结构，抬高眉毛由额肌负责，降低眉毛由降肌肌群负责（眼轮匝肌，浅表的皱眉肌和降眉间肌），通过注射肉毒毒素可以调整眉毛的形状。单独注射治疗眉间纹可以导致眉毛的中间及外侧的部分轻微上抬；在眉毛的侧上方与颞骨融合的部位注射 3~5 个单位的 A 型肉毒毒素. 可以减弱降眉肌的作用，使眉毛的尾部抬高一点。

（2）提升鼻尖：鼻中隔降肌（septonasal depressor muscle）部分参与了降低鼻尖的作用，在鼻小柱和上唇的交点处单点注射 2~4 单位肉毒毒素部分可以达到提升鼻部的

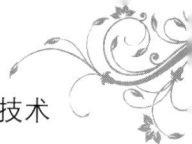

作用。

（3）齿龈外露：齿龈外露是比较常见的，笑时齿龈不正常地暴露在外。尽管这不是什么病态，但却影响美容，让人烦恼。麻痹或松弛负责提升上唇的 6 块肌肉中的任何一块，都可以使上唇处于一种假性下垂的状态，从而纠正齿龈外露的问题。外科手术可以彻底治疗这个问题，而肉毒毒素治疗是一种相对简便、快捷的辅助疗法，在鼻翼上唇提肌的任意一块注射 2～5 单位的肉毒毒素可以矫正这个问题。效果可以维持 3～6 月，后可用较低剂量的肉毒毒素维持治疗。

（4）咬肌肥大（国字脸）：咬肌肥大通常没有症状，可以单侧，也可以双侧，可能与夜间磨牙有关。通常出现于婴儿期，使面部外观显得接近方型。咬肌肥大在以前治疗起来很困难，因为仅有的几种治疗方法创伤和治疗风险都比较大、而且治疗效果也不理想。肉毒毒素提供了一种全新的，安全有效的治疗方法。A 型肉毒毒素推荐剂量是每侧 30～40 单位。每隔 3 月注射一次以维持疗效。现在这种方法已经被广泛用于临床上治疗和美容目的。

（5）改变面部不对称：面部不对称是很常见的美容问题，可以用注射 A 型或 B 型肉毒毒素来治疗，肉毒毒素治疗多种面部神经麻痹或面部肌张力障碍效果非常好。还可以用来治疗手术或创伤引起的肌肉损伤或肌肥大，以获得较好的美容效果和功能恢复。通常肉毒毒素用于轻瘫病例的未受累侧，或者肌功能亢进的一侧。

（6）多汗症：多汗症是指身体的一个或者多个区域出汗过多。好发部位是腋下、手掌、足底、面部、大腿和腹股沟区。尽管从解剖学上看，支配汗腺的神经与交感神经的分布是一致的，出汗是副交感神经支配。A 型肉毒毒素可以阻止支配汗腺的交感神经节后纤维释放神经递质乙酰胆碱。

肉毒毒素治疗多汗症的持续时间从 4 月到 6 月不等，如果使用的剂量较大，效果可以维持 7 月到 15 月。手掌多汗症的控制时间从 2 月至 12 月不等，而治疗额部的多汗至少可以维持 5 个月。肉毒毒素治疗多汗症的不良反应与注射技术有密切的关系。主要的副反应是注射时局部疼痛，偶尔会出现注射部位肌肉力量减弱，但这些是完全可逆的。

（七）注意事项和推荐疗法

在进行注射治疗之前，受试者需要签署知情同意书，必要的时候，特别是出于美容治疗，应该在治疗前后照相以便对比效果。注射肉毒毒素的照片，最好分别取静息位和尽力收缩治疗部位肌肉时的照片。

建议治疗前两周内不要服用可能会改变凝血状态的药物，比如阿司匹林，抗凝药，维生素 E 或者 β 受体阻滞剂，这些药物会引起注射部位出血、瘀斑形成。

治疗前要卸掉彩妆，清洗面部。可以在局部使用局麻。任何有活动性感染的部位都不能进行肉毒毒素注射治疗。

每位患者都要进行个体化评估，根据每位患者的需求、治疗部位，肌肉的走向和力量来决定剂量和注射方法。

使用尽量少的生理盐水来溶解 BT，高浓度小量注射比低浓度大量注射更安全。使用的小号注射器和最细的针头注射，患者几乎没有什么痛的感觉。注射尽量缓慢和表浅。较低的剂量和浅表注射可以降低出血和血肿等并发症的风险。对于年纪较大的患者，更要使用较低的剂量。

患者在注射后避免躺卧，需保持直立位。在注射后 4 个小时内避免揉搓局部，这是为了避免肉毒毒素进入近旁的肌肉产生不必要的副作用。

注射应该尽量保持两侧对称，包括注射剂量、注射肌肉和注射部位，这对于维持面部自然对称的外观非常重要。对于面部不对称的患者或者肌肉位置异常的患者可以采用肌电图引导下注射，两次注射之间需要间隔 15~30 天。

如果注射肉毒毒素作为外科手术治疗的辅助部分，比如面部提升术、睑成形术和激光磨削术，最好在手术结束后再进行注射。

（八）并发症

肉毒毒素的并发症多为暂时性的，在面部除皱后常见的并发症有表情不自然、畏光流泪、局部肿胀、瘀斑、注射部位麻木、头痛、额部紧绷感、邻近部位皱纹加深、眉型改变、上睑下垂、眉下垂、轻度下睑外翻、暴露性角膜炎、视力模糊、过敏反应等，这些反应常发生在治疗后 3~5 天，一般在 2~4 周逐渐消退。注射部位的疼痛最常见，尤其是口周和鼻部疼痛比较明显，一过性的水肿和红斑，随着稀释体积增加而发生的风险增加，血肿和瘀斑在上面部注射时更容易出现。

下面部肉毒毒素注射最常见的不良反应多是由于注射浓度太高或者错误的注射方法导致，使局部的肌肉群麻痹，比如运动嘴唇的肌肉，表现为面部笑容不对称、口轮匝肌的无力。因为嘴唇的运动功能受到影响，会出现一些相应的症状如吞咽、谈话、吸烟、吹口哨或者吹奏乐器等动作的受限、不自主地咬舌头、嘴唇感觉异常、嘴唇的滤过功能消失、嘴唇某些特定的动作消失，比如不能通过抿嘴唇使唇膏展开，说话时不自主的流口水。

当颈部进行肉毒毒素治疗时，最常见的并发症是吞咽困难和不能进行颈部活动以及、点头。

治疗多汗症时，最常见的并发症除了注射相关损伤以外，可能会出现相邻肌群受累的表现，一般都是暂时性的。比如手部注射时，会出现手部活动的灵敏度降低。对于从事精细操作的人，如从事手工活的技工，钢琴演奏者等等，在治疗时要特别注意，否则会给患者带来很大的不便。残留的多汗和疗效不对称也有报道。这样的病例，可以在治疗后 15~30 天补充注射一次以矫正。

多数的并发症是可以通过适宜的注射手法而避免或减轻。注射时迅速、精确地将针扎入注射部位；注意距离眼眶的骨性结构至少 1cm；缓慢注射；注射后局部用冰敷；注射后局部轻轻压迫而不要按摩，在注射后的 2~3 小时内不要按摩局部；注射后的 3~4 小时内，最好保持头部直立；在注射后的 2~3 小时内，应该不断收缩注射的肌肉，因为毒素选择性地与运动的肌肉结合；在注射前 1~2 周避免使用阿司匹林和非甾体类抗炎药。

（九）禁忌证

下列情况的患者不适合进行肉毒毒素治疗：精神不稳定或有不现实目标的人、孕妇或哺乳期妇女、需要靠面部表情谋生的人如演员、患有神经肌肉疾病（包括重症肌无力或者 Eaton-Lambert 综合征）、有周围神经炎、糖尿病和酒精中毒、对毒素制品中任何成分（毒素、盐水、人血蛋白）过敏的人、目前正在使用影响神经肌肉传导或影响毒素效果的药物治疗（如氨基糖苷类药物、青霉胺、奎宁和钙离子拮抗剂、巴夫龙（双哌雄双酯）等）。

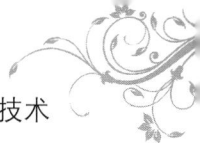

二、胶原注射填充

（一）概述

胶原是由特异性动物细胞合成的一种高分子蛋白质，广泛存在于所有哺乳动物的皮肤、骨骼、肌腱和韧带中，是动物的主要结缔组织蛋白。医用美容注射胶原材料就是从这些组织中提取出来的一种天然生物材料，主要来源于人和牛。

注射胶原制剂为一种半透明物质，其中Ⅰ型胶原占95%～98%，其余为Ⅲ型胶原。1ml制剂中含35～65mg胶原、磷酸盐缓冲液及0.3%利多卡因。胶原制剂一般在0～5℃冷藏保存，呈液态，当加热至37℃时，则呈半固体胶状物。

从组织学观察结果来看，胶原材料具有以下优越性：①胶原与宿主组织的胶原成分相同，能够被宿主成纤维细胞移生并血管化而与宿主组织整合为一体，无明显包块；②胶原被降解吸收后，可刺激自身的成纤维细胞增殖而重建胶原纤维；③移植后的组织外形和硬度理想；④组织相容性较好；⑤组织炎症反应较轻。因此，注射胶原是一种较安全的生物性充填材料。

（二）适应证

主要用于面部软组织缺陷，皮肤静态皱纹及组织轮廓的改善，包括：痤疮引起的凹陷性瘢痕；创伤、感染、先天性等因素引起的软组织萎缩；面部特定部位的衰老性皱纹。胶原注射美容最适于治疗柔软、伸展性良好、边缘平滑的皮损及静态性皱纹，但对口周皱纹、过深的皱纹及高龄患者的鼻唇沟、颏唇沟皱纹效果不佳。

（三）禁忌证

胶原过敏试验阳性者；过敏体质及使用免疫抑制剂患者；自身免疫性疾病及结缔组织病患者；对麻醉药品过敏者；妊娠期及经期妇女；婴幼儿患者；风湿性疾病患者及其他严重疾病患者。

（四）操作方法和注意事项

1. 皮肤试验　为防止发生过敏反应，在接受胶原注射前需做皮肤试验，用0.2ml胶原在前臂屈侧做真皮注射，过敏反应常发生在几天内，一般在72小时开始观察，并继续观察4周。阳性表现为注射区红斑、硬结、压痛及肿胀，可伴有瘙痒，持续6小时以上，全身症状有恶心、乏力，可伴有皮疹、关节痛及肌肉痛。阴性表现为3～4天后注射区变平，红斑、瘙痒消失，但尚需追问有无短暂的症状及体征。如有疑问或仅有不典型的局部反应，1个月后在对侧前臂再做一次试敏，以确定是否过敏。即使无过敏症状和体征，但皮试部位有硬结者，则表明在面部用小剂量也会出现同样情况，故此类病人不宜接受治疗。皮试出现阳性症状后不需任何治疗，8～10周后会自行消失；也可服用类固醇类，以免遗留瘢痕。

2. 注射方法

1）将存放于0～5℃冰箱内的注射胶原针剂置室温1小时复温；用一次性注射器及5号针头吸取胶原。

2）患者取平卧位或使头部有依靠的半卧位，常规皮肤消毒。

3）操作者手持胶原注射器，针尖斜面向上，左手绷紧皮肤，将针头与皮肤呈15°

缓缓刺入皱纹末端或皮肤缺损区内，进针深度为真皮乳头层内。

4）边退针边均匀注入胶原，以皮肤逐渐变白，隆起或毛孔处溢出胶原为宜，若皮肤颜色未变白，说明进针过深。

5）注射后用棉签将注射到皱纹以外的胶原轻轻挤压至皱纹中，使胶原均匀分布于其中，以获得更好的充填效果。

6）凹陷性皮肤缺损可行放射性注射，注射后轻揉注射部位，使胶原均匀分布。因胶原注射液中含有0.3%利多卡因和磷酸盐缓冲液，注射24小时，水分吸收后胶原体积会缩小，故不应按压过于平整。

3. 注意事项

1）掌握注射深度即注射到真皮乳头层内，注射深度越准确，填充效果越好。

2）掌握注射剂量，因注射胶原中含有利多卡因及缓冲液，注射24小时后水分吸收，胶原体积变小，故应超量100%～200%注射。

3）严格掌握适应证，对于坚硬的凹陷性瘢痕，因瘢痕组织已纤维化，较硬，而周围组织相对较疏松，故注入后胶原分布于正常组织多于瘢痕组织，使原皮损更加明显，因此，应保证瘢痕组织注入足量胶原。

4）眼眶区特别是上下眼睑不宜行胶原注射治疗。

5）应向患者说明注入胶原后会有不同程度吸收，以取得患者谅解。

6）注射后短期内不宜做面膜，勿食海鲜及饮酒，不要搔抓。

（吴 艳　何 黎）

第七章 皮肤外科学

第一节 皮肤外科的定义、范畴和相关理念

一、皮肤外科的定义和范畴

皮肤外科学是指采用有创手段进行诊治的皮肤病学分支学科，它又是一门交叉学科，融合了皮肤病学理论和许多成形美容技术。

皮肤外科的技术范畴有广义和狭义两种。从广义上讲它涵盖了手术、激光、物理治疗（冷冻、电解等）、毛发移植、吸脂与脂肪移植、肉毒杆菌毒素注射、填充注射等多种治疗手段和技术，狭义上说皮肤外科学则专指手术皮肤外科学。皮肤外科学发展之初目的是完整、彻底切除皮肤良性肿物（诸如色素痣、表皮囊肿、脂肪瘤等）和各种皮肤癌（基底细胞瘤、鳞状细胞癌等），并进行精良修复成形。

皮肤外科作为皮肤病学的分支学科，顾名思义其施治目标是皮肤疾患或缺陷。为达到完美施治效果，操作范围可包括表皮、真皮和皮下组织等多个层次的组织。总之，皮肤外科既可以以治疗为目的，随着技术发展和社会需求的变化，也可以满足美容需要。

二、皮肤外科与皮肤病学的关系

皮肤外科不是新兴学科，它是皮肤病学的固有亚分支。从历史角度看：医学起源阶段，古人就尝试采用有创的方法治疗简单的皮肤病变，可谓历史源远流长；19世纪后期，皮肤病学作为独立学科确立时，多数皮肤科医生都是外科医生出身，而且始终都在运用外科技术诊治皮肤疾患，所以说现代西医皮肤病学从来都是包含外科诊治技术的。从现实角度看：皮肤外科已经成为现代皮肤病学不可或缺的重要治疗手段。以美国为例，目前从事皮肤外科的医师有3000余人，在皮肤科医师总人数中占有很大的比例。美国皮肤外科学会已经成为美国皮肤科学会中第二大的亚学科分会。皮肤外科学是皮肤病学的固有学科，还体现在皮肤外科以皮肤病学为基础。皮肤外科之所以能够成为一门亚学科分支，是因为做手术的皮肤科医师熟知皮肤病理，该医师能够正确把握所面对的皮损该切多深、多大，预后如何。所以说皮肤外科医生首先应该是皮肤科医生。从本质

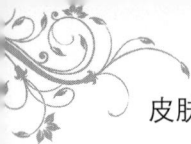

上讲，皮肤外科是皮肤病学的延伸，它丰富了皮肤病的治疗手段，扩展了皮肤科医师的用武之地。这是皮肤病学自身可持续发展的需要，也是广大患者的期待。

三、皮肤外科与美容外科的关系

皮肤外科的诞生源于对体表病变治疗的需求，现代皮肤外科学的确立更得益于皮肤肿瘤治疗技术——Mohs 显微描记手术的诞生和治疗雄性激素脱发的毛发移植技术的发展，可以说皮肤外科学是以治疗为本来面目的。随着社会经济的发展，患者需求在发生变化，例如色素痣是教科书中记载的一种皮肤病，但是现今很多患者切除色素痣以美容为目的。与此同时，新技术飞速发展，能够满足人们更多在美学方面的需求。于是皮肤外科越来越多地涉及到美容，以至于现在很多人把皮肤外科等同于美容外科。确切讲美容外科是一个模糊概念，它是很多学科发展到一定程度为满足患者需求而产生的，它不是任何一个学科所独有的，它是一个大的交集。目前美容外科在两条快速路上发展。一方面整形外科医师从头治疗到脚，从外治疗到内；另一方面是以器官系统来划分的，眼科、颌面外科、耳鼻喉科、手外科、泌尿外科等学科的医师都在自己的学科领域里开展美容手术满足患者对美的追求。皮肤是人体最大的器官，皮肤科医生有责任和义务在皮肤范围内开展美容手术。然而如果皮肤科医生一味追求开展美容手术，那就背离了皮肤外科的主体，是在舍本逐末，必然会对学科的发展产生不良影响。从历史的角度看，皮肤外科发展的原动力来源于皮肤科学的发展，皮肤外科的优势也在于对皮肤科学深刻的认知。一个只会做美容手术的医生不等同于皮肤外科医生。

四、皮肤外科与兄弟学科之间的关系

由于皮肤外科在中国还处于重新振兴的初始阶段，所以它的发展被许多人不理解甚至是误解。

皮肤外科在欧美发达国家的发展史和现状，从客观上证明了皮肤外科是一个独立存在的皮肤病学亚学科：首先，皮肤外科拥有区别于其他外科分支的独特术种，诸如Mohs 显微描记手术；其次，历史上皮肤科医生发明、发展了很多术种，后来普及到多个学科领域，诸如毛发移植和膨胀液脂肪抽吸术等。这些成果证明了皮肤外科具有可持续发展原动力；再次，皮肤外科专注于皮肤范围的各种手术，其精尖程度得到广大患者的认可，在欧美发达国家稳固占据了相应的医疗市场。

不可否认皮肤外科借鉴了许多兄弟学科的技术，但是技术本身具有公共属性，它不只专属于任何一个学科，与学科的独立性并不直接相关，就像外科、眼科、整形外科等亚学科都离不开"梭形切开，单纯闭合"技术一样。

皮肤外科发展的基石是体表肿物切除，当其发展到高端，尤其是涉及美容时，与其他兄弟学科之间确实互有交叉。这种交叉是医学发展的必然，也是医学发展的需要，它会在临床实践中转化为市场竞争，进而又反过来成为学科发展的动力。垄断导致停滞，竞争促进发展，欧美皮肤外科发展现状告诉我们，与兄弟学科的交叉，不仅不妨碍皮肤外科学科的独立性，而且促使皮肤外科执业者不断改进技术，增强竞争力，这种竞争力

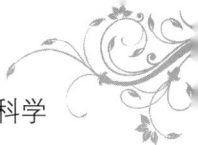

对于兄弟学科的发展也是一种推动力。

总之,皮肤外科与兄弟学科互为借鉴、互相促进,同时又彼此独立,不可相互替代。

五、关于开展皮肤外科的思考

(一) 正确定位皮肤外科,寻找开展皮肤外科的切入点

目前很多医院开展皮肤外科遇到一些阻力,主要原因是外界对皮肤外科不了解,没有认识皮肤外科的重要性。有些人认为皮肤外科就是美容外科,是其他学科的重复,没有必要开展。作为皮肤科医师,首先应该自己正确了解皮肤外科的定位。如前所述,皮肤外科主要是以治疗为目的的,尤其是在皮肤肿瘤诊治方面有着其他兄弟学科无法比拟的优势。作为皮肤科医师还应认识到皮肤外科是皮肤科固有亚学科(前文也曾分析),不是新兴事物,所以拿手术刀做手术的权力无需重新申请和认定。作为皮肤科医师还要意识到皮肤外科医师必须是一名合格的皮肤科医师,皮肤病学是皮肤外科的立身之本,发展之源,要尽量避免皮肤外科医师与常规皮肤科医师之间的切割。作为皮肤科医师更要肩负起宣传皮肤外科,提高公众对皮肤肿瘤的重视程度。

(二) 从简单到复杂,循序渐进

当前很多医院都有开展皮肤外科的愿望,但是又畏惧手术技术的艰难和高风险。皮肤外科涵盖的范围很广,技术也是从简单到复杂。开展皮肤外科初始,可以结合自身的基础,首先选择简单易行的操作,诸如:皮肤活检,CO_2 激光治疗,非暴露部位的梭形切除和单纯闭合等等。其后通过学习渐渐开展头面部切除、Mohs 显微描记手术、皮瓣成形和植皮等等。并不是每一个皮肤外科医生都像整形外科医师一样能够开展复杂整形手术。作为皮肤科医师,只要敢于迈出第一步,就会感到海阔天空。开展皮肤外科是每一位皮肤科医师的权力,也是皮肤科医生面对患者所承担的责任和义务。相信随着中国皮肤科医师协会各项工作的开展,皮肤外科医师的培训会越来越正规化和常规化。

六、成功开展皮肤外科相关因素分析

手术技术精湛与否是评价皮肤外科医师的一项重要指标,然而单纯的手术技术因素还不足以保证皮肤外科的成功开展。在成功开展皮肤外科的充分必要条件中,手术技术只是一个方面,还有许多环节会对手术的过程、结果以及皮肤外科这一学科的可持续发展产生巨大影响。下面试举几例说明非手术技术因素在皮肤外科开展过程中的重要性。

在手术过程中,医生无疑是一个重要环节。医生必须具备精湛的技术,但是除此以外对医生本身的要求还有许多,诸如责任心,与患者的沟通能力,预期突发事件的灵敏性,以及处理问题的灵活、果断性等,甚至手术当时医生的身体、精神状态,都会直接影响到手术的结果。试想,如果一个医生手术漫不经心,粗枝大叶;或是与患者交流态度生硬,引起病人反感;或是面对手术意外手忙脚乱;又或医生自身极度疲惫,手术效果怎能有所保障?又怎能得到患者的认同?最终会导致医疗纠纷发生率升高。故而皮肤外科医生在钻研手术技术之余,还要关注自己其他方面能力的培养和状态的调整,在主观上刻意要求自己全方位应对皮肤外科职业对医生的要求。

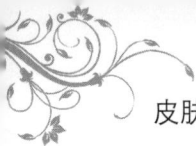

患者是手术的对象，其对手术成效的影响常常被忽视。有些患者对手术效果的期望值过高，或者对手术缺乏信心。例如以美容为目的浅表肿物切除，患者往往对手术效果有过高的期盼，使得手术效果的最终评价大打折扣。还有些患者对手术风险不认同，或不能主动配合手术。例如儿童和过度紧张的患者，也会对手术效果产生不利影响。因此手术之前医生一定要做好患者的术前教育及沟通工作，以便让患者在心理和生理上都达到一个适应手术的最佳状态，让患者成为手术成功的加分因素。

手术过程实际上是一个流程的问题。许多医生把大量精力投入到皮瓣成形等技巧方面，却忽视了流程中许多重要的环节。比如术前评估和术后随诊。不全面的术前评估可能会给手术预埋"地雷"，使患者潜在的系统健康问题对手术造成负面影响。这种事件发生的几率不是很高，但危害却非常严重。切不要因为手术小而忽略全面术前评估，一旦小概率事件发生，后果不堪设想。术后随访同样非常重要。规范化的术后随访能保证患者出现的并发症在第一时间得到治疗，同时对于医生积累临床经验也非常有意义。重视手术流程，还有体现在提高工作效率，保证工作质量方面。就如同"肯德基"、"麦当劳"在规范化流程下保证了不同时间、不同地点却同一味道同一效率，皮肤外科规范化流程保证了手术质量的同一性、高效性。作为皮外科医生应当根据自己手术室的具体情况制定具有自己特点的规范化工作流程。

俗话说"三分治疗，七分护理"，此话同样适用于皮肤外科，一支优良的护理、技术员队伍对于成功开展皮肤外科也非常重要。手术室护士平时起到大管家的作用，她要负责手术室的维护、手术室与医院其他部门的沟通、手术室许多资料的整理归纳等；手术前后，护士还能协助医生与患者沟通，帮助医生完成某些医疗处理；在手术过程中护士还是医生的得力台上助手；对于 Mohs 显微外科手术、植发手术来说，护士和技术员更是起到了关键技术支持作用。总之，没有一支得力的护士、技术员队伍，手术室就无法正常开展工作。皮肤外科医生离开自己的专业护士，常常会感到寸步难行，所以说皮肤外科手术相关的人力因素不只是医生和患者。成功开展皮肤外科，还需要把精力投入到专业护士、技术员队伍的组建和培养方面。

除了人员因素以外，手术成功与否还得益于硬件的配置。手术空间不仅要求医学上的相对无菌，而且应该注意舒适性和患者隐私的保护。从手术床到手术灯，从刀、剪、线等手术器械到电凝器，无一不对手术质量具有重要影响。手术相关药品的合理配制与保存也直接会影响到手术的效果。此外，还应该注意手术硬件是否搭配合理，其保养是否到位。有时这些因素容易被手术医生所忽视，忽视的后果则是对手术产生直接或间接的负面影响。"好马配好鞍"，作为外科医师不仅需要熟悉、了解手术所需的各种硬件设施，而且应该变被动接受、应用到主动关心，掌握手术硬件从购置到保养的每一个环节，真正做手术室的主人。

皮肤外科作为一门学科，要满足患者的需求，使患者满意，而且还应该通过医教研等形式达到学科可持续发展的目的。为了满足医教研的需要，除上述因素以外，还有许多围手术管理内容也显得非常重要。比如术前术后的照片或是录像资料，该如何在统一标准下照射，又该如何保存便于检索呢？有些医生照相很随意，导致术前术后摄影条件相差太远，以至于失去了相片本身的对照意义；再者，有些医生未能及时整理手术照片，导致大量术前、术后照片混放在电脑中无法检索出来，造成珍贵资料的浪费。再举

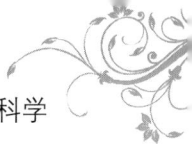

一例，部分医生认为从事皮肤外科是纯粹的医疗行为，其实不然。在社会主义市场经济条件下，皮肤外科手术室必须对其收入支出做出卫生经济学统计，否则很难保证这一学科的可持续发展，而从事这些所谓的"经济"工作也会占用很大的精力。

皮肤外科的实施是一项系统工程，只有全面达标才能让患者满意，才能使学科可持续发展，否则在木桶原理下，任何一个环节的欠缺都可能导致不可估量的负面作用。

（李　航）

第二节　皮肤外科发展简史

一、皮肤外科的诞生与发展

皮肤外科历史悠久，古代埃及、巴比伦、印度、希腊和罗马就有皮肤外科手术的记载。19 世纪以前皮肤病学还没有成为独立学科，当时很多外科医生兼顾治疗皮肤病。1876 年美国皮肤病学会成立，标志皮肤病学的学科体系被确立。当时的创建者中很多人都在外科方面很有造诣。H. Piffard 教授作为美国皮肤病学会的创建者和前任主席，他在 1870 年提出皮肤刮除术。G. Fox 教授，另一位学会创建者和前任主席，1902 年首先使用刮匙，此种刮匙至今仍在使用。E. Keyes 教授也是学会的创建者，于 1879 年改良了用于皮肤活检术和切除小范围皮肤损害及瘢痕的皮肤环钻技术。可以说皮肤科医生的鼻祖是外科医生，手术刀也一直是皮肤科医生不可或缺的工具。

时至 20 世纪初叶，部分皮肤科医生开始涉及美容手术，例如法国的 S. Noel 医生，她在面部提紧术和眼睑整容术方面贡献卓著，她出版的美容外科专著至今闻名于世。几乎与此同时，有志于头颈部重建修复的部分口腔科医生和外科医生，逐渐创立了整形外科专业。所以说，皮肤外科与整形外科等外科亚专业有着同样的悠久历史。

第二次世界大战之后，皮肤科医生越发重视皮肤外科的发展。上世纪 50 年代，美国皮肤科医生们普及了皮肤磨削术，提出了毛发移植，开始关注化学剥脱术，皮肤科医生率先应用硅橡胶于软组织扩张术。60 年代，皮肤科医生们发明了皮肤激光手术并开发了若干激光系统。此时有人开始在皮肤科学术年会上讲授皮片移植和局部皮瓣修复。1970 年，一些开展手术的皮肤科医生们相聚于美国皮肤科学术年会，正式建立了美国皮肤外科学会（ASDS）。70 年代，美国皮肤外科学会主办了大量皮肤外科专业座谈会，皮肤外科的迅速发展受到关注。《皮肤外科杂志》于 1975 年由 P. Robin 和 G. Pokin 主持创刊。1976 年国际皮肤外科学会在 P. Robin 主持下也建立起来。同一年，美国化学外科学院即后来的美国 Mohs 显微描记手术和皮肤肿瘤学学院创建。此后皮肤外科在世界范围内澎湃发展。以美国为例，目前皮肤外科是仅次于皮肤病理的皮肤病学第二大亚专业。

二、主要皮肤外科技术发展史

（一）化学剥脱术
19 世纪晚期，皮肤科医生尝试应用多种化学物质除皱和去除面部瘢痕。常用试剂有间苯二酚、水杨酸、三氯醋酸、苯酚等。时任纽约皮肤与癌症医院皮肤科主任的 G. Mackee 于 1952 年在《英国皮肤病学杂志》发表了苯酚化学剥脱 50 年研究报告。S. Ayres 详细研究了三氯醋酸的功效。1977 年 J. Stagnone 描述了化学磨削术（即皮肤磨削后立刻给予化学剥脱）。S. Stegman 则在科研中确定了化学剥脱与皮肤磨削治疗损伤的深度。上世纪末，E. Van Scott 提出应用 α-羟酸进行化学剥脱，该类试剂今天已经被广泛使用。

（二）冷冻治疗术

1899 年，A. Whites 首先在皮肤病学领域应用冷冻治疗。1907 年 White 和 H. Whitehouse 率先将冷冻治疗应用于皮肤恶性肿瘤。其后，W. Pusey 第一个应用液态二氧化碳破坏浅表皮损。虽然冷冻治疗历史悠久，但是直到 20 世纪 60 年代，皮肤对致冷剂刺激的生物学反应才被 S. Zacarian 深入研究。他精确地确定了冷冻治疗的皮肤毒性参数，根据他的理论，喷雾冷冻逐渐比棉签接触法更为普及。D. Torre、E. Kuflik、G. Graham、A. Gage 及 R. Lubritz 等人的工作使冷冻生物学研究更为深入。

（三）皮肤磨削术

1905 年德国人 E. Kromeyer 率先使用了磨削机，但由于效果欠佳以及过多的出血和疼痛，当时这项技术并不被看好。直至 50 年以后，A. Kurtin 采用低温冷冻皮肤来麻醉和减少出血，并使用旋转的圆形金属丝刷来减轻损伤，才使得磨削术逐渐被接受。他的方法最初称之为"整形磨平法"，后来改用"皮肤磨削术"这一术语。20 世纪后半叶，J. Yarborough 提出了创伤或手术后 6 至 8 周进行皮肤磨削修复瘢痕的概念，这让他变成与世注目的金属丝刷磨削术冠军。80 年代 T. Alt 提出使用金刚砂砂轮替代金属丝刷。1994 年，D. Harris 提出手工磨削术结合化学剥脱术。此外，J. B. Pinski 率先为磨削后愈合使用新型敷料包扎。W. Coleman 与 J. Klein 于 1991 年改善了磨削术的膨胀麻醉。

（四）电外科学

皮肤科医生使用电外科设备去除皮肤损害已经有一个多世纪了。1909 年 G. Mackee 最先报告了皮肤损害的电灼治疗。现代设备，能够更为精确地将电能输送至皮肤损害，而不留瘢痕。北美皮肤科医生 J. Sebben 与 S. Pollack 研发了安全、高效的电外科技术，值得纪念。新近 A. Carruthers、R. Grekin、W. Tope 及 S. Pollack 率先将低温电外科和钴治疗用于皮肤的表面更生。

（五）毛发移植手术

技术初创于 20 世纪 30 年代，成熟于 50 年代，目前经发展至毛囊单位移植技术。毛发移植是由皮肤科医生发明并发扬光大的，它是皮肤外科经典术种之一，也是皮肤外科发展史中的里程碑。详细历史请见毛发移植章节。

（六）软组织填充术

20 世纪，脂肪移植与真皮的移植偶尔被应用，被最先广泛使用于填充皮肤缺陷的材料是液态硅胶。N. Orentreitch 率先使用微液滴硅胶技术。80 年代，在美国食品与药物管理局（FDA）官方批准下 Zyderm 胶原成为受欢迎的组织填充剂。最近，注射用人胶原被研制成功，这将大大减少牛胶原的使用。80 年代，美国皮肤科医生 S. Gottlieb 研发了 Fibrel，并把研究方向转向透明质酸、hylan B 凝胶及人体胶原蛋白。

80 年代，脂肪移植随着吸脂术发展而重新时髦起来，脂肪可以被抽吸出来并重新

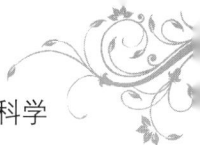

注射，没有切口和瘢痕。1986 年 5 月 ASDS 年会议上，P. Fournier 提出新的微量脂肪注射法。该技术很快地就被 W. Coleman、E. Griffin、R. Glogau 及 J. Skouge 等人接受，并加以完善。Fournier 研发了脂肪细胞的真皮填充法——一种将脂肪处理呈黏稠状，替代胶原蛋白注射入真皮的方法；W. Coleman、N. Lawrence 及 K. Pinski 等美国皮肤科医生完善了该方法。

现代永久性植入物有聚四氟乙烯，它可以被植入到皮下组织以矫正轮廓线的畸形。软型 TM 是管形聚四氟乙烯，率先使用该材料的皮肤科医生包括 R. Glogau、F. Brandt、S. Cox 及 N. Lawrence。皮肤科医生在软组织填充剂研究方面一直处于领先地位。

（七）激光治疗

20 世纪 50 年代激光问世不久，辛辛那提大学皮肤病学系主任 J. Goldman 成为第一位在皮肤病学领域研究激光应用的医生。他率先在 CO_2 激光方面开展工作，而后是氩激光；他还开展了对 Nd2、YAG、红宝石及铜蒸气激光的早期研究。

在 80 至 90 年代，皮肤科医生研发了十几种应用激光并统领着该领域。R. Anderson、R. Geronemus、S. Kilmer、D. Goldberg 及 J. Grevelink 等率先研究色素性损害与文身的激光治疗；J. Garden、O. Tan、T. Alster 及 R. Geronemus 等领导脉冲染料激光的研究；L. David 和 R. Fitzpatrick 首创激光表皮重建术；T. Alster、C. Nanni、R. Geronemus、M. Grossman 及 M. Gold 等率先开展激光脱毛术。目前，皮肤外科医生正在探讨非剥脱性激光紧肤术、除皱术、激光毛发移植、瘢痕修复等。

（八）静脉治疗

19 世纪晚期欧洲的医生们就开始治疗硬化扩张的静脉了。20 世纪 70 年代，皮肤科医生 E. Bodian、D. Duffy、B. Chrisman 及 N. Sadick 以聚醚醇、生理盐水及其他硬化剂，完善了欧洲的技术。R. Fitzpatrick、M. Goldman R. Weiss 等率先用激光与可见光源破坏小腿静脉。R. Weiss 与 M. Weiss 将瑞士皮肤科医生发明的非固定静脉剥离术引入美国，改进为一种适用于诊所的根治静脉曲张的外科技术。

（九）Mohs 显微描记手术

Mohs 显微描记手术诞生于 20 世纪 30 年代，70 年代时已经成为美国皮肤肿瘤切除的标准方法。Mohs 显微描记手术不仅大大提高了皮肤肿瘤的治愈率，而且是皮肤外科所独有的术种，是现代皮肤外科发展史上的又一座里程碑。其详细发展历程参见 Mohs 显微描记手术章节。

（十）肉毒杆菌毒素注射

A. Carruthers（皮肤科医生）及 J. Carruthers（眼科医生）这个夫妻团队是肉毒杆菌毒素应用于美容治疗的先驱。A. Klein、J. Fulton 及 F. Brandt 等帮助完善技术并进行技术传播。皮肤外科医生还将其用于减少手掌和腋下多汗。

（十一）眼睑整容术与皱纹整容术

尽管皮肤科医生 S. Noel 在 20 世纪 20 年代即已活跃于眼睑整容术和面部提拉、拉紧术，并且声名斐然，然而皮肤科医生大规模放手开展这些方面的工作，还是到了 80 年代。皮肤科医生，诸如 B. Chrisman、L. David 及 S. Asken，他们在传统东方眼睑整容术和激光眼睑整容术方面作出卓越的贡献。皮肤科医生还对面部拉紧术有所贡献。B. Chrisman、P. Collins 及 L. Field 率先将吸脂技术使用于面部拉紧术；T. Alt 和 S. Asken

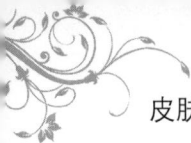

完善并简化了除皱技术。C. Weinstein 带动了提眉术和内窥镜额部提拉术的研究，并确定了将激光表皮更新术和这些技术相结合的参数。J. Fulton 发展了同时使用激光表皮更新和面部拉紧的技术。

三、中国皮肤外科的沿革

上世纪 50 年代起国内就有很多皮肤科医生在探索皮肤外科。他们在麻风残留畸形修复、皮肤磨削术、冷冻治疗和化学剥脱术等方面广泛开展工作，而且成绩卓著，但由于多种原因，皮肤外科在中国曾一度发展缓慢。

上世纪 80 年代中后期，在王高嵩教授、石光海教授等人的大力推动下，皮肤外科开始从国外专业教科书的概念转化为临床实践。王高嵩教授于 1989 年出版的《整容术》一书，几乎包括除 Mohs 外科以外的所有皮外科技术，实际上成为我国皮肤外科第一部准教科书。同样 80 年代后期，中国医科院皮肤病研究所在 WHO 和国际麻风救济会支持下，由张国成教授主持的麻风康复组首次大规模地在国内开展麻风残疾矫形，该工作曾荣获国家科技进步奖。

90 年代初，国内开展皮肤外科业务的医院凤毛麟角，当然还有很多皮肤科医生在无意识中开展着与皮外科相关的冷冻治疗、磨削术、激光治疗、化学剥脱术以及小肿物切除等。

2000 年后，开展皮肤外科逐渐在我国皮肤科学界形成共识，大部分省市皮科重点科室，都有了自己一定规模的皮肤外科，皮肤外科专业设置甚至被视为皮科专业业务实力的一项重要指标。尤其近几年来，各地出现一批颇具实力的皮肤外科专业组。

2005 年中国皮肤科医师协会首届学术大会上，第一次举办了皮肤外科分会场。此后，每一届的医学会、医师协会年会上都有固定的皮肤外科分会场。医师协会还首次把皮肤外科归入医学美容组，统一领导皮肤外科的规范化发展。2007 年初，《中华皮肤科杂志》发表了北京大学第一医院皮肤科投稿的论著《Mohs 显微外科手术 75 例回顾分析》，它标志着 Mohs 显微描记手术在中国的普及开展。至此中国皮肤外科开展的技术与欧美发达国家全面接轨了。

我国皮肤外科专业发展要走的路还很长。欧美皮肤外科专业现有的成熟经验、规范规则、专业体系可以提供完整的参照体系，使国内迅速与世界水平接轨，与此同时还要结合我国医疗服务市场与专业学术体系的具体情况，走出一条适合我国国情的中国特色之路。

（刘本胜）

第三节　皮肤外科手术相关
基础知识和基本配置

一、相关皮肤解剖学知识

皮肤是人体最大的器官，成人皮肤总面积约为 $1.5m^2$，新生儿约为 $0.21m^2$。皮肤

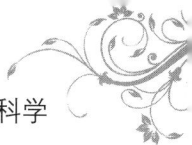

由表皮、真皮和皮下组织构成，其中含血管、神经、淋巴管、肌肉及各种皮肤附属器。如不包括皮下组织，皮肤的厚度约为 0.5～4mm，但存在较大的个体、年龄、性别、部位差异，眼睑、乳房、外阴处最薄，而掌跖部位最厚。表皮厚度约 0.1mm，真皮厚度可达 0.4～2.4mm。皮肤表面由许多皮嵴和皮沟形成，皮嵴部位常见许多凹陷小孔，称为汗孔，是汗腺导管开口部位。皮沟深浅不一，将皮肤划分为许多三角形，菱形或多角形皮野。

（一）**皮肤的结构**

1. 表皮　表皮属复层鳞状上皮，主要由角质形成细胞、黑素细胞、朗格汉斯细胞和麦克尔细胞等构成。表皮借基底膜带与真皮相连接。角质形成细胞是表皮的主要构成细胞，数量占表皮细胞 80% 以上，可以产生角蛋白。根据角朊细胞的不同分化过程及细胞形态分为五层，由深至浅分别为，基底层、棘层、颗粒层、透明层及角质层。

2. 真皮　主要由结缔组织组成，由浅至深分为两层，乳头层及网状层。两者无明确界限。乳头层为凸向表皮底部的乳头状隆起，与表皮犬牙交错样相连，内含丰富的毛细血管和感受器。网状层属致密结缔组织，包括胶原纤维、网状纤维和弹力纤维，有较大的血管、淋巴管、神经穿行。皮肤外科手术时切口皮缘的渗血即来源真皮层的血管。

3. 皮下组织　又称皮下脂肪层，由疏松结缔组织和脂肪小叶组成。含有血管、淋巴管、神经、小汗腺和顶泌汗腺。皮下组织的厚度随部位、性别及营养状况的不同而有差异。

（二）**皮肤附属器**　皮肤还附有毛发，皮脂腺、大小汗腺及指（趾）甲等附属器。

1. 毛发　分为毛球、毛根和毛干。毛发分布很广，通常可分为硬毛、毳毛两种。硬毛又分长毛与短毛。

2. 皮脂腺　是一种可产生脂质的器官，开口于毛囊上部。在颊黏膜、唇红、妇女乳晕、大小阴唇、眼睑等区域，皮脂腺直接开口于皮肤表面。

3. 汗腺

（1）小汗腺：几乎遍及全身。其导管多在表皮内呈螺旋状直行，开口于皮肤表面。

（2）顶泌汗腺：仅分布在腋窝、包皮、阴囊、小阴唇、会阴等处。多在皮脂腺开口的上方开口于毛囊。

4. 指（趾）甲：是由致密而坚实的角质所组成，可分甲板、甲根。位于甲体下的基底组织部分称为甲床。位于甲根下的基底组织称为甲母质。

（三）**皮肤的血管、淋巴管、和神经**

1. 皮肤的血管　皮肤的血液供给以形成皮肤动脉网为特征的动脉由深丛进入皮肤，首先在皮下脂肪和真皮交界处形成真皮下血管网，再向真皮发出分支形成真皮内血管网，并由上行小动脉延伸到乳头下，形成乳头下血管网。

静脉回流自真皮乳头层开始，伴随动脉走行，在动脉网处形成相对应的静脉丛。真皮内血管网被认为是皮片移植时血运重建的解剖基础。

2. 皮肤的淋巴管　皮肤的淋巴管分别在乳头下层，真皮深层形成浅网和深网，淋巴管收集流动在表皮、真皮，皮下组织中所有细胞间、纤维间的淋巴液，并与所属淋巴结相联系。

3. 皮肤的神经　皮肤中有丰富的神经分布，可分为感觉神经和运动神经。皮肤的

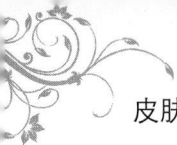

神经支配呈节段性，但相邻节段间有部分重叠。神经纤维多分布在真皮和皮下组织中。

感觉神经可分为神经小体和游离神经末梢，后者主要分布在表皮下和毛囊周围。

运动神经来自交感神经的节后纤维。其中肾上腺能神经纤维支配立毛肌、血管、顶泌汗腺和小汗腺的肌上皮细胞，胆碱能神经纤维支配小汗腺的分泌细胞。

（四）头面部的应用解剖

面部血液供给主要来自颈外动脉，其分支有舌动脉、颌外动脉（面动脉）、颌内动脉、颞浅动脉、眶下动脉、唇下动脉、唇动脉、上下牙槽动脉、颏动脉等。面部的神经主要有面神经和三叉神经。这些血管神经有强大的分支系统，且皮肤外科的操作层次较浅，一般不会造成大的问题。以下主要介绍术中各区域易损伤的组织结构。

1. 头皮　所谓"头皮"，实际指皮肤、浅筋膜（即皮下组织）、颅顶肌及帽状腱膜紧密结合而成的组织结构，向下经帽状腱膜下间隙到达颅骨外膜。帽状腱膜是头皮的真正支撑结构。头皮具有非常丰富的血液供应，因此术后切口愈合快，但也给术中止血带来不便，成为皮肤外科初学者畏惧的难点。头皮的血管神经大多在浅筋膜内走行，分支后进入皮肤，因此术中分离白色帽状腱膜的操作，对血管神经损伤小，出血少，操作易行且皮肤活动度较大。同时，这些血管与纤维组织粘连，损伤后不易充分收缩，应及时加压或缝合。

2. 前额　前额皮肤下为额肌，向上与帽状腱膜相连。发际两侧的皮肤活动度极小，即使做皮下分离也不能移动。该部位手术应留意眉毛上区域的三叉神经眼支的分支：眶上神经和滑车上神经，若切断，可能造成前额皮肤的长期点状麻木。

3. 颞部　颞部皮肤下为颞浅筋膜，是帽状腱膜的延续部分。该区域有颞浅动脉及其分支穿行，可能为皮肤外科面部手术中所能遇到的最大血管。而颞神经穿过中部颧骨弓容易被损伤。

4. 面颊及鼻部　面神经的颞支在耳前区域穿过颧骨弓部位时容易损伤。鼻唇沟的皮肤肿瘤切除时，易伤及唇动脉的分支。

（五）面部美容单位

面部可分为8个美容单位，其中4个在面部的"T形区"：前额、鼻部、口周、下颌，另外4个为2个左右对称的眼部、面颊部。这些独立的面部单位，其皮肤的厚度、颜色、弹性基本一致，如手术切口限于单个单位内，术后对面容的影响最小，因而成为"美容单位"。因此，手术操作时尽量不要或尽可能少的跨越面部美容单位，这是皮肤外科切口设计的基本原则之一。

（六）松弛皮肤张力线

凡运动度较大的部位都有相对宽松的皮肤，以适应肢体完成各种身体活动。随着时间的推移，这些充裕的皮肤和失去弹力的组织共同形成了皱纹线，这些线条常常对应着松弛皮肤张力线，同时，面部松弛皮肤张力线也常与表情纹一致。为确定这些张力线，可以捏起皮肤，皮肤最松弛的方向即松弛皮肤张力线，或者让患者做各种夸张的表情如龇牙、咧嘴、眯眼、皱鼻以找到松弛皮肤张力线的方向。

松弛皮肤张力线是皮肤外科手术中切口设计应遵循的重要原则。切口与松弛皮肤张力线平行，可使切口的张力最小，因而术后的瘢痕最小化。

（七）瘢痕的好发部位

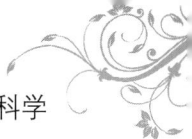

手术操作最终的美容效果主要取决于手术部位，而不是手术技巧。张力大的部位，瘢痕程度重。下颏、胸骨前、三角肌、上背部、肘、髋、膝、踝和足背等，皮肤张力大，活动多，是瘢痕好发部位。相反，面部、腰部、前臂、外生殖器、乳晕等部位，皮肤张力低，瘢痕轻且发生率低。

二、手术室设置

（一）手术的标准

医院的手术室由手术室和辅助用房组成，规模大小可由手术量决定。手术室的各类洁净用房根据其空态或静态条件下细菌浓度和空气洁净度级别按表 7-1 划分等级。

表 7-1　手术室各类用房洁净分级

等级		沉降（浮游）细菌最大平均浓度	空气洁净度级别
I	洁净手术室	手术区 0.2 个/30min？Φ90 皿（5 个/m³），周边区 0.4 个/30min？Φ90 皿（10 个/m³）	手术区 100 级，周边区 1000 级
	洁净辅助用房	局部百级区 0.2 个/30min？Φ90 皿（5 个/m³），周边区 0.4 个/30min？Φ90 皿（10 个/m³）	1000 级（局部 100 级）
II	洁净手术室	手术区 0.75 个/30min？Φ90 皿（25 个/m³），周边 1.5 个/30min？Φ90 皿（50 个/m³）	手术区 1000 级，周边区 10000 级
	洁净辅助用房	1.5 个/30min？Φ90 皿（50 个/m³）	10000 级
III	洁净手术室	手术区 2 个/30min？Φ90 皿（75 个/m³），周边区 4 个/30min？Φ90 皿（50 个/m³）	手术区 10000 级，周边区 100000 级
	洁净辅助用房	4 个/30min？Φ90 皿（50 个/m³）	100000 级
IV	洁净手术室	5 个/30min？Φ90 皿（50 个/m³）	300000
	洁净辅助用房		

（二）手术室的组成与标准

根据上述分级，亦可将手术室分为 4 个级别。皮肤外科手术室通常属于 III 级或 IV 级，此外还要配置相应的辅助用房。

手术室的数量、大小及空气洁净度级别，宜依据医院的性质、规模、级别和财力来决定。洁净手术室分为四种规模，各种规模洁净手术室的净面积不宜超过表 7-2 中的规定值。

表 7-2　手术室平面规模

规模类别	净面积扩 m²	参考长×宽 m
特大型	40～45	7.5×5.7
大型	30～35	5.7×5.4
中型	25～30	5.4×4.8
小型	20～25	4

1. 洁净区与非洁净区之间应设面积不小于 $3m^2$ 的缓冲室，洁净区内在不同空气洁净度级别区域之间宜设置隔断门。手术室的净高宜为 $2.8 \sim 3m$，手术室门净宽不宜小于 $1.4m$，宜采用设有自动延时关闭装置的电动悬挂式自动推拉门。

2. 手术室地面应采用耐磨、耐腐蚀、不起尘、易清洗和防止产生静电的材料。一般情况下可采用现浇嵌铜条水磨石地面以及涂料、卷材地面。墙面应采用不起尘、平整易清洁的材料。

（三）手术室内的基本装备

手术室内的基本装备的配置，应符合表 7-3 的要求。

表 7-3　手术室基本装备

装备名称	最少配置数量	装备名称	最少配置数量
无影灯	1 套/每间	器械柜（嵌入式）	1 个/每间
手术台	1 台/每间	麻醉柜（嵌入式）	1 个/每间
计时器	1 只/每间	备忘记录板	1 块/每间
医用气源装置	2 套/每间	输液导轨（含吊钩4个）	1 套/每间
废气排放装置	1 套/每间	电凝设备	1 套/每间
药品柜（嵌入式）	1 个/每间		

手术室的平面布置应符合功能分区手术操作流程以及生物洁净环境控制要求。

（四）室内装修和其他要求

手术室墙面装饰瓷砖或油漆粉刷到顶，地面水磨石或地砖，光线充足，装有纱门、纱窗，三氧机，冷暖空调。

三、手术资料保存

各种手术资料的收集、保存是皮肤外科医师临床工作的重要一环，是手术过程中产生和需要的各种信息的总和。需要长期保存的资料包括：患者的个人信息、术前评估、术前谈话记录、手术知情同意书、术前皮损摄影、术后摄影以及术前的各项检查及化验，术后标本的处理。翔实完整的手术资料对于手术的总结和回顾至关重要，尤其对于有教学任务和科研任务的医师非常重要，在今天它还有着重要的法律意义。

（一）手术相关文书的保存

文字资料首先是个人信息，如患者姓名、性别、年龄、联系方式，必要时要记录患者的身份证号等各种更为详细的资料。其次为术前评估及各项检查与化验结果。再次为术前谈话记录、手术知情同意书。这些记录中要明确手术计划、手术风险，以便体现患者的知情权，同时对医生也有保护作用。最后还要保存好手术记录。手术记录中除记载详尽的手术步骤以外，还应就患者术中是否有特殊情况发生、手术标本是否送病理检查等进行详细记录。

（二）图片资料的保存

图片资料是皮肤外科医师相对于别的外科医师较为特殊的手术资料，也是皮肤外科

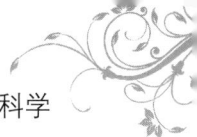

医师需要收集的最重要的手术资料之一。收集图片资料的目的是为了客观的记录患者术前皮损情况、术中的手术步骤以及术后的手术效果。因用数码照相机拍摄的照片可以电子文档的方式存储在电脑上，使用方便，故目前多采用数码照相机摄影。

手术摄影需要注意以下几点：

1. 要充分体现皮损的部位和分布，故而摄影时视野不能太小、太专一于皮损，同时摄影镜头要与皮损垂直，客观正面反应皮损的面貌。如皮损较大且与正常皮肤有一相对高度，摄影时需要同时水平方向拍摄皮损，以反应皮损的相对高度。

2. 要特别注意摄影时的光线，避免在摄影图像中出现阴影。建议在手术灯下拍照，这样可以避免由于光线不足导致的图像虚拍。

3. 手术摄影应充分体现手术的动态过程，即在关键手术步骤处要有所体现。为了保证照片质量，应在摄影前要充分止血，以便清晰展示解剖结构。

4. 需要注重术后随访照片的摄影和保存。摄影时角度和视野最好与术前摄影保持一致。照片整理最好由专人负责，统一编号。如果成千上万张精彩手术照片混杂放在电脑里，且与患者信息对不上号，这无疑是一种巨大的浪费。

（周春英　蔡　涛　范文成）

第四节　皮肤外科术前评估、术前准备及并发症处理

一、术前评估

一个合格的皮肤外科医生应在手术前做好对患者的心理、生理和病理状态的评估。正确地评估患者术中或术后的危险因素，可使医生最大程度地预防术后并发症，更好地完成手术，获得应有的手术效果。这些准备工作主要包括：做出临床诊断，判断是否需要手术，了解病史、用药史、感染史、手术或创伤愈合史、既往对麻醉剂的反应，评估焦虑水平、评定病人生活方式以及确定病人是否明白手术步骤及所有伴随的危险等。

（一）明确诊断，对手术方式和手术方案进行评估

在皮肤外科领域，很多操作都是可以选择的，因此就要权衡将要进行的治疗的利与弊。

首先要对病人所就诊的问题做出诊断，判断皮损是良性的还是恶性的，明确治疗的目的。一般当怀疑皮肤恶性肿瘤时，活体组织检查或切除皮损是绝对适应证。但当考虑是良性肿瘤时，则要根据手术的风险进行评估，决定是否手术。例如去除一个胸骨柄区域的色素痣，伤口局部可能会遗留肥厚性瘢痕，那么作为皮肤外科医生就应该向患者说明情况，劝其放弃手术；如果在同样的部位生长的是皮肤恶性肿瘤，则首先考虑的应是切除皮损，而不是遗留瘢痕的问题。

然后还应根据皮损的大小、部位、对容貌或功能的影响以及手术的风险等进行全面的评估，选择最佳的治疗方案。如生长于颞部的巨大脂溢性角化斑块，非常影响美观，

但如手术切除，不但损伤大、不能简单闭合伤口，患者将要经受的痛苦、手术风险和付出的经费也都要大大增加，就不如选用刮除，或削薄后冷冻治疗来得简单和经济。再如面部太田痣或血管瘤，目前应用脉冲激光可以获得非常满意的疗效，而且没有遗留瘢痕的风险，所以不采用手术切除及植皮修复缺损。

此外还要对皮损情况进行整体评估，确定手术方案。对于皮肤恶性肿瘤，如鳞状细胞癌、基底细胞癌、黑色素瘤等，应观察皮损浸润的范围、有无相邻组织的浸润、区域淋巴结有无转移或远隔转移、切除范围内有无重要脏器、血管和神经等，在此基础上再确定是否能进行手术切除、是否适用 Mohs 显微外科手术、手术切除的范围、如何修复术后缺损、是否需要后续化疗或放疗等。对于不同部位的缺损，要根据缺损的大小深浅、局部血管神经支配情况、皮肤张力情况、局部皮肤的性质等选择修复的方式方法，诸如是皮瓣修复还是游离皮片移植，是邻位皮瓣还是远位轴型皮瓣，是全层皮片移植还是分层皮片移植等等。例如缺损暴露了肌腱或骨，则需皮瓣或肌瓣修复；鼻翼部皮肤较薄，则游离皮片移植可能更自然。如要进行皮瓣修复，何种皮瓣更自然、愈合更迅速等也要进行评估。

最后还要注意手术范围内或附近有无感染灶或其他皮肤损害，对手术及术后的愈合有无影响等进行评估，要先解决主要矛盾。如日光性角化症皮损附近存在一个感染灶，那么应控制感染后，再进行日光性角化症的皮损切除。但如果是鳞状细胞癌肿块中心溃疡继发的感染，则应在抗感染的同时进行手术切除。

（二）病人身体状态的评估

在接诊时获得完整的病史和做全面的体检是必须的，以避免发生一些不必要的合并症。全面了解患者健康状况和用药情况，评估对伤口的愈合是否有影响、是否增加伤口感染的几率等，从而决定是否需要加强抗感染治疗、何时打开敷料观察皮瓣或皮片成活情况、需要如何换药以及何时拆线等。

经常需要关注的疾病史主要包括：

1. 过敏史　尤其是药物过敏史。

2. 心血管系统　是否患有不稳定心绞痛、心律紊乱、心衰、心脏瓣膜病等，是否佩戴起搏器。对于不稳定心绞痛患者应考虑延迟手术，首先控制心脏疾病。如果近期发生过心肌梗死，应把电外科手术延迟至 3~6 个月后。对戴有起搏器的患者应尽量不使用电外科手术。高血压控制不好，并对手术感到紧张的病人，发生心肌梗死或中风的可能性增加，舌下含服硝酸甘油或安定能很快降低舒张期高血压或起到镇静的效果。

3. 中枢神经系统　有中风、癫痫或暂时性脑缺血发作（TIA）史。

4. 呼吸系统　急性呼吸系统疾病如肺炎需要延迟手术。患有上呼吸道感染时会干扰口鼻手术伤口的愈合。

5. 肝功能情况　患肝病的患者可能会发生出血异常，并且在使用那些经过肝脏代谢的麻醉药物时需要调节用量。

6. 肾脏情况　肾功能不全时，凝血机制会受到影响，并且经肾脏代谢的药物需要调整剂量。

7. 糖代谢情况　糖尿病患者发生手术感染和伤口愈合延迟的风险增加。

8. 手术史、术后感染及瘢痕情况　要了解以往手术后是否有并发症，及并发症的

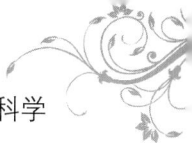

特点。曾经遗留大的瘢痕、肥厚性瘢痕或瘢痕疙瘩者，术后发生异常瘢痕的几率升高。

9. 该皮损的既往治疗和治疗时间　要特别注意有无放射治疗史，因为放射治疗会影响伤口愈合，或继发肿瘤。

10. 传染病史　患有能够通过血液传播的传染病要记录在案，如 HIV 感染、梅毒、乙型肝炎等，并严格遵守通用的预防措施。

11. 出血性疾病史　手术中或术后出血可能会导致血肿、感染、伤口裂开和坏死，故应注意筛查有无导致出凝血功能异常的因素和疾病。

12. 用药史　用药史也很重要。例如使用青霉胺将影响伤口的愈合；而皮质类固醇的使用可能会增加伤口裂开或愈合不良的发生率。阿司匹林能够抑制血小板的凝集作用，并能持续近 10 天，故术前应根据手术的需要暂停阿司匹林 10 天左右。然而在做出停药决定前，应该对患者的身体状况进行评估，如果该患者因患有中风或 TIA 而需服用阿司匹林，则停药需慎重，因为毕竟伤口局部的出血还可以通过彻底电凝或结扎、伤口缝合及加压包扎止血而避免，而脑血管意外的后果要严重得多。

13. 烟酒嗜好　患者的烟酒嗜好也应关注。吸烟的患者可以出现伤口愈合延迟或愈合过程复杂，影响移植皮片的存活。饮酒过度可以影响血小板或肝脏功能，导致术中过度出血，另外还可以使镇静药的需求量增加。

（三）病人心理状态的评估

皮肤外科的手术大多不会危及生命，患者不会很紧张，但有时还是会遇到异常紧张的患者。医生应该随时与患者交流，使患者清楚将接受的是一个小手术，除在麻醉过程中可能产生轻微的疼痛外，一般不会有更多的痛苦。谈一些患者熟悉或感兴趣的话题，从而转移其注意力，达到"语言麻醉"的目的。同时还应该随时注意患者的生命体征，如有异常应及时处理，防止因紧张导致血压升高，甚至心脑血管意外的发生。

患者的心理状况在有美容性质的治疗中非常重要，当患者对美容手术抱有不切实际的期望时，应在术前与其进行充分的沟通，纠正其过高的期望，避免不必要的纠纷。

二、术前准备

在手术开始前，应进行充分的术前准备，从而保证手术的顺利进行，避免不必要的纠纷。

（一）签署知情同意书

术前要使患者了解有关的诊断、手术方案、其他可选择的治疗方法、相关的风险和利益，使患者做出恰当的决定，并签署知情同意书。如果患者本人不满 18 岁或没有行为能力，则必须由其监护人签署知情同意书。在与患者沟通时，应告诉患者手术后可能出现瘢痕，并强调皮肤手术后不可能不留任何瘢痕，重要的是瘢痕是否明显。

（二）手术人员的准备

手术者术前修剪指甲，更换刷手服，戴好口罩和手术帽。手术者应经常洗手，去除

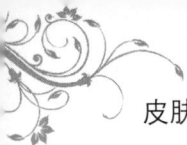

新沾染的细菌等微生物。手术前用消毒液涂擦手指尖至肘上部，并用指甲刷仔细清洁指甲缝。常用的消毒液包括氯间二甲苯酚、吡咯烷酮碘、六氯啶和苯扎溴铵等。首饰上也有微生物，所以在清洁双手前应将戒指、手表和手链等首饰摘除。

手术者穿的手术衣可分棉布手术衣和防水纸质手术衣，可以较好地阻隔手术人员皮肤和衣物上的细菌。但棉布手术衣在浸湿后会因毛细现象吸引细菌等微生物，所以在棉布手术衣里面应穿着清洁的刷手服。

手术者戴无菌手套可以避免手上的微生物污染手术区，并且可以保护手术人员避免感染血源微生物，如乙型肝炎病毒、HIV 或梅毒螺旋体等。在手术中，手套内的细菌数不断增加，所以戴手套时或手术过程中手套若出现破损，要及时更换新的无菌手套。目前有多种无菌手套可根据手术者和操作的需要进行选择使用，如乳胶手套、低过敏性手套、乙烯手套、带粉手套和不带粉手套等。

（三）病人的准备

术前与患者充分沟通，使患者了解手术的目的、方法，消除患者的紧张焦虑情绪，如患者不能自行缓解焦虑，可口服、口含或静脉注射镇静药物，如地西泮。

术前应洗澡、更换清洁的衣裤。如果手术部位在肛周，则需进行胃肠准备，在手术的前一天服用番泻叶，排出宿便。

患者在进入手术室后，应取舒适的姿势，同时还要便于医生的操作和仪器的使用。如果需要，可以配备使用头垫、臂板、脚板和脚蹬。

皮肤外科的手术伤口一般是清洁或半清洁伤口，发生术后感染的几率很低。正确准备手术区能最大限度地减少伤口感染的发生。主要包括手术区毛发的处理、皮肤消毒和铺无菌巾。

手术区的毛发不一定要去除，如果需要去除，可以采用剪刀剪毛、剃须刀剃毛和脱毛膏等，其中剪刀剪毛最佳，因为剃毛可能遗留在皮肤上细小破损，容易发生伤口感染；而脱毛膏则有可能导致皮肤的刺激。

对于手术区的消毒，有多种消毒液可供选择。这些消毒液可以有效地减少皮肤上的寄居微生物。理想的消毒液应该是：起效快，作用持续时间长，广谱抗菌，低刺激，使用方便，同时价格低廉。常用的术前消毒液包括：75% 酒精、吡咯烷酮碘、氯己定、苯扎溴铵和六氯啶等。目前最常用的是吡咯烷酮碘和六氯啶溶液。碘微溶于水，为增加其水溶性，通常加乙烯吡咯烷成为一种碘附。碘可以从碘附中缓慢释放，使其作用时间延长。对于碘过敏的患者，可以选用氯己定。氯己定对 Gram 阳性和阴性菌都有效，起效快，持续时间长，并因其能结合到皮肤上，洗去后仍能保持部分活性。所有的消毒剂均可被细菌污染，所以消毒剂应一次性应用，或迅速用完。

手术区消毒后应正确铺盖无菌布单，显露手术切口所必需的皮肤区的同时，还能遮盖其他部位，增加无菌区，方便无菌操作和放置纱布、器械和缝线等。无菌单可以是棉布、纸质或塑料的，它们各有其优劣。棉布单可以反复清洗使用，价格便宜，但是一旦被血液或其他液体浸湿后，则会产生毛细作用，通过纤维吸引细菌，导致手术区的污染。所以当发现布巾浸湿时一定要更换新的干燥的布巾。防水纸铺巾是由纺织品和石蜡制成的，可以有效地防止毛细作用，而且价格相对便宜。为了避免纸铺巾滑落，有些厂家在孔洞周围预先贴有双面胶，可以有效地黏附在皮肤上，起到固定的作用。塑料铺巾

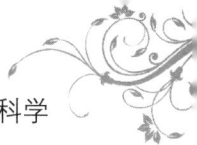

也是一次性的，使用方便，但价格较贵，且有不舒服的感觉。手术者可根据以上特性选择合适的无菌铺巾。

三、皮肤外科手术并发症及处理

皮肤外科手术并发症有时难以避免，手术医生需要对其进行预防和积极掌握应对手段，从而提高皮肤外科手术成功率。皮肤外科手术并发症主要包括：

（一）出血

经皮手术均会有少量出血，但严重的出血将会对伤口愈合产生不良影响。究其原因有病人自身疾病，如凝血异常，高血压；服药史，如阿司匹林、华法令等抗凝药物；吸烟、过量饮酒等不良生活习惯；术中止血不完善等所致。术前病史询问及术前凝血检查尤为重要。术中出血主要原因在于损伤伤口周围血管所致，所以熟悉切口部位生理解剖，血管走行方向，术中动作轻柔，避免因暴力撕扯引起不必要出血。手术过程中若出现过量出血，可采用压迫法、电凝法和结扎法仔细止血。术后伤口可出现瘀斑，为小量出血引起，可冷敷处理。术后伤口出血伴疼痛加剧，短时间内出血量较多，伤口敷料渗血区域变大，并伴有心悸，脉速等症状时考虑较大血管破裂，需加压包扎或敞开切口仔细止血。

（二）血肿

血肿为血管损伤后出血，血清流至组织间隙而形成，血肿压迫周围组织可影响局部血供，引起组织坏死，伤口愈合不良，血肿主要因术中止血不仔细或结扎线的滑脱和断开所致。死腔是促使血肿发生的基础。发现血肿后，首先应向外挤出积血和抽吸血肿，若无效则需敞开部分伤口去除血凝块，仔细止血，确定无进行性出血后，伤口可重新缝合。血肿发生的晚期，液体可通过线孔伤口渗出或逐渐机化。张力性血肿常由明显动脉出血或大量渗出造成，疼痛往往是其首要症状，发现后应及时拆除缝线，结扎动脉，彻底止血。

（三）组织坏死

组织坏死往往是皮瓣或皮缘供血受阻的结果。而皮缘张力过大，血肿，静脉淤血，感染等是影响其血供受阻的主要因素，所以合理的皮瓣设计，适度的加压包扎，术中的仔细止血，避免感染可减少组织坏死的发生。供血不足可使皮瓣苍白，皮温下降，应给予保温，扩容，扩血管药物等措施，若皮瓣呈紫色，青紫斑点，为静脉回流不畅，应抬高患处，检查引流是否通畅，加压是否适度。当皮瓣或皮片发生坏死时，首先出现红斑，然后出现黑色焦痂，以后其界限逐渐清楚，必要时可切除或修剪坏死组织。

（四）伤口裂开

伤口裂开发生率小，但其是较严重的术后并发症，会对病人造成很严重的心理负担。其原因可由多种因素造成，如患者年龄偏大，肥胖，营养状况差，伴全身系统性疾病，应用激素等均为其危险因素，术者手术技巧欠佳，伤口张力过大，术后血肿，感染，拆线时间提前也容易出现伤口裂开，所以术前切口、皮瓣设计得当，术中减张缝合、仔细止血，术后避免感染、建议病人制动、依照病人状况选择拆线时机等措施对防

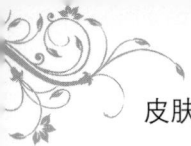

止伤口裂开有益。在无感染的情况下，裂开通常可在二十四小时内重新缝合。

（五）伤口感染

伤口在手术后 2～3 天疼痛应逐渐减轻，若伤口出现肿胀、跳痛、伤口周围红肿、渗液、敷料有异味及分泌物，伴发热、白细胞升高时考虑伤口感染。伤口感染在皮肤外科发生率不高，严格的手术室消毒程序，手术医生洗手穿衣等外科准备，器械消毒及手术区域消毒铺巾等术中无菌操作，术后定时换药均可减少其发生。另外患者自身状况，有无基础疾患，全身有无感染病灶也需要在术前仔细检查询问。污染伤口术前、术后短时间使用抗生素也是有必要的。发现伤口感染后应及时选用敏感抗生素，加强换药，引流通畅。

（六）神经损伤

皮肤外科医生须十分熟悉神经解剖，了解各部位神经所支配的区域。眶上神经或滑车上神经的横断可导致其出口处上方头皮麻木，眶下神经在面深部手术时被横切可引起颊部和鼻部的麻木感，面神经颞支穿过颞窝处容易引起损伤。以上部位操作时需谨慎小心，避免损伤神经。

（七）缝线反应

皮肤外科手术病人往往很在意缝线所留下的印迹，而印迹的形成主要在于切口两侧的张力，缝合太紧或术后伤口水肿致张力增加是其危险因素，适时拆线可减少印迹的发生。磨削对治疗缝线印迹有一定帮助。皮肤内缝作为减少切口张力的方法已为皮肤外科广泛使用，内缝线可在数周或数月后被机体吸收，而有些病人在术后几周或几月于缝合部位出现丘疹，脓疱，结痂或线头，主要与缝线太靠近表皮，线结居上和缝线的粗细规格有关，去除缝线后，刺激反应往往随之逐渐消失。部分病人可能对缝线起过敏反应，发生率很小，一般在拆线后可自然消失。

（八）瘢痕

瘢痕形成是不可避免的，沿皮纹线设计切口方向，减张缝合及良好的手术技巧可增加美容效果。拆线后瘢痕扩大也很容易发生，主要发生于躯干和四肢近端，其原因在于切口两侧持续性张力使胶原纤维随之扩大，任何能够阻碍其拉伸因素的方法均能减少其扩大。如正确的缝合方式，选择慢吸收缝线，减少伤口周围肌肉运动等方法。肥厚性瘢痕往往发生于张力过大，水肿，感染等并发症后，瘢痕疙瘩可于某些特定人群中发生，部分有家族史情况，术前病史询问尤为关键。治疗方法包括局部激素注射，术后放疗，加压包扎，硅胶贴的使用等方式。

（九）粟丘疹

粟丘疹是小的表皮囊肿，可以原发也可以继发于皮肤手术，皮肤碎片的植入是粟丘疹的形成原因。治疗可采取挤压或针挑的方式。

（十）肉芽组织增生

肉芽组织增生是由于伤口中纤维母细胞和内皮细胞过度生长所致，表现为易于出血的鲜红、易碎的组织，会导致伤口延迟愈合，刮除术、电灼、硝酸银可用来治疗肉芽组织过度生长。

（十一）其他

包括色素沉着，色素减退，红斑，瘙痒，毛细血管扩张，过敏反应等等，此类并发

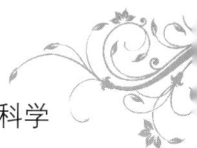

症大部分随着时间推移可逐渐减轻或消失。

综上所述，通过识别和避免外科危险因素可降低手术并发症的发生率，并尽量减小其严重程度，提高患者对皮肤外科手术的满意度。

（杨淑霞　张　良）

第五节　皮肤外科麻醉

皮肤外科的治疗范畴正在不断扩大，为了尽量使患者安全无痛苦，需要选择适当的麻醉方式。绝大多数皮肤外科手术可以在局麻下进行，局麻可以达到减轻疼痛的目的，同时可以避免全身麻醉的危险性，因此皮肤外科手术首选局部麻醉。局部麻醉是用局麻药可逆性阻断外周神经或末梢神经传导，使机体某一部分失去对疼痛刺激的感受。临床通常所称的局部麻醉实际上是一种狭义的局部麻醉，包括表面麻醉、局部浸润麻醉、区域阻滞麻醉及神经阻滞麻醉。而广义的局部麻醉还包括蛛网膜下腔麻醉和硬膜外麻醉。

局部麻醉开始于19世纪后期，与当今局部麻醉方法相似，当时人们发现可卡因具有麻醉药的特点，并可用于外周神经的阻滞麻醉。然而随着大量药物实验的进行，发现可卡因具有神经毒性，全身毒性和潜在的成瘾性。20世纪寻找更加安全有效的化学衍生物成为局部麻醉领域的首要目标。1904年Alfred Einhorn首先合成的普鲁卡因是一种连接酯键的苯甲酸衍生物（氨基酯），比可卡因毒性小，但麻醉作用持续时间短。1930年出现了另一种氨基酯类苯甲酸衍生物丁卡因，作用持续时间有所延长。但这两种药物可能引起过敏反应。1943年Lofgren和Lundqvist合成了利多卡因，一种胺基-酰胺类麻醉药，因为具有良好的安全性和有效性，被广泛应用于临床，成为局部麻醉的经典药物。现代皮肤外科可以将几种局麻药通过不同的途径联合应用，只有充分了解这些药物的药理学特性，用药指征和给药方法，才能恰当、安全、有效的使用。

一、局麻药的结构和理化性质

局麻药的化学结构相似，由芳香环，中间链和胺基三部分组成，任何结构的改变都会影响麻醉药物的药理学特性。芳香环（疏水端）决定了药物的脂溶性，脂溶性越高，麻醉药易越于扩散穿过神经外膜，麻醉效能越强。胺基（亲水端）可以与钠离子通道结合，结合力越强，作用时间越长。以上两端由中间链连接，中间链可以分为酯链和酰胺链，中间链的长度在3~7个碳当量之间时，具有局部麻醉的活性。中间链的分解是药物代谢的开始，同时也是可逆性阻滞的基础。

根据中间链的不同，局麻药可以分为两类（酯类和酰胺类）。他们在代谢和敏感度方面有所不同。酯类局麻药作用时间短，因为它们很快就被血浆假性胆碱酯酶水解，形成的代谢产物经尿排出。血浆胆碱酯酶生成异常的患者，使用此类药物易出现毒性反应。酯类麻醉药易出现过敏反应，是由其主要代谢产物对氨基苯甲酸引起的。酰胺类麻

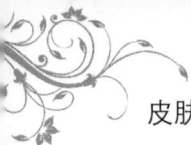

醉药由肝脏内线粒体酶水解后，经肾脏排出，肝功能异常的患者，用量应酌减。常见的酯类和酰胺类局麻药药理学特性见表7-4。

表 7-4　局麻药药理学特性

局麻药	起效时间（分钟）	pKa	持续时间（分钟）		最大剂量（成人）(mg/kg)	
			无肾上腺素	含肾上腺素	无肾上腺素	含肾上腺素
酯类局麻药						
普鲁卡因	5	8.9	15～30	30～90	10	14
氯普鲁卡因	5～6	9.0	30～60	—	10	—
丁卡因	7	8.6	120～240	240～480	2	2
酰胺类局麻药						
利多卡因	<1	7.7	30～120	60～400	5	7
布比卡因	2～10	8.1	120～240	240～480	2.5	3
罗哌卡因	1～15	8.2	120～360	无	3.5	无

局麻药的分子结构和解离常数（pKa）会影响他们的效果和毒性。分子结构的改变会影响药物的脂溶性和蛋白结合性，脂溶性决定药物的效果，蛋白结合性决定作用时间长短。解离常数影响的是局麻药开始发挥作用的时间，大多数情况下，开始发挥作用时间越短，意味着起效快，毒性低。血浆峰值浓度受多种因素影响，包括麻醉药浓度，注射持续时间，注射部位以及药物代谢率。

局麻药可以通过被动转运穿过胎盘，然而在怀孕期间，这些药物多数可以安全使用。研究显示在孕早期使用利多卡因不会对母体产生影响，也没有致畸可能。局麻药可以通过乳汁分泌，如果母亲使用大剂量麻醉药，婴儿可能产生毒性反应。

二、局部麻醉的辅助用药

在局麻药中常常添加其他成分以增加镇痛效果，利于手术操作，提高安全性。

（一）血管收缩药

除了可卡因，多数局麻药通过松弛血管平滑肌，引起血管扩张，导致手术出血增多及局麻药弥散增加。局麻药中加入血管收缩药，可以减少术中出血，利于手术操作，还可以延迟局麻药的吸收，减少药物使用量，降低全身毒性反应。另外将局麻药局限于注射部位，也可以延长麻醉持续的时间。不过这一点带来的好处对高脂溶性、作用时间长的麻醉药并不适用，因为这类麻醉药已经具有良好的组织结合性。

在局麻药中最常加用的血管收缩药是肾上腺素。可以迅速起效的局麻药，在加了肾上腺素后，需要 7～15 分钟才能发挥作用。肾上腺素的合适剂量为 1∶200000～1∶100000。健康个体局麻时，肾上腺素的最大剂量不能超过 1mg（1∶100000 的肾上腺素液体 100ml）。动物实验中发现，肾上腺素可以减少子宫的血液供应，因此非急需使用肾上腺素的手术，要求最好推迟到胎儿生产后进行。有些医生建议在怀孕期间必须进行手术时，可以稀释肾上腺素浓度至 1∶300000。

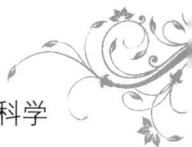

（二）透明质酸酶

透明质酸酶可以解离透明质酸，透明质酸是一种酸性粘多糖，存在于细胞间质中。加入该酶后，局麻药易于在注射部位弥散，增加麻醉面积，减少因注射药液引起的组织变形。通过水解脂肪组织，易于渗入皮下组织。临床上，透明质酸酶在涉及眶周的外科操作时是一种有用的添加剂，可以减少局麻药注射位点的数量，减少引起皮下血肿可能。在收集全层皮瓣时，使用透明质酸酶后，有助于获得更大的麻醉区域。皮肤外科手术时需要的确切剂量没有定论，但已经有人在 20～30ml 局麻药中，加入 150 单位透明质酸酶。

透明质酸酶也有一些缺点，限制其在皮肤外科的应用。它降低了麻醉药的作用时间，因增加了局麻药的血液吸收，有增加毒性的危险。透明质酸酶含有防腐剂硫柳汞，这是一种接触性过敏源，术前需要行皮肤过敏实验。

（三）其他

不同的局麻药有时可以混合使用，目的是为了综合每一种药物的优点。例如，布比卡因作用时间长，但起效慢，可与起效快的利多卡因混合使用。目前为止，没有研究显示将不同特点的局麻药混合后，具有强于单独使用每一种药物的作用。但在手术区域使用短效局麻药后，加用长效局麻药，可以为延长时间的手术提供更加理想的麻醉。

三、局部麻醉的方法

（一）表面麻醉

渗透作用强的局麻药与局部黏膜或皮肤接触，使其透过黏膜或皮肤而阻滞浅表神经末梢而产生表面麻醉作用。完整皮肤的角质层是表面麻醉药吸收的主要障碍。新型运载系统的发展，使新型表面麻醉药物能够穿透皮肤，达到理想的麻醉效果。

1. 冷却麻醉　皮肤表面使用致冷剂在皮肤外科手术中可以有效减轻疼痛，为了减轻针头注射时的不适感，在皮肤上放置冰块是快捷、便宜的方法。表面冷冻剂或气雾冷却剂可以快速冷却皮肤，为注射时或表浅的外科操作提供足够的麻醉效果。使用时在距离皮肤 10～30cm 处，向皮肤喷射冷却剂，直到该区域变白，使用这些药物时要避免进入眼睛或吸入体内。冷冻麻醉剂有引起皮肤色素改变和疤痕的危险。

多种激光治疗中可用到各种冷却皮肤的方法，包括使用冷凝胶、冷玻璃窗和其他密闭制冷装置，一些激光装置安装了二氯氟乙烷和四氟乙烷的制冷喷射剂，使真皮一过性冷却。这些冷却装置有一定麻醉效果，还可以防止激光引起的皮肤热损伤。

2. 可卡因（cocaine）　可卡因是酯类麻醉剂，与其他局麻药不同的是可卡因有使血管收缩的特性。可卡因有 4% 和 10% 两种剂型，主要应用于鼻腔内手术，5 分钟起效，持续 30 分钟。最大的推荐剂量是 200mg/kg。可卡因的副作用为高血压，心动过速，心律失常，心肌梗死及中枢神经系统兴奋。这些副作用限制了可卡因作为局麻药的使用。

3. 苯佐卡因（benzocaine）　苯佐卡因是酯类麻醉剂，有气雾剂，凝胶，软膏和浓度为 5%～20% 药液等多种剂型，常用于黏膜表面，起效迅速。尽管苯佐卡因可以引起接触过敏，但仍应用广泛。20% 苯佐卡因凝胶在 15～30 秒起效，麻醉持续 12～15 分钟。因为苯佐卡因有发生高铁血红蛋白血症的危险，婴儿避免使用本药。

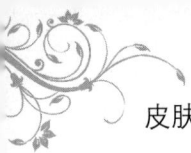

4. 利多卡因（Lidocaine） 利多卡因有 2% ~5% 的凝胶和黏性溶液等剂型，是可以安全应用于黏膜表面的表面麻醉剂，但是利多卡因无法在完整皮肤表面获得充分、持久的麻醉效果。

5. 恩纳麻醉软膏（EMLA）

5% 恩纳麻醉软膏（一种局麻药的低共熔混合物）是由浓度为 2.5mg/ml 的利多卡因和 2.5mg/ml 的丙胺卡因组成的水包油乳剂。EMLA 配方中含有乳化剂，可以增强皮肤穿透力，使局麻药在油滴中的浓度为 80%，而整个药物的浓度仅为 5%，以此减小发生全身毒性的危险。多个临床实验表明，EMLA 在皮肤外科手术中可以减轻疼痛，适应证包括激光治疗，化学剥脱，采集厚皮瓣，皮肤活检，皮损刮除术和电干燥术。

EMLA 有乳膏和贴片两种剂型，一般要在手术前 60 分钟给药，可以获得有效麻醉。然而这也决定于治疗的部位，面部起效时间为 25 分钟，黏膜为 5 ~15 分钟。用后 60 分钟，麻醉深度可达 3mm。麻醉的深度每 30 分钟增加 1mm，用后 120 分钟可达 5mm。丙胺卡因有引起高铁血红蛋白血症的危险，婴儿慎用。文献有 EMLA 造成角膜碱性损伤的报道，使用 EMLA 时应避开眼睛。

6. 丁卡因（Tetracaine） 丁卡因是一种长效酯类局麻药，0.5% 的液体剂型常用于眼科手术，黏膜表面麻醉持续时间可达 45 分钟以上。TAC（含 0.5% 丁卡因，0.05% 肾上腺素，11.8% 可卡因）作为麻醉剂和血管收缩剂，用于修复表浅溃疡，尤其适用于儿童。TAC 在完整皮肤吸收有限，限制了该药在皮肤外科的使用。

（二）浸润麻醉

1. 局部浸润麻醉 局部浸润麻醉指将局麻药沿手术切口分层注入手术区域的组织，阻滞其内的神经末梢。适用于体表小手术、皮肤伤口清创及介入性检查的麻醉，是皮肤外科最常使用的麻醉方法，包括皮内或皮下注射。与深部注射相比，皮内注射起效快，作用时间长，然而它也会导致组织变形和增加疼痛。操作时在手术切口的一端行皮内注射形成橘皮样皮丘，然后从皮丘边缘进针形成第二个皮丘，如此重复，沿切口形成一条皮丘带。皮下注射局麻药可以减少组织变形，减轻疼痛，但起效时间较长。

多种方法可以减轻局麻药注射时的疼痛。在针头进入皮肤和注射局麻药时，患者常有刺痛和烧灼感，使用较细的针头，可减轻针刺皮肤时的疼痛。在注射前使用表面麻醉剂、冰或其他降温设备，对儿童或极度焦虑患者有一定帮助。加热利多卡因到体温，可以减轻注射时的疼痛。掐捏针刺点周围皮肤，产生对抗刺激，可分散疼痛。当外科手术范围较大时，从已麻醉的区域进针可减轻不适。

局麻药注射时，组织张力会引起疼痛。缓慢注射，使用产生充分麻醉的最小药量，可减轻疼痛。使用较细的针头可减慢注射的速度，减慢组织张力变化，减轻疼痛。

2. 区域阻滞麻醉 围绕手术区，在其四周和底部注射局麻药，以阻滞进入手术区的神经干和神经末梢，称为区域阻滞麻醉。是局部浸润麻醉的一种特殊形式，适用小肿块切除。手术区域无法直接注射局麻药时，区域阻滞是一种有效方法。例如切除囊肿时，直接在囊肿表面注射局麻药会刺破囊肿，导致囊壁破裂，内容物外流；在炎症或感染组织注射局麻药，因为组织为酸性环境，往往不能产生有效麻醉。采用区域阻滞可以减少局麻药的用量，尤其适用于较大面积的手术麻醉。使用区域阻滞时，为获得有效麻醉需要将麻醉剂注入皮下或更深层。

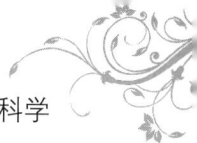

3. 神经阻滞麻醉 在主要皮肤神经干位点注射局麻药，对于解决大面积麻醉非常有效，能够减少麻醉药用量。这样不仅可以减少局麻药毒性反应，同时降低手术区域组织变形。如果希望更好的止痛和止血，神经阻滞后可以在麻醉区域注射稀释的利多卡因与肾上腺素混合液。神经阻滞麻醉的副作用主要是神经损伤引起感觉迟钝或麻木，以及血管损伤引起的淤斑和血肿。在皮肤外科神经阻滞通常用于面部和指（趾），也可以用于耳、足、手、阴茎和大腿外侧。这里只重点介绍指（趾）神经阻滞：

指（趾）甲手术可以选择指（趾）神经阻滞。指（趾）背侧和腹侧各有两根神经，沿指（趾）侧面走行。在指（趾）根部神经周围注入局麻药后，可以麻醉整个指（趾）。因为有引起指（趾）血管收缩、缺血的危险，不建议在指（趾）神经阻滞时加入肾上腺素，而使用止血带是一种安全的获得干净术野的方法。

从指（趾）后外侧进针，缓慢给药。然后部分回抽针头，将针尖转向背侧，麻醉背侧神经。在对侧重复同样动作。总药量为 1～3mL 2% 利多卡因，充分麻醉需要 10～15 分钟。

指（趾）神经阻滞的并发症并不常见，但必须小心避免指（趾）缺血的发生。多种因素可以引起指（趾）缺血、坏死，包括肾上腺素，环绕阻滞，止血带压力过大，术后热水浸泡导致烧伤。过量注射局麻药（大于 8ml）造成的压力也可阻碍血管循环。近端指骨根部存在可能压迫血管的病变时（创伤，感染），避免使用指（趾）神经阻滞。

四、局部麻醉的副作用

局麻药通常具有较好的安全性，但也能引起局部或全身副作用。局部副作用发生于注射部位周围，主要与肾上腺素使用不当有关。局麻药过敏反应非常罕见，全身毒性反应主要影响中枢神经系统和心血管系统。

（一）局部副作用

当操作技术正确和局麻药浓度适当时，局部组织毒性、神经毒性和细胞毒性非常罕见。注射部位可以出现压痛、淤斑、血肿等，但很少引起其他严重副作用。局麻药中加入的肾上腺素，有收缩血管作用，可引起组织坏死，特别是在指（趾）端组织。高血压、外周血管病变及血管痉挛性疾病的患者风险更高。由于以上原因，指（趾）部位一般不使用含有肾上腺素的局麻药。使用环状注射或超量注射局麻药后，也可能引起肢端缺血。有报告指出局部注射酚妥拉明 0.5mg/ml，表面使用硝酸甘油可以缓解因肾上腺素引起的肢端血管痉挛。外周神经阻滞可以造成神经损伤，出现感觉异常，可能由于切断神经，压力性缺血，或药物毒性反应造成。由于麻醉后局部痛温觉降低，曾有局麻后热烧伤事故的报道，应向患者交代注意事项或留院观察。

（二）全身副作用

局麻药发生威胁生命的过敏反应非常罕见。精神性发作和肾上腺素反应需要与真正的过敏反应相鉴别。精神性发作常常表现为血管迷走性发作，是患者因焦虑，害怕针头注射或疼痛的一种反应。注射时的刺激增加了副交感神经紧张，出现轻度头痛，大汗，恶心，晕厥，心动过缓和低血压，安慰患者可明显减轻患者的症状。肾上腺素的肾上腺

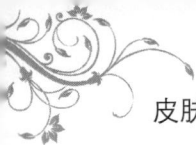

素能效应相关的症状，如面色潮红，心悸，全身不适，可误认为是过敏反应。肾上腺素反应和过敏反应均可出现心动过速，但前者血压升高，后者血压降低。尽管不常见，表面使用酯类和酰胺类局麻药可出现迟发高敏反应。反复多次接触含有利多卡因的表面麻醉剂，增加皮肤对利多卡因的敏感性。

局麻药中添加肾上腺素在某些患者中有一定的副作用。服用三环类抗忧郁剂和β受体阻滞剂的患者使用肾上腺素要慎重。三环类抗忧郁剂和肾上腺素反应会引起高血压，心动过速和心律失常。服用普萘洛尔的患者，注射了含有肾上腺素的局麻药后，出现高血压，并反射性引起心动过缓，这可能是非对抗性α肾上腺素能的血管收缩的结果。甲状腺功能亢进，严重高血压，和嗜铬细胞瘤患者不能使用肾上腺素。

1. 过敏反应　临床表现从接触性皮炎到过敏性休克。使用酯类局麻药比酰胺类局麻药较易出现过敏反应。酯类局麻药的代谢产物PABA是一个潜在过敏源。酯类局麻药可与磺酰脲类、噻嗪类药物发生交叉反应。但在酯类局麻药和酰胺类局麻药之间无交叉反应。苯甲酸甲酯是一种添加到局麻药中的防腐剂，因化学结构与PABA相近，成为一种过敏源。有些患者对利多卡因过敏，可能是因为这些防腐剂，而不是对局麻药本身过敏。轻度过敏反应可使用抗组胺药和糖皮质激素治疗，出现严重过敏反应需给予紧急抢救措施。

目前还没有可靠的检测局麻药过敏的方法，麻醉剂过敏时应考虑到防腐剂过敏的可能。如果有明确的普鲁卡因或PABA过敏史，建议使用不含防腐剂的利多卡因。有一个比较合理的方法是使用不含防腐剂的利多卡因进行皮肤斑贴实验或皮内检测实验。另一个解决局麻药过敏的方法是使用其他药物作为局麻药。0.9%苯甲醇，1%苯海拉明和0.9%盐水在小的皮肤外科手术中作为麻醉剂使用，然而其作用的深度和持续时间均不如利多卡因。另外与利多卡因相比，苯海拉明引起疼痛更明显，曾有1例使用的患者出现皮肤坏死。皮内注射曲马多和甲氧氯普胺，也可有局部麻醉效果。曲马多在注射部位出现皮疹的可能性明显较高。由于可替代的药物不理想，仍需要进行过敏实验以确定真正的过敏源，发现安全的麻醉药。

2. 毒性反应　是指当血药浓度升高时出现的中枢神经系统和心血管系统的异常表现。将麻醉剂直接注射入血管，超量使用药物，药物吸收过快或药物代谢异常均可导致毒性反应发生。将局麻药注入富血管的区域会增加药物吸收率。在黏膜部位也有快速吸收现象。在合并有肝脏疾病，假性胆碱酯酶缺乏以及使用其他可与局麻药有相互作用的药物均可引起药物代谢异常。酰胺类局麻药在肝脏被线粒体酶代谢，特别是细胞色素p450-3A4。当同时使用具有抑制细胞色素的药物时，尤其是使用了大剂量局麻药，有发生毒性反应可能。

局麻药中枢神经系统毒性反应临床表现具有浓度依赖的特点。利多卡因的毒性反应早期症状包括困倦和口周感觉异常。以后逐渐发展为轻度头痛，坐立不安，烦躁。在更高的血药浓度会出现肌肉抽搐，眼球震颤，视力模糊，意识混乱。癫痫发作和心脏毒性反应只有血浆浓度达到 $10\mu g/ml$ 才会发生。血药浓度继续升高会出现昏迷和呼吸骤停。

局麻药可影响心血管系统。当使用含有肾上腺素的药液时，可以发生一过性反应。包括心动过速，大汗，震颤，头疼，血压升高和胸痛。缓慢注射和注意回抽可避免血管内注药，防止肾上腺素在体内快速吸收。在健康个体，如果肾上腺素用量控制在 0.5mg

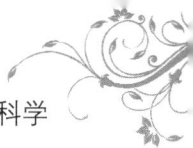

以内，出现血压增高和心律失常并不常见。但如果患者有潜在合并症，如甲亢，心脏病，外周血管疾病，嗜铬细胞瘤，以及有焦虑症，对肾上腺素更加敏感。这类患者肾上腺素最大剂量为0.2mg。利多卡因血药浓度进一步提高会出现血管扩张，低血压，心动过缓，甚至心源性休克和心跳骤停。在中枢神经系统毒性反应症状出现以前，心血管系统的症状不明显。布比卡因，依替卡因心脏毒性较其他局麻药明显。另外因布比卡因可快速进入钠通道，解离缓慢，它更易引起折返性心律失常，这使得治疗效果不明显。在孕期布比卡因的心脏毒性更明显。可能与孕激素增加以及在复苏期间静脉回流不畅有关。

及早发现麻醉剂毒性反应，可使患者得到及时、有效的治疗。最初的处理包括停止使用局麻药，维持通气及氧供。因为低氧和酸中毒降低癫痫的域值，增加心脏抑制的程度。硫喷妥纳，安定，丙泊酚能够防治惊厥发作。神经肌肉阻滞剂琥珀酸胆碱可在气管插管时使用。出现低血压要补充液体，极低血压要使用血管收缩剂，如肾上腺素，麻黄碱及去氧肾上腺素。心动过缓和心肌收缩力低下可能需要使用正性肌力药，如肾上腺素或麻黄碱。当一般正性肌力药无效时，可使用氨力农。

五、小　结

局部麻醉是大多数皮肤外科手术的理想选择。皮肤外科实际操作时要求透彻了解局麻药的药理学特点，可能的副作用，不同的适应证以及注射技术。正确使用局麻药可提供安全、有效的麻醉、镇痛效果。

局部浸润是最常用的麻醉方法，其他药物注射方法的出现，扩大了局麻药在皮肤外科领域的应用。联合使用神经阻滞，表面麻醉，单独或联合使用麻醉药，可以达到区域阻滞效果，避免了全麻可能出现的危险。随着激光技术和新的外科技术的出现，局麻药的使用范围不断扩展，成为发展新药物和注射系统的动力，有望找到更加安全、高效、方便使用的药物。

（刘　洁）

第六节　小儿皮肤外科概论

一、小儿外科基本知识

（一）小儿解剖生理特点

小儿机体尚未成熟，一直处在生长和发育过程中，各个系统、器官的生长和发育都有一定的规律和速度。也就是说，在各个年龄都有它的解剖、生理特点，年龄愈小，其特点愈鲜明。所以，为小儿施行手术时，应充分了解小儿机体的这种特点，才能收到预期的治疗效果。小儿主要解剖、生理特点包括以下几个方面：①神经系统：小儿神经系统发育尚未成熟，神经活动过程不稳定，皮层下中枢的兴奋性较高，因此，对患儿进行各种检查操作和手术时，动作要敏捷、轻柔，尽量减少各种不良刺激；②呼吸系统：小儿对氧缺乏耐力较差，手术时呼吸系统发生危险的情况较循环系统常见，故在手术中或抢救危重病儿时应充分给氧；③循环系统：小儿心血管系统发育较为成熟，心脏相对较大，血管腔大，血管容量也多，这就可以减轻心脏的负荷；同时，心肌及其神经传到系统很少受到炎症或中毒的损害，因此，心脏具有较大的潜力，对手术侵袭的耐力也较强。另外，小儿总血量较少，少量出血即可引起休克，甚至危及生命，这一情况不容忽视；④免疫系统：小儿处于生长发育过程，非特异性免疫功能尚未发育完善，随着年龄增长才渐渐成熟；⑤皮肤及其他：婴幼儿皮肤细嫩，富有血管，其防卫功能不完善，易受损伤而发生感染，因此，对新生儿及婴幼儿的皮肤保护非常重要。由于皮肤对温度调节的能力较差，小儿体温易受外界温度的影响，变化较大，因此，手术前后要注意保持患儿的体温稳定。

（二）皮肤肿物的特点和手术时机的选择

儿童体表肿物以先天肿物多见，绝大部分为良性肿瘤，北京儿童医院皮肤科统计2003年~2006年首次住院确诊的18岁以下474例皮肤肿瘤患儿，2例为恶性肿瘤，其余均为良性肿瘤，最常见的肿瘤为：痣细胞痣、皮脂腺痣和钙化性上皮瘤。小儿肿瘤发病有明显的年龄特点，发病年龄多见于生后0~3岁。474例患者中，3岁以前发病355例，占75%。小儿皮肤肿瘤的手术时机选择应考虑以下因素：①有无自愈的可能；②非手术疗法的治疗效果；③影响发育的情况；④病变发展的速度；⑤有无恶变的可能；⑥对病儿心理有无影响；⑦手术侵袭的大小。

二、术前准备特点

由于小儿机体调节功能较差，对麻醉和手术的耐受力也较差。为了使病儿能顺利地完成手术，并获得良好的效果，须于手术前采取必要的措施，以提高病儿机体的抵抗力，给手术准备好充分的条件。对术前准备工作的任何忽视，都将给病儿造成很大，甚至是不可挽救的损失。

1. 心理上的准备 病儿接触陌生的医务人员，往往会产生恐惧的心理，因此，每个医务人员都要热情地关心和主动地接近他们，同他们建立起感情，获得他们的信任，使其安心接受治疗。对病儿的任何恐吓，都将引起不良的影响，应绝对禁止。

2. 全面的检查 手术前对病儿要做全面的了解，如营养情况、血红蛋白水平以及心、肺、肝、肾的功能等，并根据病史及体格检查结果作出正确的估计。体温在37℃以上者，手术应暂缓进行。

3. 术前禁食 婴儿的新陈代谢旺盛，术前过长时间的禁食，不但可以引起病儿饥饿和不必要的吵闹，且能减少体内糖的储量。因此，除了确有必要禁食者外，婴儿仍应维持每4小时喂食一次的习惯。最后一次食物，应于术前4小时喂给，因婴儿的胃蠕动力较强，一般4小时内即能将内容物完全排空，故不至在麻醉时出现呕吐。较大儿童与成人一样，在手术当日禁食。

4. 皮肤准备 手术前日应洗澡或擦洗，以保持手术区清洁。因小儿皮肤细腻，毳毛较少，且不合作，易造成损伤，故一般不必剃毛。

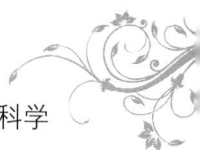

三、术中管理及手术操作特点

（一）术中管理

1. 调节体温　手术过程中保持病儿体温在正常范围是很重要的。手术过程中应经常测病儿体温，根据情况及时采取降温或保体温措施。

2. 皮肤消毒　婴幼儿的皮肤细嫩，用碘酒涂擦易引起灼伤，故对婴幼儿仅用75%酒精或碘附进行皮肤术野消毒。

3. 失血量的估计与补充　小儿血容量少，对失血的耐力差，易出现失血性休克。术中及时进行等量输血是预防和治疗休克的积极措施。

4. 术中给氧　小儿新陈代谢率高，需氧量大，对乏氧耐受力差，故术中不论采用任何麻醉方法，均应大量给氧。

（二）手术操作的特点

术中应仔细止血，以减少出血量，对每个出血点都应钳夹、结扎。小儿的组织和器官细嫩，手术野较狭小，要求手术时无论是用手或器械操作，都必须细致、轻巧，如钳夹时不要夹过多的组织，以免造成过多的损伤。手术操作要迅速，以缩短手术时间，但决不能因此而粗暴操作。为了减少创伤的侵袭，一方面在保障手术效果的前提下，尽量简化不必要的手术步骤；另一方面对那些手术步骤复杂、侵袭较大，估计病儿不能耐受的手术，应考虑分期施行。

（三）术后处理

1. 一般护理　全麻后的病儿易发生呕吐，有引起误吸窒息的危险，故于清醒前，须有专人护理。对新生儿或早产儿术后应加强口腔护理，以免黏稠的分泌物阻塞呼吸道。危重病儿或复杂手术后尤应严密观察体温、脉搏、呼吸的变化。切口的敷料可用橡皮膏封闭固定，外加绷带包扎，或于敷料外面包裹一层塑料薄膜，以防病儿自己将敷料撕脱或被大小便污染。敷料一旦被污染，应及时更换。

2. 术后饮食　术后饮食调节适当，能促进病儿早日恢复健康。

3. 术后用药

（1）抗生素：由于是无菌手术，较小的手术术后一般不用抗生素，切口较大者为预防书后感染也可应用抗生素3天。

（2）维生素：术后应继续给予维生素 B1、C。

（3）镇静剂：术后切口疼痛引起病儿哭闹不安，影响睡眠及健康的恢复。因此，术后适当给予镇静剂是必要的。一般以巴比妥药物为主，巴比妥 2～3mg/kg，4 小时可重复一次。2 岁以上的小儿也可使用一些镇痛药。

4. 拆线　小儿手术切口愈合开始较早，但完成愈合的过程则较成人晚。因此，过早的拆除缝线是不适当的。一般切口可于术后 7 天拆线。营养不良的病儿，应于 8～9 天拆线，或做间隔拆线，2～3 天后拆除其余的缝线。减张缝线于术后 12～14 天拆线。对不合作的婴幼儿，在拆线时为了防止病儿哭闹，可先给予镇静剂，并由助手用双手在切口两侧向内轻轻挤压切口加以保护。缝线拆除后，仍须用绷带包扎 2～3 天。如切口愈合良好，术后 12 天允许洗澡。

四、小 儿 麻 醉

小儿处于一个不断发育成长的移行过程，其解剖生理特点与成人显著不同，年龄越小，这种差异越大，小儿皮肤外科的麻醉选择、麻醉前用药、麻醉方法、麻醉用药的种类、剂量及给药途径、机械通气参数等均与成人有很大不同。

麻醉前的准备包括：术前访视了解病史，除手术有关的病史外，还应着重从家长或患儿处询问并存病史、过敏史及住院后资料、经过、曾否用过与麻醉有关药物。对曾经施行过麻醉手术者，还应了解该次麻醉及术后有无异常经过及所采取的治疗措施。

1. 体格检查　除手术病变外，还应检查上呼吸道有无畸形、病变，检查心、肺、腹，量血压、脉搏、评估呼吸循环系统功能有无异常及代偿情况，其他系统并存病亦应进行必要的检查和评估。

2. 实验室影像及其他辅助检查结果　包括血、尿常规，胸片、心电图、肝肾功能、凝血功能及乙肝、丙肝、梅毒、HIV 等血清抗体检查。

3. 禁食时间　小儿麻醉前既要保持胃排空，又要尽可能缩短禁食水的时间，所以在规定时限内必须取得家长的协助，严格执行禁食与禁水。因小儿代谢旺盛，体液丧失较快，禁食水时间稍长，容易造成脱水和代谢性酸中毒。禁食时间：小于 6 月禁食 4 小时；6 月至 3 岁禁食 6 小时；大于 3 岁禁食 8 小时。如手术延迟应补充饮水或静脉输液以防止脱水。

4. 麻醉前用药　麻醉前用药的目的是抗焦虑、镇静和预防某些麻醉药的副作用。小于 10 个月的婴儿通常可短时间离开家长，麻醉前不需要镇静药。10 月至 3 岁的小儿一般缺乏理性，麻醉前需给予镇静。较大儿童应如实告知其麻醉有关程序和可能存在的疼痛或不适，以获得他们的信任。使家长安心常是消除儿童恐惧和焦虑的最佳途径。对特别紧张的患儿应给予镇静药。吩噻嗪类药物如氯丙嗪 1mg/kg 或异丙嗪 1mg/kg 肌注具有镇静、强化麻醉、减轻气道不良反射的作用，并能对抗氯胺酮及羟丁酸钠等药的不良反应。抗胆碱能药物中，以阿托品和东莨菪碱最为常用，其目的主要是为了保持呼吸道干燥及减轻迷走神经反射。关于给药途径，习惯上多采取肌肉注射的方法，其优点是剂量准确，效果稳定（地西泮除外）。

5. 麻醉方法　包括全身麻醉和局部麻醉。小于 6 岁的患儿多数不能配合手术，通常采取全身麻醉。由于皮肤外科手术多数持续时间较短，氯胺酮或异丙酚静脉麻醉成为首选，因为此两种药用药后起效快，维持时间短，体内蓄积少，术后恶心呕吐少，苏醒质量高，且首次静脉注入后可根据手术时间长短追加给药，便于调节。局部麻醉中以局部浸润麻醉最为常用，单纯的局部浸润麻醉一般适用于 6 岁以上能配合手术的患儿，应用普鲁卡因浓度不超过 0.5%，剂量在 10mg/kg 以内，利多卡因浓度不超过 0.25%，剂量 5~7mg/kg。应用局麻辅助全麻会给患儿带来很多好处，它能减少全麻用药剂量，减轻神经内分泌反应，提供可靠镇痛，保证术后迅速恢复，缩短住院时间，还可用于术后镇痛。

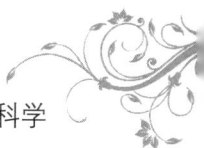

五、皮肤软组织扩张技术在儿童皮肤外科中的应用

切除面积较大、形状不规则的体表肿物，常需借助整形外科的方法，如皮肤软组织扩张技术，该技术已经广泛地应用于整形外科手术中，于儿童患者的应用也在逐步增多，但仍无成年人应用普遍。这主要是因为儿童皮肤对缺血敏感，往往不能忍受过量注水时的不适，难与医务人员合作，在注水及换药时易挣扎哭闹，是导致切口裂开皮瓣积血和缺血或感染等并发症的重要原因。因此在扩张器手术前必须给予患儿心理上的鼓励安慰，使其能良好地配合医务人员，这样可最大限度地减少并发症的发生；对于不能配合年龄过小的儿童，必要时于注水前使用镇静药物。

（一）有关小儿扩张器埋置手术中的操作要点如下

1. 因小儿皮肤及皮下组织均较薄，剥离空隙时应注意勿损伤真皮下血管网，宜以锐性剥离为主，锐性与钝性相结合，解剖层次清楚。

2. 剥离腔隙时要足够大，要略大于扩张囊 1~1.5cm，使扩张囊放入后不致成角、卷曲。

3. 坚持剥离腔隙口小腔大，且切口与剥离腔隙保持一定距离。

4. 避免切口线与术后的扩张张力线平行，以减少扩张期的张力，避免伤口裂开。

（二）小儿皮肤软组织扩张器术后并发症的预防与处理

1. 术后较早地注水，有利于减少血肿的形成。

2. 因小儿耐受性差，注水时宜小量多次；同时注意扩张器局部及周边的清洁，发现皮肤感染应马上处理，防止其蔓延导致扩张囊感染。

3. 切口选择尽可能避开疤痕组织，选择正常皮肤且皮下组织较丰厚处，以减少切口感染和切口裂开等并发症发生。

4. Ⅱ期修复时如扩张皮瓣出现远端血供障碍，可将远端修剪成真皮下血管网皮瓣适当加压包扎，手术效果仍满意。

六、激光外科在儿科的应用

激光技术的飞速发展极大地扩展了其在皮肤科领域的应用，也使一系列儿童皮肤病得到了成功的治疗，甚至使一些疾病得以根除。由于一些血管性和色素性皮肤病是随着年龄而变化的，因此，这些疾病在较小年龄治疗，就有可能经过较少的疗程治愈，并发症也相对较少，但是小儿血管较为细小，可能形成不可预知的瘢痕。激光的功率和激光设备应该进行调整以适应儿科的特点。脉冲染料激光被认为是治疗体表血管性疾病的首选，且风险很小；而 Q-开关的黑色素特异的激光对多数儿童着色性的疾病是有效的，甚至可以破坏单个色素细胞。激光还可以用于治疗其他儿童皮肤病，如痤疮和痤疮后瘢痕、银屑病、瘢痕、疣、多毛症等。与成人不同的是儿科的激光治疗应注意以下几个问题：

（一）选择适当的麻醉方式

激光治疗中引起的不适是明显的，许多患儿需要某种麻醉以保障安全有效的治疗，表面麻醉，局部浸润麻醉，神经阻滞麻醉，口服或静脉注射某种镇静剂以及全身麻醉都可能被用到，但是最为常用的是一种外用的局麻药恩纳霜（EMLA），该药是一种含2.5%丙胺卡因和2.5%利多卡因的霜剂。

（二）确保治疗的安全

激光治疗的日益成熟，已经形成了一整套避免激光损伤的安全措施，如对患者、激光操作者及助手的眼保护措施。但是对婴幼儿来说，标准的眼罩是不合适的，并不能提供有效的保护，一个比较好措施是使用多层白纱布，既可以非特异的吸收和反射激光，又可以修剪以适应眼的轮廓。另外，在眼周围治疗时，应该使用金属的眼球罩以保护眼球。

（三）充分考虑到患儿和家长对治疗紧张和焦虑心情

不论患儿和家长对即将进行的激光治疗都是担心和恐惧的，因此要向患儿和家长充分介绍治疗的过程和可能带来的不适，并带患儿和家长进治疗室进行参观，以消除他们的顾虑，取得患儿和家长的理解和配合。

（张立新　马　琳）

第七节　皮肤外科基本切开、闭合及活检技术

一、基本切开技术

皮肤外科的切口对局部的功能与外形影响大，要求手术对组织的损伤轻，术后切口隐蔽，瘢痕不明显。

（一）切口

1. 避开重要的血管神经　在手术前必须熟悉术区的解剖结构、各层组织的厚度，主要血管、神经等位置，尽量保护以免损伤。

2. 避免功能障碍　尤其要注意四肢关节活动部位的切口方向，否则，伤口愈合后会产生直线形挛缩性瘢痕，影响关节运动。若手术需要必须跨越关节面时，应经关节的侧正中线，或采用"弧形"及"Z""S"等形状的切口，即使在非活动部位也应尽量采用锯齿状切口，以免直线切口产生瘢痕挛缩。

3. 选择切口要求隐蔽或愈合后伤口不明显

（1）尽量与生理性皱襞皮纹一致，即沿松弛皮肤张力线做切口（图7-1）：沿松弛皮肤张力线做切口时，切口线与弹力纤维平行，可使缝合时张力小，创口愈合后瘢痕不显，从而达到美容的目的。若与皮纹垂直作切口，会因过多的弹力纤维被切断回缩，使切口向两侧张开，而使缝合时张力大。愈合后瘢痕也宽。

（2）尽量顺头面部的皱纹线，轮廓线做切口（图7-2）：皮肤褶皱线与松弛皮肤张力线在有些部位是一致的，而有些部位则不一致。在面部皮肤褶皱线又称表情线，常与年龄、皮肤质地有关，在笑、痛苦、噘嘴时表情线特别明显。在皮肤松软部位，一时不能辨认皮纹方向时，术者可用拇指，食指在皮面不同的方向撮起皮肤，如皮肤面上出现平行的细纹时，则可按此方向切开。如必须与皮肤纹理垂直作切口时，则应改变方向，

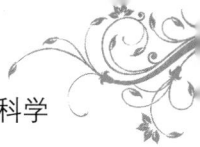

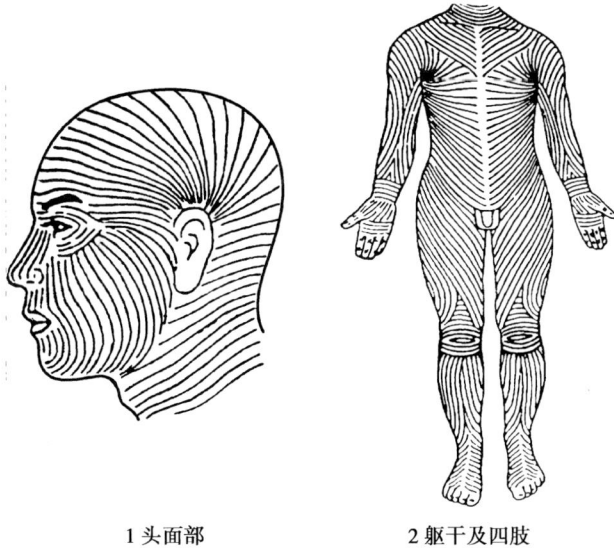

1 头面部　　　　　2 躯干及四肢

图 7-1　松弛皮肤张力线（皮纹走行方向）

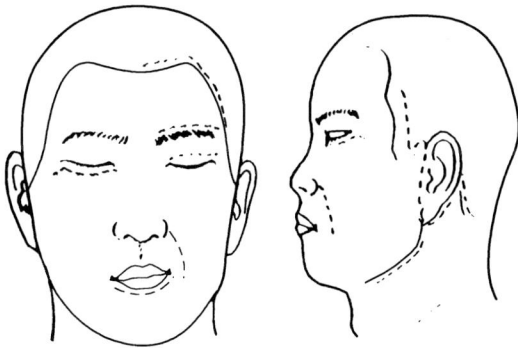

图 7-2　沿面部轮廓线作切口

使呈"S"形或"Z"形。

（3）切口尽可能选在头发，衣服遮隐部，愈合后瘢痕不明显。

（二）切开

作切口用的手术刀必须锐利，因为钝刀会造成组织的挫伤。手术切口尽可能一次切到位，防止形成锯齿形。通常的手术切口，应使刀刃与皮面呈90°垂直切开，而瘢痕切除时常将刀刃稍稍向内侧，使缝合缘呈轻度隆起，这种切开方法可预防日后因弹力纤维牵拉作用产生的创缘增宽，以使创缘平整、瘢痕小，达到美观的目的。此外，在头发部、眉处作切开时，刀刃应与毛发方向平行，以免损坏毛囊，尽可能减少毛发脱落。注意持刀的姿势，腕部用力，切线平稳。切口时应使用锋利的尖刀片，切透皮肤全层，良好的切口对皮肤愈合至关重要（图7-3）。

（三）剥离

剥离是皮肤外科手术中最常用也是最基本的一种技术操作。（图7-4）

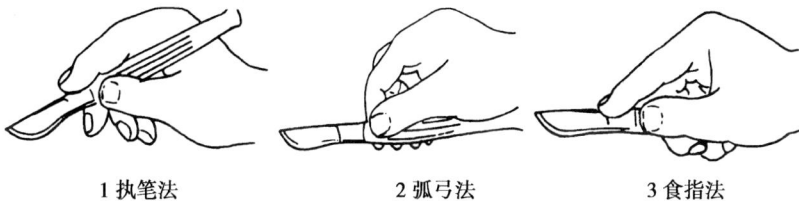

1 执笔法　　　　2 弧弓法　　　　3 食指法

图 7-3　持刀方法

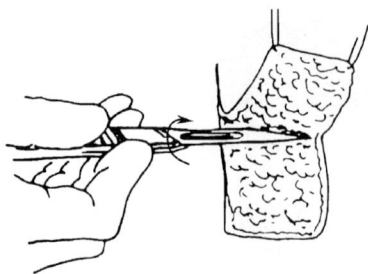

图 7-4　皮肤外科的分离方法

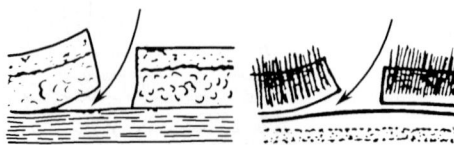

图 7-5　不同部位的剥离层次

1. 皮肤外科对剥离的要求

（1）剥离要准，层次清楚，动作轻。

（2）要稳，轻重适宜，力求减少组织损伤，减少钝性分离。

（3）剥离层次因部位而异，尽量避免做不必要的剥离（图 7-5）。

2. 常用的剥离方法　剥离分锐性剥离、钝性剥离、锐性钝性相结合的方法。

（1）锐性剥离：是用手术刀或手术剪在直视下作准确割剪，此方法损伤组织少。

（2）钝性剥离：是用刀柄、血管钳或手指等分离组织，可在非直视下进行，此法损伤组织较多。

（3）钝性锐性相结合：是将具有钝锐性的刀片与分离面相垂直，推剥组织，疏松组织随刀片的行进而被推开，粘连或坚韧组织被切断，注意勿损伤重要组织或结构。

3. 剥离的解剖层次　剥离的层次因解剖部位和手术要求而异。操作上应以准确掌握解剖层次为前提。剥离层次清楚，创面则很少出血，组织创伤也少，手术的效果也有保证。可按以下层次要求进行剥离。

（1）面部手术：一般在 SMAS 浅筋膜层以上分离，可减少出血和防止对面神经分支的损伤。

（2）头皮手术：剥离应在帽状腱膜层进行，可减少出血，且层次清楚，容易操作。

（3）四肢及躯干手术：一般在脂肪浅层，可减少出血，并可避免误伤神经。

剥离时，层次要正确，注意保护神经和血管。一般多采用锐性剥离。方法为将刀刃与组织呈 90°角，边剥离边推组织，切断瘢痕或粘连。锐性剥离层次清楚，出血较少。

皮下剥离后，可使皮肤松动，减少张力；同时，在进行真皮缝合时，可使创缘对合良好，并稍稍隆起，剥离范围应根据具体需要而定，但即使是小范围的皮肤缺损、张力很小时，仍需剥离皮肤创缘 0.5cm 左右，以利于创缘对合并减少术后瘢痕。其他则根据所切除皮肤的范围、皮肤的张力及血运状态而定。为了检查剥离范围是否适当，可用皮肤拉钩将创缘两侧皮肤拉拢，若拉力大、皮肤创缘发白，创缘不再出血，则需扩大剥离范围。但剥离范围内也是有限的，皮肤缺损大，不能通过剥离使创缘缝合时，应植皮。强行拉拢缝合往往会造成缝合皮肤坏死，或出现缝线切割性瘢痕。有时强行拉拢缝合还会导致局部器官变形。

（四）止血

由于皮肤外科手术大多数在皮肤及皮下进行，应尽量避免在切口下残留线结，故多

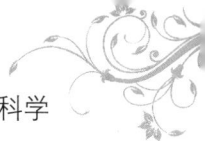

采用无创技术止血；因而要求止血要完全可靠。常用的止血方法：

1. 压迫止血 适用于毛细血管和微小血管的出血和渗血，凝血机制正常时，一般几分钟内即可止血。对较大面积的渗血可用温热生理盐水纱布压迫，填塞止血，效果也较好。

2. 电凝止血 常用于面部较广的、表浅的小出血点的止血。电凝止血法使用双极电凝，通过电流使组织凝固止血。其优点是，止血迅速，能缩短手术时间，组织内不留异物；使用时可以直接电凝出血点。

在应用电凝止血时，要控制好电流量，应注意夹持的组织不要太多，以免灼伤周围的组织。另外，还应注意电凝止血的可靠性。因为凝固的焦痂容易脱落而导致再次出血。

3. 结扎止血 是比较可靠的止血方法。结扎止血常用的有两种方法：单纯结扎，适用于微小血管出血；贯穿缝扎，适用于较大血管或重要部位的止血。

对于面部、头枕部皮下或瘢痕组织内的小血管出血，不能使用止血钳夹止血者，可采用缝合结扎。需要指出的是，在使用结扎止血法的过程中，在止血钳钳夹出血点时要迅速准确，夹住的组织不宜过多，力量也不易过紧，力争把组织的损伤降低到最低限度。

4. 其他止血 局部还可采用止血药止血，如明胶海绵、止血纱布。头顶部手术可采用头皮止血夹、止血带等。

二、缝 合

皮肤外科对缝合要求是各层对位准确，伤口对合整齐、不遗留死腔、缝线不宜太粗，针距不宜太密。一般采用1/2平分法，即先找准切口中点缝合一针，再以此点到端点的中点缝合一针，依此类推缝合全部切口。

（一）缝合操作的技术和注意点

1. 进针角度 与皮面垂直，针进入皮肤后，针尖再稍斜向外以便多带少许下面组织。针向对侧穿出皮肤时，所带组织与进针相等。若一次缝合失败，再次进针时也应沿原进针点缝合。

2. 缝线间距离 不宜缝合过密、过紧，造成组织挤压，一般两针间距离以4～5mm为宜，边距1.5～2mm。（图7-6）

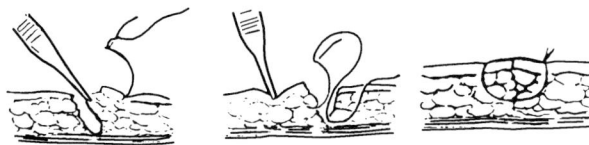

图7-6 缝线间距离

3. 切口对合整齐 在两侧创缘厚度不等时，宜用"高浅低深"缝合法。即从厚侧进针时，少带其下组织，由薄侧出针时，多带皮下组织，将缝合线拉向高侧打结，缝合后切口比较平整。

4. 外翻缝合法　伤口边缘内陷时，宜用外翻缝合法。

5. 皮瓣尖端缝合法　缝合皮瓣尖端时，针只穿过尖端的真皮下层，不穿出皮肤，以保证皮瓣尖端的血液供应。（图 7-7）

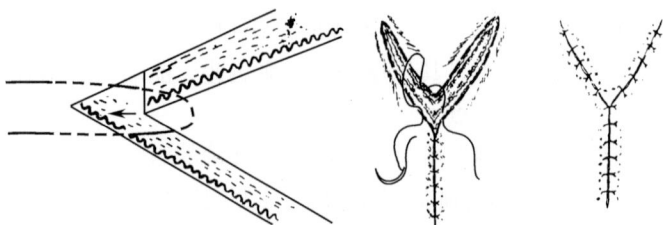

图 7-7　皮瓣尖端缝合法

6. 对合创缘　在两侧创缘长度不对等时，自长侧向短侧剪除一块三角形皮肤。

7. 调整切口　延长切口可用横切纵缝法，缩短切口时可用纵切横缝法。

8. 减少损伤　为了减少损伤，对较脆弱的创缘，不要用镊子夹持。

9. 适度打结　缝线打结不可过紧，以创缘充分对合为度。

10. 常用针线　面部美容手术，应尽量采用细针线或无创针线。常用 6-0、5-0 缝线和 3×11。4×12、5×12 小角针行皮肤缝合，皮下及真皮层缝合线可选用 6-0 可吸收线。

（二）常用缝合方法

1. 间断缝合　是皮肤外科手术中最常用的缝合方法。每缝一针即打一结，互不相连。适用于一般伤口的缝合。操作时，在皮下将创缘向两侧略加剥离，将皮下对位间断缝合，缝线从一侧深部进针，浅处出针，再从另一侧浅处进针，深部出针，线结打在深部。皮肤缝合线穿透全层皮肤后，在创缘稍向外翻的情况下缝合，可消灭死腔，保证创口愈合平整。外翻性缝合的操作要点是，将缝合针刺入一侧创缘后，稍斜向外侧，穿透全层皮肤皮下组织后，再转向对侧相等部位而穿出皮肤表面，这种缝合应使缝线在深部组织中形成一个较宽的环。在缝合中，进出针位置准确靠近创口边缘，在面颊部一般为 2～2.5mm，针距为 3～4mm。

2. 皮内缝合　皮内缝合的目的是使创缘更密切的接触，减少创口张力，减少瘢痕形成。

操作方法是用可吸收线在真皮底层作水平间断缝合、连续缝合、褥式缝合。在面部等身体暴露部位，可采用皮内连续缝合，而后再行皮肤间断缝合。

3. 褥式缝合　褥式缝合有使创缘外翻，加强缝合牢度，扩大创缘接触面，有利于愈合等优点。褥式缝合分纵褥式和横褥式缝合等方法。在皮肤外科手术中，缝合游离皮片与创缘全厚组织时，常采用横褥式与间断缝合间断进行。另外，在缝合容易内卷的皮肤创口时如阴囊、手部等也可采用褥式缝合。褥式缝合一般不应在面部创口上使用。

4. 连续缝合　适用于中厚皮片、皮管等手术伤口的缝合。其操作是，在伤口一端间断缝合一针，打结后连续缝合皮肤，最后一针间断缝合打结。下睑缘的美容手术有时也可采用连续缝合的方法。

5. 皮瓣尖端缝合法　缝合皮瓣尖端时，针只穿行尖端的真皮下层，不穿出皮肤，

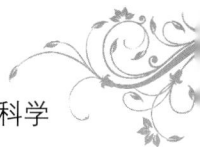

以保证皮瓣尖端的血液供应。

三、皮肤活检术

皮肤活检术是皮肤科常用的一种病理检查手段，是指切除或者环钻某一部位的皮肤或黏膜组织，通过组织染色，以明确或者提示某一诊断。

（一）适应证

1. 有高度诊断价值的皮肤病，如皮肤肿瘤、病毒性皮肤病、角化性皮肤病等。

2. 有诊断价值的皮肤病，如大疱类皮肤病、银屑病、扁平苔藓、肉芽肿性皮肤病等。

3. 可找到病原体的皮肤病，如麻风、深部真菌病等。

（二）术前准备

1. 皮损的选择　尽量选择未经治疗的新鲜皮损及原发皮损；尽量选择不影响美容或者对美容影响小的部位；尽量选择包括皮下组织及皮损周围正常组织。疑为皮肌炎时必要时取材要带肌肉。

2. 消毒麻醉　常规消毒，选用2%利多卡因或1%普鲁卡因行局部浸润麻醉。尽量避免麻醉药液注射于取材部位，造成送检组织水肿，从而影响病理诊断结果。

3. 标本固定　浸泡于95%酒精或10%甲醛溶液的小瓶内，固定液应盖住标本。如需送电镜检查，可用0.25%戊二醛固定。

（三）手术方法

1. 部分切除活检法　临床上最为常用，消毒麻醉满意后，沿皮纹的方向梭形切开病变组织，刀锋与皮面垂直，深度达皮下组织，注意不要钳夹组织标本。缝合切口，并包扎。多用于炎性浸润、血管炎、深部真菌感染、寻常狼疮、某些肿瘤等皮损。

2. 完全切除活检法　适用于相对较小可行完全切除的可疑皮损。可将切取皮损的全部或部分作为标本送病理检查。

3. 环钻法　本方法简便易行，适用于小损害，或病变仅局限于表皮或真皮，或手术切除法有困难的病例。根据不同的病变部位选取合适的环钻器，左手固定好取材皮肤，右手持钻孔器垂直于皮面，旋转钻入皮肤达到一定深度，退出钻孔器，用有齿镊小心提取组织，用剪刀剪断基底，明胶海绵压迫创口，并包扎。

4. 匙刮　常规消毒麻醉后，提起病变组织并用锐匙刮取，只用于浅表增生组织。

5. 削切法　此法更加简便易行，但只适合切取表浅病变，或巨大病变之简便取材，用手术刀片削切待检损害。

取出的组织标本立即放入含适量75%酒精或10%甲醛溶液小瓶固定。

（四）术后处理

1. 预防感染。

2. 换药与拆线　手术切除术后第三天换药，根据部位的不同5~9天拆线。

（高建武　曾维惠）

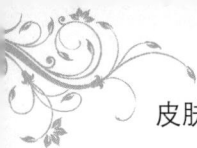

第八节　常用皮瓣成形技术

一、概　述

（一）皮瓣的定义

皮瓣（skin flap）由具有血液供应的皮肤及其附着的皮下组织所组成。皮瓣在形成过程中必须有一部分与本体相连，此相连的部分称为蒂部。蒂部是皮瓣转移后的血供来源，又具有多种形式，如皮肤皮下蒂、肌肉血管蒂、血管蒂（含吻接的血管蒂）等，故皮瓣又称带蒂皮瓣（pedicle skin flap）。

（二）皮瓣的分类

20 世纪 70 年代后，按皮瓣的血液循环的类型提出了以下分类：①随意皮瓣，由肌皮动脉穿支供血，缺乏直接皮动脉；②轴型皮瓣，由直接皮动脉及肌间隔动脉供血。

（三）皮瓣的设计原则

1. 缺损的评估　皮瓣的应用主要是修复缺损，恢复功能与外形，因此皮瓣的设计原则首先是要判断缺损情况，主要包括：①部位；②大小；③形状；④缺损原因；⑤缺损深度；⑥缺损周围组织的情况：如血液供应、有无瘢痕等等。

2. 供瓣区与皮瓣类型的选择　皮瓣转移到缺损区到完全成活，主要依赖于血管供养。因此，应尽量选用血供丰富的皮瓣。需要考虑①血液供应方式；②皮瓣的转移方式；③皮瓣的构成，尽量减少供皮瓣区的畸形与功能障碍。

3. 试样设计　逆行设计（planning in reverse）也叫"试样"，是轴型皮瓣设计的一种方法。先用供皮瓣区绘出缺损区所需皮瓣大小、形状及蒂的长度。用纸或布按上述图形剪成模拟的皮瓣。再将蒂部固定于供皮瓣区，将剪成的模拟皮瓣掀起，试进行转移，看其能否比较松弛地将缺损区覆盖。

二、随意皮瓣

随意皮瓣（random pattern skin flap），由于皮瓣中不含知名动脉，仅有真皮下层血管网，有时也带有皮下层血管网，因此皮瓣移植时应注意长宽比例限制，在操作时注意剥离平面的层次，并力争厚薄深浅一致，以保持血管网的延续性不受损伤。

随意皮瓣临床上分类如下：①局部皮瓣：推进皮瓣、旋转皮瓣、易位皮瓣；②邻位皮瓣；③远位皮瓣。

以下拟重点介绍三种类型的局部皮瓣。

（一）推进皮瓣（advance skin flap）

又称滑行皮瓣（sliding skin flap），是利用缺损创面周围皮肤的弹性和可移动性，在缺损区的一侧或两侧设计皮瓣，经切开及剥离掀起后，向缺损区滑行延伸以封闭创面。此类型皮瓣较多，常用有单蒂滑行皮瓣、双蒂滑行皮瓣、V-Y 或 Y-V 滑行皮瓣、皮下带蒂滑行皮瓣。

1. 单蒂滑行皮瓣

（1）在缺损的一侧沿缺损缘上下（或左右）作平行辅助切口，从皮下浅筋膜层剥离掀起，形成一矩形的单蒂皮瓣，将皮瓣向缺损区滑行推进，覆盖创面。

（2）若蒂部出现轻度皱折（猫耳朵），不能立即进行平复手术时，可留待以后处理。皮瓣滑行移植时张力较大，可按以下手术处理，在滑行皮瓣蒂部两侧外缘，各切去一小的三角形皮肤，皮瓣经剥离后向前滑行移植，相对创缘皮肤全层缝合（图7-8）。

2. 双蒂滑行皮瓣

（1）在创缘一侧或两侧的正常皮肤组织作切口，使皮瓣长度尽量超过缺损的上、下缘（即蒂的高度超出缺

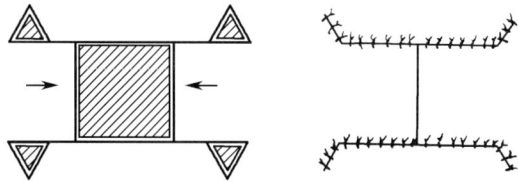

图7-8 张力大时，单蒂滑行皮瓣手术处理方法

损的上、下缘）。设计时可在创缘一侧正常皮肤部位形成一双蒂皮瓣（图7-9），设计切口线应比创缘略长，皮瓣的宽度，可根据局部组织松弛程度而定。

（2）然后将皮瓣从深筋膜与肌膜之间分离，形成双蒂皮瓣后将靠近缺损的一侧边缘向缺损区滑行推进，松松地、无张力地覆盖创面。

（3）继发创面最好游离植皮并打包包扎，这样既避免张力，又有利于皮瓣的贴附与成活（图7-9）。

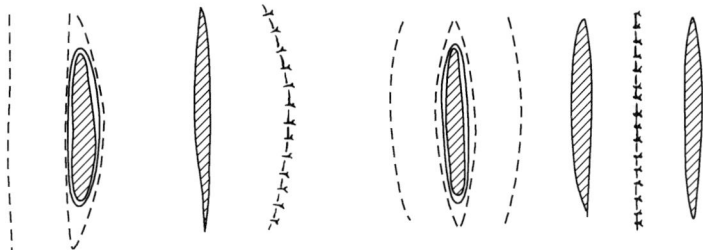

图7-9 双蒂滑行皮瓣

（4）临床上这是修复胫前溃疡理想的方法之一。

3. V-Y滑行皮瓣 亦称V-Y整形术，或三角形滑行皮瓣移植术。常用于整复下睑、下唇、指间轻度瘢痕挛缩。

（1）V-Y成形术即在错位组织的下方作"V"形切开，并稍加剥离松解，使错位组织充分复位后，再作"Y"形缝合。

（2）用增加局部组织的高度来恢复局部组织畸形（图7-10）。

4. 皮下带蒂滑行皮瓣 此类皮瓣皮下组织蒂不含知名血管束，优点是充分利用了缺损区周围正常的皮肤组织，故皮肤质地近似，皮瓣移植后张力减少，且皮瓣移动较灵活，可达到一期修复。分为单三角、双三角、多三角等多种类型。

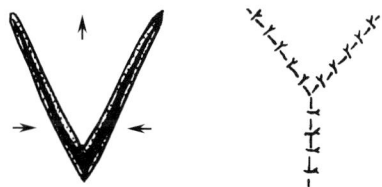

图7-10 皮下带蒂滑行皮瓣设计

（1）皮瓣设计：皮瓣切口呈三角形或短斧头形，在缺损区的一侧或两侧。设计关键是依据皮瓣转移的方向，确定皮下组织蒂的位置及方向，其中又分单蒂和双蒂（图7-11）。

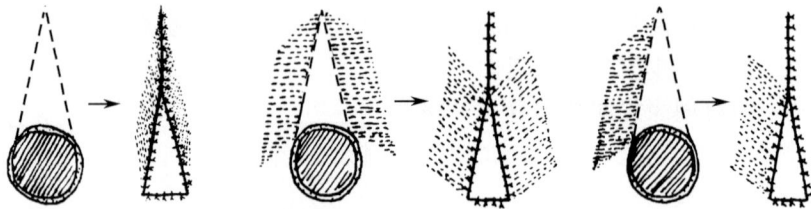

图7-11 皮下带蒂滑行皮瓣设计

（2）手术步骤：若设计为三角皮瓣一侧单蒂或两侧蒂时，手术时切开三角皮瓣的深度是蒂部到真皮层，其余则到皮下层，蒂部顺真皮下剥离形成单蒂或双蒂，蒂部的长短以三角皮瓣到位无张力为度。若皮下蒂皮瓣移动有张力，应根据需要行皮下剥离减张。

（二）旋转皮瓣（rotation skin flap）

将缺损设计成圆形或三角形，在缺损边缘的一侧形成一局部皮瓣，旋转一定角度后，转移至缺损区进行创面修复覆盖。皮瓣近端的基点即为旋转的轴点，其旋转的半径长度应远超出缺损的外缘。

1. 皮瓣设计 旋转皮瓣必须根据缺损区周围正常皮肤的弹性、可移动性进行设计。首先其旋转弧切口长度一般应为缺损区宽度的4倍；皮瓣的长度（相当于旋转半径）应较创缘略长（约>20%），若等长或稍短，转移后必然会在旋转轴线上产生张力，最紧的地方通常也就是最远的地方所产生的张力最大，一般称之为最大张力线，在设计时要设法克服这条线上的张力（图7-12）。

2. 手术步骤 顺设计切口线切开皮肤全层，在深筋膜的浅面行锐性剥离皮瓣。剥离时先用缝合线缝合创缘数针，缝线留长来牵引皮瓣或皮钩牵拉皮瓣，皮瓣内若含有知名血管，应注意保护。

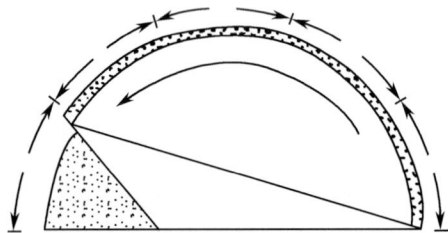

图7-12 旋转皮瓣设计

剥离的皮瓣旋转移到受区时应无张力，皮瓣移植后的创缘用3-0缝合线缝合。

3. 张力处理 旋转皮瓣的轴心线是皮瓣移植的最大张力线，如果皮瓣移植时轴心线的张力较大，可以按下述手术方法进行处理：

（1）将弧形切口线延伸。

（2）在弧形切口线的远端轴心线上作一"逆切"或"倒切"，切口仅深及皮肤全层，以避免影响蒂部的供血。此切口可缓解轴心线的张力。皮瓣旋转移植后的继发组织缺损，若不能直接缝合时，则可行游离皮片移植。

4. 术中注意要点

（1）皮瓣形成部位皮肤组织须正常。

（2）皮瓣移位后缝合时，皮瓣轴心线应达到张力适度，避免张力过大。

（三）易位皮瓣（triangle skin flap graft）

又称交错皮瓣或 Z 成形，此类手术方法较多，操作简便，效果较好，既能恢复局部功能，又能改善外观，故皮肤外科与美容外科应用较广泛。但供区皮肤必须正常，其弹性与松弛度也比较好。由于交错皮瓣经过易位后延长了轴线的长度，即可达到松解挛缩的目的。另外，它可改变瘢痕的方向，使之与皮纹相吻合，还能使移位的组织、器官复位，从而达到改善功能与外形的良好效果。

1. 单三角皮瓣成形术 以单三角皮瓣修复肘部瘢痕挛缩畸形为例（图7-13）。

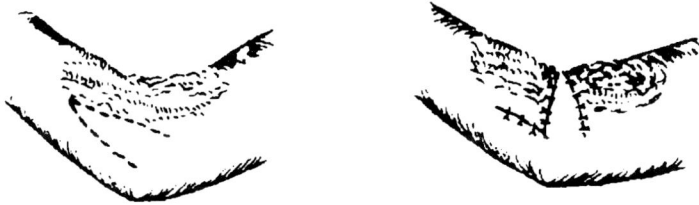

图7-13 单三角皮瓣成形术

（1）先切除肘部的挛缩瘢痕，前臂尽量恢复到伸直位。

（2）在一侧正常皮肤处，设计一大小合适三角皮瓣。

（3）沿切口线切开皮肤全层，并将皮瓣剥离掀起，转位到肘部受区，将皮瓣适当修整后与对侧创缘全层皮肤缝合。

2. "Z"整形术

（1）典型的"Z"整形术，切口位于瘢痕挛缩线，称中心轴线，两端与中心轴线角度相等平行辅助切口线称臂，如此两三角皮瓣合成平行四边形，位于挛缩线短的对角线称挛缩对角线，与之成垂直的长的对角线称横行对角线，以其切口似"Z"形而命名（图7-14）。

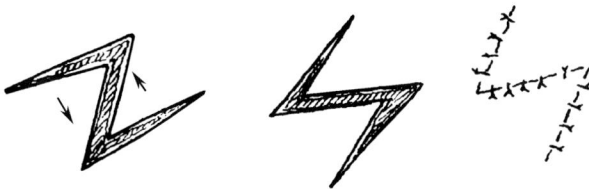

图7-14 "Z"整形术操作步骤

设计时在条状或索状瘢痕的两侧设计一定角度的两个三角皮瓣，角度与轴线延长的长度有一定关系，即30°角的皮瓣可延长25%左右，45°角的皮瓣可延长50%，60°角可延长75%左右，角度大于60°后虽然延长的百分率可更大，但因蒂部相对太宽而不易转移。注意在活体上远不能达到上述理论上数值。

（2）三角皮瓣角度不等"Z"整形术，此类手术较常用于头面、腋部、腘窝及会阴瘢痕挛缩整复，但其附近需有较松动的正常皮肤，设计三角皮瓣移位于瘢痕切断创面部位，切口线为"Z"形，但三角皮瓣的角度不相等（图7-15）。

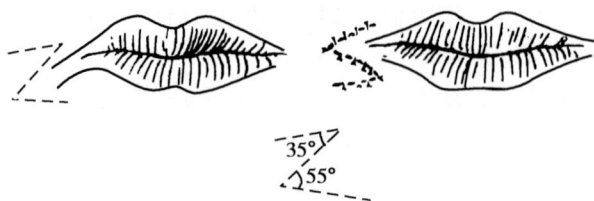

图 7-15　三角皮瓣角度不等"Z"整形术

（3）连续"W"或"M"成形术，很早有人应用连续多"W"或"M"形切口，进行先天性小腿环形瘢痕挛缩的成形手术，收到好的效果，以后这种手术名为多"W"或"M"整形术（图 7-16）。

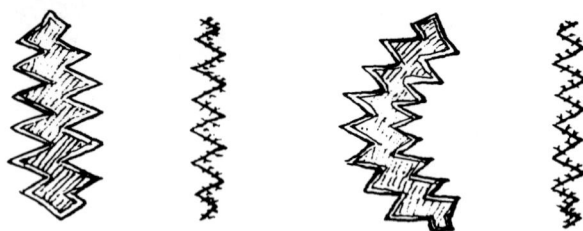

图 7-16　连续"W"或"M"成形术

手术设计：在瘢痕挛缩线的两侧，设计对应连续三角形皮瓣切口线，各三角形一侧皮瓣的顶角，对准对侧三角形皮瓣底边的中点。

手术时沿着两条连续三角皮瓣切口线切开全层皮肤，随后将两切口线内瘢痕切除。切口缘皮下稍剥离后，将各三角皮瓣相对边缘缝合，两端皮肤皱折部分经修整后缝合。

3. 三瓣成形术

手术设计：应用一对三角皮瓣及一个矩形瓣，即矩形瓣设计位于萎缩性瘢痕的部位，此时可在其两侧松弛的正常皮肤处设计两个三角皮瓣，切口切开松解后，矩形皮瓣退缩形成的继发创面由两个三角皮瓣插入修复移位到瘢痕松弛切口创面进行整复，以解除瘢痕挛缩，供区直接缝合。

以手指部瘢痕挛缩为例。手术时按设计切开手指萎缩性瘢痕部位的矩形瓣切口线，彻底松解瘢痕挛缩，手指伸直，然后将邻近设计的两三角皮瓣按切口线切开并剥离，转位移植到瘢痕挛缩切开松解后的创面（图 7-17），创缘直接缝合。

4. 四瓣成形术　用单纯"Z"成形治疗，估计解除局部瘢痕挛缩

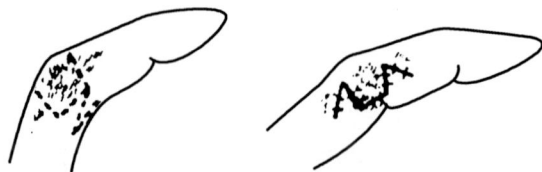

图 7-17　三瓣成形术手术设计

不理想时，则可设计四瓣整复（图 7-18）。设计时位于瘢痕挛缩线的中心轴线的两端各形成一对三角皮瓣，其角度通常为 45°~60°，注意要求瘢痕挛缩线的两侧皮肤基本正常，组织松弛，少量瘢痕也必须是萎缩性瘢痕。

5. 五瓣成形术　设计时以瘢痕挛缩线为中心轴线，在其皮肤正常、局部组织较松

弛的一侧，形成三个角度均为60°的三角皮瓣，另一侧在中心轴线的中点作一垂直辅助切口，并在其两端与中心轴线成60°的辅助切口，各切口线的长度均相等（图7-19）。

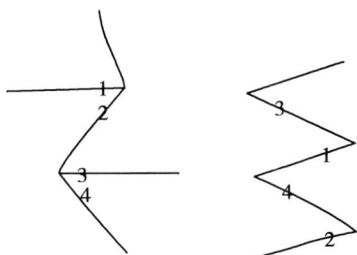

图 7-18　四瓣成形术手术设计　　　　图 7-19　五瓣成形术手术设计

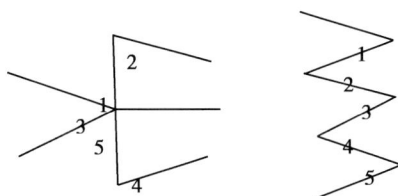

三、筋 膜 皮 瓣

筋膜皮瓣（fasciocutaneous flaps）是指皮瓣中包含深筋膜结构，且深筋膜血管网对皮瓣的成活具有重要作用的一类局部带蒂皮瓣。

皮瓣和筋膜皮瓣成形技术是皮肤外科最常用的修复技术手段。熟练掌握筋膜皮瓣同皮瓣技术一样，对于外科医师而言都是至关重要的。

（一）筋膜皮瓣的血供来源

直接皮肤血管、筋膜隔（隙）穿血管、肌皮血管穿支、其他结构的营养血管（如皮肤感觉神经和浅静脉干周围营养血管）。

（二）深筋膜血管网

来自筋膜隔（肌间隔和肌间隙）的血管穿支在穿过深筋膜之前和之后均发出许多分支，与来自筋膜隔血管网及肌皮血管穿支的分支，在深筋膜下、上两面的疏松结缔组织中互相吻合，形成深筋膜下血管网和深筋膜上血管网。肌皮动脉的穿支及缘支和直接皮动脉虽也有分支加入深筋膜血管网的构成，但贡献较少。

（三）筋膜皮瓣的分类

1. 随意型筋膜皮瓣　指皮瓣的蒂部没有口径较大的肌间隙筋膜穿血管，皮瓣的血供来自多个起源、相互独立的细小血管，或直接来自筋膜血管网。成活的长宽比例不超过2.5~3:1。

2. 链型筋膜皮瓣

3. 轴型筋膜皮瓣

（四）小腿随意型筋膜皮瓣的制取及临床意义

1. 小腿随意型筋膜皮瓣的制取　切取的长宽比例宜控制在3:1之内，手术时采用逆行切取法，从皮瓣的远端开始，以免损伤蒂部可能存在的穿血管，操作中应将皮肤与深筋膜临时缝合固定几针，防止两者分离。小腿随意型筋膜皮瓣的蒂部较宽，旋转幅度不大，仅能作局部的转移，修复中小面积的创面。

2. 临床意义　小腿的病变如糖尿病溃疡、静脉曲张综合征溃疡、创伤、皮肤肿瘤切除后的缺损修复，尤其是小腿下1/3深及骨膜的缺损的修复，临床上较为棘手。通常

281

的皮瓣或交腿皮瓣修复缺损，往往皮瓣的远端由于血供问题存活困难，小腿随意型筋膜皮瓣能较好地解决缺损的修复和血供的问题，并且长宽比例可达到3∶1，能修复较大的缺损，并且制取较为简便，故临床价值显著。

（五）随意型筋膜皮瓣在实际应用中如注意以下几条

1. 尽可能将筋膜皮瓣设计在筋膜血管网的轴向一致的方向上，以获得较多的血液灌注。筋膜血管网的轴向多与深部主干动脉走行方向一致，在四肢多为纵行，在躯干多为横行和斜行。

2. 将筋膜皮瓣的蒂部设计在肌间隔或肌间隙处，以尽可能保护一条穿血管，这比增加蒂部的宽度更为重要，也更为有效。

3. 如切取的筋膜皮瓣较长，应尽可能设计成近端蒂的手术方式。

4. 在近端蒂筋膜皮瓣中，如果在皮下组织中包含一条贯穿蒂部的浅静脉支，不仅有利于皮瓣的静脉回流，而且可能增大切取面积，形成带浅静脉的近端蒂筋膜皮瓣。

5. 如果能在皮下组织中包含一条贯穿蒂部的皮神经在内，则皮神经血管丛能加强皮瓣的血液循环，提高成活的长宽比例，形成带皮神经营养血管丛的筋膜皮瓣。

（戴耕武　罗东升）

第九节　Mohs 显微描记手术

Mohs 显微描记手术的意义不仅在于能够有效治疗多数皮肤恶性肿瘤，而且它是现代皮肤外科学发展史上的里程碑。正是由于 Mohs 显微描记手术的出现，推动了众多皮肤科医生拿起手术刀治疗皮肤肿瘤；另一方面，由于 Mohs 显微描记手术的适应证——皮肤恶性肿瘤的特殊性质，Mohs 显微描记手术成为皮肤外科独树一帜的术种，为皮肤外科这一皮肤病学亚学科的确立发挥了重要作用。

Mohs 显微描记手术英文原名为 Mohs Micrographic Surgery，它的特色在于应用特殊冰冻切片取材方法及模式图标记，通过显微镜下检测，保证肿瘤被彻底切净并使手术缺损最小。

Mohs 显微描记手术是以美国医生 Frederid Mohs 的名字来命名的。当 Mohs 还是一名医学生时，他在实验中无意发现氯化锌不仅能使皮肤肿瘤组织固定坏死，而且完整保留了组织的微观结构。在此基础上，经过反复实验，年轻的 Mohs 发明了氯化锌化学手术治疗肿瘤的方法，即应用氯化锌破坏肿瘤组织，然后水平切片检测肿瘤组织的边缘，周而复始直至判断肿瘤被彻底切净。1941 年 Mohs 发表了关于这项技术的论文。此后又经过若干年的时间，Mohs 化学外科技术逐渐被认可和接受。然而 Mohs 并没有满足于此，因为他发现化学手术技术还有很多的不足，例如氯化锌作用于组织需要一定的时间，所以治疗可能会持续几天；再者化学反应过程中患者会经历严重的炎症反应和疼痛；此外不得已而采用的术后缺损二期愈合非常不利于最终外观效果。在一次治疗过程中，Mohs 偶然悟到了新鲜组织检测技术，即不再使用氯化锌，而是在切除的基础上沿特殊的方向切片取材以达到完全检测残余肿瘤的目的。这项技术的改进不仅大大缩短了皮肤肿瘤治疗的时间，减少了患者的痛苦，而且治愈率和美观效果都出人意料。1969 年，

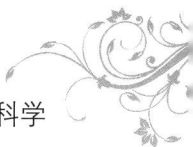

改进后的 Mohs 手术被公布，真正意义上的 Mohs 显微描记手术诞生了，新鲜组织检测技术也被沿用至今。为了纪念 Mohs 的发现和推广普及工作，术种被命名为 Mohs 显微描记手术，而且还成立了美国 Mohs 显微描记手术和皮肤肿瘤学院。目前该学院已经成为美国主管皮肤外科培训的重要机构之一。

一、Mohs 显微描记手术的基本原理

传统手术往往是沿皮肤肿瘤外缘 3mm 切除肿物，标本送病理检测。检测时常常采用面包片法和"十"字法抽检样本，但是皮肤肿瘤不规则地生长导致了传统病理检测方法具有较高的假阳性。

Mohs 显微描记手术正是改进了传统的病理检测方法，改抽样检测为全面检测。试想，皮肤肿瘤被切除后，任何残余肿瘤都会遗留在手术缺损的侧壁或底面上，而手术缺损侧壁和底面又可以认为与被切除肿物的外表面的侧壁和底面是同一个平面，换言之，如果完整地检测了被切除肿物外表面的侧壁和底面，就可以发现所有残余肿瘤。如何才能保证被切除肿物所有的侧壁和底面都被检测到呢？再试想，如果把一个碗状面（相当于被切除肿物外表面的侧壁和底面）的侧壁往下压，直至侧壁与底面处于同一个平面，这时水平切片取材，所获得的平面就包括所要检测的侧壁和底面了，全部残余肿瘤也就可以被一次性检测。因为皮肤具有很好的延展性，所以制片时下压肿物，完全可以做到使其侧壁与底面处于同一个平面上。当然在实际操作过程中，为了便于下压肿物，可以把肿瘤事先分成若干块，还可以掏取肿物的中央部分，使其真正成为一只碗状。

在切取肿物之前，Mohs 显微描记手术要求在人体模式图的相应部位标记肿物位置和形状，肿物切除之后，根据肿物分割情况（为方便冰冻制片过程中下压标本）在图上划分区域，每一块组织对应一个区域号。与此同时，用特殊染料（保证制片过程中不被洗脱）标记每块标本的一条边，并在模式图上进行标记。如此做的好处在于：阅片过程中，如果发现一块标本的切片有残余肿瘤，可以通过染色的区域和模式图明确是哪个部位的标本的哪一侧有残余肿瘤，进而只在相应部位扩大切除。这就是为什么 Mohs 显微描记手术能够保证手术缺损最小的原因，也是"显微描记"含义的体现。

二、Mohs 显微描记手术的意义

从 Mohs 显微描记手术的原理角度看，它有两个重要意义：①能够在直视下保证一次手术切净肿瘤；②保证手术缺损最小，能最大程度保留正常皮。众所周知，皮肤肿瘤常常发生在头面部等光暴露部位，这些部位寸皮寸金，手术缺损的大小对成形修复非常有意义。

再从流行病学角度看，非黑素瘤性皮肤肿瘤，诸如基底细胞癌等是人类最高发的肿瘤。虽然亚洲人种这些肿瘤的发生率明显低于高加索白种人（欧美白种人），但是由于有着绝对庞大的人口数量，所以非黑素瘤性皮肤肿瘤的发生绝对数量在亚洲也很惊人。此外，随着人口老龄化、生活模式的改变、环境污染等因素的影响，中国皮肤肿瘤的发生率似有升高趋势。

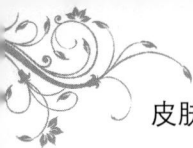

文献显示，传统手术治疗原发性基底细胞癌 5 年治愈率只有 90% ~ 93%，而采用 Mohs 显微描记手术治疗能够达到 98% ~ 99%。对于复发性基底细胞癌，传统手术 5 年治愈率只有 80.1%，而 Mohs 显微描记手术治愈率能够达到 94.4%。以上事实说明，Mohs 显微描记手术非常有应用价值，不仅在欧美国家，在中国这样的亚洲国家也应该被作为常见皮肤恶性肿瘤的首选治疗方法。

三、Mohs 显微描记手术的适应证

从理论上讲，Mohs 显微描记手术适用于单一灶性连续性生长的皮肤恶性肿瘤，如基底细胞癌、鳞状细胞癌等。如果肿瘤具有高度转移及跳跃性生长的性质，严格控制手术范围对于疾病预后就不是很有意义了。常规认为如下皮肤肿瘤是 Mohs 显微描记手术的适应证：基底细胞癌、鳞状细胞癌、鲍温病、隆凸性皮肤纤维肉瘤、恶性纤维组织细胞肉瘤、疣状癌、皮脂腺癌、乳房外帕哲病、平滑肌肉瘤、小汗腺腺性囊样癌、Merkel 细胞癌、大汗腺癌等。虽然很多文献书籍中把恶性黑素瘤也作为 Mohs 显微描记手术的适应证，但是因为恶性黑素瘤具有一定的易转移特性，所以皮肤外科医师很少应用 Mohs 显微描记手术的方法对其治疗。

不同组织类型的皮肤恶性肿瘤侵袭性不同。例如基底细胞癌的常见组织类型有浅表型、结节型、硬斑病样型和微小结节型。后两者被公认为侵袭性较高。未分化型、低分化型、纺锤细胞型、棘层松解型鳞状细胞癌也属于侵袭性较高的肿瘤。对于侵袭性较高的皮肤恶性肿瘤建议采用 Mohs 显微描记手术治疗以降低复发率。研究认为当肿瘤直径大于 2cm，肿瘤临床界限不清，放疗后继发肿瘤，免疫抑制继发肿瘤，儿童罹患的肿瘤都具有一定的侵袭性，易于复发，所以建议采用 Mohs 显微描记手术治疗这些类型的肿瘤。

在皮肤肿瘤的研究中发现，一些解剖部位也与肿瘤复发率有关。眼周、鼻周、颞部、头皮、耳前、黏膜、嘴唇、肢端和生殖器等部位都被认为是高复发、高转移风险区域，建议采用 Mohs 显微描记手术治疗。

Mohs 显微描记手术还有一个非医学意义上的适应证，即美观需要。许多患者，尤其是女性非常在意手术的美观效果，皮肤肿瘤又经常发生在光暴露部位，如前所述 Mohs 显微描记手术能够保证手术缺损最小，有利于成形修复，故而从满足术后美观效果的需求出发也应该采用 Mohs 显微描记手术。

综上所述，概括 Mohs 显微描记手术适应证如下（注：恶性皮肤肿瘤均指单一灶性连续性侵袭性生长的肿瘤）：头面部恶性皮肤肿瘤，躯干四肢直径 >2cm 的皮肤恶性肿瘤，高复发风险部位的皮肤恶性肿瘤，临床界限不清的肿瘤，复发性恶性皮肤肿瘤，继发恶性皮肤肿瘤，肿瘤具有侵袭性组织学形态等。

四、Mohs 显微描记手术的排除标准

任何一种手术都不是万能的，而且有一定的局限性。Mohs 显微描记手术需要护士、技术员的配合，需要冰冻切片机等较贵重的设备，故而手术经济成本比一般手术高。另

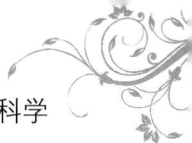

外由于需要反复检测肿瘤标本，所以手术时间也比较长。面对较多的手术费用和时间，应该根据患者的实际情况选择治疗方法。例如患者岁数较大、健康状况欠佳而皮肤肿瘤又较小、生长较慢，就不必一定选择 Mohs 显微描记手术。再如智障等无法长时间配合手术的患者也不适于选择 Mohs 显微描记手术。

五、Mohs 显微描记手术步骤

（一）术前评估与知情同意书的填写

皮肤肿瘤患者多是老年患者，多伴发慢性系统性疾病，术前评估中要特别注意是否有心血管病史和糖尿病病史。由于手术过程中经常使用单极电凝器，所以还要关注患者体内是否有移植物，例如心脏起搏器。术前评估的内容是前人总结的经验，忽视它出现问题虽然是小概率事件，但是一旦发生，对患者和医生来说都将是终身憾事。

知情同意书填写也非常重要。Mohs 显微描记手术可能持续时间较长，患者需要有充分思想准备。再者，肿瘤往往是先发生细胞学变化，经过一段时间以后才能肉眼辨别，这就意味着手术最终切除的范围可能远远大于肉眼可视皮损的大小，尤其对于复发性肿瘤更是如此。以上情况需要向患者充分地交代，否则有些患者心理上很难接受"小皮损切了个大窟窿"。Mohs 显微描记手术之后常常要行皮瓣或植皮成形修复，这些成形修复方法需要扩大切口，甚至增加手术缺损。对此也应该在手术之前充分告知患者。

（二）术前准备

术前准备基本与普通手术相同。Mohs 显微描记手术所特殊需要的物品有组织标本染色剂；运输标本至病理室的器皿（可选用平皿或小饭盒）；器皿底部置一纸张，上面根据标本的数量画好格子，并标上数字；还需要事先准备好皮损所在解剖部位的模式图，用来标记手术的部位和方向。

患者术前要测量血压，有条件者应进行心电监护。对于一般患者，手术间歇可以自由饮食，借此时间还可以进行抗生素的静脉点滴。皮肤肿瘤手术本身是无菌手术，但是由于在等待冰冻切片结果期间，并不缝合切口，只是简单包扎，所以一般需要应用 3 天抗生素。

（三）Mohs 显微描记手术的第一阶段

1. 术前照相 在模式图上标记肿瘤的位置、形状。常规局部消毒，麻醉，沿肿瘤外缘 1mm 除切除肿瘤。为了便于冰冻制片，可以先将肿瘤的中央部分剜去使最终肿瘤标本成为碗状（注意不要切透底部）。另外还可以在肿瘤的一侧做一深划痕，并在模式图上做出标记，以便于在肿瘤切除后判断原始方向。

手术局部进行彻底止血和包扎，让患者往休息室休息。

将肿瘤标本根据大小分割成若干块，大小以能承载于载玻片上为准。分割后的标本，一侧染色，在模式图上标记每块标本在人体上的位置、染色的位置并确定序号。再根据序号把标本放入器皿内标有相应号码的格纸上。最后将标本送病理室检测。

2. 冰冻制片 冷冻标本之前，按照 Mohs 显微描记手术原理所述那样将标本的侧壁下压至底面，待标本定形后行 OCT 包埋，然后从底面的外缘侧开始切片。所切片子可

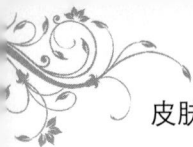

通过灯光判断是否表皮真皮完整，如有缺失应当重切。对于一个有经验的技术员来说，一块标本连续切 3 片置于一张载玻片上就足够了。每张片子要编好号码，以便于手术医生判断片子之间的层次关系。

冰冻切片染色程序

- 10% 甲醛　　　　　　　固定　　　　　　　15 分钟
- 水洗　　　　　　　　　　　　　　　　　2 次
- 苏木精　　　　　　　　　　　　　　　　10 分钟
- 水洗　　　　　　　　　　　　　　　　　2 次
- 盐酸酒精（分色）　　　　　　　　　　　迅速
- 水洗　　　　　　　　　　　　　　　　　2 次
- 氨水（反蓝）
- 水洗　　　　　　　　　　　　　　　　　2 次
- 伊红　　　　　　　　　　　　　　　　　8 分钟
- 水洗　　　　　　　　　　　　　　　　　2 次
- 80% 酒精　　　　　　　　　　　　　　　1 分钟
- 95% 酒精　　　　　　　　　　　　　　　1 分钟
- 纯酒精 I　　　　　　　　　　　　　　　2 分钟
- 纯酒精 II　　　　　　　　　　　　　　　2 分钟
- 二甲苯 I　　　　　　　　　　　　　　　5 分钟
- 二甲苯 II　　　　　　　　　　　　　　　10 分钟
- 封片（光明树脂胶）

3. 手术医生阅片　手术医生阅片时要判断标本是否完整。根据 Mohs 显微描记手术的原理，如果在片子的表皮侧有残余肿瘤，说明手术广度不够。如果在真皮甚至脂肪侧有残余肿瘤，说明手术的深度不够。如果发现片子中局部有大量炎症细胞聚集，也按照有残余肿瘤判断。一般说，手术医生应该在手术前阅读患者的病理片，这样有助于判断残余肿瘤尤其是肿瘤边缘的非典型性细胞。如果发现有残余肿瘤，应在模式图的相应部位画出，以便于局部手术扩大切除。

（四）Mohs 显微外科手术的后续阶段

如果阅片发现有残余肿瘤，请患者再次进入手术室，再次消毒麻醉，根据模式图，在相应部位扩大切除，为了便于判断方向和位置，通常再次切除时少带一点表皮。其后重复前面所述步骤。如果发现还有残余肿瘤，就需要周而复始这些步骤了。最后将手术缺损进行成形修复。笔者曾总结了 75 例 Mohs 显微外科手术，最多者曾重复 6 次检测，故此提醒读者，切不可为节省时间而扩大切除肿瘤，否则就失去了 Mohs 显微描记手术的重要意义。

六、Mohs 显微描记手术在中国

Mohs 显微描记手术自从 20 世纪 30 年代诞生以来，已经发展成为欧美国家皮肤恶性肿瘤的标准治疗方法。但是直到本世纪初，Mohs 显微描记手术技术才被真正引进国

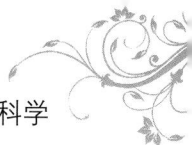

内。随着近年来皮肤外科学的发展，很多医院认识到 Mohs 显微描记手术的意义并陆续开展。在医学会和医师协会举办的皮肤科学术年会上，也多次出现关于 Mohs 显微描记手术的演讲。2007 年 3 月，《中华皮肤科杂志》发表了论著《Mohs 显微外科手术 75 例回顾分析》，该文第一次总结了中国 Mohs 显微描记手术皮肤肿瘤病例，应该是 Mohs 显微描记手术在中国广泛正规开展的标志。

Mohs 显微描记手术在中国的普及还面临一些问题，诸如一些医院无法把皮肤病理和手术技术整合在一起；Mohs 显微描记手术需要冰冻切片机等贵重器材，导致一些皮肤科无法承受；Mohs 显微描记手术术后多需要皮瓣、植皮等复杂成型修复手段，很多皮肤科医生受到手术技术的局限。还有人认为中国皮肤肿瘤发生率低，侵袭性小，所以不需要 Mohs 显微描记手术。如前文所述中国庞大的人口数字以及日益社会老龄化的现实都预示着中国皮肤肿瘤的日益高发。随着中国经济的发展，中国的皮肤肿瘤患者有权利也有实力选择最佳的治疗手段，为患者提供最佳的选择也是中国皮肤科医生义不容辞职责。关于手术技术，可以遵循从简单到复杂，从少量到多数的原则。例如，培训 Mohs 显微描记手术医师时可以从常见肿瘤病理的学习开始，并不要求所有的手术医师都是皮肤病理学家。有些医院在开展 Mohs 显微描记手术之初，与医院大病理科合作进行冰冻切片制片。

总之，推广普及 Mohs 显微描记手术是中国皮肤外科医师的职责所在，也是中国皮肤肿瘤患者的需求，更是皮肤外科学科发展的必然。

（李　航）

第十节　毛发移植

对于人类来说，毛发的美学意义显然要重要于它的生理意义。近年来毛发疾患的诊治成为热点，尤其是毛发移植技术在皮肤科和整形外科领域被广泛应用，得到了患者的认可。

最早记载毛发移植的文献见于 1822 年，德国医生 Wurzdburg 进行了大量研究探讨动物毛发移植。大约过了 1 个世纪，德国、法国、英国和日本陆续出现人自体毛发移植的报道，当时多采用的是植皮和岛状皮瓣技术。值得纪念的是，20 世纪初叶一篇德国文献报道了单根毛发种植睫毛的案例，几乎与此同时，1939 年 Okuda 在日本皮肤科杂志上发表文章介绍了环钻取皮进行毛发移植的技术。很长一段时间里，这两种技术代表了毛发移植技术的潮流。美国皮肤科医生 Norman Orentreich 被公认为是现代毛发移植之父。他的贡献一方面在于第一个提出应用毛发移植治疗雄性激素型脱发的理论，另一方面他进行了大量的临床实践，并把自己的经验毫无保留地传授给他人，以至于最早一批正规化从事毛发移植的医师不是 Orentreich 医生的学生，就是他同事。他对毛发移植技术的普及和后续发展产生了深远的影响。Orentreich 医生是美国皮肤外科协会的创始人之一，也是该协会的首任主席，可见毛发移植技术对于皮肤外科的发展也有着举足轻重的影响。20 世纪 60 年代末期，美国整形外科医师 Charles Vallis 开始开展毛发移植，标志着毛发移植技术进入了整形外科领域。Vallis 医生于 70 年代出版了一本关于毛发移植

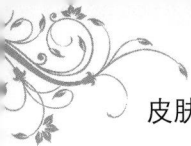

的专著，而且多次在整形外科学术会议上介绍毛发移植技术，因此他被认为是整形外科领域推广毛发移植的第一人。Sam Ayres Ⅲ是另一位值得纪念的美国皮肤科医生，他在20世纪50、60年代进行了大量临床研究，探索应用2.5mm、3mm甚至是2mm、1.5mm直径环钻取皮，由于通常这样大小的皮片拥有2～3个毛囊，所以这种技术被称为微小毛囊移植，曾经作为最先进的技术风靡一时。美国皮肤科医生Robert Limmer从1988年起开始研究单毛囊移植，直至1991年才发表了他的成果，这个成果使他成为了毛囊单位毛发移植技术的创始人。在毛发移植技术发展的历程上，值得一提的还有器械的发展，诸如韩国人发明的植毛器以及应用多锋刀取皮大大提高了工作效率，为普及发展毛发移植技术发挥了重要作用。

一、毛发移植的原理

毛发移植的原理基于3点：

1. 枕部毛发不受雄性激素的调节，一般不会脱落，即使移植到受雄性激素调节的其他头皮区域，也不会发生脱落。

2. 正常的头发密度远远大于人肉眼可分辨的密度，即在少于正常毛发数量的情况下，如果均匀栽种，仍可以达到"浓密秀发"的效果。

3. 头发美观效果与前额发际线密切相关，换言之，良好的发际线能在心理上部分满足患者对"浓密秀发"的需求。

毛发移植正是应用了上述3个原理：为患者设计符合年龄特征自然美观的发际线，然后从枕部切取毛发，将毛发分割成单株毛囊单位后，再均匀的栽种于脱发区，如此最终得到了"浓密秀发"。

由此可见，毛发移植仅是一种塑形手段，不是治疗措施。对于雄性激素型脱发的患者，毛发移植可以帮助患者"重获"一头令人满意的秀发，但是患者的实际毛发数量并没有增多，脱发区域原有毛发的继续脱失更没有被阻止。故此在毛发移植的同时还要建议患者配合其他治疗。当然，随着时间的推移当第一次毛发移植效果丧失时，还可以考虑进行第二次毛发移植。从理论上讲，每个患者可以进行大约3次的毛发移植。

毛发移植技术在经历了小片移植、环钻移植等阶段后，目前多采用单株毛囊单位移植。这种方法的效果更为自然，尤其适用于亚洲人种。据统计，亚洲人种的毛发密度是80～150hair/cm^2，而高加索白种人的毛发密度为130～280hair/cm^2；亚洲人种单根毛发的比例是46%，束状发的比例是54%，对于高加索白种人来说，单根毛发仅占10%～20%，束状发达到89%～90%。上述数据说明亚洲人种更需要单株毛囊单位毛发移植技术。

二、毛发移植的适应证

毛发移植的最佳适应证是雄性激素型脱发，其中男性患者多是进行发际线的重新设计和脱毛区的毛发加密；女性患者则多是进行脱发区域的毛发加密。除此以外，顽固性斑秃、瘢痕性脱发，白癜风植皮后都可以尝试毛发移植。从美学角度说，还可以采用毛发移植弥补眉毛、睫毛、胡须、阴毛的稀少和缺如。

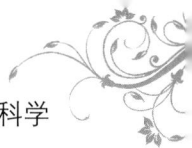

三、毛发移植的准备工作

1. 毛发移植的年龄标准　一般认为 30 岁以上的患者是毛发移植的最佳候选人群。原因在于年轻患者（＜30 岁）对自身脱发的心理负担很重，对美观期望值很高，而且患者将来脱发的程度和模式也很难预料，这就对手术医生提出了很高甚至是过高的要求。当然年龄不是毛发移植的绝对排除标准，关键在于与患者的沟通，让其有一个合理的效果期望值。总之给年轻患者做手术要特别慎重，在设计供毛区时要保守一些，为的是让患者将来能有更多的毛发移植机会。

2. 测量毛发的直径　同样数量的毛发，直径越粗，外观越显得浓密，所以要事先测量患者毛干的直径，以决定毛发移植的数量。

3. 计算供区毛发密度　供区毛发密度如果大于 80 毛囊单位/cm^2，毛发移植效果较好；如果密度小于 40 毛囊单位/cm^2，最好建议患者放弃毛发移植。

4. 确定秃发部位和程度　不同部位毛发粗细色泽都不一样，所以要根据秃发部位来决定供毛区的选择。一般说来，下枕区、颞区头发相对较细，是修复发际线的最佳选择，上枕部头发粗密更适合头顶部毛发的修复。总体看，前额秃发毛发移植的外观效果要优于顶部脱发。所以确定秃发部位对于实施毛发移植手术非常重要。此外，秃发程度也会影响手术效果。建议雄性激素脱发的患者越早治疗越好，在Ⅲ或Ⅳ期时最好就进行毛发移植治疗。

5. 毛发移植术前咨询　这一步骤是毛发移植术前最为关键的准备工作。首先医生要充分了解患者要求毛发移植的目的。过高的美观期望值会直接对手术效果评价产生负面影响。第二，如前所述，毛发移植仅是一种塑形手段，并不治疗脱发，脱发区的原有毛发会随着年龄的增长而继续脱失，所以患者通常在毛发移植的同时应配合其他治疗，诸如口服非那雄胺、外用米诺地尔溶液。如果不愿意用药，还可以选择第二次毛发移植，一般一生中可以做 3 次左右的毛发移植。总之要向患者交代清楚，一次毛发移植不能根本解决问题，患者要有后续治疗的思想准备。第三，要向患者交代清除毛发移植的原理和过程，尤其是告诉患者植入的毛发在 3 个月左右时会逐渐脱落，半年以后又会逐渐长出，通常在 1 年左右达到最佳外观效果。充分的交代可以避免患者在手术前后产生不必要的恐慌心理。

6. 病史回顾及完善术前常规检查　毛发移植之前要充分了解患者的健康情况。由于毛发移植耗时较长，所以有严重心血管疾病、脊椎病等不适宜长时间保持同一姿势的患者不宜行毛发移植。此外，长期服用阿司匹林等抗凝药物的患者可能会在手术过程中发生持续渗血，所以要特别注意。再有，过敏史和既往毛发疾患治疗史也要在毛发移植之前充分了解。术前常规检查包括血常规、肝肾功能、血糖、出凝血时间以及各种感染筛查。

7. 器械和手术流程的准备　毛发移植通常采用两种方法，一是原产于美国的植毛刀、植毛针技术。即先用植毛刀在脱发区打洞，然后用植毛针和镊子把分离好的毛囊单位植入。另外一种方法是原创于韩国的植毛器，将分离好的毛囊单位插入植毛器，然后将植毛器插入脱毛区，打洞和植入一次性完成。后者虽然工作效率较高，但是对于毛囊分离的质量要求也较高。手术前要将上述特殊器材消毒打包。毛发移植需要一组人马协

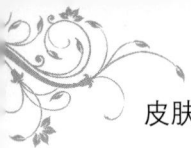

作完成。一般需要医生1人，手术护士1人，分离毛囊的技术员3~4人。手术场所也分为手术区域和毛囊分离区域。正因为参与手术的人员众多，所需设备也比较复杂，所以在初始开展毛发移植阶段一定要设计好手术流程，最好在正式手术前进行一次模拟流程操作，以避免真正手术时流程混乱给手术效果带来负面影响。

四、手术步骤

1. 患者术前洗澡、洗头。

2. 记号笔绘制发际线。发际线的设计是毛发移植成败的关键步骤之一。绘制发际线时要充分考虑患者将来脱发的趋势和年龄因素，对于正常人来说，60岁时的发际线和30岁时具有显著性差异，所以一味追求低发际线，从长期来看，外观效果并不理想。设计发际线之前要充分了解正常人群的发际线走行，标记发际线时一般比该患者目前年龄的正常发际线稍靠后一些，一方面可以节省所需植入毛发的数量，而且能够使发际线与患者年龄的增长相匹配。

3. 记号笔确定供发区域。供发区通常以枕骨隆突中点为中心，横向长条取材，一般宽度为1~1.3cm，长度为10~14cm，大约包含了1500到2000根毛发。当然手术前应计算供发区的毛发密度，据此确定取材的长宽。

4. 常规局部麻醉（1/100 000肾上腺素的缓冲1%利多卡因溶液）后，切取供发区头皮。入刀时应沿毛发生长的方面斜向切割，避免破坏毛囊。切取的深度大约在脂肪层中层（深入头皮7mm左右）。切割时可以应用普通手术刀，也可以选择多刃刀片。切下的头皮用生理盐水清洗血迹后，立即用生理盐水（4℃）纱布包裹送往毛囊分离区。枕部手术缺损单纯闭合，要注意彻底止血。对于多数患者，宽度小于2cm的缺损闭合后不会产生瘢痕。

5. 切除的枕部头皮被送往毛囊分离区后，应注意时刻用生理盐水浸泡，容器之下要用冰块保持低温。分离毛囊时，先由一位技术人员将头皮分割成小块，切割方向一定要与毛囊方向一致，然后交予其他技术人员，将小块分切成薄片，最后再分离出毛囊单位。在分离过程中，一定要保持组织的湿润和低温，注意不要人为损坏毛囊结构。毛囊单位是Headington的发现，他注意到头发的分布很不均匀，是以单位出现的，每个单位通常含有1根或2根或3根毛发，每个单位都有相对独立的皮脂腺、立毛肌和毛囊周围血管神经丛，这种单位后被称为毛囊单位。实验证明，以毛囊单位为单元进行移植，成活率大大提高，外观效果也得到显著提高。分离好的毛囊单位要根据所含毛发数量，分别用生理盐水纱布包裹，置于冰上保存。

6. 手术医生用记号笔在准备植发的区域根据原有毛发的生长方向再划分亚区域，主要目的是控制植发的方向。患者取仰卧或端坐位。消毒后，注入膨胀麻醉液，还可以配合眶上神经阻滞麻醉。如果是使用美式植毛刀，就在每个亚区域内根据毛发生长方向顺序打孔，压迫止血。然后用精细镊子和植毛针将毛囊单位插入。如果是使用韩式植毛器，可以将毛囊单位直接插入相应区域。无论打孔还是植入，都要特别注意植入的毛发与皮肤表面的角度，植入毛发的间距大约是1mm。整个手术过程应控制在6小时以内，以4小时最佳，否则会影响植入毛发的成活率。

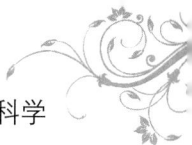

7. 手术后局部压迫彻底止血，可用生理盐水或过氧化氢溶液擦拭血迹。为控制血肿，可用弹力绷带在额枕部环形包扎。整个手术区域无需包扎，可以外涂抗生素软膏，然后戴一顶干净的手术帽即可。术后 3 天内患者避免低头，最好斜卧位休息。术后的一周之内，每天用生理盐水清洗头皮，此后的半个月内，避免淋浴洗头。枕部缝合线可在术后 10 天拆除。

五、毛发移植术后并发症及处理

1. 感染　头皮血运丰富，只要严格执行操作规程，发生几率很低。预防起见，可于手术当天起连用抗生素 3 天，诸如口服阿奇霉素。

2. 肿胀　额枕部环形包扎弹力绷带可以有效减轻头部肿胀，一般包扎 3 天。如果发生水肿，可于早期实施冷湿敷，手术 5 天以后实施温热湿敷。

3. 瘢痕　严格控制枕部供发区的切割宽度，可预防瘢痕形成。缝合时对合整齐以及帽状腱膜层缝合都有利于减少瘢痕形成。

4. 感觉迟钝和麻木　由于手术过程中不可避免会损伤浅表神经，所以在神经愈合过程中出现感觉迟钝和麻木现象属于正常，通常数月到 1 年时间可以自愈。但是个别患者可能出现永久性局部感觉障碍。

毛发移植是一种需要熟练度的手术，尤其是毛囊分割过程，其快慢和质量直接决定了手术的成功与否。为了增加熟练程度，最好在开展手术之前利用标本或猪皮反复练习。有文献统计，对于医生和技术员来说，每周开展 1 台以上的毛发移植的频率最有益于保持熟练程度。

毛发移植是皮肤外科的经典术种，历经半个多世纪的发展，已经非常成熟。目前毛发移植技术仍在革新发展，例如激光植毛技术已经诞生，取皮器和植毛器也在改进中。中国拥有庞大的适应证人群，目前主要的问题是如何使这项技术操作标准化、正规化和规模化，皮肤科医师在毛发移植领域有着不可推卸的义务和责任。

（李　航）

第十一节　皮肤磨削术

一、概　述

皮肤磨削术是医学美容换肤技术最为常用的一种方法之一，磨削术常规是使用一种装有粗金属丝刷或砂石钻、金刚钻的快速旋转的手持器械，对表皮和真皮浅层进行可控制的机械性磨削，以完成治疗及美容的一种手术。磨削后，当创面愈合时，可改善皮肤表面的病理变化，并使真皮的胶原纤维和弹性纤维重新排布，残存的皮肤附属器（毛囊、皮脂腺、汗腺）会迅速形成新的表皮，创面几乎不留有瘢痕。

现代磨皮换肤术始于德国皮肤病学家克罗梅尔（Kromayer），他在 1905 年报告使用动力驱动设备进行磨皮，主要用于治疗痤疮瘢痕，研究了磨至不同深度对皮肤的影响，并且证实：如果磨皮不穿透网状真皮层，就不会产生瘢痕。第二次世界大战后，美国整形外科医生艾沃森（lverson）报告了使用砂纸去除文身和痤疮瘢痕，进而，皮肤病学家库尔廷（kartin）发展了这一技术，他将改进的牙科动力设备用于磨皮术，开始他用这一技术去除文身，然后推广又用于治疗痤疮瘢痕。他的工作在美国产生了强烈的反响。1953年洛温撒尔（lowenthal）将这一技术进一步改进，在磨皮前使用打孔移植术先去除瘢痕再磨皮，此后磨皮技术不断推广至今。

在磨皮的麻醉选择和创面的愈合方面也同时得到了发展和研究，由冷冻麻醉、局部麻醉到肿胀麻醉，提高了麻醉效果，并使磨削皮肤肿胀紧绷，更加便于磨削操作，在磨削后使用生物敷料及促表皮生长因子等促进了创面的愈合。

二、皮肤磨削术所用器械

1. 砂纸　使用各种规格的（如40号、60号）碳化硅砂纸，先将其灭菌，然后将砂纸裹在直径为3cm的纱布卷外周成硬质圆筒，即可在术区进行磨削。

2. Kurtin金属刷　Kurtin装刷磨削机由电动机机身及固定金属刷的手柄组成，使用时金属刷通过固定的手柄而快速旋转，以1000~5000rpm（每分钟转速）的速度，进行皮肤磨削。

3. Sehumen高速旋转磨削机　丝刷在超过20000rpm时不能有效使用，因为刷杆可能弯曲，但钻石磨头能在60000rpm以上速度使用。schaman发明的磨削机，可提供从15000rpm到60000rpm的速度。它是在高速旋转杆尖端装刷或安装各种形状的磨头（钢刷、矿石钻、金刚钻），这一机器要求有较粗速杆的特殊的高速钻石磨头来承受高转速，因而比低转速的电机产生更大的破坏力（图7-20）。

4. 微晶磨削机　最初由意大利LMotion Engineering设计，Harver微晶磨削机的作用原理是利用经过真空密闭的机内系统引导，一方面经正压出口喷出微晶砂（三氧化二铝多棱晶体），另一方面又经过负压吸口将微晶砂及组织细胞碎片吸走。两个开口均在同一磨头手柄的顶端，喷出的微晶砂撞击凹

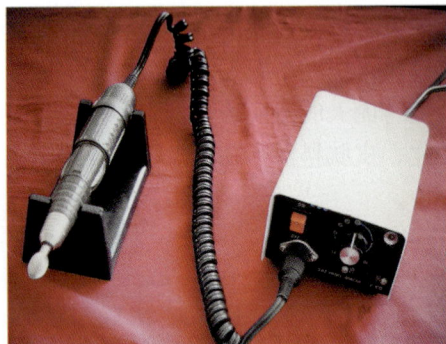

图7-20　高速旋转磨削机

凸不平的瘢痕皮肤，达到磨削皮肤的作用，微晶砂的砂流量及负压均可调控，使用十分方便（图7-21）。

5. 激光机　有CO_2激光仪（高能超脉冲或扫描式CO_2激光）、铒激光仪。

激光磨削的治疗机理为：①气化消除不平整的表皮层或部分真皮，可去除凹陷或非真增生性瘢痕及位于真皮浅层以上的皮损；②激光产生的热对真皮的作用，使Ⅰ型胶原纤维在55~62℃时能迅速收缩，长度可缩小60%。这可使创面在愈合过程中，新生胶原以缩短的胶原纤维为支架，形成新的提紧的组织结构，真皮胶原再生、重塑达到光老化皮肤和皱纹修复的目的。

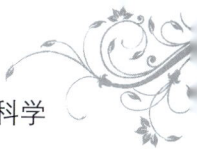

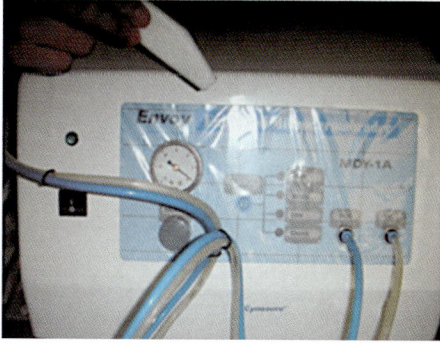

图7-21（1）　微晶磨削机及操作示意图

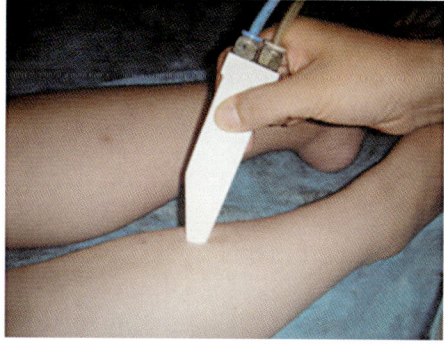

图7-21（2）　微晶磨削机及操作示意图

铒激光穿透组织深度较浅，对周围组织的热损伤小，这一特点使其对皮肤组织的气化较 CO_2 激光更加精确，但对于较深的皱纹的疗效可能不及 CO_2 激光。但患者术后炎症反应和色素沉着较 CO_2 激光更轻，恢复更快，因此较适合于黄种人的皮肤。

三、适　应　证

（一）面部瘢痕及缺陷

1. 疾病、手术、外伤留下的线状、浅表性、凹凸不平的瘢痕（图7-22）。

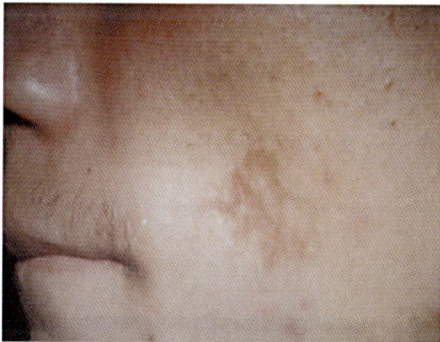

图7-22（1）　浅表性、凹凸不平的瘢痕

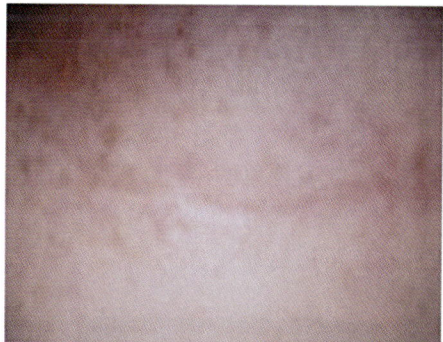

图7-22（2）　手术后线状瘢线

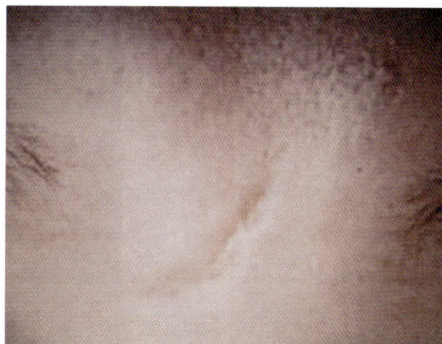

图7-22（3）　外伤留下的凹陷性瘢痕

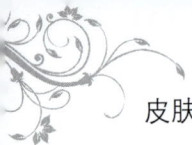

2. 水痘、天花的后遗瘢痕（图7-23）。

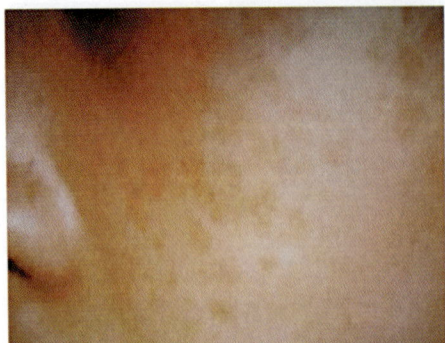

图 7-23（1） 水痘留下的瘢痕

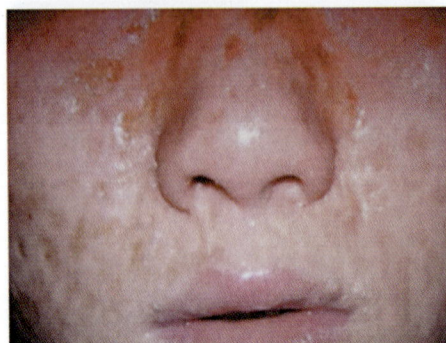

图 7-23（2） 天花后遗瘢痕

3. 痤疮凹陷性瘢痕（图7-24、图7-25）。

4. 面部粗大的毛孔或细小的皱纹（图7-26）。

（二）色素性皮肤病

1. 雀斑　磨削可以取得满意的效果，但有复发可能，术后避光非常重要可减少复发。

2. 文身　人工文身或是外伤性色素异常沉着，只要色素分布在皮肤内比较浅表，采用磨削术均可有良好的效果。

3. 咖啡斑　大多数可取得良好效果，也有个别有复发现象。

图 7-24　痤疮凹陷性瘢痕

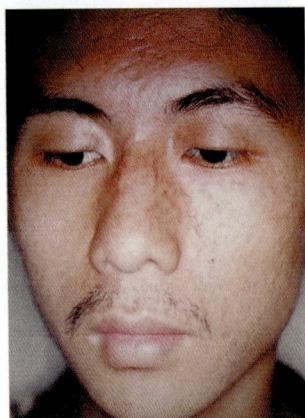

4. 太田痣　磨削可使其褐色变淡，对于色素分布较深的不可能完全满意，磨削结合皮肤冷冻可提高疗效。

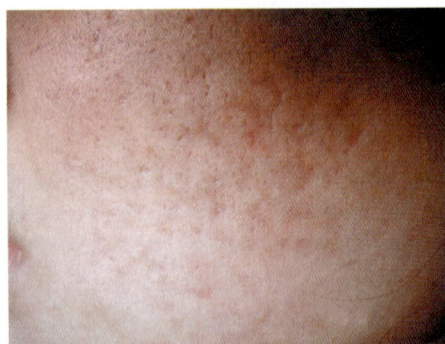

图 7-25（1）　痤疮凹陷性瘢痕
皮肤磨削手术前

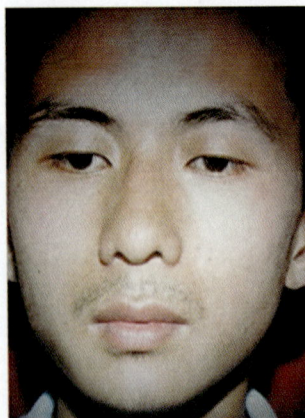

图 7-25（2）　痤疮凹陷性瘢痕
皮肤磨削手术后

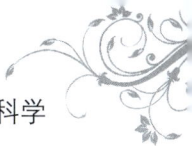

（三）其他皮肤病

脂溢性角化、毛发上皮瘤、表皮痣、汗孔角化症、汗管瘤、毛囊角化病、白癜风（面积小于 $2cm^2$，大于 $2cm^2$ 面积的需要结合表皮移植）等疾病。酒渣鼻和毛细血管扩张，采用皮肤磨削或磨削结合切割治疗有较好的效果（图 7-27、图 7-28）。

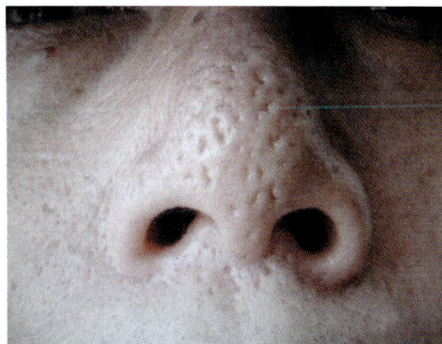

图 7-26 面部粗大的毛孔

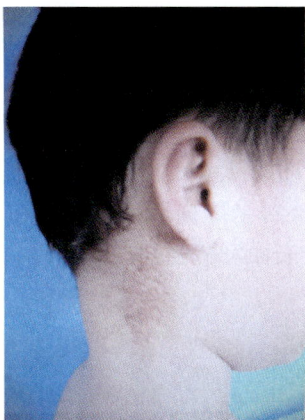

图 7-27（1） 表皮痣皮肤磨削术前

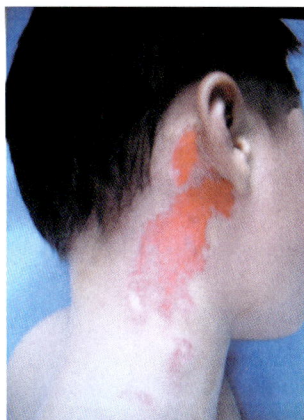

图 7-27（2） 表皮痣皮肤磨削术后创面

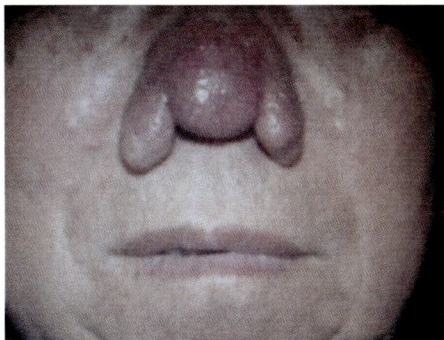

图 7-28（1） 酒渣鼻磨削结合切割整形术前

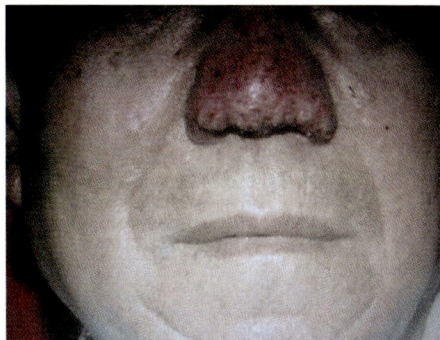

图 7-28（2） 酒渣鼻磨削结合切割整形术后

四、禁　忌　证

1. 血友病或出血异常者。
2. 传染性肝炎活动期患者。
3. 情绪不稳定，要求过高者。

4. 瘢痕疙瘩体质，尤其是好发部位应避免施术。

5. 瘢痕较大较深者。

6. 增生性瘢痕。

7. 萎缩性瘢痕。

8. 皮肤损害疑有恶变的或已确诊为皮肤恶性肿瘤的患者。

9. 皮肤局部有明显感染者。

10. 半年内有放射治疗史，或有放射性皮炎者。

五、术前准备

1. 主要器械的准备　磨削机各种磨头、手柄及辅助器械（如角膜保护板等）的调试和消毒准备。

2. 皮肤准备　术前清洁剃毛，有化脓性感染者应先行治疗，术前皮损区要照相，以便术后效果对比，并做为病案资料保存备查。

3. 消毒　面部可以硫柳汞酊或苯扎溴铵溶液、酒精消毒，铺手术巾，暴露手术野。

4. 麻醉　多采用局部麻醉，全身麻醉主要用于针对全颜面磨削患者，在行局麻注射时可在麻醉药中添加少许肾上腺素。也可采用皮肤表面麻醉制剂局部麻醉。

六、手术方法

（一）砂纸磨削

采用各种规格的碳化硅砂纸，经消毒灭菌后，裹以纱布呈卷，进行皮肤磨擦，其优点：操作技术简单，使用安全，与动力靶驱动磨削相比更易于控制，特别是磨到困难的眼周部位，甚至到睑板缘和口唇的结合部，磨削边缘易于处理使其柔和。另外，该法材料简单，价格低廉，为基层医院适用的一种较好的磨削方法。目前较少使用的原因，笔者认为，磨削速度较慢，不太适合大面积操作，磨削的均匀度受人为因素干扰较大等缺点是重要原因。

（二）金属刷磨削术

使用电动设备，金属刷通过固定的手柄而快速旋转。每分钟转数越高，破坏性越大，越容易穿透人的皮肤。金属刷除去组织的破坏性小于锯齿轮，但比砂石钻的破坏性强，电动机金属刷磨皮，手术者毫不费力，这个设备产生的转力距需要医生牢固地控制。操作时提高设备末端使之与皮肤成一个角度，很像电动表面抛光机。

（三）磨头磨皮术

高速旋转磨削机，以钻石磨头替代金属刷，这一粗糙的转头对皮肤磨削破坏性小于丝刷，而且更容易控制，不可能给皮肤凿出沟槽。磨头可制成多种形态，可以是"梨形"或"子弹头形"，不同的磨头，更适合于不同状态的瘢痕损害，较细小的适用于深瘢痕的底部及皮肤皱折沟处。磨削时同金属刷磨削相似，只是进行磨头磨皮时不像金属刷磨皮，皮肤不需像"石头那么硬"。对于一些较深的瘢痕，可以先用甲紫或亚甲蓝标记。使用磨头磨皮时，手术的压力要比使用金属刷稍大一些，目前该法在临床上较广泛

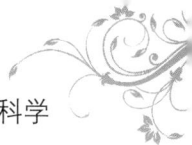

使用，磨削速度快，可适合于大面积操作，使用较简便。

对于一些瘢痕处缺乏真皮或未经修补的深瘢痕，有两种处理办法：①术前6周至8周打孔植皮后再行磨削；②磨削时同时进行瘢痕切除和修复。

（四）微晶磨削术

一般无需麻醉，必要时可外涂皮肤表面麻醉剂，麻醉效果良好，由于此法磨削的深度较浅，常需要更多次磨削，但术中无明显出血，不影响正常工作。故目前临床上也较广泛使用，常与磨头磨皮相结合使用，做为磨头磨皮后期的精细磨削。使用时，开启机器，调节砂流量及负压吸力的大小，结合患者的感觉，利用手柄在皮肤上的滑动，使微晶体撞击皮面，达到磨削效果。术中可有少量出血。

（五）激光磨削术

高能超脉冲（UltraPulse）CO_2激光：行皮肤表面激光扫描一遍，细胞间的水气化后形成了由表皮组织蛋白组成的白色、干燥的碎屑。这些白色碎屑可用湿生理盐水纱布擦除。再用上述方法扫描第2遍，可见到真皮层。一般来讲，对较明显的瘢痕和皱纹可以再扫描第3遍，通过气化将较高的创面整平。在做磨削过程中应注意：创面边缘与正常皮肤必须有过渡区。

扫描式CO_2激光（SilkTouch激光）和铒激光（Erbium：YAG激光）的治疗基本同高能超脉冲CO_2激光相似。Erbium：YAG激光可产生更为均匀、精密的剥脱效果。但需要多次的扫描才能达到CO_2激光器的效果，通常用CO_2激光3次扫描相当于铒激光的7次扫描。

七、磨削深度

Burks将磨削的深度分为4级：

1. Ⅰ级磨除表皮和真皮乳头层，术中表现为弥漫性渗血；
2. Ⅱ级磨除表皮和真皮上1/3，术中表现为针尖样出血；
3. Ⅲ级磨除表皮和真皮中上1/2，表现为颗粒状的出血；
4. Ⅳ级磨除表皮及真皮2/3厚度，表现为有广泛的较大出血点。

一般磨削只限于Ⅰ～Ⅱ级，Ⅲ～Ⅳ级仅适合于局限性点磨，否则有可能出现瘢痕。

八、磨削方法的选择及注意事项

面部磨削根据损害的部位、形态大小、范围及要求，选用不同的磨削方法，目前主要选择是磨头磨削和微晶磨削。砂纸磨削和金属刷磨削，只偶尔在某种特定的情况下选择，如眼睑、口唇缘等，必要时可采用砂纸磨削，既准确又避免了磨头磨皮对周边器官的损伤，对于磨头的选择是先选用磨削较强的钢齿轮将皮肤表皮磨削，削平高起的组织，再以砂齿轮细磨。以后根据前期治疗效果情况，可于半年后进行第2次磨削。对于只需要细磨的可采用微晶磨削。

磨削的具体方式有平磨、斜磨、点磨、圈磨，磨削时从边缘开始向内移动，往返磨削，力度均匀，磨削深度以达到真皮乳头层为止，若达到网状层深层，术后可能留有瘢

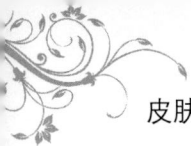

痕，在眼、口周围磨削时，轮轴应与眼裂、口裂垂直，同时必须轻磨。

九、术后处理

1. 术后创面以庆大霉素生理盐水冲洗，涂以表皮生长因子液或直接敷以消毒的凡士林油纱布，外层采用7~8层的无菌细纱布加压包扎。微晶磨削创面处理，仅涂以抗生素凝胶或软膏即可。

2. 术后1~3天由于创面的血清渗出，外层纱布可能被浸湿，可更换外层纱布，但内层凡士林纱布不需处理。

3. 术后可使用抗生素3~5天，预防感染。

4. 术后5天左右去除外层敷料，内层凡士林纱布一般于10~14天自行脱落。

5. 3~6个月后可行第2次手术。

6. 若留有瘢痕，应及早按瘢痕治疗原则处理。

7. 术后创面愈合后，皮面平滑，潮红2周后逐渐出现褐色色素沉着，一般在2~6个月后可恢复正常色泽，为了预防面部出现色素沉着，术后可服用大剂量维生素C，每日1.5~2.0g，同时外用氢醌霜，避免日晒，外出时可使用防晒霜。

十、并发症

1. 疼痛 多数病人术后无疼痛或仅有轻微疼痛，可给予一般的止痛剂。

2. 水肿 磨削后，有时会发生轻度水肿现象，一般3~6周可消失。

3. 皮肤发红 这是磨削后最先出现的并发症，其存在时间的长短因人而异，通常可在1~3个月内消失。

4. 粟丘疹 常在术后2~6周发生，可用消毒的注射针头将其刺破，挤出内容物即可。

5. 切割伤 术中若不慎，磨头将皮肤切割损伤，应立即缝合，一般不留瘢痕。

6. 瘢痕化 磨削较深达真皮深层时，可能会产生瘢痕，术中应严格掌握磨削深度。

7. 感染 发生率较低，主要是创面污染过重及术后处理不当引起。

8. 色素沉着 发生率90%以上，因人而异，是暂时性的，一般在术后3~6个月即可慢慢消退。少晒太阳和服有维生素C有减轻色素的作用。

在实施皮肤磨削术时，应避免留有瘢痕，术后患部发红及色素沉着是受术者较大的思想负担，为解决这一问题，可试验性地先磨削病变的一部分，观察3~6个月后再作较大范围的磨削。

（方 方）

第十二节 腋臭剥离术

腋臭（axillary osmidrosis）是指腋部大汗腺中分泌的有机物与局部的细菌，如革兰

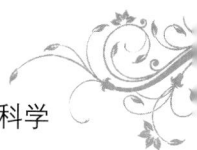

阳性菌或需氧性白喉杆菌等发生作用，产生了不饱和脂肪酸及氨等物质，从而在腋部产生异常的气味的一种病症，其病因大多与遗传有关。该病主要在青春期内分泌代谢旺盛时出现，可同时伴有色汗、油耳等症状。腋臭不但是一种病态，而且常因此使患者发生心理障碍，以致影响患者生活、工作、社交。治疗腋臭不但清除了病痛，而且也帮助病人消除心理障碍。

一、病　　因

1. 细菌作用　腋臭多由于腋窝局部大汗腺分泌物（不饱和脂肪酸）经细菌分解而产生异常气味。腋臭病人双腋下洗净无臭味后立即运动到腋下出汗，此时刚排出的汗液并无臭味，但经过 3～4 小时后再闻即有特殊臭味。通常认为，腋臭与皮肤表面金黄色葡萄球菌和革兰阴性菌密切相关，而与其他细菌无关。

2. 遗传因素　腋臭与多汗症具有相同的基因表现，故被认为与遗传因素密切相关。一般认为，80% 的腋臭有家族遗传倾向。有作者对 490 例腋臭患者的 4 代家族系谱进行调查，发现有家族史者占 89.58%，在同代人中患病率达 62.5%，父母患病率为30.6%，子女患病率只占 2.73%，这可能与患者中成年子女极少有关。腋臭的发病与种族、年龄明显相关，与季节、个人卫生习惯也有一定关系，一般多在青春发育期后发病。其散发的异味在夏季或活动出汗后尤为明显，同一病人左右两侧可有差别。

3. 腋臭的组织学　组织学研究发现，腋臭病人的皮肤组织，小汗腺组织同人体其他部位的皮肤和小汗腺组织无显著改变。但在相同倍数的显微镜下，患者腋下的大汗腺腺体组织数量和体积均比正常人多，位置深，而且腺腔大，分泌细胞体大，分泌旺盛。腋毛分布范围的大小、稠密程度与腋臭无明显相关性。腋毛稀疏或面积较小者，异味亦可较重；腋毛毛囊与大汗腺不成正比例分布，乳头状大汗腺分布可超过腋毛皮缘外2～3mm。

二、治　　疗

腋臭的治疗方法很多，可分为药物治疗、物理治疗及手术治疗三大类。不同的治疗方法其复发的情况不尽相同，方法简便疗效一般不满意，易复发；治疗的创伤越大，复发率越低。

（一）注意皮肤清洁，腋部可扑粉，保持干燥。

（二）药物治疗

局部可外搽 3%～5% 甲醛溶液，或 5% 明矾溶液。

（三）物理治疗

腋臭的物理治疗指用 CO_2 激光、微波、高频电离子、冷冻、同位素等非手术外科的创伤性治疗。一般比腋臭手术外科的创伤要轻，操作也较简便，治疗的时间短，但较易复发。

1. CO_2 激光　以毛囊为标志进行的 CO_2 激光治疗，能够产生瞬间的高温破坏大汗腺的分泌部分，因而能治疗腋臭。由于 CO_2 激光具有良好的方向性，接触组织时为直

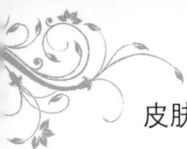

线传播的平行光，全部光能集中在直径小于 1mm 的治疗点上，对周围正常组织损伤小，能够瞬间汽化毛孔部的腺体，具有针对性，准确率较高，治疗方法简单易行。

治疗前去除腋毛时保留 1 ~ 2mm 长，以观察腋毛生长方向。常规消毒，1% 利多卡因皮下浸润麻醉。CO_2 激光治疗仪输出功率为 30W，波长为 $10.6\mu m$，功率密度 $1.5 \times 10^3 W/cm^2$，激光治疗头距皮肤 1cm 垂直对准腋毛区的毛囊行激光照射形成直径约 1mm 的小孔，每个小孔照射 2 ~ 3 秒，深达真皮层及皮下组织以破坏大汗腺，并用激光旋转照射使毛囊汽化，扩大皮下治疗面积，照射后形成的小孔直径约 1.5mm。治疗中照射处可见深棕色液体渗出，以无菌敷料压迫止血，治疗后外敷抗菌药膏。

CO_2 激光治疗方法具有较少出现水肿、出血、感染、疼痛、瘢痕形成等并发症的优越性，而缺点是毛囊容易遗漏，一般不能一次去除干净，需多次手术。

2. 微波　微波治疗主要是利用 300 ~ 300000MHz 的高频电磁波，通过辐射探头接触组织，以生物体为热源，利用生物体内所含水分不导电热，水分子在电磁场中相互摩擦产热，短时间内达到 100 摄氏度并扩散，使生物组织达到凝固止血的目的。

采用医用微波仪输出频率 2450MHz，功率为 70 ~ 85W。功率选择因人而异，一般初次治疗者功率较小，而复治者功率较大。患者取仰卧位，双手上举置于头下以便充分暴露腋部，剪去腋毛，留约 2mm 长腋毛作为治疗时进针标志，常规消毒后，1% 利多卡因作局部浸润麻醉，用特制针状腋臭治疗辐射头，在腋毛根部顺毛干走向进针，一般为 8 ~ 10mm 深，然后脚踏启动开关 2 ~ 4 秒左右，至针状辐射头周围皮肤轻度发白凝固变性为止。术毕以抗生素软膏涂抹患处。

3. 冷冻　低温冷冻治疗腋臭主要有液氮冷冻和脉冲冷冻两种方法。液氮冷冻治疗，因为液氮温度为 -196℃，此时可以引起组织坏死反应，温度过低，一般不易掌握。而脉冲冷冻治疗仪可以把温度控制在 -90 ~ -60℃，此时低温造成炎症反应治疗腋臭，术后冷冻造成的表皮损伤容易恢复。

术前常规备皮消毒。用 2% 盐酸利多卡因 5ml 加 10ml 注射用水皮下浸润麻醉。用 3cm 直径的半球冷头。冷冻前先将电源接通制冷，温度达到 -90 ~ -80℃ 开始冷冻。以毛囊黑点作为冷冻范围的标志，依次用冷冻头冷冻大汗腺分布的皮肤范围。每次冷冻时间为 15 秒。15 秒后腋部皮肤形成冰球。术后常规给予止痛片，2% 甲紫液外擦。切忌外用油膏。

4. 其他物理治疗　同位素 90 锶敷贴治疗腋臭的作用机制是：同位素 90 锶的 β 射线对产生臭味的大汗腺有抑制和破坏作用，使大汗腺分泌减少，逐渐萎缩，然后达到消除腋臭臭味的目的。单纯 β 线浅层放射治疗腋臭（生物等效膜辅助），放射剂量 DT 20 ~ 24Gy 左右，大分割方式。β 线因直接杀灭、破坏腋下的大汗腺，抑制分泌作用，可使腋臭得到根治而不再发生。照射野皮肤副反应较少。局部皮肤放射性皮炎少于 10%，25% 的患者有轻度色素沉着。

（四）手术治疗

手术治疗的方法很多，每一种方法在皮肤外科临床实践中都有一定的改良和变化。主要的方法有梭形切除术、搔刮术、皮下修剪术、皮下汗腺层吸引搔刮术等。各种方法的手术复杂程度不一样，而疗效、术后并发症、也不尽相同。

1. 梭形切除术　将有毛区的腋下皮肤、皮下组织作梭形切除，切除区中央区域顶

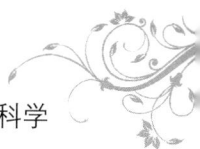

泌汗腺较集中的部位。

手术方法：患者取仰卧位，双上肢屈肘外展，双手置于脑后，刮除腋毛。用甲紫液沿腋毛分布外缘1cm画术区范围并固定。常规消毒铺巾。将有毛区的腋下皮肤、皮下组织作梭形切除。切除后直接缝合置引流条。或在切口两侧作"Z"成形术，以减少术后疤痕挛缩及影响上肢的上举功能。

梭形切除术方法简单，效果确切，但瘢痕明显，且易影响上肢活动。如有毛区面积较大，切除后可因张力太大造成切口感染、裂开，影响愈合。做"Z"成形切口，可避免瘢痕直线挛缩，但破坏了腋窝的整体形态。

2. 搔刮术　皮下搔刮术是在腋窝做一小切口，将腋毛区皮肤在皮下剥离成皮瓣。用刮匙进行皮下搔刮，以破坏腋毛分布区的汗腺及导管。

手术方法：患者取仰卧位，双上肢屈肘外展，双手置于脑后，刮除腋毛。常规消毒铺巾。靠腋毛区边缘作一长约2cm的横切口，与腋窝皱襞平行，深达皮下脂肪层，在皮下脂肪层行钝锐相结合的剥离，剥离至腋毛区外侧1cm处。用刮匙反复搔刮皮瓣内侧至青紫色，不能再刮出脂肪球等物为止。放置引流条后缝合伤口。

由于搔刮术是在盲视下进行操作，钝性去除皮下的大汗腺及毛乳头，而手术中未被彻底清除的毛囊及大汗腺在2～3个月能恢复生长，故术后的复发率较高。

3. 皮下修剪术　皮下修剪术指在直视的情况下对外翻的腋部皮瓣进行修剪，充分去除皮下的脂肪、顶泌汗腺和毛囊。

手术方法：患者取仰卧位，双上肢屈肘外展，双手置于脑后，刮除腋毛。常规消毒铺巾。用甲紫液沿腋毛分布外缘1cm画术区范围并固定。在腋毛分布区中央作一长约3～4cm的切口，与腋皱襞平行，切开皮肤、皮下组织，直达深筋膜浅面，用刀沿此平面向两侧标记线作锐性分离，掀起分离好的皮瓣，用眼科小弯剪在直视下仔细修剪皮瓣下的脂肪、大汗腺和毛囊。腋毛区两侧分离范围应超越画线范围1～2cm，以利于翻转皮瓣修剪其下的皮下脂肪、大汗腺和毛囊。修剪完毕后放置引流条、缝合伤口。

皮下修剪术因是在直视下对毛囊及大汗腺进行锐性的去除，故手术较为彻底，术后的复发率较低。而修剪的过多易损伤局部的真皮下血管网，造成术后腋部皮肤血供不良，皮肤坏死。

皮下修剪术的改良方法很多，有小切口微创、"S"形切口皮瓣、"C"型切口皮瓣、双平行切口、月形切口等等方法，目的是通过手术方法的改进更彻底地去除皮下大汗腺和毛囊，并减少并发症的发生，其本质也是通过不同的切口对外翻的腋部皮瓣进行修剪，在直视的情况下修剪皮瓣下的脂肪、大汗腺和毛囊。

4. 皮下汗腺层吸引搔刮术　本法是在腋窝做小切口达脂肪层，腋毛区潜行分离后，用吸脂针进行负压抽吸，将大汗腺吸除从而治疗腋臭的一种方法。

手术方法：患者取仰卧位，双上肢屈肘外展，双手置于脑后，刮除腋毛。常规消毒铺巾。在距腋毛区边缘1.0cm处用甲紫标出抽吸区，注射肿胀麻醉液（2%利多卡因20ml加肾上腺素1mg加0.9%生理盐水500ml）至皮肤肿胀发白。在腋毛区前沿皮纹内切开皮肤0.5cm达脂肪层，先在脂肪层内用小弯剪刀在腋毛区作潜行剥离，将抽吸管从切口处伸入腋区，在负压下进行拉锯式抽吸，开始时抽吸管在一定厚度的皮下组织内进行，随着抽吸，部分皮下脂肪组织被吸出，此时可见皮肤紧贴吸管，应将管口向上用手捏压皮肤，利用吸管侧孔的刮削作用将位于皮肤深层的大汗腺及部分毛囊刮除、破坏，吸刮的范围应超出腋毛边缘 1.0~1.5cm。

皮下汗腺层吸引搔刮术优点是操作简单，手术时间短，并发症少；缺点是有时抽吸不完全，易复发。注意事项：①皮瓣吸刮厚度在 0.2~0.3cm 为宜，过薄容易损伤皮内血管网造成术后皮瓣坏死，过厚则达不到刮除破坏位于皮肤深层的大汗腺的目的；②为防止术中损伤腋动、静脉，除选用顶端圆钝的抽吸管外，注入麻药应在 200~250ml，使腋区肿胀，将腋部大血管压向深面而不致损伤。

5. 其他方法

（1）羊肠线穿行缝合法：依据大汗腺腺体位于皮下脂肪层，羊肠线为异体蛋白，在皮下脂肪层埋植后，脂肪逐渐软化发生脂肪液化，使大汗腺被破坏、吸收，而减少大汗腺分泌。

（2）交感神经切断法：对腋臭合并多汗症的病例，采用胸腔镜下交感神经切除术，并发现切除 T4-5 交感神经效果最好，但术后存在手部皮肤干燥、汗液分泌失调等后遗症。

三、腋臭治疗的疗效判定

以上章节可见腋臭的治疗方法很多，而腋臭患者的术前程度的判断和治疗腋臭的疗效判定各家标准不一。无论只从臭味的闻及还是患者的自我满意程度都没有很强的科学性。腋臭治疗的疗效判定应从有可比性的一般状况、温度、距离等各方面取得综合的结果。

综合评分法：

1. 一般要求：患者就诊前一日晚洗浴后换上干净内衣，至检查前不再洗浴更衣。

2. 就诊前一日起不食用刺激性食物。

3. 避免较强度运动并在就诊前静坐半小时以上。

4. 随访时间：治疗后六个月观察疗效比较合适。

5. 距离分值：患者裸露上身，双手置于脑后，观察者从超过 50cm 处接近病侧腋部，闻及臭味记录距离，距离腋部闻及 >50cm 为 12 分；40~50cm 为 10 分；30~40cm 8 分；10~20cm 为 4 分；10cm 内闻及为 2 分。

6. 气温分值：以室温 10~25℃ 为标准观察气温，低于 10℃ 加 2 分，高于 25℃ 减 2 分。

7. 统计：记录治疗前总评分及治疗后总评分，计算积分下降指数。（积分下降指数 = 治疗前积分 - 治疗后积分/治疗前积分）。下降指数 >0.75 为痊愈，0.5~0.75 为显效，0.25~0.5 为有效，<0.25 为无效。

四、术后护理及注意事项

1. 手术完毕　用75%酒精纱布覆盖切口，用棉垫进行加压包扎。扶患者站起，外用绷带 8 字固定，嘱其上臂内收、后伸，帮助患者穿上宽松肥大的开襟衫，扣好纽扣，

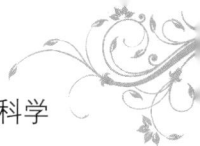

并告诉患者穿、脱衣服时均须避免上臂上举和外展。保持腋部皮肤的干燥，尽量避免活动，减少出汗，减少细菌的繁殖，不可沐浴，这样可以避免术后感染，术后口服抗生素5~7天，必要时口服镇痛剂。

2. 绷带的过松或过紧 在包扎过程中松紧度要适宜，绷带过松，造成皮下血肿，影响伤口愈合；绷带过紧造成血运受阻，病人呼吸困难，上肢远端皮肤颜色改变。术后48小时内严密观察伤口周围皮肤颜色及血运情况；3天后去除加压。

3. 曾有激光、注射等治疗史的患者 腋臭经治疗后，因伤口皮下瘢痕增生，血循环较差，再次手术术后的愈合会受到影响。对于激光治疗后有陈旧性瘢痕的患者，要向其讲明术后发生伤口愈合不良的可能性及其原因，以免发生医疗纠纷。

4. 上臂过早活动是影响伤口愈合的重要因素 上臂过早上举、外展和前后摆动或未遵医嘱穿开襟衫，在穿、脱衣服时用力过大，使上臂过早上举、外展，引起皮肤表面或切口边缘糜烂，切口裂开，影响手术伤口愈合。

（汤依晨）

第十三节 脂肪抽吸和脂肪移植

上世纪90年代以来，脂肪抽吸逐渐成为一个令人关注的话题。借助于麻醉方法和手术器械的改进，原先的腹壁皮下脂肪切除整形术，因创面暴露、创伤过大所引发的感染及血管损伤、脂肪栓塞等严重并发症大大减少，现代脂肪抽吸术的创伤更小，恢复更快，而且患者几乎是在无痛苦的情况下接受手术。由于这些优点，这种手术在国内外开展得较为普遍，成为最常见的美容外科手术之一。

一、脂 肪 抽 吸

脂肪抽吸术，又称吸脂术，是利用负压吸引和（或）超声波、高频电场等物理化学手段，通过一较小皮肤切口或穿刺孔，将预处理或未经处理的人体局部蓄积的皮下脂肪去除，并可结合脂肪颗粒注射移植等技术，以改善形体的一种外科手段。

（一）适应证
体表、面部肥胖且无严重心、肝、肾疾病及高血压者均可接受吸脂术，其中以轻度肥胖或仅表现腹部局限性脂肪堆积的患者为最佳适应证。对腹部皮肤轻度松垂的患者也适应，因为超声波、电磁场均可刺激皮肤收缩。

（二）基本技术
1. 肿胀技术 所谓麻醉方法的改进，主要是指肿胀技术的应用。肿胀技术又称皮下超量灌注法，由Klein于1986年首先提出，即将大量含有稀释的肾上腺素和利多卡因的生理盐水溶液注射至皮下组织，使之肿胀，然后再进行脂肪负压抽吸。注射量与预计抽吸脂肪量之比为2:1~3:1，最高可达8:1。肿胀技术具有安全有效、手术中失血少、不需输血和输液、组织损伤轻、术后恢复快等优点，而且术后利多卡因的作用尚可持续大约12小时，所以患者一般术后无须再用止痛药。因此该技术问世以来，为众多整形外科及皮肤科医师所采纳和改良，促进了脂肪抽吸术的发展。

肿胀液的配方目前尚无统一规范，但其基本成分为利多卡因及肾上腺素，稀释溶液为乳酸林格液或含有碳酸氢钠的生理盐水。国内戚可铭配方为：生理盐水 1 000ml，2% 利多卡因 40ml（0.08%），1∶1 000 肾上腺素 1ml（1∶1 000 000），5% 碳酸氢钠 10ml（6mmol），pH 值 7.2～7.3。其中碳酸氢钠的作用是中和利多卡因的 pH 值，从而减轻局部注射后的烧灼感。肿胀技术还可与局部麻醉镇静技术结合使用，避免患者感知到注射肿胀液及抽吸脂肪时的不适及疼痛，目前在西方国家较为流行。

2. 负压吸引脂肪抽吸术　负压吸引脂肪抽吸术是利用负压吸引装置及与之相连的抽吸针管，通过一微小的皮肤切口将预处理的皮下脂肪组织去除。分为注射器法和电动负压法，前者利用注射器回抽，在注射器内形成真空，从而产生负压；后者即经典脂肪抽吸术，是利用机械装置（真空泵）将电能转变为负压。两者相比较各具特点，注射器法吸脂特点如下：抽吸过程中血管、神经组织的损伤小，出血量少，抽吸过程中对于保留皮下脂肪的厚度及抽吸的深度、均匀程度易掌握，缺点是由于大量抽吸的不连续性，操作者工作量较大，致手术时间过长。而电动负压吸引的操作强度大大降低，但由于吸管较粗，需做皮肤切口，术后留有瘢痕，术中血管、神经组织损伤相对较明显，术后皮下瘀血、瘀斑出现的机会较多，而抽吸脂肪的层次及均匀度不及注射式抽吸法，术后常有皮肤凹凸不平现象，皮肤麻木感恢复时间较长。

（三）操作程序

1. 标记　患者采用站立和平卧两种体位，用亚甲蓝标记手术部位。应准确标记出抽吸的位置、范围、进针（或切口）位置以及抽吸针管走行方向，根据脂肪蓄积的厚度绘制等高线，皮肤表面的各种畸形应采用不同符号标记。碘酊固定亚甲蓝以免脱色。手术中应按照标记进行脂肪抽吸。

2. 注射肿胀液　在抽吸区域中部的深层脂肪开始持续注射肿胀液，使肿胀液逐渐由中部向外周、由深层至浅层蔓延。直至抽吸部位及其外周 2～3cm 区域肿胀发白发硬，并出现涌泉征，即肿胀液自针孔处外溢喷射，如涌泉样。

3. 抽吸　肿胀液注射完毕后，在抽吸范围的外缘较为隐蔽处做 1～2 处皮肤切口。从切口处将抽吸针管插入深层皮下脂肪组织。抽吸应由深至浅逐层抽吸，首先抽吸的层次在深层脂肪的深部，应避免抽吸过浅。抽吸管的侧孔应在背离皮肤的方向，以防止侧孔朝向皮肤抽吸浅层脂肪组织，造成皮肤的凹凸不平。深层脂肪抽吸完成后，可抽吸部分浅层脂肪组织，此时应轻柔细致地抽吸，采用直径 2mm 以下的抽吸针管，以免损伤血管。为保持皮肤的手感和质地，原则上要保留 0.4～1.0cm 厚度浅层脂肪组织。

抽吸过程中，操作者的双手分为"感觉"手和"运动"手。"感觉"手起监督指引作用，可平放于皮肤表面或掐持皮肤及皮下组织，感知抽吸针管的深度、位置以及残余脂肪组织的厚度，以避免抽吸不均匀；"运动"手持抽吸针管往复运动，但也可感知抽吸针管的阻力等。随着抽吸区域逐渐变软，"感觉"手可以掐持皮肤及皮下组织，将抽吸针管包裹于中心，并可将脂肪组织挤压入侧孔，提高抽吸效率。

抽吸针管在隧道内行活塞样往复运动。抽吸隧道的排列应规则均匀，呈间距较小的车辐状或扇形。抽吸管应按直线运行，避免侧向运动。注意观察导管内抽吸液。抽吸液为淡黄色脂肪混合液时，说明抽吸层次正确，隧道内仍残留脂肪组织；导管内若出现较

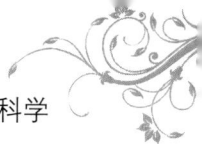

多血性液体时，应立刻停止抽吸，改变抽吸的方向及层次。抽吸过程中应密切观察判断剩余皮下脂肪的厚度、对称性、平整性，避免过度抽吸及不规则抽吸。

4. **手术终及术后处理** 抽吸结束后，术者双手环形挤压抽吸部位，尽量排空皮下残存的肿胀液。缝合皮肤切口，一般不放置引流物。注射器法脂肪抽吸所遗留的针孔一般不需处理，可作为引流孔使积液渗出。局部覆盖无菌敷料和棉垫，加压包扎并穿戴弹力服装。手术后第 3 天去除敷料，继续穿戴紧身弹力服装 3~6 个月。

（四）脂肪抽吸术的其他方法

经典脂肪抽吸术已有 20 多年的历史，技术发展最为成熟，取得了较好的手术后效果。但也存在着不足及禁忌，基于此，众多学者发明了其他脂肪抽吸方法，发展完善了脂肪抽吸技术。

1. **超声波脂肪抽吸术** 超声波脂肪抽吸术是利用高能低频超声波的物理化学效应，选择性破坏皮下脂肪组织，生成脂肪乳化液，然后采用低负压吸引将之抽吸到体外的一种脂肪抽吸方法。与负压吸引相比，超声波脂肪抽吸术出血量少，更为安全；而且操作强度低，术者不易疲劳，有利于大容量脂肪抽吸。但超声波脂肪抽吸术具有热损伤、血肿、手术时间长、切口较大等缺点。针对上述副作用，Silberg 于 1998 年提出外源性超声波脂肪抽吸术的概念并研制了相应的机器，后者利用高频超声波穿过皮肤作用于皮下脂肪组织，发生空化效应，引起脂肪细胞的破裂，然后采用负压吸引将破碎的脂肪液吸出。

2. **电子脂肪抽吸术** 电子脂肪抽吸术是利用正负电极所产生的高频电场产生的"焦尔热效应"，使脂肪细胞热解为液态，并采用负压吸引将破碎的脂肪混合液抽吸出体外，以达到躯体塑形的一种脂肪抽吸方法。该设备产生的高频电场对脂肪组织有明确的破坏作用，而对血管、神经则无明显损害。所以，术中出血量较少，同时由于手术是经过两个小而细的电极施行，切口很小，不需要缝合。

3. **共振脂肪抽吸术** 共振吸脂器的吸脂管可以在共振发生器的控制下，发出与脂肪组织固有频率相同的振动，即可与脂肪组织发生共振，选择性的将脂肪组织破碎并同时吸出。脂肪组织呈柔软的团块状，血管及神经组织呈稍韧的条索状，脂肪组织与血管、神经组织相比物理性状差别较大，两者的固有频率亦相差较大，所以与脂肪组织发生共振的吸脂管可准确地选择靶目标（脂肪组织团块），只破碎脂肪组织，可有效地避免误伤皮肤、血管及神经组织，同时亦因为共振原理，加快了脂肪破坏效率，缩短了手术时间。

4. **激光辅助脂肪抽吸术** 激光辅助脂肪抽吸术是一种新近发展的辅助脂肪抽吸的新技术，利用低能量激光所产生的热效应使脂肪细胞破裂，然后通过负压吸引将其吸出体外，从而达到躯体塑形的目的。有学者比较了低能量激光辅助和单纯振动两种脂肪抽吸术，认为激光辅助脂肪抽吸术可以显著缩短手术时间，创伤小，出血少，术后皮肤收缩良好，并发症发生率低。

综上各种方法，可谓各有所长，可以肯定地说，随着科学技术的进步，方法的不断改进，脂肪抽吸术也会越来越变得安全可靠，效果也越来越理想。从一段时间来看，经典的负压吸引脂肪抽吸术仍然是经济实惠、效果理想、安全可靠的手术方法。而且，其基本原理、技术经验仍是其他脂肪抽吸方法的基石。其他手术方法虽各有千秋，但尚不能完全取代传统负压吸引脂肪抽吸术，同时由于抽吸出来的脂肪组织均已被破坏，故不能再做充填材料。手术者应根据自己的情况，灵活选定手术方法和手术范围。

（五）并发症及防治

总的来讲，脂肪抽吸术是比较安全的。随着肿胀技术的广泛应用和吸脂设备的不断更新，早期文献报道的严重并发症，如死亡、心肌梗死、脑血管意外、肺梗死、脂肪栓塞、大块皮肤坏死、麻醉意外、输液反应和深静脉血栓形成等已大为减少，并发症的发生同血管、淋巴及神经的损伤程度密切相关。术后较常见的并发症有：①皮肤瘀斑：可在 2～3 周内基本消退；②皮肤麻木或疼痛：3 个月至半年内可逐渐恢复；③血肿和假性囊肿：适当的压力包扎和术后恰当引流可预防其发生；④皮下硬结：可于术后的 4 周左右消失，理疗有助于皮下硬结的消退；⑤外形不规则：吸脂过程中操作要均匀，以免术后出现皮肤凹凸不平。术后小区域凹陷可采用脂肪颗粒移植，较大面积者对高出部分可采用二次抽吸。其他少见的并发症有色素沉着、疼痛和顽固性水肿等。

二、脂肪移植

自体脂肪颗粒注射移植是将抽吸所得的自体纯化脂肪颗粒（直径 4～6mm，含部分游离脂肪细胞）用注射器注射到自身软组织缺损部位的一种外科技术。与传统方式如整块脂肪手术移植相比，其手术后存活率有了较大提高。该项技术操作简便、组织损伤小、皮肤表面不遗留瘢痕，而且由于是自体组织，不存在异体排斥反应及毒性物质吸收等问题，故已成为矫正小范围凹陷或缺损畸形较好的方法，并有扩大应用范围的趋势。

（一）适应证

脂肪颗粒注射移植的应用范围较为广泛，主要包括：凹陷性瘢痕、面部凹陷、痤疮或水痘后瘢痕、脂肪抽吸手术后皮肤的凹凸不平、臀部的填充和成形、面部皱纹、鼻唇沟填充、半侧颜面萎缩、小乳畸形、阴茎增粗等，以及作为其他手术的辅助手段。

（二）操作程序

1. 颗粒脂肪的抽取　以臀、股、腰或腹部皮下脂肪为供区，肿胀麻醉。采用 20ml 一次性注射器及口径为 2mm 的吸脂针头，将针头插入皮下脂肪内，左手放置在皮肤表面触摸以调整抽吸层次，将注射器内芯抽出一定距离，用血管钳钳夹固定，造成注射器内负压，右手持针筒反复抽吸获取脂肪。

2. 颗粒脂肪的纯化　脂肪抽吸物为含有颗粒脂肪及破碎、液化的脂肪和血液成分的淡红色混悬液，将注射器抽取的混合液留置于注射器中并针头向下直立静置，时间 15～30 分钟以上。脂肪因其比重小而悬浮于上层，排出下层淡红色血性液体，保留上层乳黄色脂肪组织，再次抽吸生理盐水，重复上述过程 4～5 次，至注射器内无淡红色液体，仅留有颗粒状脂肪组织，即纯净的脂肪颗粒。部分学者认为离心后可获得更为纯净的脂肪颗粒，离心转速应小于 1500rpm，以免造成脂肪细胞破裂。

3. 注射移植　将需要充填的部位用亚甲蓝做好标记，在标记线外较隐蔽处或皱折线内穿入皮下，也有认为注射在肌肉内的脂肪颗粒存活率较高。注射层次为接近真皮深面的皮下脂肪、肌肉内及骨膜表面，在面部应注射在 SMAS 深面或骨膜浅面，隆乳时需要将针头穿入乳腺后胸大肌表面之间隙。注射应由远及近呈放射状，脂肪被间断注射成

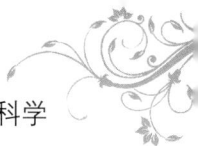

扇形线状小柱，即跳跃式线状注射技术。避免注射成较大的团块状，以免血运不佳、脂肪被液化吸收或形成囊肿。注射量要适当，可过度矫正约 30%，但在唇部、额头等部位过度矫正对形态影响大，一般不过度矫正或仅过度矫正 15% 左右。注射完毕后，局部进行适当按摩，使颗粒脂肪均匀分布于注射区，或边注射边按摩。对有皮下粘连的瘢痕，先行瘢痕松解再予颗粒脂肪注射。术后给予口服抗生素预防感染，供区加压包扎，受区禁忌持续按摩或热敷，以免脂肪液化。穿刺进针处缝合线术后 6 天拆线。同一部位再次注射移植需间隔 3~4 个月。

（三）并发症及防治

主要并发症包括感染及继发感染、供区及受区血肿、供区皮肤不平整、硬结、色素沉着、感觉迟钝及脂肪液化等。

色素沉着、感觉迟钝等并发症为暂时性，一般在半年之内可逐渐恢复。只要采用正确的操作技术，遵守无菌无创原则，此类并发症并不常见。脂肪液化发生率与脂肪颗粒的注射量成正比，而且常继发感染或无菌性炎症。若脂肪液化后出现红肿热痛等症状，可给予抗菌药物，必要时可用注射器抽出液化的脂肪。一般无须切开引流。最为严重的并发症是重症感染以及感染性休克，与操作不规范有关，应切开引流，并给予有效的抗生素。产生硬结的原因有注射层次不对、注射量过大以及手术后过度揉压。选择适当的注射层次、注射量，术后禁忌持续或暴力按摩可避免硬结的产生。

（陈晓栋）

第十四节　皮肤软组织扩张术在皮肤外科的应用

一、构造与类型

皮肤软组织扩张器是由对机体无害的医用硅橡胶制作，分可控制型和自行膨胀型两类。

（一）可控制型扩张器（controlled tissue expander）

较常使用。主要由扩张囊、连接导管和注射壶三部分组成。优点是可根据需要控制扩张量和扩张时间。（图 7-29）

1. 扩张囊（bag 或 envelope）　是扩张器的主体部分，功能是接受充注液，完成对皮肤软组织的扩张。按形状和容量可分为多种规格（图 7-30）。常见的有：

（1）圆形：容量 30~500ml 不等，扩张后表面多呈半球面状，中央扩展率最高，由圆心向外周，其扩展率呈递减趋势。可应用于所需要的各个部位。

（2）方形：容量 100~1000ml 不等，扩张后仍呈方形，边和角比较圆滑，形成皮瓣后向前推进较容易。多用于躯干和四肢，也可用于扩张后中厚

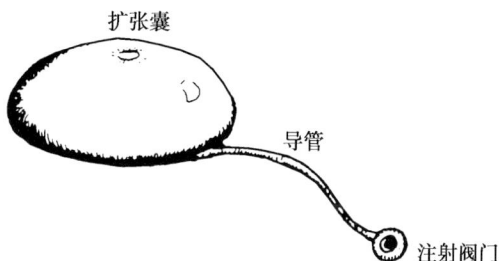

图 7-29　皮肤软组织扩张器构造

取皮。

（3）肾形：容量 10～400ml 不等，扩张后皮肤呈肾形隆起，内侧弧度较小，外侧弧度较大，外侧皮肤扩张率大于内侧。多用于与其弧度相适应的部位，如下颌缘、颈部、耳后等。

（4）长方形：容量 10～400ml 不等，多用于四肢的皮肤扩张。

（5）特殊类型：指为特殊部位、特殊需要而设计的扩张器。如用于眶周的"C"形，用于下颌部的马蹄形，用于指背的长条形等。

2. 注射壶（injection reservoir）又称注射阀门，是接受穿刺，并由此向扩张囊内注射扩张液的主要部件。有半球状、乳头状、圆盘状等。

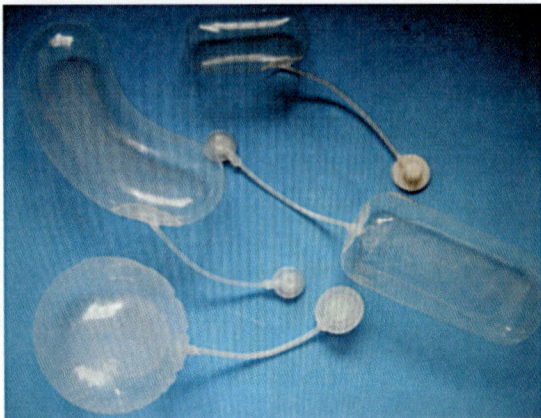

图 7-30

直径 1.0～2.0cm，厚 0.7～1.7cm。由穿刺顶盖、底盘、防穿刺的不锈钢片或硬塑片，以及特殊的防渗漏装置等组成。壶内有特制的单向或双向活瓣。单向活瓣即在注射壶内设有的定向通过装置，注射进入扩张囊的液体受到了定向活瓣的限制而不能反流，优点是减轻了注射壶所承受的内压，避免了穿刺部位的渗漏；缺点是一旦注入量过多，囊内压过高致局部皮肤血液供应障碍时，不能通过注射壶回抽扩张液减压，处理较为困难。而双向活瓣则克服了这一困难，既可通过其向囊内注液，又可通过注射壶抽出囊内液体；不足之处是当囊内压较高时，扩张溶液可从注射壶顶盖穿刺针孔外渗。

3. 连接导管　即连接注射壶和扩张囊之间的硅胶管。直径 2.0～3.5mm，长度 5.0～15cm。管壁有一定厚度，不易被压瘪、扭曲或折叠。附带产品如连接栓，由不锈钢、尼龙等耐腐蚀、耐氧化的较稳定的材料制成，用以连接被剪断的导管。

（二）自行膨胀型扩张器

自行膨胀型扩张器（self-inflating softissue expander）采用具有半渗透膜性的密闭硅胶膜囊，内含有一定量的高渗盐水，利用囊壁内外的渗透压差，使扩张囊自行扩张。该型扩张器目前临床上很少使用。

二、使用方法

（一）术前一般准备

1. 了解患者的要求及目的，完善必要的检查和医学摄影，制定完善的治疗计划。

2. 备血　对儿童及埋置 2 个以上扩张器者，因手术区域多，范围广，失血可能较多，应按每个扩张区失血 100～150ml 估算配血准备。

（二）扩张器置入前准备

1. 扩张区域的选择与设计　原则上应选与修复缺损区相邻近的部位，使供区与受区皮肤色泽、质地相近似。严禁选择可能损伤重要组织器官或影响功能的区域。

2. 扩张器的选择　根据需要修复缺损区的位置、范围、面积以及周围组织提供扩张区的条件，选择适宜的扩张器。如头部多选用椭圆形、肾形，四肢多选用长方形等。同一种型号的扩张器可以用在不同部位，同一个部位也可选择不同型号的扩张器，还可以几个不同型号的扩张器联合应用。在等容量条件下，一个大容量的扩张器一般要比几个小容量扩张器扩张效果好，但有时因条件限制，几个小容量扩张器联合应用反而能取得好的效果。（图7-31）

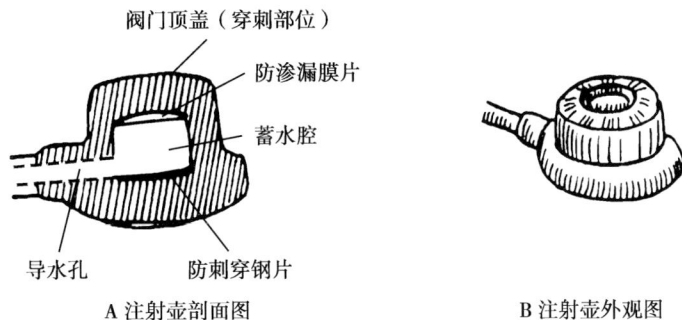

图7-31　皮肤软组织扩张囊注射壶结构

3. 扩张容量的计算　依据需要修复的缺损区域的面积大小和可行扩张的情况决定。$1.0cm^2$ 缺损面积在头皮区可按需 $3.0 \sim 3.5ml$ 扩张容量计算，但在颈部、腹部等深层有软组织的区域，由于扩张器扩张时除向外扩张外，尚有部分向内扩张，则需 $4.0 \sim 5.0ml$ 扩张容量计算。另外在同样的容量和时间扩张后，不同形态的扩张器所获得的面积增长率也各有不同，如圆形扩张器面积增长率比椭圆形的大一些，而比方形的小一些。

在扩张组织转移之前，一般要求其面积应为缺损区的2倍以上，或大于扩张器基底与缺损面积之和；也可按 2∶1 基本面积规则：即在扩张前先按常规画出用于修复的组织瓣面积，扩张达到画出的组织瓣面积的2倍时进行转移手术。各种文献报道的数学公式精确计算法与临床实际应用差距很大，一般较少应用。

4. 扩张器的检查　扩张器在消毒前及术中置入体内前均应仔细检查扩张器有无破裂及渗漏等情况。在扩张器消毒前及术中置入体内前可向扩张囊内注入一定量的空气，再将扩张器置入水中，通过挤压扩张囊检查其是否漏气。也可向注射壶内注入一定量的生理盐水，挤压扩张囊，检查扩张器有无渗漏现象。

5. 扩张器的清洗与消毒　扩张器检查合格后，应用肥皂水或自来水冲洗干净，然后用生理盐水冲洗，用4号半针头经注射壶抽出扩张囊内的气体或水，用纱布包裹好装于金属消毒缸中，同器械一样进行高温高压消毒。煮沸消毒时，应包裹后加重物沉入水底，煮沸30分钟，此法一般少用。为确保使用质量，建议扩张器不要重复使用。

（三）禁忌证

1. 全身或局部有化脓性感染、皮疹。

2. 有出血性疾病或有出血倾向、凝血机制障碍，严重肝、肾功能不全，或其他内脏器官功能严重代偿不全者。

3. 恶性肿瘤或良性肿瘤、溃疡疑有恶变者。特殊感染如梅毒、麻风、结核、深部真菌病等尚未治愈者。精神异常，或儿童尤其是 3 岁以下的婴幼儿等不能配合治疗者。

（四）手术方法

1. 一期手术　埋置扩张器。以亚甲蓝标绘出扩张区域和剥离范围，剥离范围一般略大于扩张囊基底面积，并标出切口线及注射壶埋置部位。切口位置多选在扩张区域与修复区域交界处、或在皮损边缘、或置于二期手术时即将形成皮瓣的游离缘，与第二期切口基本一致，绝不可在皮瓣的蒂部。有时两个埋置区可以共用一个切口，切口方向一般与埋置区轴线相垂直，以避免扩张时张力对切口的影响。扩张器埋置的深度可视供区条件及受区需要而定。一般头皮扩张时应置于帽状腱膜深层；颈部可置于颈阔肌浅层或深层；耳廓再造时则仅埋置于皮下。注射壶多埋置在皮下较浅的部位，也可外置。

埋置腔隙的剥离是一期手术的关键，剥离时一般采用潜行钝性分离，操作要轻柔，层次要清楚。分离过程中，术者可将左手放在拟剥离处皮肤表面，右手持剪刀进行分离，靠触摸感觉判断并指导分离层次的深浅，沿途止血要彻底。剥离腔隙要足够大，一般要超过标记扩张囊周边 1cm 左右，以便于置入的扩张器囊平，否则将影响扩张效果，并可因扩张囊折叠形成锐角刺破皮肤，致扩张囊外露。扩张囊置入时不可用锐器夹持扩张器。

注射壶若埋置皮下，可在扩张囊周围适当的部位分离出一个较小的腔隙放置注射壶，不可过大，以免注射壶置入后易致滑出。注射壶与扩张囊之间必须有一定距离，以利于以后注液的操作，距离太近，穿刺注液时容易误伤扩张囊。放置时注射壶穿刺面应朝向皮面，切勿放反，连接导管勿成角折叠或锐性扭转，以免影响注液。

术中可向扩张器内注入一定量（额定容量的 10%～20%）的生理盐水，可起一定的扩张器展平、压迫止血作用。缝合前在腔隙深部放置负压引流管，以防腔隙积血，切口要分层缝合，以防扩张囊从切口突出，缝合时可将皮下、皮肤缝合线留置，一并打结，以避免刺伤扩张囊和导管。

2. 注液扩张　常规扩张术后 5～7 天开始注液扩张，1 次/5～7 天。每次注入量视扩张囊大小和扩张部位而定，皮肤张力较大或深部有重要器官（如颈部）部位，一次注入量不可过多。一般每次注入扩张器额定容量的 10%～15%。平均所需扩张时间为6～8 周，液体总量可达扩张器规格容积的 2 倍。

（1）术中即时扩张：扩张器埋入后，注射壶外置，连续注射扩张液，每次注射到皮肤苍白时为止，维持 30 分钟，待皮肤松弛后再注液扩张。每次注液后应密切观察血液供应，再次注液前皮肤血液供应必须恢复，否则需回抽注入液。如此反复 5～6 次后，取出扩张器，行病变部切除、扩张皮瓣转移修复。

（2）间隔快速扩张：术后 3～5 天即开始注液扩张，1 次/12～48 小时，整个扩张期可缩短 1～2 周。也有人提出在计算注液扩张总量后，合理计划并分配注射次数及每次注液量，于 72 小时内完成扩张。

（3）连续快速扩张：采用特定的注液装置，或用电脑控制的恒压持续自动注液，在有严密的皮肤生存安全指标监视下，扩张可以持续不断进行，更为严密、安全、有效。注液泵控制扩张囊内压稍低于毛细血管压的恒定水平（4.67kPa）；或以疼痛为超负荷指标，将扩张器囊内压始终控制在患者的疼痛阈值水平以下，连续充注，平均速度为 1.0~2.0ml/h，连续扩张平均为 8.5 天。

（4）亚速扩张：较常用，2~3 天注液 1 次，扩张时间为 3~4 周，特别适合于注射壶外置时。优点是扩张后效果确切，皮肤回缩率不明显。

扩张液多选用生理盐水。为预防感染、缓解扩张时产生的胀痛、减轻扩张囊壁周围的瘢痕包膜增生，可加入有效浓度的抗生素、地塞米松、利多卡因等药。

注液扩张前先扪及并确定注射壶位置，消毒后，持 4½ 针头注射器垂直准确刺入注射壶，到有抵触感的防穿刺垫片为止，缓慢推注扩张液。每次注入量不可过多，皮肤张力不能过大。扩张囊内压以不超过 5.3kPa 为宜。如出现注液后局部皮肤张力过大、苍白、无充血反应，停止注液 5 分钟左右仍不恢复者，则要通过注射壶抽出适量的液体以利减压，缓解上述症状。

3. 二期手术　当皮肤软组织扩张达到预期目的、常规"养皮"后（指达到预期扩张目的后，停止扩张并维持 2 周时间，以改善皮瓣局部循环、皮瓣充分延展、减少皮瓣回缩，增加皮瓣组织量），即可以施行第二期手术：取出扩张器、利用扩张后形成的皮瓣对受区及供区同时进行修复。如扩张后皮瓣不足以修复全部受区时，可再次埋入扩张器进行重复扩张。皮瓣的设计与转移是修复创面的关键，遵循先形成皮瓣、后处理缺损区的原则，以避免扩张面积的不足。

二期手术首先沿埋置时的原切口进入，取出扩张器，根据扩张后皮肤的松弛程度，估计能修复的面积，并参照术前设计，确定最后形成的皮瓣和修复的面积，切不可一开始即完全按设计将所有切口线一并切开，以免皮瓣转移后难以吻合。对于同一受区有多处供区者，除术前统筹设计外，术中不可同时将几个皮瓣翻开或将受区瘢痕一次全部切除。这样往往会造成某处皮瓣超出所需要的面积，另一处又明显不足，给手术带来困难，故手术中应将所有扩张器取出后，再逐个形成皮瓣。每形成一个皮瓣即可转移至供区，并定点缝合数针，而后逐个进行，形成一个，转移一个。这样可根据前一个皮瓣修复情况适当修整设计，可更有效地利用所有扩张后的皮肤，根据每个皮瓣所能覆盖的面积大小切除瘢痕或病变组织。

由于扩张后皮肤多呈半球面形或圆弧状突起，中央部位扩张率最大、最松弛，越向外周扩张率越小。如术中欲使扩张皮肤舒展平整，并得以充分利用，除了设计皮瓣时注意切口线应尽量向扩张区中央靠拢外，必要时还要增加一些垂直于边缘的松解切口，当皮瓣展平后这些垂直切口可被拉成直线，可以使皮瓣的边长长度增加许多，但切口不宜过大，以免影响皮瓣血液供应。

扩张器取出后，其周围所形成的纤维囊壁贴附于皮瓣内侧和扩张区基底部，基部周围有一环形增生性瘢痕，称纤维环。其环如附带在皮瓣上将严重影响皮瓣舒展，如留在供区将起占位作用，影响皮瓣的转移效果，因此，术中应将纤维环剥除。对囊壁的处理可视具体情况而定，如对皮瓣伸展无影响时可以不予剥除；如不影响皮瓣血液供应，则可去除干净或采用多处纵横划开，仅以切开囊壁为度，以免伤及深层血管网。

（五）重复扩张

对于大面积皮肤缺损及供扩张区面积较小的病例，单靠 1 次皮肤扩张术不能完全满

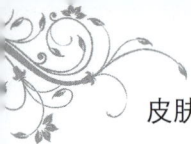

足需求，而应用重复扩张术则可以通过正常皮肤的反复扩张，达到逐步切除至完全切除病变的目的，取得完善的功能修复及美容效果。

重复扩张是指扩张后的皮瓣在转移后再次反复扩张，直至足以覆盖所需修复的创面为止。这一概念由 Manders 提出，Sellers 应用于临床。实践证明，皮肤软组织通过重复扩张后，形成的皮瓣血运良好，愈合正常，是一种修复大面积皮肤软组织缺损较好的方法。

目前有两种重复扩张方法：

1. 在取出扩张器行皮瓣转移的同时，将新扩张器或原扩张器抽尽液体后置于转移之皮瓣下方，可以缩短疗程，减少麻醉及手术次数，但是否影响皮瓣血运及伤口愈合，尚需观察。

2. 等待转移之皮瓣完全愈合 3 个月后再重新置入扩张器，切口可选择在前次手术疤痕边缘。这种方法可在不受皮瓣远端坏死的干扰，3 个月后皮瓣基本不会发生回缩，上次手术之扩张器包膜已吸收，利于再次扩张。二者各有利弊，主要视患者对治疗周期的要求而定。（图 7-32）

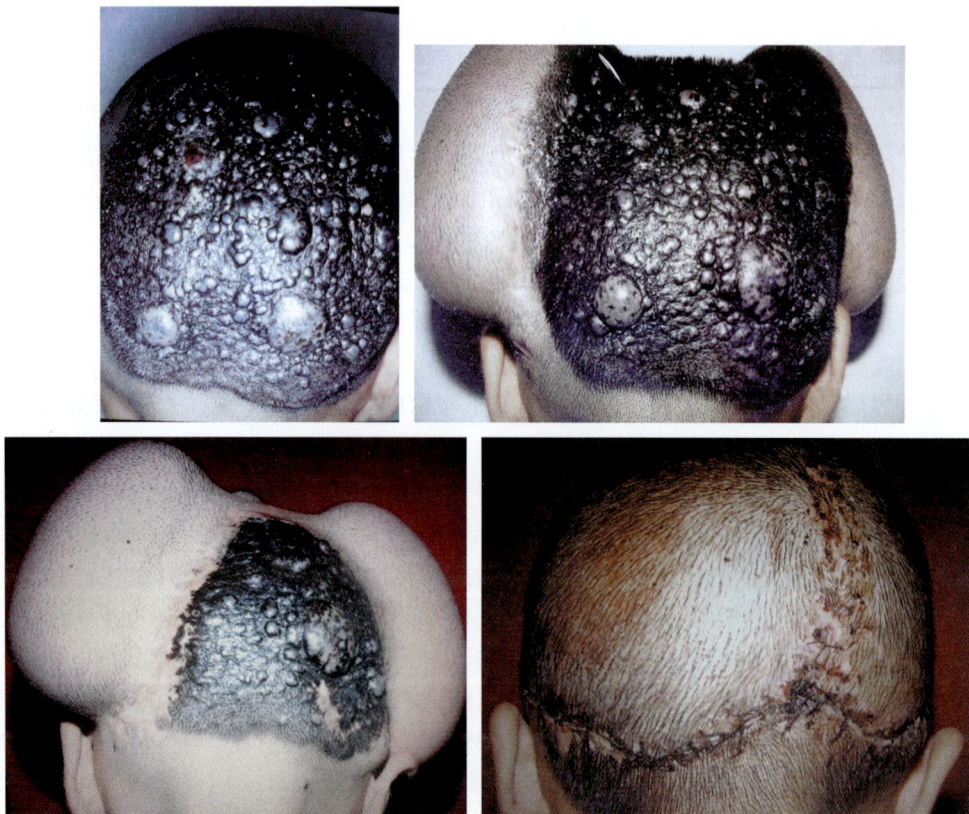

图 7-32　重复扩张方法之二的临床应用

（六）术后处理

1. 一期术后需放置负压引流并保持通畅，观察引流量及引出液体情况。一般术后 1 ~ 3 天渗血明显减少或停止时去除。

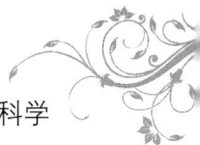

2. 一期术后 7 ~ 10 天拆线后开始注液扩张。

3. 注意皮肤的保护，防止注射壶等处包扎过紧引起血液供应障碍或活动时磨破。

4. 扩张过程中一旦发现皮肤坏死和扩张囊外露、破损等情况，应停止扩张，必要时取出扩张器，提前进行第二期修复手术。

5. 二期手术后的处理与一般皮瓣转移后的处理相同，可酌情放置负压引流管或引流条。注意观察皮瓣血供情况，防止皮瓣蒂部受压等。

（七）并发症及防治

发生率约 10% ~ 40%，各部位不尽相同。并发症的发生与术者操作熟练程度、患者的素质及扩张器的质量等有关。常见的并发症有：

1. 血肿　是早期常见的并发症，大多发生在一期手术后 72 小时以内，以面颈部发生率较高，表现为术区肿胀，疼痛，皮肤发紧。

（1）原因：①解剖层次不清，术中损伤了较多的穿支血管而止血又不彻底；②切口过小，盲视下操作，出血点未被发现，未能彻底止血，或仅靠压迫止血；③引流不畅或未放置引流；④术后加压包扎不牢固；⑤全身有出血倾向。

（2）防治：关键措施是术中止血彻底和术后引流充分。措施有：①准确掌握分离层次，尽可能采用足够大的切口，严格认真止血，个别看不清的部位应通过直射光线观察有无出血；②渗血较多或有出血倾向者，应给予止血药物；③放置负压引流；④术毕向扩张器内注射 10% ~ 20% 的扩张囊容量的扩张液，可压迫止血，术后适当加压包扎；⑤若术后局部肿胀明显，皮肤发紫，并有扩大及加重的倾向时，应考虑有继续出血及血肿形成。应果断进行手术探查，清除血肿，寻找出血点，彻底止血。

2. 感染　多指一期术后组织扩张过程中的感染。可为原发性，也可为继发于血肿、扩张器外露后。表现为扩张区红、肿、热、痛，全身发热、白细胞计数升高等。也有于二期手术皮瓣转移术后皮瓣血液供应障碍、坏死后继发感染。

（1）原因：①术前术区准备不充分，有毛囊炎等感染病灶；②术中无菌操作不严格；③切口愈合不良，感染并向内扩散，④扩张囊或注射壶处表面皮肤破溃、感染，并向内扩散；⑤注射扩张液操作时消毒不严格，注入液体感染或注射针眼处感染；⑥血源性感染。此外，与注射壶外置、扩张器放置时间过长、局部皮肤状况及患者情况等有关。

（2）防治：①术前彻底清洗术区，发现有小感染灶及潜在的感染应延期手术；②术中严格无菌操作；③术后若发现切口裂开，皮肤破溃，扩张器外露或扩张处表面有感染病灶，应尽早处理；④注液扩张过程应严守无菌原则；⑤全身感染时，要及时予以敏感抗生素治疗，扩张部位发生感染时，还可局部加用抗生素治疗；⑥对年龄偏大者应注意加强抗感染措施，必要时应用其他增强全身免疫力的药物；⑦尽可能不采用注射壶外置的方法。若上述措施无效，应及时切开引流或取出扩张器，待感染治愈后再考虑下一步治疗。

3. 扩张器外露　是比较常见且最为严重的并发症。

（1）切口处外露：一期手术切口多选在血液供应不佳、组织愈合能力差的病变组织或相邻部位，剥离过程中，边缘层次过浅而致血液供应更加不足；缝合时若只缝合皮肤，而扩张器位于切口下或距切口太近，则更不利于伤口愈合；若注液扩张时不注意囊内压情况，致切口张力增大，血液供应会进一步恶化，使伤口裂开而致扩张器外露。

（2）防治：①切口尽量选择在与病损保持一定距离的正常部位；②剥离层次不可深浅不一，不可强力牵拉皮瓣边缘，以免日后出现破溃或表皮破损，剥离腔隙要充分，以利于扩张囊埋置时能舒展平整；③缝合时先将皮瓣与切口下深部组织缝合，以保证扩张囊不发生移位，如未能阻止扩张囊移位到切口下，需延缓首次注液时间及减少注液量；④一旦出现外露，应取出扩张器，抽出囊内液体，扩大剥离腔隙后再次回置，重新缝合，多可望取得预期效果。若外露并发感染或由于感染而破溃，则应取出扩张器，于3个月后再考虑手术。

（3）正常皮肤处扩张器外露

1）主要原因：①剥离层次过浅，皮瓣血液供应障碍；②止血时，止血钳夹持过多，或电凝时间过长，致皮瓣局部或全层坏死；③剥离腔隙不足，扩张囊舒展不平致形成尖角，加以包扎过紧，尖角顶破皮肤；④皮肤张力随注液增加，表皮层抵抗力下降，易发生毛囊炎、皲裂等，继发感染后皮肤坏死。

2）防治：①术中剥离解剖层次要准确；②剥离中如有较粗大的血管应先结扎后剥离，皮瓣上的出血，不可用较大功率的电凝止血，一般而言，向扩张器内多注液或加压包扎止血是不可靠的；③扩张囊置入时，应尽力舒展平整，防止折角形成；④如发现扩张的皮瓣上出现毛囊炎或皲裂，须及时处理。

（4）血肿感染后外露：血肿继发感染，伴有脓性分泌物产生，会在切口或扩张囊腔隙内形成脓肿，破溃后致扩张囊外露。

防治：术中彻底止血，术后保持负压引流通畅，不能依靠扩张囊内注液或加压包扎来达到止血目的，如有血肿发生，须积极处理。

（5）张力过大致皮瓣坏死引起扩张器外露　术中剥离腔隙不足，注液扩张急于求成，每次注液量过大，致扩张皮瓣因血液供应障碍而坏死，扩张器外露。另外，埋置注射壶的腔隙剥离过小，也有可能致使注射壶外露。

防治：埋置扩张囊或注射壶的剥离腔隙必须充分，注液时以观察皮肤已有一定张力、表面血循环存在为准，不必拘泥于预定注液量。

4. 扩张囊不扩张　指扩张器置入后，注液时不扩张或出现渗漏无法继续进行扩张者。

（1）原因：①扩张器注射壶密封性不好，导管与扩张囊或注射壶交接处胶粘不牢，扩张囊厚薄不一或接缝处薄弱易破；②操作过程中扩张器被刺伤；③扩张器导管呈直角折叠或交叉受压无法完成注液扩张操作；④扩张囊周围纤维包膜增生而限制扩张。

（2）防治：①选用优质扩张器，做好术前、术中检查，扩张器尽量不重复使用；②操作时避免损坏扩张器；③发现扩张器已不能扩张或渗漏破坏时，应立即再次手术更换扩张器；④应用药物或增加扩张速度，以减少纤维包膜的形成。

5. 皮瓣坏死　常见于二期手术皮瓣转移后，也可发生在扩张过程中的扩张部位。

（1）发生原因：①一期手术分离腔隙时，损伤了皮瓣的主要血管；②扩张器埋置过浅或扩张器在腔隙内折叠扭转；③皮瓣转移时，长宽比例过大，转移后有较大的张

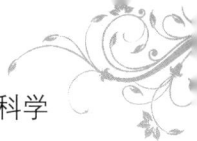

力，或皮瓣蒂部扭转；④皮瓣远端携带未扩张组织过多。

（2）防治：①一期形成埋置腔隙时，分离层次要准确，腔隙要足够大，尽量选用不带棱角的扩张器；②遵循皮瓣设计的一般原则和皮瓣切取中的无创伤操作原则；③皮瓣远端携带的未扩张皮瓣仅能在 1.0cm 的比例范围内。

6. 排斥反应　极少发生。手术后局部持续红、肿、发热，但无疼痛，负压引流管有大量的浆液性液体流出，应停止扩张，将扩张器取出。

7. 注射壶找不到　常发生在扩张囊与注射壶距离过近，扩张后皮肤隆起导致注射壶位置、方向变化所致。若扩张目的未达到，可在 X 线透视下继续注射扩张；反之，可施行局部手术，将注射壶外置。

还有局部疼痛、局部水肿、神经暂时性麻痹、骨吸收、暂时性秃发、皮肤萎缩纹等各种不同的并发症。治疗时应针对各自不同的发生原因，采取必要的措施。原则上能维持扩张的应继续扩张，尽量减小对手术效果的影响。

（赵　亮）

第十五节　几种常用的整形手术

一、除　皱　术

皱纹的产生是不可抗拒的，随着年龄的增长，皮肤细胞的活性降低，皮肤的弹性和柔韧性逐渐降低，使皮肤不能复位而松弛，最终导致皱纹的产生。

除皱术又称面部提升术、面部皱纹舒平术、老年面部矫正术、面部皮肤松弛矫治术等。

（一）常规除皱术包括

1. 额部除皱术　适合于额部皱纹多而深，眉毛与上眼皮下垂的人。

2. 颞部除皱术　颞部除皱是为消除或减轻鱼尾纹及上睑下垂的外眼角。

3. 面颈部或扩大下1/2除皱术　适合于面下部老化皱纹和松垂的人，能消除或减轻鱼尾纹、面颊颈部皱纹、皱襞和松垂、较深的鼻唇沟等。

4. 肉毒素注射除皱法　只用于动力性皱纹和一些较轻的松弛性皱纹。

5. 胶原蛋白或膨体聚四氟乙烯填充除皱术　只适用于单纯、局部较深的皱纹、皱褶的年龄较轻者，不能矫治松垂、老化等。

6. 激光除皱术　激光除皱可治疗其他传统手术方法所作用不到的"死角"部位，如口唇周围，下眼睑皮肤上的细密皱纹及额颞部的细小皱纹。

7. 内镜除皱术　目前只限于做额部除皱术。

8. 小切口除皱术　只适用于前额眉间皱纹较轻，皮肤松弛轻或者单纯提眉者。

（二）面部除皱术后常见的并发症

1. 感染　由于面部除皱术创面大，又有一部分头发暴露在手术中，如果手术消毒不严或手术中操作不当，都可能发生感染。

2. 皮肤坏死　由于皮肤感染、手术损伤、切除皮肤过多缝合时张力过大、皮瓣剥

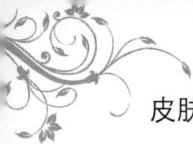

离层次不当等所致。

3. 血肿及淤斑　有局部和全身因素，局部主要由于手术操作不当损伤血管较多、额肌和皱眉肌等被切断后止血不彻底、头皮缝合时未带上帽状腱膜等所致。个别情况是患者凝血机制有障碍即全身因素所致。

4. 切口瘢痕、脱发　在手术时应该尽量顺着毛发生长的方向切开，最大程度地保护毛囊。

5. 神经损伤、感觉或功能异常　由于在剥离时层次过深或层次不一致，损伤神经（如面神经等）所致。

6. 腮腺导管受压　由于手术在颊部深处缝合过紧或手术后敷料包扎不当，压迫了腮腺导管，使腮腺内涎液分泌不通畅，受术者感觉腮腺肿痛。

因此，在进行此手术之前要做好充分的准备，并要求手术医师有丰富的临床手术经验，以使手术获得最佳的效果。

二、重 睑 术

重睑即通常所说的双眼皮，重睑术（双眼皮术）就是通过手术方法，在上睑的适当位置，将上睑皮肤与上睑提肌的腱膜或睑板前组织缝合固定，使睑板前的皮肤与睑板粘连，当上睑提肌收缩时，睑板的运动带动与之相粘连的上睑皮肤，从而形成上睑皱褶（即双眼皮）。

按照通常情况双眼皮分为三型，即①平行型：即上睑皮肤皱褶与睑缘平行一致，内中外侧重睑宽度大致相同。这种形态的重睑显得端庄稳重；②开扇型：为上睑皮肤皱褶自内眦或靠近内眦开始，向外上逐渐离开睑缘，由窄变宽，如同一把折扇打开，也称广尾型。这种形态的重睑显得秀丽妩媚；③新月型：是上睑皮肤皱褶在内、外眦部较低，中间部较高，外形如同弯月。我国人双眼皮形态多以开扇型或内低外高型较多见。

要做一双漂亮的双眼皮，其中很重要的一个因素就是患者自身的眼部条件。应参考以下几方面：①眼裂大小：眼裂长度适中的人比较适合做双眼皮，眼裂过宽或过短过窄者，术后效果差；②眼球的突度：眼球过于突出如甲亢、高度近视及先天性突眼症等双眼皮术后效果欠佳，脂肪多的肿眼泡者做双眼皮效果较差；③两眼距离及内眦赘皮：两眼间距离过远，超过一个眼裂的长度者，及内眦赘皮严重者做双眼皮手术不美；④上睑皮肤松弛程度：上睑皮肤松弛，需要祛除较多皮肤的中老年人做双眼皮不如年轻人术后效果好；⑤五官端正：鼻梁较高、皮肤弹性好、眉毛浓淡适宜、睫毛较长且上翘者，做完重睑更加添色。

双眼皮手术常见并发症有：①血肿：轻者表现为皮肤充血、水肿，睁眼困难；重者整个上睑明显充血水肿，甚至累及下睑；②感染：感染多发生在术后第3天，伤口肿胀加重，局部发红、疼痛，严重者有炎性渗出；③切口瘢痕：多发生于瘢痕体质者，也有操作不严格所致，表现为重睑皱襞处瘢痕较宽，有的略高于皮肤，呈暗红色；④重睑皱褶过宽、过窄、过长、过短；⑤三眼皮：是形态不同，长短不一，往往有多条皱褶线；⑥三角眼：外眦部重睑皱襞消失，外眦太低，中内侧宽，形似三角；⑦其他：如睁

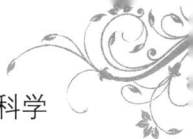

眼乏力、外形不美、皮下结节、重睑消失、眼睑皮肤破损、眼睑凹陷等。

双眼皮手术通常在术后1~2个月基本消肿时评价其效果，在此期间，双眼皮外形不自然，眼睛显得不精神。2个月从以下几个方面进行判断：①重睑皱褶线的位置、长度、高度和外形协调一致；②上睑重睑线上下的皮肤应平整无皱褶，无切迹，双侧重睑的外形基本对称；③眼睑切口痕迹不明显，只有在闭眼时可看出；④没有睑外翻及内翻倒睫；⑤能正常睁闭眼，睁眼时没有乏力感；⑥睁眼时睫毛略向上翘，没有扭曲；⑦效果持久，能维持2年以上或更久。

三、眼袋整形术

随着年龄的增加，各个器官功能逐渐下降，下睑皮肤、眼轮匝肌、眶隔膜退变松弛下垂、眶脂肪向下移位脱垂等生理变化导致下睑组织不同程度的臃肿、膨隆或下垂，使眼睑皮下形成臃肿的袋状结构，故称为"眼袋"。眼袋在医学上称为下睑皮肤松弛症。多见于中老年人。有的年轻人下睑也可能出现眼袋，多与家族遗传及作息不规律等因素有关，但不是所有的下睑隆起均称为眼袋。

在眼袋形成过程中最令人信服的是衰老退变病因学说，具体形成一般认为与以下诸多因素有关：①眼睑皮肤弹性减弱、松弛下垂；②下睑眼轮匝肌退行性改变，弹性减弱，松弛萎缩；③眶隔膜变性松弛，支持力减弱；④眶脂肪变性移位，或眶脂肪增生过多。

对于轻度眼袋，可以通过生活美容中眼部护理等非手术疗法祛除，但是治疗中重度眼袋疗效值得怀疑。对较明显的中、重度眼袋，只能通过手术方法取得较好的疗效。临床上手术一般分为内入路法和外入路法两种，内入路法就是通常有的美容院吹嘘的所谓"不开刀、不手术、无痕迹"的"眼袋吸脂术"，归根到底，这种方法属于手术范畴，也包括麻醉等手术步骤。外入路法为临床上最常用的手术方法。

眼袋分先天性和后天性两种，先天性的眼袋在年龄较小的时候就可以表现出来，而后天性的眼袋是随着年龄的增长而出现的，手术主要针对的是后天性的眼袋，对于手术时机的选择，先天性眼袋应在成年后进行，后天性的眼袋只要出现就可以进行手术，相对而言年龄越小效果保持的时间越长，手术的次数没有特别的限制，在行一次手术后如果再次出现，在患者身体状况允许的情况下可以再次手术。手术效果维持的时间与各个人的身体状况有关。

四、隆鼻术

隆鼻术是利用鼻部皮肤的松动性，在其下面垫入雕塑成型的支架物来增高鼻梁的手术，鼻部皮肤的松动性不仅制约了假体过高的充填，而且本身鼻梁的基本形态也决定了假体的高矮。

具有以下情况者不宜行隆鼻术：①全身或局部有感染病灶者；②全身有急慢性病变或各种药物过敏史者；③属于瘢痕性体质者，及有外伤性贴骨性瘢痕者；④心理状态不平衡，对手术抱有过多的不安和疑虑者；⑤精神状态不稳定，心理准备不充分者；⑥对填充材料有疑虑者；⑦不能完全同意医生的术式选择和手术设计者。

隆鼻术后可能有以下并发症：①穿孔：多发生在鼻尖，有时也发生在鼻根部和鼻孔内。其表现为早期局部发亮，有紧张感，继之出现鼻粘膜发红、肿胀，触之软，并有波动感。一旦发现穿孔应立即取出硅橡胶模型，对穿孔部皮肤或黏膜进行修整，待愈合3个月后再做第二次手术；②感染：多由于术中无菌操作不严格或面部、鼻腔有感染造成。应及早发现，取出假体，并给予抗菌药控制感染；③假体移动或歪斜：多由于术中剥离的问题造成，剥离过浅、腔隙过于宽大可导致假体移动；某些部位剥离不充分造成假体歪斜等；④鼻侧壁有阴影或鼻背有凹陷及鼻背肤色异常；⑤排异反应：排异反应不能预测，发生排异反应的时间也因人而异，迟早不等。一般表现为局部无痛性肿胀、积液，有些还伴随头痛、头晕等；⑥假体雕修不合体导致出现各种畸形，如鼻根部上翘、活动漂浮感；鼻背部过分突出或出现阶梯状畸形等；⑦其他：如鼻孔变形、大小不等，鼻外形不美，额鼻部缺乏弧度等。

为了保证手术成功，尽量减少并发症的产生，术后护理非常重要。应注意以下几方面：①在保证充填物不移位的前提下进行良好包扎和固定；②术后尽量保持头高位，以减少眼睑、鼻部的充血和淤血；③术后早期应避免佩戴眼镜，以免充填物移位；④根据手术操作情况，术后可适当选用抗生素以防感染；⑤术后2个月内避免日光暴晒及暴力冲击。

五、眼部手术

眼是视觉器官，也是重要的表情器官。人们在日常生活和社会交往中，可随时随地用眼睛传递感情信息，通过眼睛，能够表现一个人的内在美和外表美。眼部的美容手术除将单睑改变为重睑，即重睑成形术外，还有上下眼睑老化整形术（下眼睑老化整形术又称睑袋去除术）、内眦赘皮矫正术、上睑下垂矫正术，以及眼睑缺损、眼睑肿瘤、眼睑凹陷、眼睑瘢痕、先天性小睑裂、眉错位、眉及睫毛缺失等的矫正术。

为了达到较好的手术效果，应注意以下几点：

1. 熟悉眼部的应用解剖　这是最基础也是最关键的一点，包括熟悉眼部的肌肉、血管、神经等，以及它们的相关功能和走行特点。

2. 注意眼部的美学观　眼睛被人们描绘为"心灵之窗"，这说明眼的微妙变化可以表现人的各种情感。因此手术应具有较好的审美观，知道什么样的眼睛适合什么样的人，这样才能让患者拥有一双漂亮的眼睛。

3. 掌握好各种眼部手术的适应证和禁忌证　因各种手术要达到的目的是各不相同的，因此要了解各种手术的特点后才能使手术获得成功。

4. 手术医师要具有自信心　这就包括手术医师在患者面前的自信和在手术过程中的自信，这也是手术成功前提之一。

当然可能还有未能详尽的地方，但如果能注意到以上几方面的话，相信眼部手术已经成功大部分了。

（刘　流　袁瑞红）

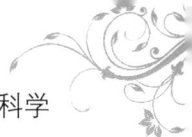

第十六节　眼睑眉毛畸形与缺损的修复手术要点

一、眉毛缺损的修复手术

眉毛缺损的手术修复方法有三种：

（一）头皮片游离移植修复眉缺损术

1. 常规消毒头皮和颜面，铺手术巾。

2. 标记同侧耳后发际头皮，取 0.6cm 宽，长度与眉毛相同的头皮进行切开，头皮上保留 2~3mm 长的毛发，切口与毛发方向一致，切入皮下组织内，用小剪刀精细去除脂肪组织，勿伤及毛囊，供区直接缝合。

3. 按缺损眉毛术前定位所示切开皮肤，皮下组织向下分离，彻底止血后，将所取的头皮置于眉部创面上，观察保持头皮毛发方向与眉毛方向一致后，间断缝合皮片，缝线留长线，打包加压固定头皮。

4. 术后应用抗生素和止血药，包扎固定 10~20 天拆线。

（二）颞浅血管为蒂带有与眉形相同的头皮毛发岛状皮瓣的组织移植修复眉缺损术

1. 术前应用超声波检查探测颞浅血管走向并进行标记，在颞浅血管走向末端标记头皮毛发岛状皮瓣的位置。皮瓣到颞浅血管蒂的距离要稍长于眉缺损位置到颞浅血管蒂的距离。

2. 常规消毒铺巾后，1%~2% 利多卡因局部麻醉后，仔细剥离岛状皮瓣，勿损伤血液循环和毛囊，形成完整的岛状皮瓣。

3. 在缺损眉毛位置处切开皮肤与皮下组织，适当进行剥离形成创面。

4. 将眉缺损处与岛状皮瓣血管蒂之间在皮下潜行剥离，形成隧道后将皮瓣通过皮下隧道后移植到眉缺损处，缝合固定包扎。注意皮瓣的血管蒂不能扭曲，不能受压，避免血液循环障碍。

5. 术后酌情应用抗生素，保持皮肤血液循环正常。术后 7~10 天拆线。

（三）应用头皮毛发单株或多株进行游离移植，同时结合文刺方法进行（详见毛发移植）

二、睫毛缺损游离移植修复手术

睫毛移植一般应用在上睑睫毛移植，而下睑睫毛一般不进行移植。睫毛移植的方法有两种：

（一）带毛发的皮肤游离移植术

1. 常规消毒颜面部位，铺手术消毒巾。1%~2% 利多卡因，内含 1/10 万肾上腺素，局部麻醉。

2. 切取同侧眉中央指向外上方部位的毛发或者切取头皮顶枕部位平行排列处的毛

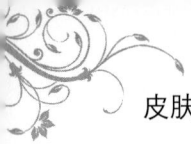

发，根据所需长度切取一条包含 2~3 排眉毛的移植皮片。斜行切入皮肤，达皮下脂肪内，勿伤及毛囊；取后适量修剪皮下脂肪后备用。在睫毛缺损处上睑缘上方 1~2mm 部位平行睑缘切开达皮下组织，到达接近上睑板处；将切取的带毛发毛囊的移植皮片嵌入睑缘切口内，用 5/0 丝线从创缘一侧进针，穿过移植片，经过对侧创缘出针固定。一般缝 3~5 针，结扎线不宜过紧，以免影响血液循环。

3. 术后上下睑缘进行褥式缝合，关闭眼裂。局部加压包扎固定。术后 10~14 天后拆线。术后主要防止移植的睫毛脱落。酌情应用抗生素和眼药水。

（二）单株或成束的带毛囊毛发移植（详见毛发移植）

三、眼睑缺损的修复手术

眼睑结构从解剖上讲由皮肤、皮下组织、眼轮匝肌、睑板前筋膜、睑板、眶隔和结膜组成。眼睑以皮肤、皮下组织和眼轮匝肌形成眼睑的前叶，而睑板和结膜组织形成了眼睑的后叶，前叶和后叶间为肌下结构疏松组织，在眼睑肿物切除、缺损修复以及疤痕粘连挛缩畸形修复术时，常在此处将前后叶间劈开，分别进行修复，防止术后的粘连。眼睑手术时，要注意做好以下几点：

1. 术前彻底治疗眼部的慢性炎症病变如结膜炎、泪囊炎、骨髓炎等病灶。必要时可进行细菌培养和药物过敏化验。合理应用抗生素。

2. 术前备皮不用剃掉眉毛，不剪除睫毛。

3. 面部进行常规消毒铺手术巾，成人一般局部浸润麻醉。1%~2% 利多卡因，内加 10~20 万分之一的肾上腺素；手术操作要轻柔，注意保护角膜，避免损伤，彻底止血；手术结束后要充分冲洗眼囊，防止异物存留；适量应用抗生素眼膏。酌情包扎患眼，必要时包扎双眼。

4. 术后 1~2 天更换敷料，避免眼泪和分泌物浸湿敷料引起感染；术后服用或静滴抗生素 3~5 天，术后用眼药水 1~2 个月，每天 3~4 次；术后 7 天拆线。

5. 眼睑缺损不超过全睑长度 1/4 时，老年人不超过 1/3 时，可以直接切除后拉拢缝合。或切断部分外眦韧带，拉拢缝合。手术时宜将缺损眼睑的前后叶劈开，用 5/0 丝线逐叶直接拉拢缝合，要使两叶的缝线不在一个位置上，以免术后瘢痕挛缩畸形。直接拉拢缝合修复的程度以不影响外观为前提。

6. 眼睑缺损超过全睑长度的 1/4 以上，但不超过睑长度 1/2 时，可以在本侧眼睑形成旋转、推进睑板结膜瓣结合全厚皮片移植修复。

7. 缺损超过睑缘全长 1/2 时，上睑缺损适于利用同侧下睑组织进行修复，而下睑缺损适用取鼻中隔黏膜软骨复合组织游离移植同时结合局部皮瓣旋转、推进或易位进行修复。

8. 内外眦缺损的修复。外眦缺损时，自外眦角皮肤粘膜缘处切开，将下睑外侧剪开为前后叶，将外侧睑板缘固定于眶骨骨膜上，下睑外缘皮肤向外上稍牵拉，修复缝合闭合伤口。内眦缺损时，将下睑内半两叶劈开，将睑板内缘缝合固定于内眦韧带或局部骨膜上，自眉间作局部旋转皮瓣修复皮肤缺损。

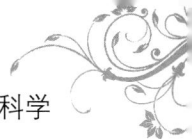

四、眼睑成形的几种术式

（一）外眦成形术

外眦成形术主要用于外眦角睑缘粘连或先天性、后天性所致的睑裂缩小症以及眼睑中间部的缺损。外眦成形术可以扩大睑裂，增大外眼的孔径，本术式可延长睑裂 3～5mm 左右，目前也常用于美容外科手术，运用得当深受就医者的欢迎。具体方法：

常规消毒后铺术巾，2% 的利多卡因内含 10 万分之一的肾上腺素 1～2ml 于单侧外眦皮肤皮下和结膜下进行局部浸湿麻醉；对照健侧睑裂长度或拟扩大睑裂的长度，应用亚甲蓝标记拟切开长度，外眦皮肤切开，眼裂增大的长度可以参考面部三庭五眼黄金分割律：即眼裂、鼻基底、下颌部为面部的三等份，面宽度等于五个眼裂宽度。在外眦角处水平切开到所需的长度，切透皮肤、皮下，切开部分外眦韧带，充分松解外侧球结膜至上下穹隆，将球结膜水平方向牵拉到切口水平顶端，水平褥式缝合固定，必要时可在水平顶端缝合固定一个小棉球，以防止术后切开处粘连、影响效果；修剪多余的皮肤和结膜，缝合相应的结膜和皮肤。修复眼睑中间部缺损时，将外眦韧带的上支或下支切断，充分松解眼睑组织，使之能够向缺损中间推进，便于修复。

外眦成形术后，外眦水平缝合固定 10～12 天后拆线，拆线前后要经常使上下外眦角张开防止术后粘连、缩小。

（二）外眦缝合术

外眦缝合术主要用于治疗面神经麻痹引起的眼裂过大，眼睑不能闭合，角膜过分外露的病人，以及年老等引起的眼睑松弛性外翻畸形。具体方法为：局部麻醉下切除需要缝合部位的上下睑缘、睫毛和毛囊，用 5/0～6/0 丝线或可吸收线将结膜连续缝合，缝线两端穿出皮肤外拉紧固定，使结膜囊内不留线头；肌肉和皮肤分叶缝合，缝合后达到眼裂外观正常，角膜无外露为宜。

（三）眼睑劈开术

眼睑劈开术是许多眼睑成形的基本步骤之一。其步骤为：自眼睑皮肤边缘和黏膜边缘交界的灰线处横贯切开将眼睑劈开为两叶，前叶为包括皮肤、眼轮匝肌，后叶为包括睑板、结膜。眼睑劈开形成的前后叶目的是：方便眼睑的分叶修复、组织瓣的形成移转、也利于眼睑的对合，缝合前后叶时注意要将前后两叶的切口错开对位，避免前后叶在同一部位疤痕形成，挛缩畸形。

（四）睑缘粘连术

睑缘粘连术适用于眼睑外翻畸形后应用皮片或皮瓣移植修复后、或眼睑部分缺损利用对侧眼睑修复后的眼睑固定，以达到防止皮片或皮瓣回缩，影响效果的目的。手术方法为：在眼睑的中内 1/3 和中外 1/3 交界处，上下睑缘上各切除长 3～4mm，宽 2mm，深 1mm 的睑缘组织，形成创面，应用 3/0 的丝线水平褥式将上下睑缘创面对位缝合，缝合时结扎线下放置小块橡皮片，以防止缝线撕脱。缝线不宜过紧，术后两周拆线。拆线后上下睑缘粘连，有形成的小裂孔，便于视物。一般上下睑缘粘连要保持 3～6 个月。拆除睑缘粘连时，应用小剪刀直接剪开，压迫止血后即可。

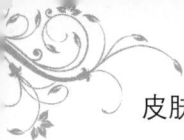

（五）眼眦角移位术

眼眦角移位术常用来矫正先天性或外伤后眼内、外眦角的移位畸形。其最常见的修复方法为：于内眦或外眦角处设计"Z"切开，形成对偶三角皮瓣，充分进行皮下分离松解，将三角皮瓣移位缝合。达到矫正眼眦角移位畸形的目的。

必要时可切开内、外眦韧带，内眦韧带断裂后内眦角外移畸形时，要充分暴露内眦韧带断端，用不锈钢丝线或粗丝线将内眦韧带断端固定于钻孔的鼻骨上或骨膜上，以达到可靠的固定，使内眦角复位。

（谷廷敏）

第十七节　头皮手术要点

头皮的皮肤外科手术，包括头皮活检术、良性肿瘤（皮脂腺囊肿、痣、角化性疾患、血管瘤等）、恶性肿瘤（基底细胞癌、鳞状细胞癌、恶性黑素瘤等）的切除术、烧伤瘢痕及先天性畸形的修复、男性型脱发的头皮缩小术、毛发移植术中供区头皮的取材等方面。最近，随着皮肤科医生对皮肤外科学的逐渐重视，这方面的技术也在不断多样化，不断地发展。

本文仅就头皮切除术中应注意的解剖结构、切除方法、缝合技术等注意事项、解决办法做一简要阐述。

一、解剖结构

（一）头皮的构造

头皮，SCALP（skin，subcutaneous tissue，aponeurosis and muscle，loose areolar tissue，pericranium）由浅入深分为5层：皮肤、皮下脂肪层（浅筋膜）、帽状腱膜和枕额肌、腱膜下疏松组织和颅骨外膜（图7-33）。

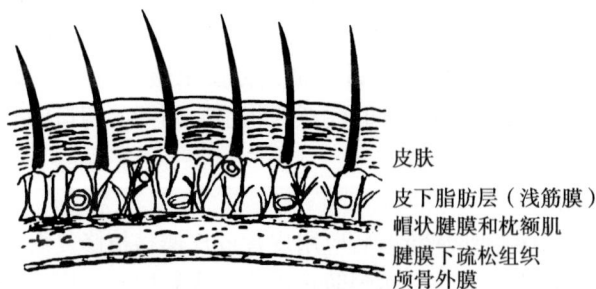

图7-33　头皮的构造

1. 皮肤　与其他部位皮肤相比，头皮厚而致密（顶部3mm，枕部8mm），含有大量的毛囊、皮脂腺和汗腺，腺体分泌旺盛，血管丰富，与下面的组织紧密连接，具有创面易于愈合的特点。

2. 皮下脂肪层 此层含有较多的脂肪组织，被纤维隔膜分隔成许多小房，分布于头皮的血管、神经和淋巴管似网络状走行于此层。由于头皮的动脉主要附着于真皮的深部和该层的纤维隔膜上，具有破裂后不易收缩的特点，因此即使是浅表的头皮外伤出血也比较多。但是即使不用止血钳，只采取加压包扎或缝合切口即可止血，且伤口愈合较快。

3. 帽状腱膜 帽状腱膜为额枕肌的中间腱，厚度一般为 1～2mm 左右，坚韧而宽扁，纤维呈矢状方向，其前后部分形成额肌、枕肌的肌鞘，其两侧续于颞浅筋膜（图 7-34）。

表面与皮下脂肪层紧密相连，因而造成该区域解剖较困难。因其纤维呈前后走向，

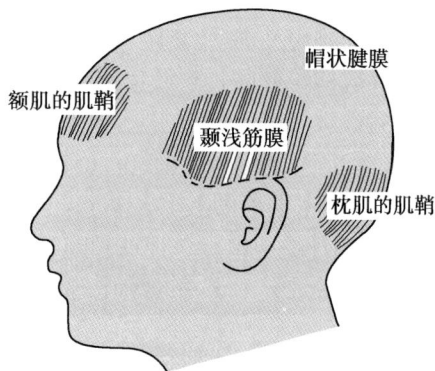

图 7-34 帽状腱膜

故在手术切除时宜矢状切口，可减少切口张力。头皮切除术后不易缝合时，于此处可行松解性帽状腱膜切开术，以利减张缝合。

4. 腱膜下疏松结缔组织 是位于帽状腱膜下潜在的疏松结缔组织间隙。此层疏松，又无重要的血管和神经，易于分离，为头皮手术制作皮瓣提供便利条件。但是应特别注意此腱膜下间隙发生血肿，若逐渐增多可波及至上眼睑，发生眼窝周围血肿的危险性。另外通过无静脉瓣的导静脉与颅内静脉窦相通，可使头皮的感染波及至颅内，因此被认为是头顶部的危险区。

5. 颅骨外膜 颅骨外膜为附着于颅骨外面的致密结缔组织薄膜，与骨面结合疏松而易剥离，其不具有生骨能力，缺损时不影响颅骨生长，剥离后不会导致颅骨坏死，为行帽状腱膜下剥离提供了便利条件。手术中因一时疏忽而导致少部颅骨外膜缺损，只要有血流组织的覆盖即有可能再生。

（二）头皮的血管（图 7-35）

1. 动脉 头皮的血供主要由颈外动脉和颈内动脉的分支及其相连续的血管网所供给。大部分头皮接受由颈外动脉分支的颞浅动脉、耳后动脉、枕动脉提供的血供。额部主要由颈内动脉分出的眼动脉分支，滑车上动脉和眶上动脉来供给。这些动脉形成了近心端处的大血管向顶部逐渐变细的放射状排列。若这些大血管发生截断，所受供给部组织将发生严重的后果，手术时应特别注意避免损伤。

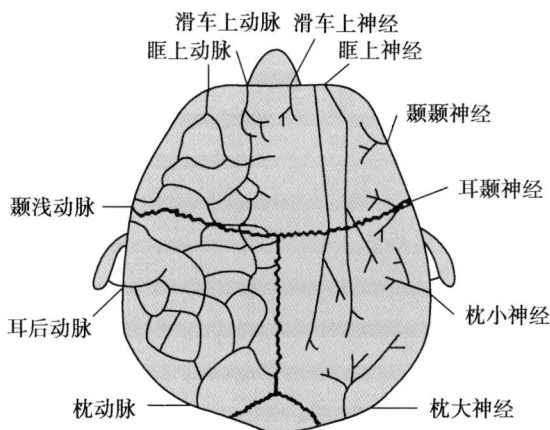

图 7-35 头皮的血管及神经

2. 静脉 分布于头皮的静脉各支之间形成丰富的静脉网,且通过导静脉与颅内的硬脑膜静脉窦相交通。当颅外有感染时,炎症可蔓延至颅内,引起脑膜炎或静脉窦血栓等。

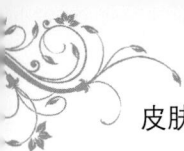

滑车上静脉和眶上静脉向头皮前方汇合与内眦静脉汇集，与面深静脉相连接，并且可与眼上静脉交通，向后汇入颅内海绵窦，故额顶部或上眼睑的感染灶受挤压时，细菌可随血流入海绵窦引起颅内感染。

颞浅静脉由耳前下行通过腮腺与上颌静脉汇合成下颌后静脉。下颌后静脉前支与面静脉汇合成面总静脉，相连于颈内静脉。

耳后静脉与下颌后静脉后支汇合成颈外静脉。枕静脉起自枕静脉丛，汇入颈外静脉。

（三）头皮的神经

1. 感觉神经 由三叉神经和颈神经分支的 6 对感觉神经组成。

滑车上神经：三叉神经中眼神经的分支。支配额、头顶部内侧面区域（相当于中线两侧额顶部）。

眶上神经：三叉神经中眼神经的分支。支配额顶部滑车上神经支配区域的外侧方。

颧颞神经：三叉神经中上颌神经的分支。支配颞区前部的皮肤。

耳颞神经：三叉神经中下颌神经分支。支配颞顶部皮肤。

枕小神经：第 2 颈神经前支的分支。支配乳突部枕外侧区域。

枕大神经：第 2 颈神经后支分支。支配枕部、头顶部内侧面。

头皮的感觉神经分布与血管分布相似，呈向心性分布，由耳前的三叉神经分支和耳后颈神经分支构成。二者间各相邻支配区域均有重叠，所以局麻效果较差。术前行切除部的环周麻醉或者神经阻滞麻醉效果较佳。

应注意的是行近发际处头皮切除术时，易损伤大血管和神经，而导致出血和术后的感觉迟钝。相对地，头顶部中央区域手术时血管和神经损伤较少，所以成为男性型脱发患者在头顶部施行头皮缩小术的一个理论依据。需强调的是此种术式并发症相对较多，现多不采用，男性型脱发患者手术治疗应首选自体毛发移植术。

2. 运动神经 由面神经分出的运动神经分别经耳前和耳后分布于表情肌。面神经颞支支配额肌、耳前肌和耳上肌，耳后神经分布于枕肌、耳后肌和耳上肌。

（四）头皮的淋巴管

耳前方分为耳旁、下颌下、颈深部淋巴管。耳后方分为耳后、枕部的淋巴管进行淋巴回流。

二、头皮区域的消毒

一般于术前晚上及手术当日早晨利用氯己定清洗头皮。为了预防感染、暴露术野及包扎固定方便，多行刮刀剃发备皮。由于美观性较差，且更易造成感染，现多不主张采用上述方法，而施行弯组织剪适当剪发备皮。手术区域可用氯己定或外用碘酊再实施酒精脱碘的消毒方法。

三、手术切口

设计头皮切口时，需要考虑到皮肤张力线或者最小张力线。然而 Bennet 曾报道因

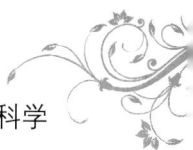

头皮上的张力几乎向所有方向施展，所以最小张力线并不重要。应依据血管、神经的分布走行，而选择切口为好。最近 Shcey 阐述了行纺锤形切口时，切口依据 Langer's 线设计切口，可以取得切除范围最大，瘢痕最小的效果（图 7-36）。应特别注意的是对毛囊的保护，手术时应选择与毛囊方向相平行的斜面切口，对预防脱发有重要意义。

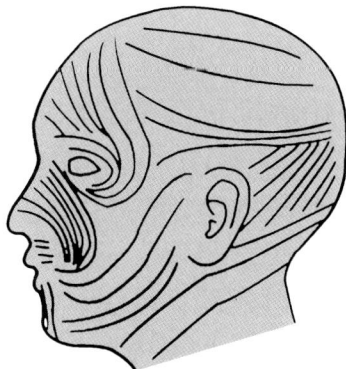

图 7-36　Langer's 线

四、确定安全的切除范围

一般情况下 3cm 以下小的梭形缺损可单层简单缝合。因头皮弹性较低，若缺损较大且发生在相对紧密的头皮区域，即使施行较宽的剥离缝合亦难。与其相对应的是若缺损在相对松弛的头皮，即使不剥离缝合也比较容易。有学者报道皮下剥离 15cm 或者 5cm，平均可切除范围的程度为 39mm 左右，二者间相互差别不大。因此术前仔细评估头皮的松弛度要比切除后考虑剥离范围的大小更为重要。术前多采用 Bosley 分类法进行头皮松弛度的评估（图 7-37）。若切除部缺损较大，不易行多层缝合或者较难形成皮瓣再构建，应先期利用组织扩张术方法适当拉长头皮以利缝合。

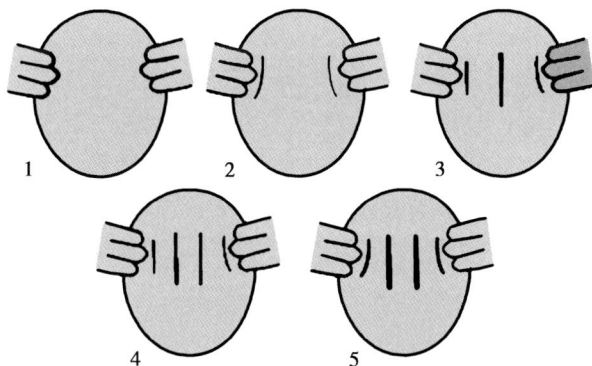

图 7-37　头皮松弛度的 Bosley 分类法
（1. 最差；5. 最好）

五、麻　醉

主要使用混合有 1:1000 000 肾上腺素的 1% 利多卡因行浸润麻醉或 0.05% 利多卡因行肿胀麻醉。因神经和血管主要分布于帽状腱膜的上方。在帽状腱膜上与皮下脂肪层之间注射麻药，可以得到又快又好的效果。若注射针超过了腱膜，即使注入量较多，感官上显示头皮肿胀较好，但效果较差。

六、切除与剥离

行纺锤形切口时，首先选择一侧切开线处，直达帽状腱膜下水平切开并止血，利用组织分离剪或者食指、中指行钝性剥离，已剥离部位用皮肤拉钩或巾钳固定向对侧牵拉，标记重叠部位为所需切除的部分，设计纺锤形切口的另一侧切开线，进而完全切除头皮（图7-38）。

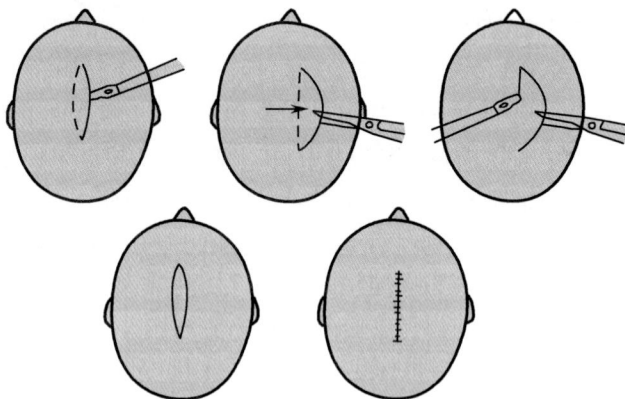

图 7-38 头皮的切除

七、缝合技术

与皮肤其他部位缝合有所不同，头皮主要在帽状腱膜和表皮行分层缝合。帽状腱膜处主要利用2-0、3-0可吸收线间断缝合，外科结置于帽状腱膜的上方。为避免毛囊损伤，真皮与皮下脂肪层可不予缝合。表皮处利用4-0尼龙线缝合或用U形钉关闭切口。一般于术后9～10日酌情拆线。

八、包扎固定

较小的创面术后按压5分钟可止血，利用毛发行扎辫样交叉包扎固定。较大的创面，利用特定的头套网包裹敷料，24～48小时后可行换药或过氧化氢溶液清洗。

九、并发症

1. 瘢痕性脱发　术后切口部位的脱发，主要因术中毛囊损伤、过度的电凝、真皮与皮下脂肪层重叠缝合、过度的张力等因素所造成，所以切开时手术刀片应与毛囊方向一致，平行切开。另一方面应避免过度的电凝，利用止血钳或一定的压力压迫止血为好，缝合时行帽状腱膜处及表皮的分层缝合，这些方法可避免毛囊受损，预防瘢痕性脱发的发生。

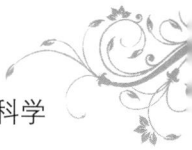

2. 头皮萎缩　头皮切除后常见的问题是缝合处皮肤变薄，出现萎缩现象。一般是由不正确的缝合技术（如单层缝合），过度的张力等因素引起。若正常头皮被拉长1倍以上，头皮内的弹力纤维和胶原纤维发生变性破坏、血流不足，出现局部头皮变薄，干燥等现象。

为预防头皮萎缩，利用以下几种方法，以利减张缝合。

（1）剥离：在帽状腱膜下疏松组织施行剥离。经适度的剥离可得到部分无张力缝合。但同如前所述，即使剥离超过5cm以上，也没有太大的差异，所以首先在术前考虑和评估切除部头皮的松弛度是关键的一步。

（2）松解性帽状腱膜切开术：帽状腱膜的切开是指从已剥离的帽状腱膜底部向皮下脂肪层切开的方法。一般间隔1.5cm远的间距，切开一处帽状腱膜理论上可拉长1～2mm左右头皮。但是应特别注意，该方法可并发损伤皮下脂肪层内血管和神经的危险性（图7-39）。

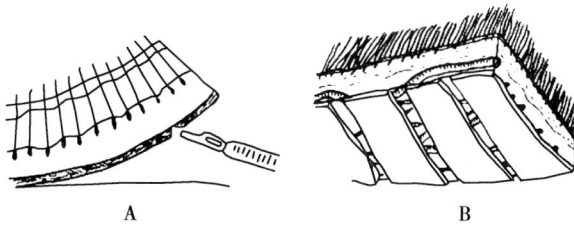

图7-39　松解性帽状腱膜切开术

（3）深部固定术：已行剥离的帽状腱膜的底面与颅骨外膜的中央部利用2-0或3-0尼龙线行皮肤埋藏缝合或重叠缝合的方法（图7-40）。

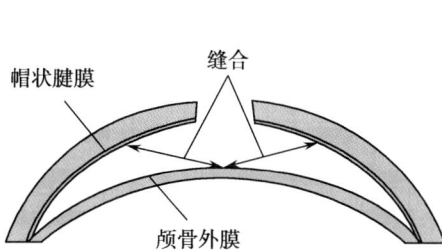

图7-40　深部固定术　　　　　图7-41　松弛缝合术

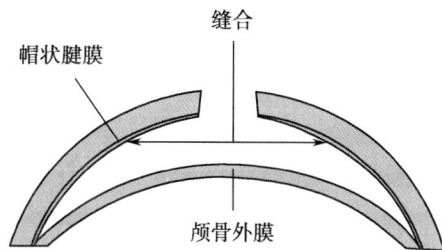

（4）松弛缝合术：两侧已剥离的帽状腱膜深部底面，利用2-0或3-0尼龙线相互缝合的方法（图7-41）。此法适用于颞部及枕部帽状腱膜未直接覆盖骨膜的区域。

对于切除缺损较大的创面，应利用扩张器和组织扩张术，以获得足够的头皮。

头皮的手术方法，文献上还有很多介绍，部分还存在着争议与差异。

本章图片摘于 *Chang Geun Oh*，*Basic Excisional Surgery of the Scalp. Hair update 5years. 2005：108-113*。并已取得 *Prof. Oh CG*（*Pusan National University College of Medicine*）的同意，在此表示衷心的感谢。

（林永君）

第十八节 面部其他部位肿物切除皮瓣成形要点

一、面部应用解剖和颌面部检查

面部肿物切除常常涉及到面神经、腮腺导管等重要的面部解剖结构，因此皮肤外科医生须熟练掌握面部解剖知识，操作中尤其是要注意保护好上述结构。

（一）面神经各支的体表投影及解剖关系

1. 面神经各支在腮腺前缘浅出点及前行体表投影线

（1）前额支：耳轮前脚和外眦连线的中点，到眉梢外上 1.5cm 内的连线为前额支所处位置。耳轮前脚和外眦连线的全长约为 7.0cm。

（2）眼轮匝肌支：由腮腺上前缘到外眦连线为该支的位置线。

（3）颧肌支：距离耳屏前 3.0cm 处为颧支腮腺浅出点，平行颧弓前行。

（4）颊肌支：距耳垂沟 5.5～6.0cm 处为该支从腮腺浅出点并前行。

（5）下颌缘支：由耳垂沟向下 4.5～5.0cm 处浅出在下颌角，沿下颌体下缘上前行，横过面血管进入颈部肌肉深面。

2. 面部手术相对安全区　根据上述解剖结构，可将面部浅表肿瘤切除术分为安全区和危险区，图 7-42 虚线连线以内（腮腺前缘以内即面神经分支仍未浅出腮腺区）的为安全区，虚线连线以外（腮腺前缘以外）的为危险区。

（二）腮腺导管的体表投影及解剖关系

腮腺导管由腮腺前缘发出，在颧弓下一横指处紧贴嚼肌表面前行，经过嚼肌前缘再呈直角向内穿过颊肌，开口于平对上颌第二磨牙的颊黏膜处。腮腺导管的体表投影位于由鼻翼与口角间的中点向耳垂做的连线的中 1/3 段。手术中如果误切或误将腮腺导管缝合在内或使其转折，则可妨碍涎液的流出，导致腮腺肿胀。

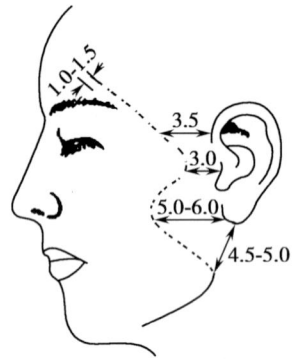

图 7-42　面神经的体表投影与相对安全区

（三）颌面部的检查

注意不要忽略颞下颌关节及下颌运动、腮腺区、颌下区的检查，排除腮腺、颌下腺等深部病变。

（四）面部皮瓣的特点

在头面颈部血管丰富的区域，长宽比例为 3.0:1～3.5:1（而在躯干或四肢部为 2:1，小腿下段血供较差的部位为 1.0:1～1.5:1）。由于面部皮瓣血供丰富，可以有更宽松的皮瓣长宽比，而不必过分担心由于血供不足而坏死，但同时切记更应注意彻底止血，防止血肿发生影响皮瓣成活。

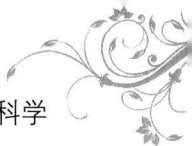

二、额部皮瓣成形技术

额部为颜面显要区域，必须严肃认真地设计任何肿瘤切除后缺损的修复。头皮固有的可动性可使额部皮肤旋转或推进以修复缺损，由于发际线与眉形成额部固定不变的边界，须小心设计皮瓣，以免发际线明显不齐。额部缺损修复，可以通过手指捏起头皮，如有头皮松弛有余，就能较为简单的修复；另外，可以通过将头皮沿骨膜上向缺损区推动，头皮的活动度可以提示切除肿瘤后头皮重新分配将能达到的程度。应尽可能在额部将切口设计为横向，而在眉间区为纵向，但实际操作中不一定都能设计理想的切口方向。

（一）旋转皮瓣

皮瓣旋转必须毫无张力，否则将上提眼眉并有碍皮瓣尖端血供，可以辅助采用逆切口以利于推进，如张力仍过大可采用帽状腱膜刻痕切开法，以利于缺损修复。皮瓣下应放置引流条，以防止血肿形成（图7-43）。

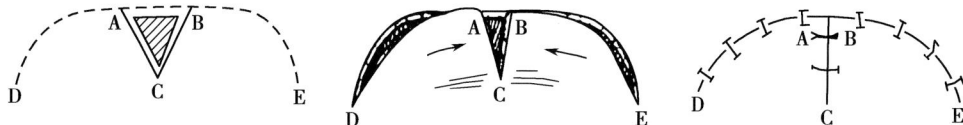

图7-43　旋转皮瓣设计

（二）A-T 皮瓣

A-T 皮瓣是一种双侧推进皮瓣，常用于修复三角形的皮肤缺损，向两侧沿长三角形缺损的边 BC 延长，剥离皮瓣 ABD 和 ACE，在点 D 和 E 处各切除一个 Burow 三角，以利于两皮瓣相向运动闭合缺损（图7-44）。

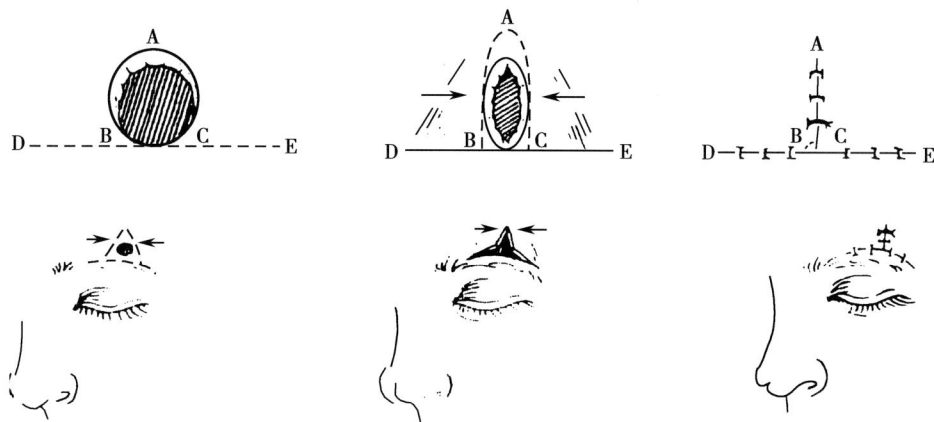

图7-44　A-T 皮瓣设计

三、鼻部皮瓣成形技术

鼻在面部五官中形象最为突出，故有"面部之王"的称谓。这个中空的器官形态复杂，各部位外观不相一致，外被皮肤的质地特殊，因此鼻的修复对外科医生而言具有挑战性。

Yo-tsuyanagi 根据东方人种特点，将外鼻分区修整为鼻根、鼻背、鼻尖和鼻翼四个美学单位，他们认为鼻部缺损采用分区修复的方法可以使手术瘢痕隐蔽，获得最佳的美容效果。临床实践中发现，如果完全按照鼻部美容单位修复鼻背部缺损，必将损失过多的正常组织，给修复带来困难，因此在鼻部缺损较小时，按创面大小采用局部皮瓣直接覆盖创面，不仅简捷方便，亦可获得良好的美学效果；但如果缺损区与鼻部美学分区单位相近或缺损区较大，仍以分区修复为原则。

切口的选择在眉间区为纵向，其他鼻主要部分为横向，或沿鼻梁两侧，以及鼻与颊部交界处做切口。重要的是不要越过凹面做切口，否则可能后期形成束带。鼻部缺损修复可利用面部 6 个区域皮肤形成局部皮瓣：①鼻部；②额部；③眉间区；④颊部；⑤颈部；⑥耳后区。已有许多精致的皮瓣设计用于鼻的修复，选用的修复方法应提供最接近的皮肤质地和颜色，且务须保持鼻的形态、通气功能不受影响。

（一）眉间区推进皮瓣

鼻梁上部的缺损，可设计眉间推进皮瓣修复，在鼻梁缺损缘两侧向眉间区作纵行辅助切口，从皮下浅筋膜层剥离掀起，形成一蒂在上的矩形的单蒂皮瓣，将皮瓣向下方缺损区滑行推进，覆盖创面。设计时注意可在滑行皮瓣蒂部两侧外缘，各切去一小的三角形皮肤（Burow 三角），以减轻皮瓣滑行移植时张力，同时避免轻度猫耳朵的出现（图7-45）。

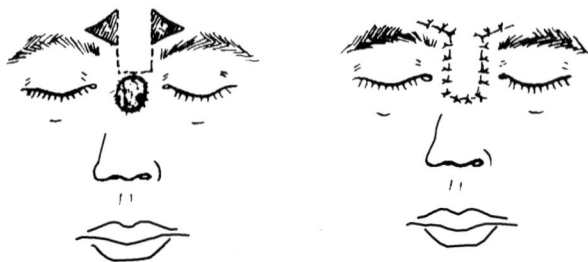

图 7-45　眉间区推进皮瓣设计

（二）鼻唇沟皮瓣

局部鼻唇沟皮瓣因就近取材，具有有皮瓣色泽与受区相近，创伤小，供区由于充分利用了鼻唇沟皱襞而较为隐蔽，具有瘢痕不明显的优点。

鼻唇沟皮肤有极其丰富而稠密的真皮下血管网，是鼻唇沟任意型皮瓣赖以存活的解剖学基础，而且面动脉提供的蒂部血管高灌注压，这大大提高了皮瓣的存活率。基于以上解剖学基础，鼻唇沟部任何一处均可为蒂形成带血管的真皮下血管网皮瓣，较少需要将主要血管包含在内。

鼻唇沟皮瓣具有一定的支撑力度，其修复后容易获得理想的外部形态及通气功能，但术中注意鼻唇沟供区远离眼睑或与眼睑平行以防止眼睑外翻。

鼻唇沟皮瓣常被用于修复鼻侧面的组织缺损，其皮瓣的宽度足够覆盖鼻侧部的 1/3 宽度，其长度可以折叠用于鼻翼缘的修复。蒂在上或下的皮瓣均可，应根据实际情况灵活选用，鼻唇沟皮瓣的设计如（图7-46）所示，在患侧鼻唇沟设计一个舌形皮瓣，将鼻唇沟舌形皮瓣转移至鼻侧缺损处缝合，供皮区一般可在剥离后直接缝合。

（三）改良菱形皮瓣

改良菱形皮瓣，是指圆形缺损无须修剪成菱形，如（图7-47）所示方法进行处理，优点是可以避免缺损的扩大。

鼻部改良菱形皮瓣成形技术可获得较为理想的效果（图7-48）。

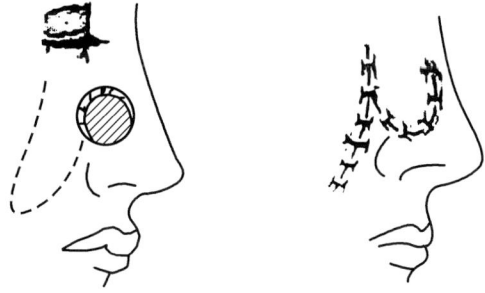

图 7-46　鼻唇沟皮瓣设计

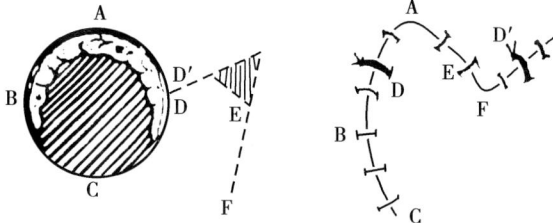

图 7-47　改良菱形皮瓣设计

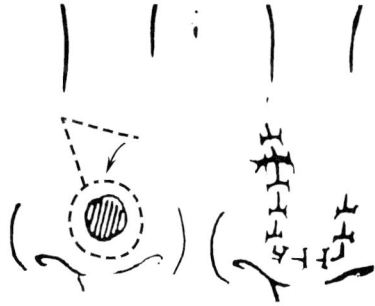

图 7-48　鼻部改良菱形皮瓣设计

四、颊部皮瓣成形术

随着年龄老化，颊部皮肤逐渐松弛下垂，其唯一的优点是颊部皮肤更加丰富，有利于肿瘤切除后的修复。颊部肿瘤切除皮瓣成形术中，切记注意保护面部浅层肌肉筋膜系统（SMAS）及其下的面神经5个分支，应熟悉本章第一节所述面神经解剖，避免严重失误而造成的面瘫。

颊部可分为5个具有不同皮肤质地和外形的区域，可分为：上内侧区、颧区、耳前区、下颊区及鼻翼基地—鼻唇沟区，皮瓣设计应细加区别对待。颊部切口瘢痕明显，切口设计应沿张力线或皱纹、天然分界线上设计，使瘢痕最小化和取得良好的掩饰。注意勿使胡须和发际移位，勿使耳垂和耳屏前移，以免影响成形效果。

颊部缺损修复最常用的是旋转皮瓣，如：双叶皮瓣、菱形皮瓣及其改良菱形皮瓣，而更大的缺损，往往也是设计面颈部较大的旋转皮瓣加以修复，其次是推进皮瓣，而易位皮瓣（Z成形）则鲜见使用。

（一）双叶皮瓣

双叶皮瓣，即在缺损区的附近设计两个叶状皮瓣，第1个皮瓣靠近缺损区，大小与创面大致一样或稍小，第2个皮瓣仅为第1个皮瓣的1/2左右，两个皮瓣实为按通过缺损外缘的圆周之半径设计形成（A），每个皮瓣的旋转在60°～70°之间选择（B）。第1个皮瓣转移至缺损区后，第2个皮瓣转移至第1个皮瓣转移后的继发缺损区（C），第2

个皮瓣转移产生的缺损区则设法直接拉拢缝合（D），多用于颊面部和鼻部，可不植皮而有较好的外形效果（图7-49）。

双叶皮瓣可以用于修复中小型颊外侧缺损，比旋转皮瓣动员的范围小，但瘢痕更为广泛，而且难以改进（图7-50）。

（二）菱形皮瓣及其改良菱形皮瓣

菱形皮瓣及其改良菱形皮瓣,在梭形或菱形缺损的一边正常皮肤设计一菱形皮瓣,正好可转移至菱形缺损区,这种皮瓣的几何学设计比其他一些皮瓣显得较为死板,但非常准确。设计时以缺损的一角"C"点为轴心点,其对角线 CA 为轴心线。轴心点"C"到设计菱形皮瓣对角线 $CA_1 = CA$（图7-51）。

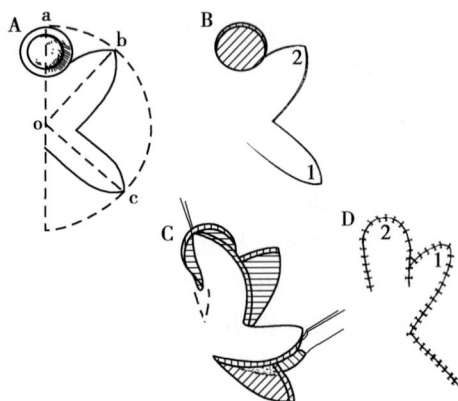

图 7-49　双叶皮瓣设计

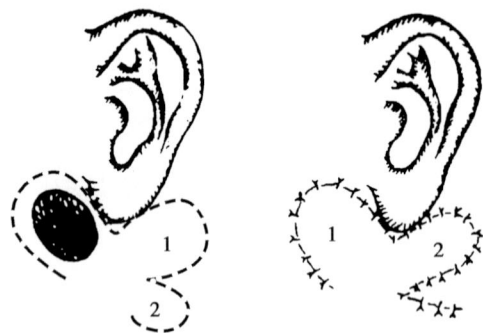

图 7-50　双叶皮瓣修复颊外侧

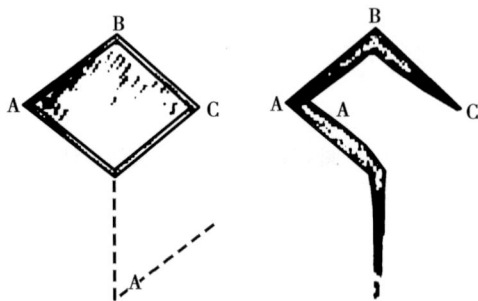

图 7-51　菱形皮瓣设计

菱形组织缺损应用 Dufourmental 改良后的菱形皮瓣修复，设计的皮瓣不是等边菱形（图7-52）。在 CD 与 BD 延长线之间作切口，DE = AC，∠DEF = ∠CAD，轴心点为 B 点，轴心线为 BE，BE = BA，EF = AD，但以皮瓣移位后无张力为准。此改良后的菱形皮瓣转移后张力一般比菱形皮瓣为小。

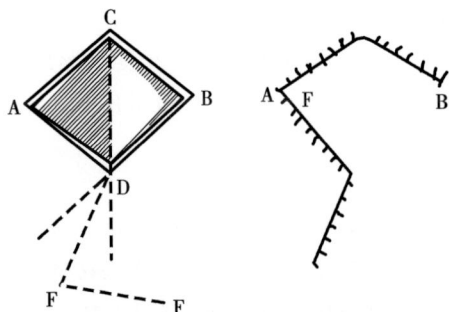

图 7-52　改良后菱形皮瓣设计

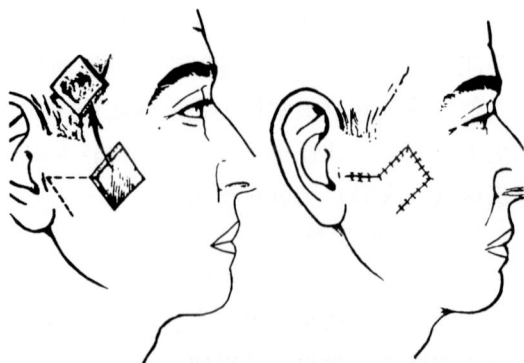

图 7-53　菱形皮瓣及其改良菱形皮瓣的应用

菱形皮瓣及其改良菱形皮瓣，在面颊部的中小型缺损修复中应用广泛，且效果较佳（图 7-53）。

五、唇部皮瓣成形术

口唇是面部中特有的器官，人中和唇弓增进了唇的优美，红唇黏膜和皮肤交界处有一条明显的苍白的嵴分开，唇的主要肌肉是口轮匝肌，唇部各肌肉的运动神经由面神经的下颊支与下颌缘支支配，全身没有可以完全替代缺损的红唇和唇白的组织。口唇切口应沿红唇缘分界或如有可能尽量采用垂直取向，口唇多用推进或从鼻唇沟移位的颊部组织修复。

唇动脉来自面动脉，面动脉经口角外侧约 1.7cm 处到达鼻唇沟附近，分出上、下唇动脉，唇动脉一般距红唇缘 3～5mm 内走行于口轮匝肌与黏膜之间，唇动脉为蒂皮瓣修复术中应注意保护唇动脉。

（一）唇部（唇动脉）皮瓣推进

切除 1/4 唇组织后直接缝合缺损并不困难，唇动脉皮瓣推进可修复不超过 1/3 全唇的唇缺损，沿唇基底部至口腔前庭黏膜皱襞处，横行全层切开，于骨膜表面钝性分离，松解唇瓣，然后向缺损区滑行推进，分层缝合，缝合时尤其注意将红唇缘对齐。

（二）口唇交叉瓣（Abbe 唇瓣）

全唇组织缺损达 1/3～1/2 时，往往需要用 Abbe 唇瓣修复，在健侧唇部设计一个宽度为缺损宽度 1/2 的三角形唇动脉皮瓣，皮瓣的蒂部位于唇的内侧，蒂宽约 5mm，将手指触唇缘内面即可触及唇动脉的搏动，唇动脉皮瓣交叉转移至缺损区，分层缝合，供区直接缝合（图 7-54）。

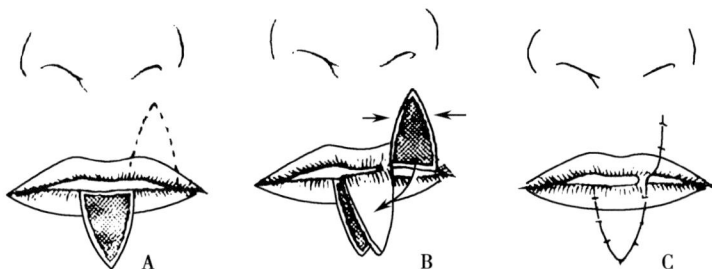

图 7-54 口唇交叉瓣设计

（朴永君）

第十九节 四肢手术要点

皮肤外科中的四肢手术较常运用，本章着重介绍甲外科技术及手部皮肤缺损的修复，腋臭手术在专门章节介绍。

一、甲外科技术

（一）甲的应用解剖

甲是皮肤附属器之一，由甲板及其周围皱襞和下面的甲床组织组成。甲板又可分为甲根、甲体和甲板远端的游离缘。甲根是埋在皮肤下面的甲板近侧部，由后甲皱襞向后下方伸延于皮肤的楔形凹中，深约 5mm。甲板与甲床之间有纵嵴和沟纹相互嵌合。甲沟是甲皱襞与甲板间形成的空隙，甲沟旁皮肤形成的褶，称为甲皱襞（侧甲皱襞和后甲皱襞）。甲近端白色半月形区域称为甲半月，是甲母质生发细胞的远端标志；甲床是紧贴于甲板下的软组织，位于甲半月和甲下皮之间。

甲的血液供应来自于侧部的两支指（趾）动脉。两条腹侧动脉在腹侧髓腔形成十字形吻合。在两个动脉弓吻合处，血管向背侧分支围绕末端指（趾）骨，在到达背侧面时，产生近端和远端分支，它们与从对侧来的血管吻合，形成近侧弓和远侧弓。甲的神经与血管伴行。甲床上还有环层小体和 Missner 小体。

甲的功能除保护其下方的皮肤不受损伤外，还可帮助指（趾）完成一些精细动作，其次在美容方面的亦有重要作用。

（二）甲活检术

甲活检有助于诊断和排除甲的肿瘤和肢端恶性黑素瘤，也有助于明确扁平苔藓、银屑病、某些自身免疫病、甲真菌病等的诊断，还可解除甲的疼痛。其手术方法如下：

1. 麻醉　1% 利多卡因于指（趾）侧部进行神经阻滞麻醉，剂量不超过 5ml，不宜加肾上腺素以避免出现血循环障碍。也可用单侧甲的局部麻醉（即两点麻醉），方法是沿甲弧影近端的指（趾）侧缘扇形浸润近端和侧甲皱，再在指（趾）尖做第 2 点注射并扩散至甲床。

2. 钻孔法　用环钻器械钻开甲板进行活检，也可拔除部分或全部甲板后进行钻孔活检。钻孔活检多不会产生永久性瘢痕与畸形，但可出现暂时性白甲或局限性甲剥离。

3. 外侧纵行切除　纵行切除侧甲板、甲床和甲母质。此法可导致轻微的甲板狭窄。

4. 甲母质的活检　在弧影曲线远端进行的甲母质横向切除活检。虽此法极少引起畸形，但为了减少瘢痕和甲萎缩等并发症，应注意尽量不在甲母质的近端活检、尽量保留甲母质弧影的远端曲线且切除范围小于 3mm。

（三）拔甲术

拔甲术常用于治疗甲真菌病、顽固性甲沟炎和嵌甲症，有时为活检或治疗须暴露甲床时，也要将甲板拔除。拔除甲板必须分离甲床和近端甲皱襞两个附着点。其手术方法如下：

1. 清洗有病甲的手、足。

2. 常规消毒手术野。

3. 1% 利多卡因作指（趾）神经阻滞麻醉，麻醉中不加肾上腺素。

4. 指（趾）根部用橡皮条或纱布围绕两圈后扎紧，以控制出血。

5. 用 11 号尖刀分离甲皱襞及甲床与甲板，用直式血管钳夹住甲板，沿水平方向左右旋转抽拔指（趾）甲，直至拔出。

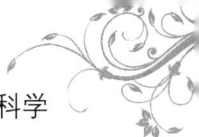

6. 解开止血绷带，迅速用明胶海绵贴于创面，再用 1～2 层凡士林油纱布，然后加压包扎。

7. 5～7 天后更换敷料。

（四）嵌甲症的治疗

甲外侧缘生长过度、甲板陷入甲沟的软组织内导致疼痛和局部炎症或甲板边缘从主体上分离并刺入甲皱组织者称为嵌甲。嵌甲可由多种原因引起，与修剪指甲不正确、甲板甲褶形态异常、穿过紧过度的鞋袜、局部卫生以及创伤等有关。

对于炎症期、脓肿期的嵌甲患者可保守治疗，包括浸润、趾甲下放敷料使甲长出趾褶等"沟排"方法。其他非手术治疗方法还有：佩戴塑料管夹甲 1～2 周、CO_2 激光治疗、化学除甲法等。老年患者（特别是伴发糖尿病或外周血液循环不良）应采用保守疗法。

对于迁延或反复发作的嵌甲和甲沟炎，则主要采用外科治疗：

1. 术前根据患趾感染情况，用 1∶5000 高锰酸钾溶液浸泡，局部或全身应用抗生素。

2. 甲板下棉花楔入和甲刺去除法　单纯性的甲板生长不良或甲刺，可将甲刺剪除或切除，或在甲板下楔入棉花团，待甲板长出趾缘时，症状多可缓解。

3. 拔甲术　虽可治愈部分病例，但复发率相当高。

4. 部分甲母质破坏术　对顽固性嵌甲，须去除异常生长的甲母质才能达到治疗目的。手术时注意甲母的破坏应仅限于嵌甲部分的甲母，并达趾骨表面，且要防止损伤趾间关节。手术方法如下：

（1）常规消毒；神经阻滞麻醉。

（2）将嵌入软组织内的趾甲连同甲根一并拔除，并去除随嵌甲内卷生长的表皮，切开远端皮肤以利引流。

（3）用 3% 过氧化氢及苯扎溴铵反复冲洗数次。

（4）将嵌甲部分的甲母质自趾骨表面完全破坏，并尽量去除。如有肉芽组织生长也应一并去除。

（5）再次清洁创面，外敷油纱后无菌包扎。

（6）术后抬高患肢 3～7 天；及时更换敷料，保持伤口引流通畅；密切观察局部组织肿胀、颜色及疼痛程度。

（7）术后可应用抗生素 1 周左右。

5. 甲沟重建术　是治疗嵌甲较常用的方法，有报道与部分甲母质破坏术联合应用可明显减低复发率。手术方法：

（1）常规消毒，趾根部神经阻滞麻醉。

（2）沿病灶两侧外缘 1～2mm 将病变甲沟连同患处甲体、甲床和甲襞皮肤、皮下组织一并楔形切除，直达深部正常结缔组织。操作时注意彻底去除向趾骨反折很深的甲床及甲根部的甲床。

（3）清洁冲洗创面。

（4）于患侧甲襞上下端各作一辅助切口，剥离修剪形成一甲沟旁皮瓣，皮瓣与甲床创面间断缝合重建甲沟。

（5）7~10天拆线。

（五）甲下良性肿瘤的手术治疗

甲下常见的良性肿瘤有血管球瘤、外生性骨疣等，常需手术治疗。甲下恶性肿瘤有恶性黑素瘤、Bowen病、基底细胞癌、鳞状细胞癌等，往往需Mohs手术或进行截指（趾），这里不做介绍。

1. 血管球瘤 约65%发生于甲下，早期患指（趾）隐痛，晚期症状加重呈针刺样疼痛。临床检查甲板上呈现出蓝红色小点，挤压或接触冷刺激后感疼痛。一经明确诊断应早期手术治疗。

手术方法：术前准确定位，重点标记；神经阻滞麻醉，应用止血带以减少出血；去除患指（趾）甲板或纵行分离切除1/4甲板；10倍手术显微镜下或5倍手术放大镜下操作，纵行切开甲床；钝性骨膜剥离器完整分离瘤体，或镜下用显微剪刀于瘤体包膜外仔细锐性分离；双极电凝止血；5-0无损伤线缝合修复甲床；凡士林无菌油纱包扎。

2. 外生性骨疣 发生于末节指骨甲下的良性肿瘤，多认为该病是对创伤的一种反应性骨软骨增生或化生。临床表现为局部轻度疼痛，指（趾）末节尖端及甲不规则变长，甲床增厚，指（趾）甲被进行性抬起，可合并感染。X线片见末节指（趾）骨背侧或偏一侧有骨性肿物，与指（趾）骨尖或体部连接，尖端具骨小梁。

手术治疗要点：拔除甲板；剥离甲床；完整切除纤维软骨帽和骨性基底；修正指（趾）端，修复甲床。注意切除肿瘤时应彻底，否则易复发。对肿瘤较大，反复发作或并发骨髓炎者，可选择指间关节离断术以防复发。

二、手部挛缩手术整复

手是劳动器官，显露在外，容易受伤。手部的任何损伤均可造成手部瘢痕，如手部烧伤瘢痕，可产生组织挛缩，影响手的功能。此外，掌腱膜挛缩虽与损伤无关，但亦影响功能。凡影响手部功能的组织挛缩症都应进行手术整复。

（一）手部的应用解剖

手掌由浅入深可分为皮肤、皮下组织、掌腱膜、掌浅弓、神经和肌腱、掌深弓、掌骨和骨间肌。手掌皮肤有较厚的角化上皮，掌中央有许多纤维隔与掌腱膜相连而不易滑动。掌腱膜是一白色强韧的三角形筋膜，近端与掌长肌及腕横韧带相连，其两侧与大小鱼际相连，在手指根部附着于屈肌腱鞘，部分纵纤维向远侧延伸至指蹼处并与横纤维相连成掌浅横韧带，在掌腱膜的掌面有垂直纤维与手掌皮肤紧密相连。掌浅弓位于掌腱膜深面，由尺动脉终支与桡动脉掌浅支吻合而成。掌深弓位于屈肌腱深面，由桡动脉终支和尺动脉掌深支构成。在掌浅弓深面有正中神经和尺神经分支通行，支配鱼际诸肌和拇、示指皮肤。手掌的屈肌腱被腱鞘包裹，指浅、深屈肌腱包于尺侧滑液囊中，拇长屈肌腱包于桡侧滑液囊中。末节手指神经末梢丰富，触觉和痛觉敏锐，皮下组织中有较多纤维束，将皮肤紧密连接到末节指骨骨膜上。

手背皮肤较薄，皮下组织疏松，伸展度好。皮下组织中有丰富的静脉。手背各伸指肌腱皆包有腱滑液鞘。在各肌腱深面有由腕背侧动脉网发出的掌背动脉及指背动脉。手背由桡神经浅支和尺神经手背支各支配一半区域。

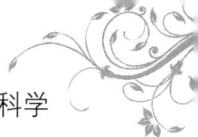

（二）外伤性瘢痕挛缩

1. 条状瘢痕挛缩　"Z"成形术为手部条状瘢痕挛缩的主要治疗方法。

"Z"成形术切口设计是以条状瘢痕为纵轴，在瘢痕两端作方向相反的2个切口，在瘢痕轴线两侧各形成一个三角瓣，皮瓣经交错旋转易位后，即可延长轴线长度，改变瘢痕收缩方向。必要时可设计数个Z成形术。手术方法：

（1）用亚甲蓝标记"Z"成形术的2个臂切口。

（2）切除条状瘢痕直达正常组织。

（3）作轴线夹角切口，一般以45°~60°为宜。大于75°时皮瓣易位发生困难，小于45°时皮瓣尖端易发生血供障碍。有时可根据修复需要，设计两个夹角不等的对偶三尖瓣。操作时注意保护皮瓣尖端处皮下组织，以防止尖端皮肤坏死。

（4）充分游离两端皮瓣后进行位置交换，间断缝合。

2. 片状瘢痕挛缩　片状瘢痕多发生于手部烧伤后，瘢痕较浅者仅在皮肤层，较深者可达深筋膜，甚至达骨膜。因瘢痕深度及挛缩程度不同，其治疗方法也有区别。对于浅层片状瘢痕，切除后用全厚或中厚皮片移植覆盖创面；对于深层片状瘢痕，切除后则运用局部皮瓣或远处皮瓣、游离皮瓣或肌皮瓣移植进行修复。手术方法与要点：

（1）切除全部瘢痕组织，深度应至皮下组织层。注意保留手背较大的静脉，同时避免暴露肌腱和关节囊等组织。

（2）指蹼处瘢痕充分松解，掌、背侧均应达到掌指关节平面。挛缩严重松解虎口困难时，可将内收肌横头切断。

（3）创面彻底止血后，移植中厚或全厚皮片，功能位加压包扎。

（4）皮瓣修复手术：当瘢痕切除后有重要血管、神经、肌腱及骨质关节外露时，需用皮瓣修复创面。较常运用以下皮瓣进行整复。

1）局部皮瓣：可用于修复较小的创面，如滑行皮瓣、V-Y推进皮瓣、旋转皮瓣等。

2）带血管蒂岛状皮瓣：用桡动脉或尺动脉为蒂的前臂逆行岛状皮瓣。这两条动脉解剖恒定、手术简便，成功率高，但该手术缺点是牺牲1条前臂主要动脉并留有瘢痕。如创面伴有掌深、掌浅动脉弓的破坏则不宜选用。此时可考虑骨间背侧动脉为蒂的前臂背侧岛状皮瓣或尺动脉腕上皮支为蒂的前臂掌侧皮瓣转移。以桡动脉岛状皮瓣为例介绍手术要点：术前彩超检查排除有无血管变异；根据创面设计皮瓣大小，以桡动脉为轴标记皮瓣；垂直切开皮肤达深筋膜，结扎切断的皮下浅静脉；于深筋膜与肌膜间锐性分离，分离时将皮下组织与深筋膜缝合固定以防血管分离，两侧分离时应保持同一平面；血管蒂部可向远端分离至腕横纹处；阻断近端血循环，观察皮瓣颜色与动脉搏动情况；切断桡动脉近端血管束；通过皮下隧道或切开皮肤，将皮瓣旋转至受区与创缘缝合；置放橡皮引流条。

3）远位皮瓣：手部创面较大时常用胸脐瓣、腹股沟皮瓣、髂部皮瓣等；创面较小时可用腹部及交臂皮瓣。以腹股沟带蒂皮瓣为例：本组皮瓣是以旋髂浅动脉为轴心，通常只需包括旋髂浅动脉浅主支，皮瓣可切取的范围上界平脐、外界为髂嵴、内界为腹中线、下界至腹股沟韧带下2.5cm。手术时根据手部创面情况及肢体摆放的舒适体位，在腹股沟选定皮瓣位置；设计皮瓣的形态、面积大小、长宽比例及蒂部方向，亚甲蓝标记；沿标记线切开皮肤，于皮下浅脂肪层作锐性分离；将皮瓣与手部创面缝合固定；2~3周后经蒂部阻断试验证实无血运障碍后断蒂。

4）游离皮瓣：手背、手掌创面同时伴有神经、肌腱或骨缺损，单纯皮瓣转移不能修复时，可考虑采用吻合血管的游离皮瓣移植。但需要显微外科设备和小血管吻合技术，仍有移植皮瓣坏死的可能。供区一般以选躯干部，如肩胛皮瓣、侧胸皮瓣、胸脐皮瓣等。如伴有肌腱、骨缺损时，可选用足背复合组织瓣。

（三）掌腱膜挛缩（Dupuytren 挛缩）

Dupuytren 挛缩症是一种以掌部腱膜纤维瘤性过度增生为特征的遗传性疾病，为常染色体遗传。文献报道本病Ⅲ型胶原增多，进而影响掌腱膜中结缔组织的生物物理性质，导致纤维交联方式改变。早期临床表现为一侧掌部腱膜上出现孤立的结节，随疾病发展则明显限制手指的伸直。本病常伴发跖部纤维瘤病、指节垫、瘢痕疙瘩形成、肩关节周围炎、癫痫等。糖尿病患者中本病的发病率较高。

当出现掌心部凹陷明显使拇指外展受限、进行性指间功能障碍或多数小结节形成者，应进行手术治疗。手术方法：

1. 单一损害致挛缩者可采用齿状切口；挛缩严重者，则采用直切口加数个"Z"改形术。切开后剥离皮肤，注意手术刀的角度及皮肤牵引方向，尽量减少皮肤操作。行掌腱膜切除时，应直视下剥离以避免血管、神经损伤。

2. 挛缩范围较广泛者，采用"L"形切口掌腱膜全切除术：自远侧掌横纹做横切口，横切口尺侧端弯向近侧成"L"形，沿皮下剥离，掀起皮瓣，剥离整个三角形掌腱膜后全部切除，切除时注意保护肌腱及腱鞘。皮瓣覆盖创面，剩余创面植皮修复。

3. 术后加压包扎，24~48小时后去除引流。5~7天后加强功能锻炼。

（四）指端皮肤缺损的修复

这里主要介绍指端损伤平面不涉及指骨的指尖、指腹及指甲损伤的早期修复，涉及指骨的指端损伤处理方法不同。指端缺损晚期有感觉缺损修复、甲再造、指再造等，选择应用，不做介绍。

1. 处理原则

（1）以指腹缺损为主的平面损伤：指甲未损伤，指腹创面可用邻指非重要区神经血管蒂皮瓣或患指根部侧方逆行岛状皮瓣修复。

（2）以指甲缺损为主的平面损伤：采用游离甲床移植恢复外形，并用邻指非重要区神经血管蒂皮瓣修复创面。对部分非重要指可缩短指骨，直接闭合创面。

（3）矢状面的横断性指端缺损：应选择指腹 V-Y 皮瓣或全指腹前移皮瓣修复创面。

2. 常用的修复皮瓣及手术要点

（1）双 V 皮瓣：可用于指横断性外伤后残端创面修复。清创后适当咬除指骨，自指两侧各作一"V"形皮肤切口，按手指粗细各边长约 0.6~0.8cm，稍潜行分离切口周围的皮下组织，形成一对带蒂的三角岛状皮瓣，注意勿损伤指动脉与皮瓣深面相连的软组织及分支。将两侧皮瓣推移到指端中线处，覆盖创面并加缝合。最后缝合 V 形缺口。

（2）V-Y 皮瓣：适宜于手指指端掌侧皮肤较长的缺损。清创后于掌侧切取 V-Y 皮瓣，切口周围的皮下组织稍行游离，勿损伤皮瓣深面相连的软组织，形成带蒂的三角形岛状皮瓣。推进皮瓣修复缺损。

（3）指背皮瓣：手指横断性皮肤缺损而不能直接缝合者，此时可在指背切开横行的下弧形切口，游离皮下组织，形成双蒂皮瓣，推移滑行到指端缺损处，修复创面，间

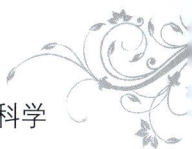

断缝合。供区全厚植皮修复。

（4）鱼际皮瓣：用于示指或中指末节指端皮肤缺损的修复。方法是在鱼际部形成单蒂皮瓣，皮瓣桡侧或尺侧翻转，伤指屈曲位使皮瓣盖于指端的创面上。胶布固定手指，2～3周断蒂。供区用游离皮片覆盖。本法优点是移植后指腹丰满，颜色相似且感觉容易恢复；缺点为鱼际部形成瘢痕，对劳动有一定影响，应根据年龄、职业和部位大小慎重考虑。

（5）邻指皮瓣：适用于手指屈侧皮肤缺损伴有骨、肌腱裸露的手指外伤。邻指伸侧标记切口线，皮瓣大小与创面一致，皮瓣的长宽比例一般为1∶1.5～1∶2，蒂部位于伤指侧；形成皮瓣后缝盖创面；一般3～4周可以断蒂。注意切取皮瓣时不应损伤腱周膜，皮瓣蒂宜长使之容易转移，断蒂时供区和受区也易闭合。

（6）交臂或胸腹部皮瓣：适宜于多个手指皮肤缺损的修复。皮瓣位于对侧臂或胸腹壁，形成皮瓣后各指分别缝合，3周后断蒂。该皮瓣供区能直接缝合，缺点为强迫固定体。

（邓 军）

第二十节 白癜风治疗

白癜风（vitiligo）是一种常见多发的色素性皮肤病，表现为局部或泛发性的色素脱失（图7-55）。本病虽然不影响患者正常生理活动，但影响美容，易诊难治，给患者造成心理上的负担和精神的痛苦仍然是巨大的。因此，对本病的防治具有重要的意义。本章着重介绍该病的外科治疗手段。

一、外科手术切除

适用于面积较小、特别是毛发区域、经正规用药无效而病情又稳定没有发展倾向的患者，可以采用美容外科的方法直接切除缝合或应用局部皮瓣转移的方法（图7-56），同时术后口服小剂量泼尼松1～2个月，每日15mg，早晨1次口服，以防止同形反应的出现。

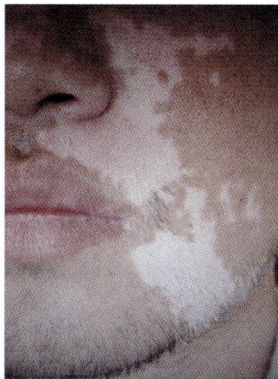

图7-55 白癜风

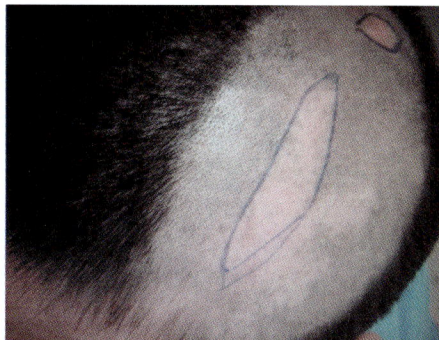

图7-56 头皮及面部小面积皮损可以手术切除

二、单纯皮肤磨削术

适用于面积小的白斑，一般应小于 $1 \sim 2cm^2$ 的稳定期皮损。借助表皮创伤愈合修复，黑色素细胞增殖移行，以修复黑素脱失的皮肤。

具体方法：

应用皮肤磨削器械或牙科台钻（图 7-57），磨去白癜风皮损区表皮及部分真皮乳头层，可见有细点状出血，并形成边缘浅、中间深的"锅底状"创面（图 7-58）。创面油纱覆盖包扎，7 ~ 10 天愈合，纱布自行脱落。术后早期用药同手术切除，创面愈合后继续外用有效药物治疗。

三、自体皮肤移植治疗白癜风

早在 50 年代初，就有人试用皮肤移植方法治疗白癜风，最后发展到黑素细胞的培养和移植，取得了重大进展。皮肤移植的方法有：

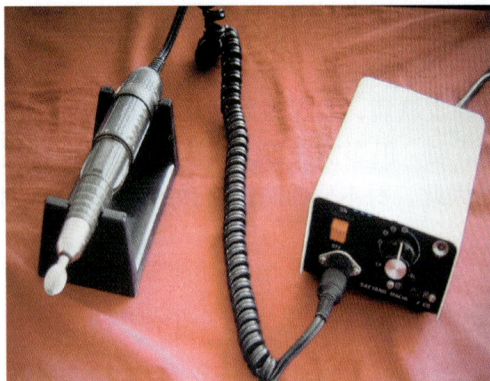

图 7-57　皮肤磨削机

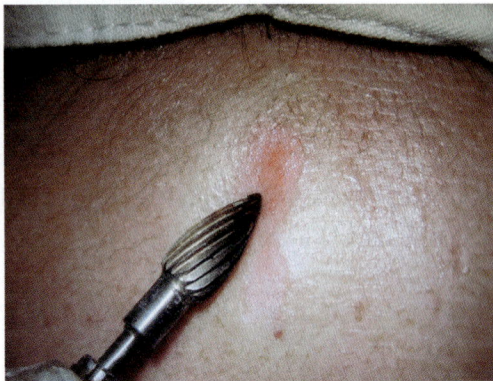

图 7-58　单纯皮肤磨削术治疗白癜风

（一）全厚植皮

外观差、色差大、瘢痕明显；

（二）中厚植皮

较全厚植皮略有改观；

（三）表皮植皮

外观美、色差小，瘢痕不明显。

前两种方法由于存在着较多缺陷，目前临床上已不被采用，广泛应用的是表皮移植。

（四）自体表皮移植治疗白癜风

（1）供皮区的选择：隐蔽部位，局部较平整，与受区色差较小处，一般多采用腹壁、臀部、大腿内（外）侧。

（2）取皮的方法：

1）辊轴式取皮刀取皮（图 7-59）

2）鼓式取皮刀取皮（图 7-60）

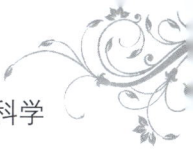

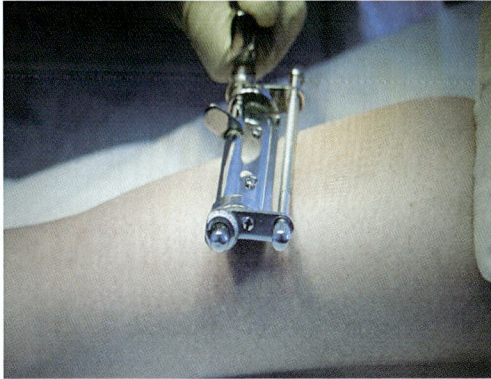

图 7-59 辊轴式取皮刀取皮

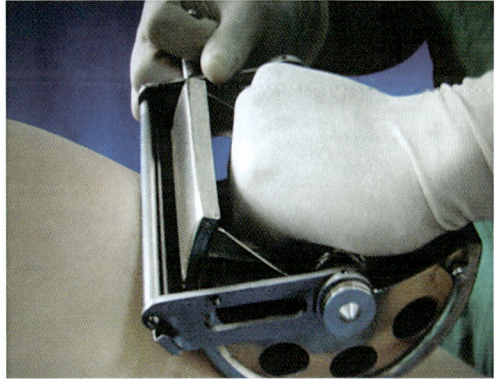

图 7-60 鼓式取皮机取皮

3）电动取皮刀取皮（图 7-61）

4）取皮刀徒手取皮（图 7-62）

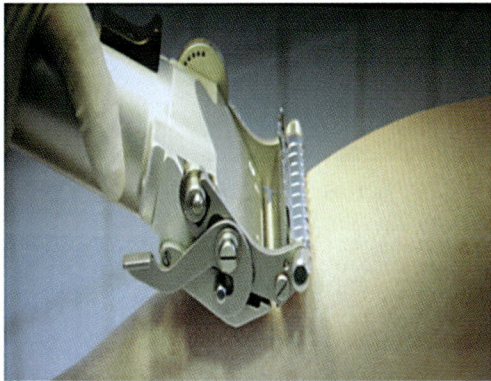

图 7-61 电动取皮刀取皮

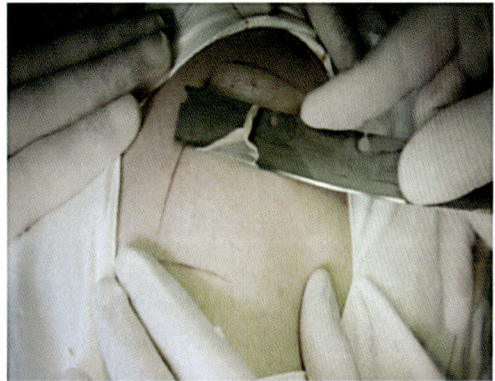

图 7-62 取皮刀徒手取皮

5）负压吸疱取皮（图 7-63）

以上方法多在外科、烧伤整形科应用，操作复杂不易掌握。

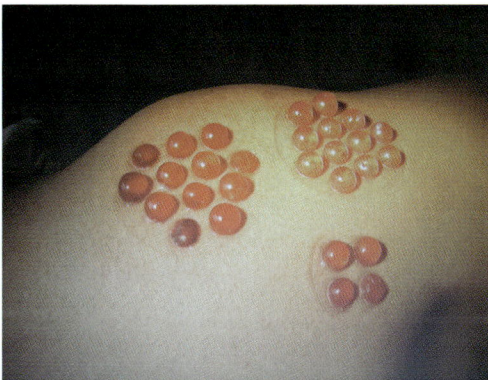

图 7-63 负压吸疱取皮

（五）临床较常用治疗白癜风表皮移植的方法

1. 负压吸疱法治疗白癜风

（1）负压吸疱获取表皮：即应用白癜风治疗仪，它配有不同形状的吸盘，适用于身体的不同部位。该方法操作简便，技术要求低，较适合皮肤科医师完成。所取疱顶表皮每个约 $1cm^2$，最大一次可取 $48cm^2$，起疱时间 30 ~ 50 分钟，操作时应辨清所取皮正反面，并将所取表皮置凡士林纱布上待用。

（2）受区（白斑区）处理

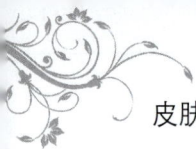

可以采用吸疱的方法去除白斑区表皮，并剪下弃之，将正常表皮移植其上。也可采用皮肤磨削的方法去除白斑，再将表皮移植其上。

术后创面凡士林油纱包扎 7～10 天愈合，至油纱自行脱落后，继续给以药物口服及外用 1～2 个月，同时口服泼尼松，每日 10～15mg 一次，防止同形反应出现。

此法有效率达 90% 以上，前种方法治疗后色素范围扩大现象不明显，而后一种方法，黑色素生成的皮肤往往超过移植的范围。

该法的缺点：一次性治疗面积受限，面积较大的常多次治疗。术后可能出现斑点状色素不均现象（图 7-64）。

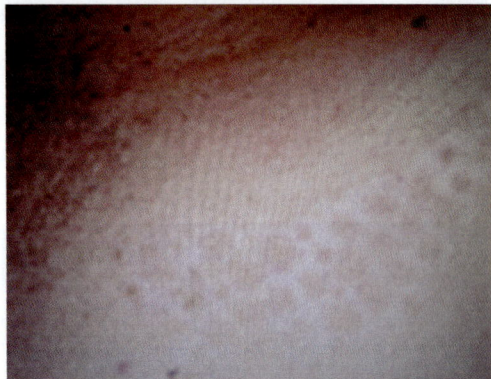

图 7-64　受区（白斑区）处理
斑点状色素不均

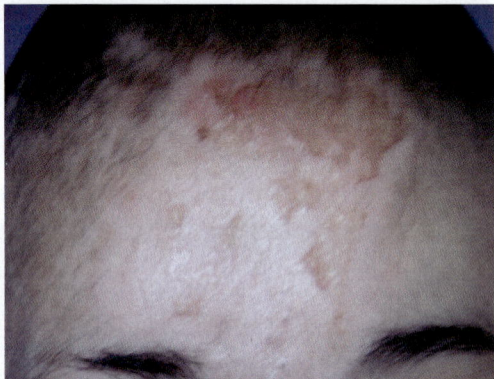

图 7-65　表皮孪缩局部不平整

2. 辊轴式取皮、鼓式取皮、电动取皮治疗白癜风　此法的机理也是表皮移植治疗白癜风的一种，只是取皮的方法不同。

其优点：适合大或特大面积皮损的治疗，不受移植面积的限制，一次性治疗可达几百平方厘米。

缺点：医师技术操作要求高，大面积整张表皮移植后早期会出现孪缩，表现为局部不平整，表皮偏厚者更加明显（图 7-65），多数随时间推移可自行恢复，严重者 6 个月后通过磨削可以完全消失。

（六）表皮移植的适应证

外科疗法主要适用于静止期或节段型白癜风，皮损数目不多，注重美容者。疤痕体质及同形反应者禁忌。外科疗法治疗静止期节段型白癜风患者疗效最好，预期治愈率达到 95%，其次是局限型。

（七）其他方法

1. 自体单株毛发移植　适用于局限型及节段型，特别适用于眉毛、睫毛小面积白癜风（图 7-66）。操作时首先在枕部头皮做椭圆形长切口，将供体头

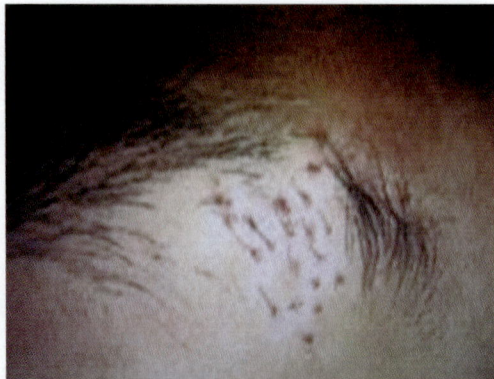

图 7-66　自体单株毛发眉毛部移植

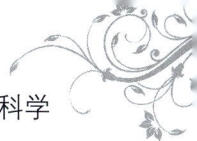

皮以单个毛囊为单位进行分离，毛发移植器将单个完整毛囊植入受体皮肤处，由于供体毛囊来源有限，因此不适用于大面积白癜风治疗。

2. 自体微移植 在正常皮肤和皮损部均用钻孔取皮，将皮损处皮片去除，将正常皮肤皮片移植于皮损钻孔处。本法成功率也很高，与起疱法相比，简单且易操作，无需特殊设备（图7-67）。但有形成瘢痕的缺点，瘢痕呈"鹅卵石样"外观改变（图7-68）。

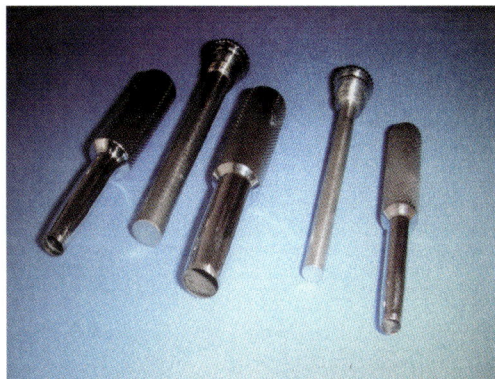

图 7-67（1） 皮肤钻孔器

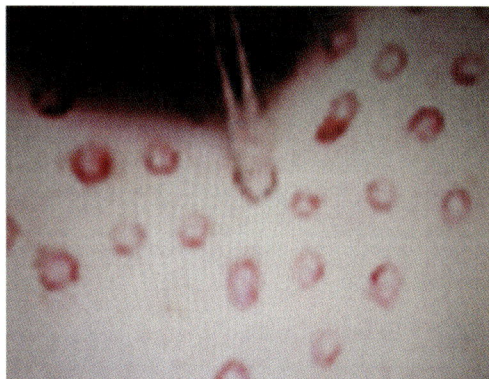

图 7-67（2） 皮肤钻孔

3. 自体黑色细胞移植

（1）培养的表皮片移植：取一小片患者自身健康皮肤，用胰酶消化，分离出表皮并获得表皮细胞悬液后，借助载体膜将其置于培养基中，培养液每周更换两次，21天后获得带有黑素细胞的表皮片，将其平整的置于事先准备好的皮损裸露面包扎即可。

（2）表皮细胞悬液移植：在患者臀部或其他部位浅层削取表皮，经胰蛋白酶消化后制成表皮细胞悬液，再将表皮细胞悬液接种到发疱后的水疱中，或者

图 7-68 术后鹅卵石样外观

是在此之前，将白斑处皮肤磨削，然后再铺上表皮悬液，最后包扎好。

（3）培养的黑素细胞移植：浅层削皮胰蛋白酶消化后制成细胞悬液，然后接种到培养瓶进行黑素细胞培养，2~3周后，再将体外增殖黑素细胞悬液移植到磨削面。本法有实验室操作，要求条件高，时间长，费用昂贵。临床上难以普及，且培养过程中还存在一些问题，有待进一步研究。

（4）同种异体表皮移植：存在排异问题，处在研究阶段。

（5）纹饰术：也可采用人工色素植入文身的方法进行治疗，此属被动治疗，在白癜风治疗中，将带有色素的非致敏源性氧化铁通过物理性方法植入白斑处，可以对白斑起到长期性的遮盖作用。

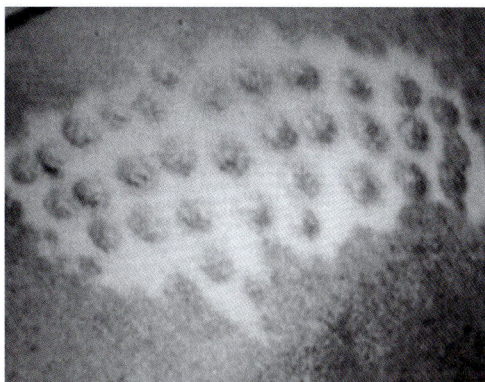

（6）脱色疗法：当皮损面积大于50%，上述所有疗法无效，或颜面部大面积白癜风残留小面积正常肤色皮肤，病人放弃了其他治疗时候，可以考虑选择脱色疗法20%氢醌单苄醚软膏每天2次逐步脱色。脱色素治疗后，仍然需要3~4个月一次定期脱色治疗。常见不良反应是局部接触性皮炎。也可用4-对甲氧酚、Q开关红宝石激光脱色。无论何种外科治疗，均需要药物的辅助及维持。

（方　方）

第二十一节　色　素　痣

皮肤色素痣为良性损害，几乎每人都有，只是数量多少差异。根据黑素细胞特点与发生的位置可以分为3类：①表皮黑素细胞性；②痣细胞性；③真皮黑素细胞性。部分良性色素痣可转变为恶性，或其他良恶性皮肤损害呈痣样表现，在诊治皮肤色素痣时值得注意。

一、色素痣分类与临床特点

（一）表皮黑素损害

1. 雀斑　通常在5岁左右出现，病情发展与日晒有关。常见于面部暴露部位，为褐色斑点，两侧对称；夏季数目增多，颜色加深，冬季则减少，色变淡。雀斑患者的色痣患病率较高。病理变化为表皮基底层黑素含量增多，但黑素细胞数目并不增加。

2. 黑子（雀斑样痣）　常幼年发病，本病也可见于Peutz-Jeghers综合征、面正中黑子病等。临床上可分单纯性黑子及簇集性黑子两种类型。单纯性黑子最常发生于儿童，但也可出现于任何年龄，为界限清楚、圆形、褐色或黑色斑疹，单发或多发，分布不对称，日晒后不加剧。簇集性黑子为多数小的褐黑色斑疹，群集成大小不等的簇团，并常呈节段性分布于面颈部的一侧。病理变化为表真皮交界处黑素细胞增多，但不成团。表皮中黑素较正常多。真皮乳头中载黑素细胞增多。

3. 色素性毛表皮痣（Becker's nevus）　主要见于青年人，好发于肩、前胸或肩胛区，面积可达手掌大小或更大。皮损区可出现粗毛，并可合并皮内痣或表皮痣。病理变化为表皮增厚，基层和棘细胞层色素沉着增加，但黑素细胞数目正常。

4. 老年性黑子（日光性黑子）　为获得性黑子，是长年受日照后发生，故常在50岁后随年龄增加而增加。皮损好发于暴露部位，如面、手背、前臂等处，有时也可见于身体其他部位。皮损为圆形、椭圆或不规则形的褐色至棕色斑，表面光滑，面积较小，无自觉症状。组织学表现为基底层黑素细胞增多，表皮变薄。真皮间少量淋巴细胞浸润，其间常见载黑素细胞。

（二）痣细胞痣

1. 后天性痣　包括普通痣、Spitz痣、发育不良痣等。

（1）普通痣：发生于儿童期，青春期时增多，30岁以后极少发生。单发或成批发生，可见于身体任何部位，包括掌跖及生殖器部位。开始为黑褐色斑疹，随年龄增长而渐隆起，色泽变浅，到成年发展成半球形丘疹，淡褐色或皮色。皮损大小一般不超过6mm，边界清楚，边缘整齐。部分痣的表面见有黑色毛。病理上从交界痣渐发展为复合痣和皮内痣，痣细胞有数种类型，主要为透明痣细胞，有时也见上皮细胞样痣细胞，偶见梭形痣细胞。痣细胞常聚集成巢状。痣细胞一般不侵入表皮上部，胞核随细胞向真皮内增长而变小，痣细胞数量减少，胞质内的黑素亦渐减少，即痣细胞趋向成熟。一般在儿童中，皮损平滑无毛、颜色较深者多为交界痣。在青少年，皮损稍隆起有毛者多为混合痣。而成年以后，皮损呈球形或有蒂者多为皮内痣。

（2）Spitz 痣（良性幼年黑素痣）：多见于青少年的面部，躯干、四肢次之，很少见于掌跖和黏膜部位。临床表现为良性过程。皮损单发或多发，呈半球形粉红色或褐色光滑丘疹，界限清。有时表面可有鳞屑、结痂或糜烂性损害。大小为数毫米至数厘米，平均8mm。病理表现可呈交界痣、皮内痣或混合痣。痣细胞多排列呈巢状，细胞大，有多形性，常为梭形痣细胞或上皮样痣细胞。在梭形痣细胞中有时可见到核分裂象，应注意与恶性黑素瘤鉴别。

（3）发育不良痣：有恶变可能。好发于躯干、肢体、面部次之。损害单发或多发，中央常高起，无毛，大小不一，但直径常超过5mm。呈棕黄色、褐黑色或红色，色素不均匀，边界不清且不规则，表面皮纹加深。发育不良痣在组织学上表现为交界痣或复合痣，痣细胞可呈现出非典型性特征，如核增大、多形、深染，核仁明显等。有学者认为以下方面可视为发育不良痣的组织学指标：①痣细胞分布不对称性，并向侧面伸展（延长）或呈上宽下窄状（peg）向周围延伸；②复合痣的模式表现为雀斑样痣状（以基底层黑素细胞增生为主）、巢状（以黑素细胞巢为主）或雀斑样-巢状相混合；③基底层上方出现少量黑素细胞，散在于棘层而不破坏表皮结构（假浸润）；④黑素细胞向上移行呈现"Paget"样蔓延模式；⑤痣细胞巢紊乱，其大小、外形、走向倾向于融合并产生"架桥"现象；⑥真皮淋巴细胞浸润。应根据临床表现结合组织病理才能诊断发育不良痣。

2. 先天性痣 约10%有恶变倾向，少数可并发颅内黑素细胞增多症。与普通痣不同，出生时即有皮损。临床上可分两型：①先天性巨痣：少见，皮损常大于20cm。为褐至黑色斑块，表面不平，常有粗黑毛，如兽皮状；发生于一侧头、面或颈部；②先天性小痣：发病率较先天巨痣高，皮损常大于1.5cm。为褐至褐黑色，常为梭形或椭圆形斑块，约1/3表面有黑毛，较后天性痣大。先天性痣的病理变化类似混合痣，但痣细胞团块向下伸展较深，有时可达皮下脂肪层。

（三）真皮黑素损害

1. 蓝痣 包括普通蓝痣及细胞蓝痣两种类型。普通蓝痣自幼发生，女性多见。常为单发性灰蓝色或蓝黑色、直径2~6mm小结节。最常发生在上肢和面部，此型不恶化。细胞蓝痣为蓝色或蓝黑较大坚实结节，直径1~3cm或更大，表面光滑或呈分叶状。常见于臀部或骶尾部，较易恶变。此型亦较多见于女性。普通蓝痣黑素细胞主要位于真皮中下部，细胞呈梭形，弥漫分布或排列呈束状。细胞蓝痣黑素细胞呈树枝状、束状或岛状，可深达皮下组织，间有噬黑素细胞。

2. 太田痣 亦称眼上腭部褐青色痣。本病多在出生时或1岁以内发病，部分在青春期发病。女性较多，女性与男性比约为5:1。皮损见于一侧眶周、颧部及颞部，尚可累及口腔、鼻部，皮损分布相当于三叉神经第一、二支分布的区域。皮损呈灰蓝色、蓝黑色的斑点或斑片，2/3 患者巩膜或结合膜亦有损害，重者可累及头皮、颈部。约 5% 患者为两侧发病。组织学表现为黑素细胞位于真皮乳头层及网状层上 1/3，细胞呈梭形，散布于胶原纤维间。

3. 颧部褐青色痣　见于女性，10 岁后发病，可有阳性家族史。在双侧颧部有散在直径 1~3mm 色素斑点，灰褐或灰蓝色，不累及眼及上腭。病理变化为真皮上部有少量黑素细胞。

二、色素痣恶变及皮肤痣样损害

(一) 色素痣恶变

一般位于掌跖部易受摩擦刺激的痣细胞痣、先天性巨痣及部分先天性小痣、细胞型蓝痣、发育不良痣、甲母痣等较易恶变。下列临床征象值得特别注意，对可疑者应切除做活检：

1. 年龄较大（30 岁以后）出现新的色素损害。
2. 单个痣变黑、变大（排除妊娠、性成熟）。
3. 皮损疼痛不适。
4. 皮损色素加深发亮、出现红晕。
5. 表面结痂形成。
6. 不明原因出血、溃疡。
7. 周围出现卫星状损害。
8. 附近淋巴结肿大。

色素痣恶变在组织学上的可疑征象为：①表皮上部出现痣细胞；②痣细胞在表皮下部不规则散布（不呈巢状）；③真皮内至真皮深部痣细胞不减少，即缺少痣细胞成熟现象；④痣细胞下方有带状炎症浸润，混有载黑素细胞，不能用外伤或感染解释。有人认为此现象的意义仅次于异型性。

(二) 皮肤痣样损害

有多种皮肤损害可呈痣样表现。痣样损害切除后的病理诊断约有 20%~30% 不符合色素痣，病理结果呈现多样性，其中脂溢性角化、基底细胞癌、皮肤纤维瘤、表皮囊肿、血管角皮瘤较多，另外下列疾病也可表现为痣样损害：皮脂腺痣、日光性角化病、化脓性肉芽肿、汗腺相关肿瘤。在处理这类疾病时还要注意排除色素痣恶变及恶性黑素瘤。

三、色素痣治疗及手术要点

除美容要求外，皮肤色素痣一般不必治疗，但当有恶变征象时则必须手术切除。另外有恶变可能的色素痣如先天性小痣、肢端色素痣等亦应尽量去除。有多种方法可用于去除皮肤色素痣，其中冷冻、激光和手术切除最为常用，应根据痣细胞在皮肤中的分布及位置选择不同的治疗方法。对于治疗方法的评价，除能否完全去除色素痣皮损外，美

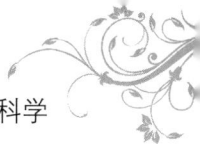

容效果也是衡量治疗是否成功的主要标志。

临床上一般根据色素痣的类型来选择治疗方法。对于表皮性黑素损害，可选用激光、光子嫩肤、磨削术、液氮冷冻等方法。对于痣细胞痣，不论先天性痣或后后天性痣，均应选择手术切除，同时还应送组织病理检查，以明确诊断或排除恶变及痣样损害等情况。对于真皮性黑素损害，除蓝痣选择手术切除外，太田痣等的应选具有"选择性光热作用"的新型美容激光治疗，美容效果满意。

（一）冷冻治疗

冷冻是应用液氮低温作用于组织，使之发生坏死而达到治疗目的。用于冷冻治疗的致冷剂有多种，目前使用最广的是液体氮。液氮无色无臭，沸点 -195.8℃，每天蒸发率 1.5% ~8%，使用方便、安全。

冷冻引起组织坏死的机理，大致有以下几方面：①组织受低温作用时，细胞内水分结冰，使细胞内外冰晶形成。冰晶形成可引起细胞机械性损伤，还可使细胞脱水、电解质浓度增高，导致细胞膜破裂、细胞死亡。另外，冷冻融解期，冰晶融解可向周围吸收大量热能，使细胞剩余水分继续结冰，形成更大损伤；②低温引起局部血流停滞，组织发生缺血性和凝固性坏死；③冰晶在形成过程中将组织和组织、组织和器械连为一体而形成粘连；④对神经传导有缓慢和阻滞作用；⑤冷冻有诱导免疫反应的作用。

冷冻治疗可选用手持式液氮冷冻治疗仪、浸冷式医用冷刀或医用棉签。治疗方法可分为接触法（棉签接触法、器械接触法）和喷雾法两种，根据皮损具体情况选用。

冷冻对表皮性黑素损害如雀斑、雀斑样痣或老年性黑子有良好效果。治疗时用浸冷式冷刀，冷冻 1~2 秒，以局部发生水肿性红斑而无水疱发生为度。部分患者治疗后可发生色素沉着，一般在数月内消退。冷冻治疗的其他不良反应如疼痛、水肿、水疱、出血、溃疡等与治疗程度有关，准确掌握可以避免。对于面部色素痣原则上不选冷冻治疗，因为对痣细胞分布较深的皮内痣和复合痣，难于完全去除，若反复多次冷冻治疗尚可产生皮肤萎缩与瘢痕，达不到美容目的。

（二）激光治疗

见激光治疗部分。

（三）手术治疗

各种类型的痣细胞痣如影响美观者、有治疗需求时可考虑治疗，治疗方法均应采取手术切除。色素痣出现下列情况更应手术治疗：①位于身体受摩擦部位，或间擦部位，经常潮湿糜烂者；②出现恶变征象，如色素突然增大、变黑、变硬、疼痛、瘙痒、脱毛、痣周围出现炎性浸润或发生溃疡者；③确诊为交界痣、细胞型蓝痣、发育不良痣者，为预防恶变，亦可考虑手术。

色素痣采取手术切除治疗，既可彻底去除皮损，避免对色素痣反复刺激造成恶变，还可获取皮损后送组织病理学检查。手术后的美容效果与手术操作及缝合技术有很大关系，遵循美容手术的操作规范是可以获得很好的美容效果。个别患者手术后发生痣细胞针刺移植现象，可经再次手术或脉冲激光进行处理。值得注意的是皮肤痣样损害术后经组织病理学检查，符合色素痣诊断的比例一般只有 80% 左右，将恶性黑素细胞瘤、基底细胞癌等误诊为色素痣的情况时有发生，因此提倡手术切除后送组织病理学检查。

1. **手术切口选择** 切口选择应根据皮损的部位，以尽量减少切口瘢痕的原则来选

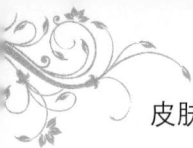

择。一般有以下几个要点，色素痣的手术切口选择可参考应用。

（1）Langer's皮纹线：Langer's皮纹线与皮肤内部弹力纤维的走行方向，有一定的规律性，常和皮肤表面的自然纹理相一致。若手术切口顺着皮纹线方向切开，则切开后创口裂开小，愈合后瘢痕不明显。

（2）轮廓线：轮廓线是指沿头面部器官及外观形态的轮廓作切口线，由于原有器官的形态，可使手术切口在视觉上不明显。临床上常用的头面部轮廓线有发际线、眉上下缘、眼睑缘、鼻唇沟、鼻孔缘、唇缘、下颌缘、耳廓前缘等。

（3）隐蔽线：是指切口选择在外观不易被看见的部位，如发际内、睑结膜、鼻孔内、口腔内，耳后等部位。

（4）避免引起功能障碍：如在四肢关节附近作切口时，尽量不作直线切口，应选锯齿形或S形切口，以免造成线形挛缩。在眉毛、头发部切口应与毛发方向平行，尽可能减少毛囊损伤，减少术后毛发脱落。

（5）避免损伤重要的血管神经：切口方向一般应与神经、大血管顺行的方向一致。

2. 手术操作要点 色素痣的手术切除应遵循无菌、无痛、无创、无出血、无张力的基本原则。沿色素痣皮损边缘作切口，注意做到完整切除。切开时应一次切开至真皮下，避免来回拉锯式切开。切开时刀刃稍斜向内侧，可使缝合缘轻度隆起，以预防日后因弹力纤维牵拉作用产生的创缘增宽。皮下剥离时尽量使用直视下的锐性剥离，剥离的范围和深度视具体情况而定。止血迅速准确，钳夹、电凝等止血时避免损伤皮肤表面。缝合选择细针细线，组织反应小的缝线，缝合后创缘对合平整，必要时分层缝合以减少张力。在手术操作过程中，动作轻柔，轻钳组织时避免损伤皮肤。

3. 创面闭合方法 色素痣切除时大多选择梭形切口或S形切口，小的色素痣切除后可直接缝合。一次不能切除的，间隔3~6个月作分次切除。随着皮肤扩张器的应用，分次切除术渐减少。较大色素痣切除后，还可考虑用邻近转移皮瓣修复手术创面。根据具体部位及创面大小，选择"Z"成形术、"Y"成形术、A-T皮瓣、双叶皮瓣、岛状皮瓣等局部皮瓣。游离皮片修复一般做最后考虑。

（邓　军）

第二十二节　皮肤肿瘤的治疗

皮肤肿瘤是皮肤常见病，多发病。从皮肤恶性肿瘤的发病情况来看，也同样严重地影响人民健康乃至生命。皮肤恶性肿瘤的早期诊断与及时正确治疗对患者的预后十分重要。

一、基底细胞癌

基底细胞癌（basal cell carcinoma，BCC），又名基底细胞上皮瘤（basal cell epithelioma）。虽然BCC发展缓慢，可在十多年内处于稳定状态，很少导致死亡，但如不及时治疗，可向皮肤深层生长，进入皮下组织和骨骼，引起眼耳鼻等功能和外形的损害。

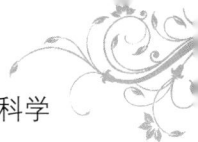

治疗的目的是永久性治愈，同时又要考虑到患者的美容、健康状态、肿瘤大小、部位和类型，有时还要征求患者的意愿，来选择治疗方法。可分为两大类：手术治疗和非手术治疗方法。

（一）手术治疗

包括非外科手术切除的方法和外科手术切除的方法。

1. 非外科手术切除的治疗　包括刮除法、液氮冷冻法、激光治疗方法等，这些方法是通过使用刮匙刮除表面肿瘤组织或液氮冷冻使肿瘤组织坏死脱落或通过激光去除皮肤表面的肿瘤组织，这些方法仅适合于浅表型的 BCC 或者小的肿瘤灶或不能耐受外科手术切除的老年患者，但它们不能确认肿瘤边缘是否存有肿瘤组织残留，复发率高，不适用于面积大、复发的、硬斑病样型或结节溃疡型的 BCC。

2. 外科手术切除的方法

（1）传统的外科手术切除法：早期手术彻底切除是治疗 BCC 的首选方法。手术切除的优点在于切缘可以作组织学检查以确定边缘是否切干净。传统外科手术治疗强调彻底切除，不能因为修复困难而有所姑息。切除的范围标准因不同的基底细胞癌分型而异，如结节溃疡型比较局限、边界清，切除范围可局限在病灶周围 4~5mm 的正常组织内；浅表型侵袭更浅，切缘在病灶周围 3mm，切除的深度达脂肪层足够，不必过深；因硬化型因侵袭深而广泛，边界不清，放疗不敏感，仅适合于外科手术切除，以扩大范围切除为原则，切缘到正常组织的 1cm 以上，深度可达到筋膜层。切除的局部缺损可以通过直接缝合或转移皮瓣或植皮的方法关闭切口。

但由于 BCC 多数发生于头面部暴露部位，外科手术切除的治疗过程中，不仅要消除肿瘤细胞，还要兼顾容貌美容问题，避免对容貌不必要的影响，术后要用生理盐水反复冲洗创面，减少手术中癌细胞扩散。

（2）Mohs 显微描记手术切除法：该方法具有更精确控制手术切缘的优点，在达到高治愈率的同时可最大限度地保护了正常组织，为创面的关闭和修复创造有利的条件，但手术过程所需要的时间长，而且还需具有一定的技术条件和病理科的配合才能完成。该方法尤其适合于皮损面积大于 2cm 的 BCC，颜面部的 BCC、复发性的 BCC、硬斑病样类型 BCC，通常首选 Mohs 显微描记手术。

（二）非手术治疗

包括放射治疗、光动力治疗和药物治疗。

1. 放射治疗　治疗可分次小剂量照射，持续数周，每周 3 次，每次给予 680R 的剂量。特别适合于不愿或无条件手术的老年人，但硬化型和放疗后复发的病人不宜采用放疗，因为其对射线不敏感，需要广泛切除。

2. 光动力治疗　光动力治疗是一种光激发的化学疗法。光敏剂注入患者体内一段时间后就会在恶性肿瘤组织中形成相对较高的浓聚，与正常组织形成一定的浓度差。这时给肿瘤组织照射特定波长的光，光敏剂吸收光子能量后，产生一些氧化活性分子而攻击肿瘤细胞使其死亡，达到治疗目的。适合于浅表 BCC、年老体弱和特殊部位如眼睑部的 BCC。

3. 药物治疗

（1）2.5%~5% 的 5-氟尿嘧啶软膏治疗四肢浅表型 BCC 有一定疗效；

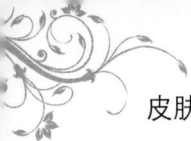

（2）生物修饰因子：局部应用 5% 咪喹莫特霜可诱导体内干扰素的产生，从而达到治疗表浅 BCC 的目的。局部注射重组 a-2b 干扰素也具有一定效果。

二、鳞状细胞癌

鳞状细胞癌（squamous cell carcinoma，SCC）通常称为鳞癌，又称表皮癌或棘细胞癌。SCC 的治疗应结合部位、体积、浸润范围和深度、病理类型、分化程度、有无区域性淋巴结转移及病程的长短、全身情况等，综合选择。

（一）手术治疗

手术切除是 SCC 的首选治疗，其优点是创面愈合快。

传统外科手术治疗，其切除范围一般局限在病灶外围 0.5cm～2cm 的正常皮肤，同时应达到足够的深度，切除的标本应做多点皮肤病理检查，这对于评估手术切缘和预后十分重要。皮肤鳞癌未发现淋巴结转移时，一般不进行预防性淋巴结清除。对转移到区域淋巴结的 SCC，应做局部淋巴结清扫术，如侵犯到肌肉、骨骼等组织，也应做相应的手术治疗。较大面积的 SCC 切除后如不能直接缝合关闭，可进行皮瓣移植或游离植皮术。

Mohs 显微描记手术切除，可确保切缘和切除的深度足够，减少肿瘤的复发率。此方法适合于直径大于 2cm 的 SCC，恶性度高的 SCC，复发的 SCC 或发生于颜面部等特殊部位的 SCC。但该手术需要一定的技术设备，手术过程需要的时间长。

（二）放射治疗

放射治疗包括 X 线和 r 射线治疗，适宜于年老体弱以及有手术禁忌证的患者或发生于手术有困难的特殊部位。对已出现软骨或骨骼侵犯，或有淋巴结转移且经手术治疗又复发的 SCC 也可采用放射治疗。

（三）激光和冷冻治疗

二氧化碳激光和液氮冷冻，适宜于分化较好且体积较小的 SCC。

（四）药物治疗

局部应用 2.5%～5% 5-氟尿嘧啶、5% 咪喹莫特、维 A 酸类制剂、皮损内注射干扰素等。外用药治疗一般用于早期较小的分化好的浅表性 SCC 或作为其他疗法的辅助治疗。系统药物治疗如博来霉素主要用于深在型、转移型、未分化型 SCC。

三、恶性黑色素瘤

恶性黑色素瘤（malignant melanoma）简称恶黑，其恶性程度高，容易转移，预后不良，因此早期发现并制订合理的治疗方案十分重要。

（一）手术治疗

1. 原发灶的切除　对于疑为恶性黑色素瘤的患者，应争取早期局部广泛切除术。Ⅰ～Ⅱ期以手术为首选的治疗方法，切除的范围不仅包括适当的正常组织，还要到一定的深度。

过去传统上恶性黑色素瘤原发灶的外科治疗提倡广泛切除，其原则是将原发肿瘤及

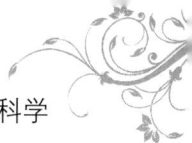

周围 5cm 的皮肤、皮下组织和筋膜一并切除，对甲下或远端指趾节的黑素瘤行截肢术。随着对本病认识的提高，发现肿瘤浸润深度是指导治疗和提示预后的决定性因素，于是按肿瘤的厚度决定切除范围的原则被提出，肿瘤的厚度应从颗粒层的顶部算起，直到肿瘤的最深部，如有溃疡形成，则应从肿瘤侵袭最深点上方的溃疡底部算起。

对于无局部淋巴结或局部播散转移，先进行包括全部深度病变的切取活检，再根据 Breslow 厚度行广泛切除，如是原位病变，切缘距肿瘤 0.5cm 足够；如肿瘤厚度小于 1mm，切缘距肿瘤 1cm 作切除是安全有效的；如肿瘤厚度大于 1mm，切缘距肿瘤 2cm 作切除，不仅是安全有效的，且可降低对皮瓣的要求。有时病变厚度虽小于 1mm，但有溃疡或由于部分退化而无法确定深度则手术切除后应进一步分期或诊断。通常对于不容易直接缝合的切口，手术后可以植皮或者通过转移皮瓣来修复。位于肢端的恶性黑色素瘤，常需行截肢术以降低复发率。

不管肿瘤浸润深度及手术切除范围为何，均要求手术切缘的病理组织学证实为阴性。对于黑素细胞不典型增生建议同样行手术扩大切除术。

2. 淋巴结的清扫　区域淋巴结清扫术是一种潜在性的治愈措施。病检确诊为Ⅰ、Ⅱ期的恶性黑色素瘤行原发灶切除后，对于那些估计或有可能再发或转移的部位仍需要做广泛的淋巴清扫术。目前认为淋巴结清扫的手术指征有：原发灶靠近淋巴结；原发灶位于预后较差的部位如肢端；原发灶体积大而隆起或发生破溃者；原发灶侵袭真皮深部。

（二）手术切除合并其他辅助治疗

患者虽没有转移的证据，但具有转移危险者，即可通过手术结合辅助治疗。这些治疗手段包括化疗、放疗和非特异性免疫治疗。

1. 化疗　患者恶性黑色素瘤对化疗药物多部敏感，但对已有转移者，可采用或与免疫合并治疗，但不论单独或联合使用，远期效果均不满意，仅部分患者应用化疗后症状获得缓解，延长存活时间。

2. 放射治疗　除了对早期的雀斑型恶性黑色素瘤有效外，对其他原发灶一般疗效不理想，但对于减轻内脏引起的压迫症状有相当价值；骨骼转移引起的疼痛经放疗后有明显缓解作用；中枢神经系统的转移病灶用放射疗法结合全身应用皮质激素的效果也较好。

3. 免疫治疗　是最有希望的一种治疗手段。免疫治疗涉及淋巴细胞、白介素、白介素激活的 LAK 细胞和干扰素等联合治疗。

四、乳房 Paget's 病的治疗

单纯的乳房 paget's 病，可进行单纯的乳房切除，对于体检和影像学发现肿块的患者按照乳腺癌治疗原则，行全乳切除加淋巴结清扫，并结合病理结果行相应的辅助治疗。

1. 手术切除　应首选外科切除。

传统的外科切除为切缘距肿瘤 2.5cm 作广泛的切除。有条件的单位目前推荐使用 Mohs 显微外科手术治疗，可明显降低肿瘤的复反率，如没有条件实行该手术治疗方法，建议手术切缘距肿瘤 5cm 作广泛的切除。若皮损损害较大，累及腹股沟和肛周时，需要作皮瓣转移或者作植皮术。肿瘤复发者，仍可进行手术治疗。

2. 局部放疗　可作为手术后的辅助治疗或者单纯治疗，对预防和治疗该肿瘤有一定的疗效。

3. 全身化疗　对于有远处转移者，可选用如 5-氟尿嘧啶和顺氯氨铂等化疗药治疗。

4. 局部外用药治疗　对于不能行手术治疗或者有手术禁忌证的患者，可外用 5% 咪喹莫特霜（5% imiquimod Cream）或者 5% 5-氟尿嘧啶软膏治疗有一定的疗效。

另外，对于有原发疾病的患者也需要作相应的处理。

五、Bowen 病的治疗

由于本病可能发生侵袭性生长，而且一旦发生后转移率可在 37%，故早期诊断、及时治疗十分重要。

（一）外科治疗

1. 外科手术切除　外科手术切除被认为是有效治疗的方法。扩大切除病灶可减少其复发率，切缘可位于皮损外 5~6mm，但对于病灶位于颜面部及会阴部等特殊部位以及皮损较大的 Bowen 病建议采用 Mohs 显微外科手术治疗。对于不能直接缝合者或者缺损面积较大者可采用各种皮瓣或皮片移植进行修复。

2. 其他外科治疗　对于不愿进行手术治疗或有外科手术切除禁忌证的患者，可选择液氮冷冻、二氧化碳激光和刮匙刮除等治疗方法。

（二）非外科治疗

1. 外用药治疗　适合于有手术禁忌证或年老或不愿意进行外科手术治疗的患者。目前常用的外用药有 5-氟尿嘧啶软膏（5-FU Cream）和 5% 的咪喹莫特软膏。

2. 光动力治疗（Photodynamic Theraphy）　该方法被证明是一有效的治疗方法，尤其适合于面积较大的肿瘤病灶且皮损位于在小腿或手术治疗困难的部位。

3. 其他　如放射治疗方法也可选用，但不适合于小腿伸侧部病灶的治疗。

六、角化棘皮瘤的治疗

角化棘皮瘤（Keratoacanthoma，KA）虽然属良性，可以自然消退，但因临床与病理上与鳞癌鉴别无可靠的指征，少数病例还有复发和恶化的危险，如诊断可疑不能排除鳞癌时，仍应进行治疗。

（一）手术治疗

1. 外科手术切除　单发型角化棘皮瘤通常行外科手术切除。对于大的皮损尤其是发生于颜面部的角化棘皮瘤，建议采用 Mohs 显微外科手术治疗。对于不能直接缝合者或者缺损面积较大者可采用各种皮瓣或皮片移植进行修复。

2. 其他外科治疗　对于不愿进行手术治疗或有外科手术切除禁忌证的患者，可选择液氮冷冻、二氧化碳激光和刮匙刮除等治疗方法，尤其适合于小的皮损。

（二）放射治疗

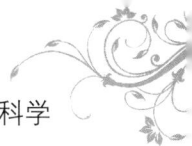

对于年龄大有外科手术禁忌证或不愿意手术切除的患者，可选择放射治疗方法。放射治疗也适合于甲下型的角化棘皮瘤。

（三）药物治疗

1. 局部药物治疗　外用 5% 咪喹莫特霜（5% imiquimod Cream）或者 5% 5-氟尿嘧啶软膏治疗对角化棘皮瘤有一定的疗效。也可皮损内注射甲氨蝶呤（MTX）或 a-2b 干扰素和博莱霉素。

2. 系统药物治疗　系统药物治疗适合多发型角化棘皮瘤的治疗。首选维 A 酸类药物，也可选择 MTX 联合皮质类固醇激素或环磷酰胺与 5-氟尿嘧啶治疗。

七、皮脂腺癌的治疗

皮脂腺癌（sebaceous gland carcinoma）是来源于皮脂腺的恶性肿瘤，可发生局部淋巴结转移，但很少向内脏转移。该病的治疗主要是手术切除，手术切缘可选择在肿瘤外围 1cm 处。对于颜面等特殊部位的皮脂腺癌，最好采用 Mohs 显微外科手术治疗。如果有局部淋巴结转移，可考虑放射治疗。

八、汗腺腺癌的治疗

汗腺腺癌（eccrine adenocarcinoma）系典型汗腺癌，生长快，高度转移。早期手术彻底切除是该病主要治疗方法。对于颜面等特殊部位的汗腺癌，最好采用 Mohs 显微外科手术治疗，初始的切缘于病灶外 4～5mm。

九、恶性血管内皮瘤的治疗

恶性血管内皮瘤（malignant angioendothelioma）早期诊断并及时广泛的手术切除是改善本病预后的关键。对不能进行广泛切除的患者可考虑放疗或化疗。

十、梅克尔细胞癌的治疗

本病属恶性肿瘤，并可转移致死，因此应争取早期手术切除。手术切缘建议选择在肿瘤外围 3cm 处，深达筋膜层。对于发生于颜面部等特殊部位的肿瘤，建议采用 Mohs 显微外科手术治疗。晚期患者只能采用化疗。

（万苗坚）

第八章　美容中医学

第一节　美容中医学基础

美容中医学基础包括阴阳五行学说、藏象学说、气血津液学说、经络学说、病因病机，以及诊法、辨证与治则等内容。中医理论的基本特点为整体观念和辨证施治，该特点贯彻与美容中医学理论的始终，用于指导损美性疾病的诊断、治疗、预防与保健。

一、阴阳五行学说

古代医学家借用阴阳五行学说来解释人体生理、病理的各种现象，并用以指导总结医学知识和临床经验，这就逐渐形成了以阴阳五行学说为基础的祖国医学理论体系。

（一）阴阳学说

1. 阴阳学说的基本概念　《内经》《素问·阴阳应象大论》曰："阴阳者，天地之道也，万物之纲纪，变化之父母，生杀之本始，神明之府也，治病必求于本"。说明阴阳对立统一是宇宙间万事万物产生、发展、变化的普遍规律，对人体之生理功能、病理变化、疾病诊断及药物治疗，以阴阳的对立统一规律加以概括和阐述。阴阳的含意：宇宙间一切事物均由互相对立又互相依存的两个方面构成的，这两个方面就称为阴阳。如阳性代表动、刚强、活跃、兴奋、积极、光亮、无形的、机能的、上升的、外露的、轻的、热的、增长等。阴性代表静、柔和、不活跃、抑制、消极、晦暗、有形的、物质的、下降的、在内的、重的、冷的、减少等阳性的另一面。对有联系的事物更容易以阴阳划分如，天为阳、地为阴、日为阳、月为阴；火为阳、水为阴、白天为阳，黑夜为阴……；在人者，男为阳、女为阴；生命活动为阳、肉体为阴；皮毛为阳、脏腑为阴；背为阳、腹为阴……。

2. 阴阳变化的规律　阴阳之间，不是孤立和静止不变的，而是存在着相对，依存、消长、转化的关系。

（1）阴阳对立：阴阳是说明事物的两种属性，是代表矛盾对立、统一的两个方面。是自然界相互联系的事物和现象对立双方的概括。但是，阴阳的对立并非绝对的，而是相对的，必须根据互相比较的条件而定。

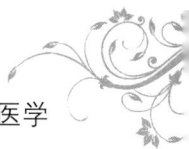

（2）阴阳互根：阴阳学说中有"阳根于阴，阴根于阳"，"孤阴不生，独阳不长"和"无阳则阴无以生，无阴则阳无以化"等论点。意思是说，阳依附于阴，阴依附于阳，在它们之间，存在着相互滋生、相互依存的关系——即任何阳的一面或阴的　面，都不能离开另一面而单独存在。

（3）阴阳消长：阴阳双方在对立互根的基础上永恒地运动变化着，不断出现"阴消阳长"与"阳消阴长"的现象。

（4）阴阳转化：指同一体的阴阳，在一定的条件下，当其发展到一定的阶段，其双方可以各自向其相反方面转化，阴可以转为阳，阳可以转为阴，称之为"阴阳转化"。临床上常见的各种由实转虚，由虚转实、由表入里、由里出表等病证变化，也是阴阳转化的例证。

3. 阴阳在美容中医学中的应用　阴阳学说中广泛应用与医学中如解剖部位、人体生理、病理、诊断与治疗等许多方面。在正常人体阴阳两个方面应该是相对平衡的，一旦由于阴阳的偏盛偏衰而使这种平衡状态破坏时，人体脏腑机能就会失调，有诸内，必诸外，从而出现损美性疾病。《素问·生气通天沦》所谓"阴平阳秘，精神乃治；阴阳离决，精气乃绝"，就是旨在说明这个道理。在损美性疾病的治疗中，是借助药物的阴阳偏性，以改善或调节人体阴阳失调的现象，从而恢复"阴平阳秘"的正常状态，达到美容中医的治疗目的。

（二）五行学说

1. 五行学说的概念　"五行学说"是指"木、火、土、金、水"这五类物质的运动变化，以及它们之间的相互关系，以相生、相克作为解释事物之间相互关联及运动变化规律。祖国医学中，归类说明人体各部位之间，与外在环境之间的相互关系，以五脏为中心，以五行的相生、相克关系，说明人体各部之间在生理过程、病理变化以及指导病因诊断、辨证用药等等。

2. 五行的属性：

木-代表生气旺盛的-"木曰曲直"。

火-代表炎热的、向上的-"火曰炎上"。

土-代表具有营养作用的-"土曰稼穑"。

金-代表具有摧残杀伤作用的-"金曰从革"。

水-代表寒冷的、向下的-"水曰润下"。

3. 五行学说的内容

（1）五行学说的基本规律

1）相生规律：生，含有资生、助长、促进的意义。五行之间，都具有互相滋生、互相助长的关系。这种关系简称为"五行相生"。

五行相生的次序是：木生火，火生土，土生金，金生水，水生木。在五行相生的关系中，任何一行都具有生我，我生两方面的关系，也就是母子关系。生我者为母、我生者为子。以水为例，生我者为金，则金为水之母；我生者是木，则木为水之子。其他四行，以此类推。由于肝属木，心属火，脾属土，肺属金，肾属水，结合五脏来讲，就是肝生心，心生脾，脾生肺，肺生肾，肾生肝起滋生和促进作用。

2）相克规律：克，含有制约、阻抑、克服的意义。五行之间，都具有相互制约、相互克服，相互阻抑的关系，简称"五行相克"。

五行相克的次序是：木克土，土克水，水克火，火克金，金克木。在五行相克的关系中，任何一行都具有克我、我克两方面的关系，也就是"所胜"、"所不胜"的关系。克我者为"所不胜"，我克者为"所胜"。以木为例，克我者为金，则金为木之"所不胜"，我克者为土，则土为木之"所胜"。其他四行，以此类推。结合五脏来讲，就是肝克脾，脾克肾，肾克心，心克肺、肺克肝，起着制约和阻抑的作用。

3）五行制化：在五行相生之中，同时寓有相克，在相克之中，同时也寓有相生。这是自然界运动变化的一般规律。

古人把五行相生寓有相克和五行相克寓有相生的这种内在联系，名之曰"五行制化"。制化规律的具体情况如下：

木克土，土生金，金克木。
火克金，金生水，水克火。
土克水，水生木，木克土。
金克木，木生火，火克金。
水克火，火生土，土克水。

关于五行相生、相克、制化及其内在联系见图2-1、2、3。

4）相乘规律：乘，是乘袭的意思。

从五行生克规律来看，是一种病理的反常现象。相乘与相克意义相似，只是超出了正常范围，达到了病理的程度。相乘与相克的次序也是一致的。即是木乘土，土乘水，水乘火、火乘金，金乘木。如木克土，当木气太过，金则不能对木加以正常的制约，因此，太过无制的木乘土，即过强的木克土，土被乘更虚，而不能生金，故金虚弱，无力制木。

5）相侮规律：侮，是欺侮的意思。

从五行生克规律来看，与相乘一样，同样属于病理的反常现象。但相侮与反克的意义相似，故有时又曰反侮。相侮的次序也与相克相反，即是：木侮金，金侮火，火侮水，水侮土，土侮木。

以上相乘、相侮的两个规律，都是在病理情况下才会产生，例如，水气有余，便克害火气（图所胜），同时又会反过来侮土（所不胜）。如果水气不足，则土来乘之（所不胜），火来侮之（图所胜）。这都是由于太过和不及出现的反常现象。

（2）自然与人体结构、机能的五行分属：祖国医学理论，不仅认为人体各部分是一个整体，而且认为人体与外在自然环境，也有其相应的关系。为了说明体内体外的整体性和它们之间复杂的关系，在祖国医学中，便以五行为中心，按照它的各个特性，用取类比象的方法，将自然界和人体有关的事物按其属性，形态现象相类同的，分别归纳，成为五大类。

（3）五行学说在美容中医学中的应用：中医学运用五行的生克乘侮规律来解释五脏病变的相互影响关系，利用调整五脏间生克乘侮关系来治病。如肝木乘脾土，则临床上见肝脾不和证，反映在外可面生褐色斑（黄褐斑），治疗时一般是采取"培土抑木"（疏肝健脾）的方法。懂得这些规律，可以帮助加深对中医病因，病理的理解。治疗方面，同样利用五行关系，指导临床实践，仍有一定意义。

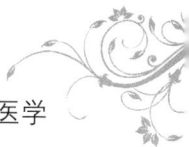

二、藏象学说

"藏象"，首见于《素问六节藏象论》，藏，是指藏于体内的内脏；象，是指表现于外的生理，病理现象。

藏象学说以脏腑为基础，脏腑是内脏的总称。按脏腑生理功能特点，可分为脏、腑、奇恒之腑三类：肝心脾肺肾称为五脏；胆、胃、小肠、大肠、膀胱、三焦称为六腑；奇恒六腑即脑、髓、骨、脉、胆、女子胞。

五脏共同生理特点，是化生和贮藏精气；六腑共同生理特点则受盛和传化水谷。脏病多虚，腑病多实；脏实可泻其腑，腑虚者可补其脏。

（一）五脏

1. 心 心为神之居、血之主、脉之宗。在五行属火；生理功能：①主血脉；②主神志。心开窍于舌，在体合脉，其华在面，在志为喜，在液为汗。心与小肠为表里。

2. 肺 肺为魄之处、气之主，在五行属金；生理功能：①主气，司呼吸；②主宣发肃降；③通调水道；④朝百脉主治节；辅心调节气血运行。肺上通喉咙，在体合皮、其华在毛，开窍于鼻，在志为忧，在液为涕，肺与大肠相表里。

3. 脾 脾为气血生化之源、后天之本，藏意，在五行属土。生理功能：①主运化；②主升清；③主统血。开窍于口，在体合肉，主四肢其华在唇，在志为思，在液为涎，与胃相表里。

4. 肝 肝为魂之处，血之藏，筋之宗。在五行属木，主升主动。生理功能：①生疏泄；②主藏血。开窍于目，在体合筋，其华在爪，在志为怒，在液为泪，肝与胆相表里。

5. 肾 为先天之本，藏志，腰为肾之腑，在五行属水；生理功能：①藏精、主生长发育与生殖；②主水；③主纳气。在体为骨，主骨生髓，其华在发、开窍于耳及二阴，在志为恐，在液为唾，肾与膀胱相表里。

（二）六腑

1. 胆 生理功能：贮存和排泄胆汁，胆主决断。
2. 胃 生理功能：受纳腐熟水谷，胃以降为和。
3. 小肠 生理功能：主受盛和化物，是泌别清浊，"小腹主液"。
4. 大肠 生理功能：传化糟粕，大肠主津。
5. 膀胱 生理功能：贮尿和排尿，依赖肾的气化功能。
6. 三焦 生理功能：通行元气，总司气机和气化，为水液运行的道路。

（三）奇恒之腑

形态中空与腑相似，功能贮藏精气与脏相同，除胆为六腑之外，皆无表里配合，也没有五行配属。

（四）脏腑之间的关系

1. 脏与脏之间的关系 古人在理论上多以五行生克乘侮来进行阐述，目前从各脏的生理功能上来阐述相互关系。

（1）心与肺：火克金；心主血，肺主气，心主行血；肺主呼吸，气血相依存、相

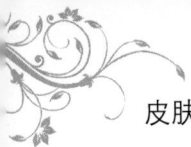

互为用的关系。

（2）心与脾：火生土，心主血，脾统血，脾为气血生化之源，心与脾关系密切。

（3）心与肝：木生火的必要关系，心主血，肝藏血；心主神志，肝主疏泄的关系。

（4）心与肾：水克火，心火下降于肾，肾水上济于心水火既济心肾相交的关系。

（5）肺与脾：土生金的母子关系；气的生成和水液代谢输布依靠肺脾的配合。

（6）肺与肝：金克木的关系；肺主降而肝主升，二者相互协调，调节全身气机。

（7）肺与肾：金生水同源关系，二者协调调节水液代谢与呼吸运动。

（8）肝与脾：木克土关系，肝藏血主疏泄，脾统血为气血生化之源，肝主流泄与脾主运化相互影响，肝脏生血的生成贮藏运行方面密切相关。

（9）肝与肾：水生木，肝肾同源，精血互生关系；肝主疏地与肾主藏精相互制约。肝肾阴阳相互影响。

（10）脾与肾：土克水，先天与后天的关系；相互资生互为因果，肝阳根于肾阳。

2. 六腑之间的关系　六腑，以"传化物"为其生理特点，六腑之间主要体现于饮食物的消化、吸收和排泄过程中的相互联系与密切配合。六腑以通为用，六腑以通为补。

3. 脏与腑之间的关系　脏与腑之间是阴阳表里关系，脏为阴，腑为阳，阴阳互为表里。心与小肠，肺与大肠，脾与胃，肝与胆，肾与膀胱。心包络与三焦。

（五）七情与内脏气血的关系

中医认为，人的精神活动与内脏密切相关，如《素问·阴阳应象大论》说："人有五脏化五气，以生喜怒思忧恐。"可见情志活动必须以五脏精气作为物质基础。又说心"在志为喜"，肝"在志为怒"，脾"在志为思"，肺"在志为忧"，肾"在志为恐"。喜怒思忧恐，简称"五志"。不同的情志变化对各脏腑有不同的影响，而脏腑气血的变化，也会影响情志的变化，如《素问·调经论》说："血有余则怒，不足则恐。"《灵枢·本神》又说："肝气虚则恐，实则怒。心气虚则悲，实则笑不休。"故七情与内脏气血关系密切。

1. 直接伤及内脏　《素问·阴阳应象大论》说："怒伤肝"，"喜伤心"，"思伤脾"，"忧伤肺"，"恐伤肾"。临床上不同的情志刺激，可对各脏有不同的影响。但并非绝对如此，因为人体是一个有机的整体，如《灵枢·口问》说："心者，五脏六脏之主也，……故悲哀愁忧则心动，心动则五脏六腑皆摇。"这里即指出了各种情志刺激都与心脏有关，心是五脏六腑之大主，心神受损可涉及其他脏腑。又如郁怒伤肝，肝气横逆，又常犯脾胃，出现肝脾不调，肝胃不和等证。

心主血而藏神，肝藏血主疏泄，脾主运化而位于中焦，是气机升降的枢纽，为气血生化之源。故情志所伤的病证，以心、肝、脾三脏气血失调为多见。如思虑劳神过度，常损伤心脾，导致心脾气血两虚，出现神志异常和脾失健运等症；郁怒伤肝，怒则气上，血随气逆，可出现肝经气郁的两胁胀痛，善太息等症；或气滞血瘀，出现胁痛，妇女痛经，闭经，癥瘕等证。此外，情志内伤还可化火，即"五志化火"，而致阴虚火旺等症，或导致湿、食、痰诸郁为病。

2. 影响脏腑气机　《素问·举痛论》曰："怒则气上、喜则气缓、悲则气消、恐则气下……惊则气乱……思则气结"。怒则气上，是指过度愤怒可使肝气横逆上冲，血随

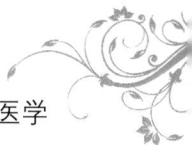

气逆，并走于上。临床可见气逆，面红目赤，或呕血，甚则昏厥卒倒。

喜则气缓，包括缓解紧张情绪和心气涣散两个方面。在正常情况下，喜能缓和紧张，使营卫通利，心情舒畅。《素问·举痛论》说："喜则气和先达，营卫通利，故气缓矣。"但暴喜过度，又可使心气涣散，神不守舍，出现精神不能集中，甚则失神狂乱等症，故《灵枢·本神》说："喜乐者，神惮散而不藏。"

悲则气消，是指过度悲忧，可使肺气抑郁，意志消沉，肺气耗伤。

恐则气下，是指恐惧过度，可使肾气不固，气泄于下，临床可见二便失禁，或恐惧不解则伤精，发生骨酸痿厥、遗精等症。

惊则气乱，是指突然受惊，以致心无所倚，神无所归，虑无所定，惊慌失措。

思则气结，是指思虑过度，伤神损脾。可导致气机郁结。古人认为思发于脾，而成于心，故思虑过度不但耗伤心神，也会影响脾气。思虑过度，则伤心脾，暗耗阴血，心神失养则心悸、健忘、失眠、多梦；气机郁结阻滞，脾则运化无力，胃的受纳腐熟失职，便会出现纳呆，脘腹胀满，便溏等症。

三、气、血、津液学说

气、血、津液，是构成人体的基本物质，也是维持人体生命活动的基本物质。气、血、津液，是人体脏腑、经络等组织器官生理活动的产物，也是这些组织器官进行生理活动的物质基础。

气，是不断运动着的具有很强活力的精微物质；血，基本上是指血液；津液，是机体一切正常水液的总称。从气、血、津液的相对属性来分阴阳，则气具有推动、温煦等作用，属于阳；血和津液，都是有液态物质，具有濡养、滋润等作用，属于阴。

气、血、津液的生成，及其在机体内进行新陈代谢，都依赖于脏腑、经络等组织器官的生理活动；而这些组织器官进行生理活动，又必须依靠气的推动、温煦，以及血和津液的滋润濡养。因此，无论在生理还是病理的状况下，气血津液与脏腑、经络等组织器官之间，始终存在着互相依存的密切关系。

此外，构成人体并维持人体生命活动的基本物质中还有"精"。"精"在中医学理论上的基本含义，有广义和狭义之分。广义之"精"，泛指一切精微物质，包括气、血、津液和从饮食中来的营养物质；狭义之"精"，即通常所说的肾中所藏之精，这种精与人的生长、发育和生殖，都有直接关系。

气、血、津液均为构成人体和维持人体生命活动的最基本物质，都离不开脾胃运化的水谷精气，因而气和血，气和津液，血和津液在生理上相互依存、相互制约、相互为用，病理上相互影响，互为因果。

（一）气和血的关系

气属阳，血属阴，气的功能以推动、温煦为主，血的功能以营养、滋润为主。气血之间存在着气为血帅、血为气母的关系。

气为血帅指的是气能生血、气能行血及气能统血三个方面。

1. 气能生血　血的化生过程离不开气化。无论是饮食物转化成水谷精微、水谷精微转化成营气和津液、营气和津液转化成血液的过程，还是精转化成血的过程，均需要

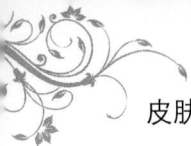

依靠气的作用。气盛,则生血充足;气虚,则影响血的化生,甚而出现血虚。

2. 气能行血 血液在脉中的循行有赖于气的推动,即所谓"气行则血行,气滞则血瘀"。心气的推动、肺气的宣发布散、肝气的疏泄条达均与血液的运行密切相关,无论哪个环节功能失调,均可导致血行不畅。

3. 气能统血 气对血液具有统摄作用,使之循行于脉中,而不致外溢。气的统摄作用主要是由脾气来实现的。如脾气虚,不能统血,临床上就会出现各种出血病证,被称为"气不摄血"。

4. 血为气母 血是气的载体,同时也是气的营养来源。因此,气不可能在没有血的情况下独自存在。临床上血虚会使气的营养无源,导致气亦虚;血脱则使气无所依附,从而气也随之而脱。

(二) 气和津液的关系

气与津液的关系同气与血的关系很相似,主要表现在气能生津、气能行津、气能摄津和津能载气四个方面。

1. 气能生津 津液来自于摄入的饮食物,而饮食物化生津液则依赖于脾胃之气。因此可以说,气是津液化生的动力。如果气虚,脾胃功能减弱,则可见津液不足之证。

2. 气能行津 津液在体内的输布和排泄依赖于气的升降出入,通过肺、脾、肾、三焦、膀胱等脏腑共同的气化作用,可以实现气对津液的行津、化水功能。任何原因造成气虚、气滞或相关脏腑功能失调都会导致津液输布、排泄障碍。

3. 气能摄津 气对津液具有固摄作用,可以有节律地调节和控制津液的排泄,维持体内津液代谢的平衡。如果气虚固摄作用减弱,则会发生体内津液无故流失,如卫气不固而自汗,肾气不固而尿频、遗尿等。

4. 津能载气 如同血一样,津液也是气的载体,气同样依附津液存在。因此津液的流失也会使气受损伤。如出汗过多,或大量呕吐、腹泻,会使津液丧失,同时也会导致气随津脱。

(三) 美容中医学与血和津液的关系

中医认为,津血同源,因为血和津液都是由水谷精气所化生而来的,全身组织中的津液渗于脉中即成为血液的组成部分,而血液如渗出脉外,则成为津液。血和津液同为液体,均以营养、滋润为主要功能,故二者同属于阴。病理上,血液和津液相互影响。例如失血过多,津液便渗入脉中补充血液之不足,由此也会造成津液的不足,出现口渴、尿少、皮肤干燥等症状。在保健美容中,皮肤水分的保持和改善与血和津液的关系非常密切。

四、经 络 学 说

经络是经脉和络脉的总称。经,有路径之意。经脉贯通上下,沟通内外,是经络系统的主干。络,有网络之意。络脉是经脉别出的分支,较经脉细小,纵横交错,遍布全身。经络内属于脏腑,入络于肢节,沟通于脏腑与体表之间,将人体脏腑、组织、器官联结成为一个有机的整体,并借此行气血、营阴阳,使人体各部的功能活动得以保持协调和相对平衡。

研究经络系统的生理功能、病理变化及其与脏腑之间的关系的理论，称为经络学说。是中医学分析人体生理、病理和对疾病进行诊疗的主要依据之一。"经络"一词首先见《内经》，《灵枢·邪气脏腑病形》说："阴之与阳也，异名同类，上下相会，经络之相贯，如环无端。"又如《灵枢·脉经》中说："经脉者，所以能决死生，处百病，调虚实，不可不通"。

经络学说的内容十分广泛，包括经络系统各组成部分的循行部位、生理功能、病理变化及其表现，经络中血气的运行与自然界的关系，经脉循行路线上的穴位及其主治作用，经络与脏腑的关系等等。

经络学说的形成，是以古代的针灸、推拿、气功等医疗实践为基础，经过漫长的历史过程，结合当时的解剖知识和藏象学说，逐步上升为理论的，其间受到了阴阳五行学说的深刻影响。《黄帝内经》的问世，标志着经络学说的形成。《内经》中系统地论述了十二经脉的循行部位、属络脏腑，以及十二经脉发生病变时的证候；记载了十二经别、别络、经筋、皮部等的内容；对奇经八脉也有分散的论述；并且记载了约 160 个穴位的名称。

经络系统，由经脉、络脉、十二经筋和十二皮部所组成。经络在内能连属于脏腑，在外则连属于筋肉、皮肤。

手太阴肺经→手阳明大肠经→足阳明胃经→足太阴脾经→手少阴心经→手太阳小肠经
↑ ↓
足厥阴肝经←足少阳胆经←手少阳三焦经←手厥阴心包经←足少阴肾经←足太阳膀胱经

十二经脉在体表的循行分布规律是：凡属六脏（心、肝、脾、肺、肾和心包）的阴经分布于四肢的内侧和胸腹部，其中分布于上肢内侧的为手三阴经，分布于下肢内侧的为足三阴经。凡属六腑（胆、胃、大肠、小肠、膀胱和三焦）的阳经，多循行于四肢外侧、头面和腰背部，其中分布于上肢外侧的为手三阳经，分布于下肢外侧的为足三阳经。手足三阳经的排列顺序是："阳明"在前，"少阳"居中，"太阳"在后；手足三阴经的排列顺序是："太阴"在前，"厥阴"在中，"少阴"在后（内踝上八寸以下为"厥阴"在前，"太阴"在中，"少阴"在后）。

十二经脉的表里关系是：手足三阴、三阳，通过经别和别络互相沟通，组成六对"表里相合"的关系。其中，足太阳与足少阴为表里，足少阳与足厥阴为表里，足阳明与足太阴为表里。手太阳与手少阴为表里，手少阳与手厥阴为表里，手阳明与手太阴为表里。

（一）奇经八脉

奇经八脉是任脉、督脉、冲脉、带脉、阴跷脉、阳跷脉、阴维脉、阳维脉的总称。它们与十二正经不同，既不直属脏腑，又无表里配合关系，其循行别道奇行，故称奇经。其功能有：沟通十二经脉之间的联系；对十二经气血有蓄积渗灌等调节作用。

1. 任脉 行于腹面正中线，其脉多次与手足三阴及阴维脉交会，能总任一身之阴经，故称："阴脉之海"。任脉起于胞中，与女子妊娠有关，故有"任主胞胎"之说。

2. 督脉 行于背部正中，其脉多次与手足三阳经及阳维脉交会，能总督一身之阳经，故称为"阳脉之海"。督脉行于脊里，上行入脑，并从脊里分出属肾，它与脑、脊

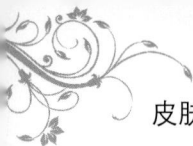

髓、肾又有密切联系。

3. **冲脉** 上至于头，下至于足，贯穿全身；成为气血的要冲，能调节十二经气血，故称"十二经脉之海"，又称"血海"。同妇女的月经有关。

4. **带脉** 起于季胁，斜向下行到带脉穴，绕身一周，如腰带，能约束纵行的诸脉。

5. **阴跷脉、阳跷脉** 跷，有轻健跷捷之意。有濡养眼目、司眼睑开合和下肢运动的功能。

6. **阴维脉、阳维脉** 维，有维系之意。阴维脉的功能是"维络诸阴"；阳维脉的功能是"维络诸阳"。

（二）十二经别

十二经别是十二正经离、入、出、合的别行部分，是正经别行深入体腔的支脉。十二经别都是从十二经脉的四肢部位别出，阳经经别合于本经，阴经经别合于相表里的阳经。它有三个方面的生理功能：①加强了十二经脉中相为表里的两条经脉在体内的联系；②别络对其他络脉有统率作用，加强了人体的内部联系；③灌注气血濡养全身。

1. **络脉** 络脉是经脉的分支，有别络、浮络和孙络之分。别络是较大的和主要的络脉。十二经与督脉、任脉各有一支别络，再加上脾之大络，合为"十五别络"。别络具有加强相为表里两经脉之间在体表的联系。浮络是循于人体浅表部位而常浮现的络脉。孙络是细小的络脉。连属部，包括经筋和皮部，是十二经脉与筋肉和体表的连属部分。

2. **十五络脉** 十二经脉和任督二脉各自别出一络，加上脾之大络，共计十五条，称为十五络，分别以十五络所发出的腧穴命名。其主要作用是加强阴阳、表里经之间在体表的联系。

3. **孙络** 从别络分出最细小的分支称为"孙络"，它的作用同浮络一样输布气血，濡养全身。

4. **浮络** 在全身络脉中，浮行于浅表部位的称为"浮络"，它分布在皮肤表面。其主要作用是输布气血以濡养全身。

5. **十二经筋** 十二经筋是十二经脉之气结聚于筋肉、关节的体系，是十二经脉的外周连属部分。其功能活动有赖于经络气血的濡养，并受十二经脉的调节，故将其划分十二个系统，称为"十二经筋"。经筋的作用主要是约束骨骼，利于关节屈伸活动，以保持人体正常的运动功能。

6. **十二皮部** 十二经脉及其所属络脉，在体表有一定的分布范围，与之相应，全身的皮肤也就划分为十二个部分，称十二皮部。皮部，是十二经脉之气散布之所在，由于它居于人体最外层，所以是机体的卫外屏障。

（三）经络的生理功能

中医把经络的生理功能称为"经气"。其生理功能主要表现在沟通表里上下，联系脏腑器官；通行气血，濡养脏腑组织；感应传导；调节脏腑器官的机能活动四个方面。

1. **沟通表里上下，联系脏腑器官** 人体由五脏六腑、四肢百骸、五官九窍、皮肉筋骨等组成，它们各有其独特的生理功能。只有通过经络的联系作用，这些功能才能达到相互配合、相互协调，从而使人体形成一个有机的整体。

2. **通行气血，濡养脏腑组织** 气血是人体生命活动的物质基础，必须通过经络才

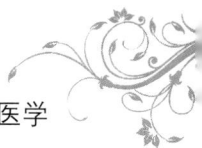

能输布周身，以温养濡润各脏腑、组织和器官，维持机体的正常生理功能。

（四）经络系统的组成

经络系统，由经脉、络脉、十二经筋和十二皮部所组成。经络在内能连属于脏腑，在外则连属于筋肉、皮肤。

经络系统-经脉-正经十二

（十二经脉）

手三阴经-手太阴肺经-手厥阴心包经-手少阴心经

手三阳经-手阳明大肠经-手少阳三焦经-手太阳小肠经-足三阴经

足太阴脾经-足厥阴肝经-足少阴肾经

足三阳经-足阳明胃经-足少阳胆经-足太阳膀胱经

奇经八脉

十二经别

络脉-十五络脉

孙络

浮络

十二经筋

十二皮部

1. 经脉　经脉可分为正经和奇经两类。正经有十二，即手足三阴经和手足三阳经，合称"十二经脉"，是气血运行的主要通道。奇经有八条，即督、任、冲、带、阴跷、阳跷、阴维、阳维，合称"奇经八脉"，有统率、联络和调节十二经脉的作用。十二经别，是从十二经脉别出的经脉，主要是加强十二经脉中相为表里的两经之间的联系，还由于它通达某些正经未循行到的器官与形体部位，因而能补正经之不足。

2. 十二经脉　十二经脉又名十二正经，是经络系统的主体。其命名是根据其阴阳属性，所属脏腑、循行部位综合而定的。它们分别隶属于十二脏腑，各经用其所属脏腑的名称，结合循行于手足、内外、前中后的不同部位，并依据阴阳学说，给予不同的名称。十二经脉的名称为：手太阴肺经、手厥阴心包经、手少阴心经、手阳明大肠经、手少阳三焦经、手太阳小肠经、足太阴脾经、足厥阴肝经、足少阴肾经、足阳明胃经、足少阳胆经、足太阳膀胱经。

十二经脉通过手足阴阳表里经的连接而逐经相传，构成了一个周而复始、如环无端的传注系统。气血通过经脉即可内至脏腑，外达肌表，营运全身。其流注次序是：从手太阴肺经开始，依次传至手阳明大肠经，足阳明胃经，足太阴脾经，手少阴心经，手太阳小肠经，足太阳膀胱经，足少阴肾经，手厥阴心包经，手少阳三焦经，足少阳胆经，足厥阴肝经，再回到手太阴肺经。其走向和交接规律是：手之三阴经从胸走手，在手指末端交手三阳经；手之三阳经从手走头，在头面部交足三阳经；足之三阳经从头走足，在足趾末端交足三阴经；足之三阴经从足走腹，在胸腹腔交手三阴经。

3. 感应传导　经络有感应刺激、传导信息的作用。当人体的某一部位受到刺激时，这个刺激就可沿着经脉传入人体内有关脏腑，使其发生相应的生理或病理变化。而这些变化，又可通过经络反应于体表。针刺中的"得气"就是经络感应、传导功能的具体体现。

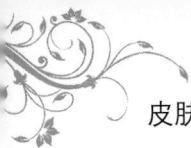

4. 调节脏腑器官的机能活动　经络能调节人体的机能活动，使之保持协调、平衡。当人体的某一脏器功能异常时，可运用针刺等治疗方法来进一步激发经络的调节功能，从而使功能异常的脏器恢复正常。

（五）经络学说的临床应用

由于经络具有沟通表里上下，联络脏腑器官，运行全身气血，濡养脏腑组织的生理功能，故经络在中医美容学中有着广泛的应用。

1. 说明人体体表与内脏的组织关系　《灵枢·海论》说：经络"内属于腑脏，外络于肢节"，因此，人体体表组织与内在脏腑之间借助经络系统的某些特定连属作用而产生密切的联系。如前所述，经络与脏腑、头面五官等的关系均说明人体体表与内脏的统一性。

2. 阐释人体美的生理　人体是由五脏六腑、四肢百骸、皮肉脉筋骨等组成的，它们虽各有不同的生理功能，但又共同进行着有机的整体活动，使机体内外、上下保持协调统一，构成一个有机的整体，而这种有机配合和相互联系，主要是依靠经络系统实现的。同时，经络系统又输送气血以濡养这些组织，这便为人体美奠定了物质基础。因此，人体美是与经络系统的沟通、联络作用以及运行气血作用密切相关的。

3. 揭示损美性疾病的病理　在正常情况下，经络有运行气血、感应传导的作用。在发生病变时，经络就成为传递病邪和反映病变的途径。因此，损美性病变虽然表现于外，但必以内在脏腑、经络气血不和为基础。如面部痤疮，一般认为与肺胃蕴热有关，然而，肺胃之热正是通过手太阴肺经和足阳明胃经的经络，直接或间接反映于面部。又如牙龈肿痛出血，因足阳明胃经之脉进入上齿龈内，而手阳明大肠经之脉进入下齿龈，故齿龈红肿疼痛出血反映了胃和大肠有实热。

4. 指导损美性疾病的诊断和治疗

（1）指导诊断：由于人体的经脉、络脉、经筋、皮部均有各自的循行路线，并有所关联的一脏与腑，因而，在临床上可根据病症出现的部位，结合经络循行及所联系的脏腑作为诊断依据。如酒渣鼻，因其表现于鼻部，而鼻准属脾，故与脾热有关，如《素问·刺热篇》说："脾热病者，鼻先赤。"又知手阳明大肠经左右交叉于人中至对侧鼻翼旁，足阳明胃经起于鼻翼旁挟鼻上行左右交会于鼻根部，故知此病与阳明经关系密切，是胃肠湿热内蕴之象。

（2）指导治疗：经络学说在中医美容治疗中的应用很广，特别是在针灸美容、按摩美容、气功美容和药物美容等方面更具有特殊疗效，这些均是以经络学说的理论作为指导思想的。由于经络具有感应传导及调节机能平衡的作用，因此，在治疗前当辨清病属某一经络或某一脏腑，然后便可循经取穴，循经按摩，分经用药等。如针灸或按摩足太阴脾经有关穴位可治疗面色萎黄、精神萎靡、肌肉消瘦、皮肤粗糙或松弛等症；针刺足厥阴肝经可治疗肝血不足引起的两目干涩，近视，或由于肝郁气滞所致乳房发育不良、黄褐斑；针刺肺经、胃经、脾经等穴可治疗痤疮、酒渣鼻等等。针灸在美容中医学中被广泛采用。

五、病　因

病因，就是破坏人体相对平衡状态而引起疾病的原因。人体各脏腑组织之间，以及

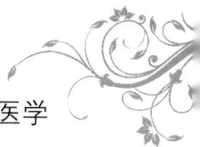

人体与外界环境之间，相互作用，维持着相对的动态平衡，从而保持着人体正常的生理活动。当这种动态平衡因某种原因而遭到破坏而不能立即自行调节得以恢复时，人体就会发生疾病。

中医病因学将致病因素分为三种：即外因（如六淫、疠气等），内因（如七情）和不内外因（包括饮食不节、劳逸损伤、外伤、寄生虫等）。痰饮和瘀血是人体受某种致病因素作用后在疾病过程中形成的病理产物，又能直接或间接作用于人体某一脏腑组织，发生多种病证，故也属致病因素。

（一）六淫

六淫，即风、寒、暑、湿、燥、火，在正常的情况下，称为"六气"，是自然界六种不同的气候变化，是万物生长的条件，对人体是无害的。当气候变化异常，六气发生太过或不及，或非其时而有其气（如春天应温而反寒，秋天应凉而反热等），以及气候变化过于急骤（如过剧的暴热、暴冷），在人体正气不足，抵抗力下降时，六气才能成为致病因素，并侵犯人体发生疾病。这种情况下的六气，便称为"六淫"。淫有太过和浸淫的含意，由于六淫是不正之气，所以又称其为"六邪"。是属于外感病的一类致病因素。

1. 六淫致病的特点：

（1）六淫致病多与季节气候、居住环境有关　如春季多风病，夏季多暑病，长夏初秋多湿病，深秋多燥病，冬季多寒病等。另外，久居湿地常有湿邪为病，高温环境作业又常有燥热或火邪为病等。

（2）六淫邪气除可单独侵袭人体而致病外，还可两种以上同时侵犯人体而致病。如风寒感冒、湿热泄泻、风寒湿痹等。

（3）六淫在发病过程中，不仅可以互相影响，而且可以在一定的条件下相互转化，如寒邪入里可以化热；暑湿日久可以化燥伤阴等。

（4）六淫为病，其受邪途径多侵犯肌表，或从口鼻而入，或两者同时受邪，故又有"外感六淫"之称。

（5）六淫致病从今天的临床实践看，除了气候因素外，还包括了生物（细菌、病毒等）、物理、化学等多种致病因素作用于机体所引起的病理反应在内。这种用六淫来概括病邪，把致病因素与机体反应结合起来研究疾病发生发展的方法，尽管还不十分细致，但却是一个较正确的途径。

2. 六气的特点

（1）风：风为春季的主气，但当其太过、不及时，四季均可使人患病。且寒、湿、燥、暑、热等外邪，多依附于风而入侵人体。故中医认为，风邪实为外感病证的先导，因而《素问·骨空论》有"风为百病之长"、"风者，百病之始也"等生动的理论概括。

风邪的性质和致病特点：

1）风为阳邪，其性开泄：风邪善动不居，具有升发、向上、向外的特点，故为阳邪。且易侵犯人体的上部（如头面）和肌表，故外感风邪可使皮毛、汗孔开泄，而出现汗出、恶风等病态；风疹发作则出现皮肤瘙痒等症。由于风性轻扬、无处不到，故风病症状，可表现于身体的任何部分。但初起一般多在上部、外部和体表，故《素问·太阴阳明论》"伤于风者，上先受之"指的就是这个意思。

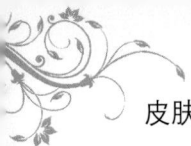

2）风邪善行数变：风邪致病，发病速、变化快、病位游走不定。如荨麻疹表现，全身瘙痒，游走不定，此起彼伏；风疹皮肤瘙痒也是时止时发，发无定处。故《素问·风论》说："风者，善行而数变"。

风为百病之长（风为百病之始）风邪为六淫病邪的主要致病因素，凡寒、湿、燥、热诸邪多依附于风而侵犯人体，即风邪常为其他外邪致病的先导。如热疮乃风热相搏，留于肌肤而生；风热外搏，火热郁于孙络，可导致雀斑；风热郁于皮肤，可导致扁平疣；风热客于睑肤，则发为麦粒肿；风寒侵于手、耳、面颊，可致气血凝滞，发生冻疮；风寒湿郁于皮肤，可致发根疏松而脱发；风湿郁于肌肤，可引起湿疹、各种癣疾、浮肿。所以说"百病皆始于风"。《普济方》指出："夫风邪入于经络，血气凝滞，肌肉弗泽，发为疣目。"而风邪侵于面部皮肤，使津液不行，无以润养肌肤，可致皮肤粗糙皲裂，面生皱纹。肝郁患者，复感风邪，搏于肌肤，则导致黄褐斑、白癜风发生。

（2）寒：寒为冬季的主气，也可见于其他季节。寒邪致病有内寒、外寒之别。外寒指外感寒邪而言，伤于肌表者，名"伤寒"；直中脏腑者，名"中寒"。内寒是人体机能衰退，阳气虚弱所致。淋雨涉水，或汗出当风，亦常为感受寒邪的重要原因。

寒邪的性质和致病特点：

1）寒为阴邪，易伤阳气寒为阴气盛的表现，"阴胜则寒"，"阴胜则阳病"（《素问，阴阳应象大论》）。阳气为寒邪所伤，失去温煦和气化作用，则可出现热量不足的寒证。如冻疮，便是由于阴寒之邪过盛，损伤人体阳气，失去温煦机体、推动血液运行的作用而导致的。

2）寒性凝滞，人身气血津液之运行全赖一身阳气的温煦和推动，阴寒之邪偏盛，阳气受损，经脉气血运行受阻，凝滞不通，而不通则痛，故寒邪伤人多见疼痛。由于寒凝气滞血瘀还可以在皮里膜外形成质地坚硬、表面光滑的各种肿块。

3）寒主收引，即收缩牵引，寒邪侵袭人体，可使气机收敛，腠理、经络、筋脉收缩而挛急。如冬季受冻，则周身挛缩，手足指趾不但疼痛而且屈伸不利，或冷厥不仁；寒邪侵袭肌表，毛窍腠理闭塞，卫阳被郁不得宣泄，可见恶寒发热，无汗；寒客血脉，血脉挛缩，可见头身疼痛，脉紧。

4）水液清白体内水液包括大便稀溏，小便清长，痰液稀薄，脓水清稀，疮液清亮等，亦为寒邪致病的特点，如寒性脓疡、慢性瘘道等。

（3）暑：暑为夏季之主气。暑病轻者谓伤暑，重者谓中暑、暑湿。暑纯属外邪，无内暑之说。

暑邪的性质和致病特点：

1）暑为阳邪，暑系夏日火热之气所化，其性炎热，故为阳邪。人受暑气，多见身热、多汗、心烦、口渴饮冷，脉洪数等症状。

2）暑性升散，伤津耗气：暑为阳邪，阳性升发，故暑邪易升易散。其侵犯人体，可致腠理开泄而多汗。汗出过多，易伤津液，津伤则口渴喜饮；大汗出往往气随津脱而气虚。

3）暑多挟湿暑季气候炎热，且多雨而潮湿，热蒸湿动，空气中湿度较大，故暑邪为患，常兼挟湿邪。暑湿郁于肌肤可生疮，如黄水疮（即脓疱疮）、暑热疮（夏季皮

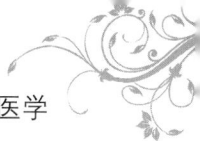

炎）及疖、痱子等病症。

（4）湿：湿为长夏的主气。有内湿、外湿之分。外湿多因气候潮湿、涉水淋雨、居处潮湿所致。长夏湿气最盛，故多湿病。内湿是疾病病理变化的产物，多由嗜酒成癖或过食生冷，以致脾阳失运，湿自内生。

湿邪的性质和致病特点：

1）湿性重浊：湿邪犯表，则令人头重身困，四肢酸楚，身不扬；若湿滞经络，流注关节，则关节酸痛、沉重、活动不利，痛处不移；若湿流下焦，则小便混浊、不利、大便溏泄，或下利脓血，甚至妇人带下黏稠腥秽等。

2）湿性黏滞：这一特性主要表现在两方面，一是湿病症状多粘腻不爽，如患者表现为小便不畅，大便黏滞不爽等；二反映在病程上，迁延时日，缠绵难愈，如风湿病、湿温病。

3）湿为阴邪，阻遏气机，损伤阳气：湿邪黏滞，留滞于脏腑经络，常常阻遏气机，使气机升降无能，出现胸脘痞闷，小便短涩，大便溏而不爽等症状。

（5）燥：燥为秋季的主气，有内燥和外燥之分。人体感受自然界燥气而发病，为外燥，多见于秋天，故又名"秋燥"。秋燥分温、凉两类：初秋尚热，易感温燥；深秋气凉，易感凉燥。内燥是疾病病理过程中因津液或精血亏损而形成的。

燥邪的性质及致病特点：

1）燥性干涩，易伤津液燥邪为干涩之病邪，致病常损伤津液而表现出一系列干燥征象，如口鼻干燥，咽干口渴，两目干涩，皮肤干燥，常可导致皮肤脱屑，小如糠批，大似落叶，如白疕（银屑病）。

2）燥易伤肺肺为娇脏，喜润而恶燥，开窍于鼻，肺合皮毛。燥邪伤人，自口鼻而入，最易伤肺；肺失宣降，不能输精于皮毛，故皮肤干涩，甚至皮肤皲裂，毛发不荣，可见毛发萎黄、焦枯。

（6）火：火热邪气致病一般没有特定的季节性，但春夏较为多见。火热为阳盛所生，与温热异名同类。热为温之渐，火为热之极。火邪有内火、外火之分。外火多由感受温热之邪而致，或自风、暑、湿、燥、寒五气转化而来。内火是疾病变化的产物，多由脏腑功能失调或情志过激而致。如肾水不足，心火上炎；肝气郁结，郁而化火；思虑劳心，引动心火等。其他外邪常与热兼挟致病，故有风热、湿热、燥热、暑热等名称。

火邪的性质和致病特点：

1）火热为阳邪，其性炎上火热属阳，阳主燥动而向上，故火热伤人，除见热象外，还可因火热之邪炎上而扰乱神明，出现心烦失眠，狂躁妄动，神昏谵语等症。

2）火易耗气伤津火热之邪，易消耗人体正气，并且最易迫津外泄，消的阴液，使人体阴津亏损，无以润养肌肤毛发，从而导致面生皱纹，皮肤干燥，瘙痒，脱屑，毛发枯槁无泽，或毛发脱落，面肌眴动，形体消瘦等。

3）火易生风动血火热之邪侵袭人体，往往潘的肝经，劫耗阴液，使筋脉失养，而致肝风内动，表现为高热，神昏谵语，四肢抽搐，目睛上视，角弓反张等。同时，火热之邪可以加速血行，可使皮肤鲜红，扪之有灼热感，的伤脉络，而致各种出血，如吐血、衄血、便血、尿血、皮肤发斑等。

4）火易致肿疡火热之邪入于血分，可聚于局部，腐蚀血肉而发为痈肿疮疡。如火

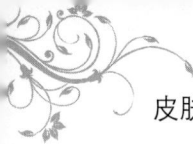

热侵袭，毒火炽盛，发为颜面手足疔疮；肺经火热，上结于面，可致痤疮、酒渣鼻；肠胃火盛，循经上炎，则牙龈红肿疼痛，口臭；肝火上犯，则目赤肿痛等等。

（二）七情内伤

七情，即喜、怒、忧、思、悲、恐、惊七种情志变化，是机体的精神状态。七情是人体对客观事物的不同反映，在正常的情况下，一般不会使人致病。只有突然、强烈或长期持久的情志刺激，超过了人体本身的正常生理活动范围，使人体气机紊乱、脏腑阴阳气血失调，才会导致疾病的发生，由于它是造成内伤病的主要致病因素之一，故又称"内伤七情"。

1. 七情与内脏气血的关系　人的精神活动与内脏密切相关，如《素问·阴阳应象大论》说："人有五脏化五气，以生喜怒思忧恐。"可见情志活动必须以五脏精气作为物质基础。又说心"在志为喜"，肝"在志为怒"，脾"在志为思"，肺"在志为忧"，肾"在志为恐"。喜怒思忧恐，简称"五志"。不同的情志变化对各脏腑有不同的影响，而脏腑气血的变化，也会影响情志的变化，如《素问·调经论》说："血有余则怒，不足则恐。"《灵枢·本神》又说："肝气虚则恐，实则怒。心气虚则悲，实则笑不休。"故七情与内脏气血关系密切。

2. 七情致病的特点　七情致病不同于六淫。六淫侵袭人体，从皮肤或口鼻而入，发病之初均见表证。而七情内伤，则直接影响相应的内脏，使脏腑气机逆乱、气血失调，导致多种病变的发生。

（1）直接伤及内脏：《素问·阴阳应象大论》说："怒伤肝"，"喜伤心"，"思伤脾"，"忧伤肺"，"恐伤肾"。临床上不同的情志刺激，可对各脏有不同的影响。但并非绝对如此，因为人体是一个有机的整体，如《灵枢·口问》说："心者，五脏六腑之主也，……故悲哀愁忧则心动，心动则五脏六腑皆摇。"这里即指出了各种情志刺激都与心脏有关，心是五脏六腑之大主，心神受损可涉及其他脏腑。又如郁怒伤肝，肝气横逆，又常犯脾胃，出现肝脾不调，肝胃不和等证。

心主血而藏神，肝藏血主疏泄，脾主运化而位于中焦，是气机升降的枢纽，为气血生化之源。故情志所伤的病证，以心、肝、脾三脏气血失调为多见。如思虑劳神过度，常损伤心脾，导致心脾气血两虚，出现神志异常和脾失健运等症；郁怒伤肝，怒则气上，血随气逆，可出现肝经气郁的两胁胀痛，善太息等症；或气滞血瘀，出现胁痛，妇女痛经，闭经，症瘕等证。此外，情志内伤还可化火，即"五志化火"，而致阴虚火旺等症，或导致湿、食、痰诸郁为病。

（2）影响脏腑气机：《素问·举痛论》说："怒则气上、喜则气缓、悲则气消、恐则气下……惊则气乱……思则气结。"

怒则气上，是指过度愤怒可使肝气横逆上冲，血随气逆，并走于上。临床可见气逆，面红目赤，甚则昏厥卒倒。

喜则气缓，包括缓解紧张情绪和心气涣散两个方面。在正常情况下，喜能缓和紧张，使营卫通利，心情舒畅。《素问·举痛论》说："喜则气和先达，营卫通利，故气缓矣。"但暴喜过度，又可使心气涣散，神不守舍，出现精神不能集中，甚则失神狂乱等症，故《灵枢·本神》说："喜乐者，神惮散而不藏"。

悲则气消，是指过度悲忧，可使肺气抑郁，意志消沉，肺气耗伤。

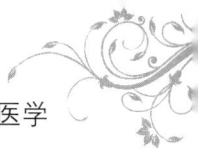

恐则气下，是指恐惧过度，可使肾气不固，气泄于下，临床可见二便失禁，或恐惧不解则伤精，发生骨酸痿厥、遗精等症。

惊则气乱，是指突然受惊，以致心无所倚，神无所归，虑无所定，惊慌失措。

思则气结，是指思虑过度，伤神损脾，可导致气机郁结，古人认为思发于脾，而成于心，故思虑过度不但耗伤心神，伤心脾，暗耗阴血，心神失养则心悸、健忘、失眠、多梦，气机郁结阻滞，脾则运化无力，胃的受纳腐熟失职，便会出现纳呆，脘腹胀满，便溏等症。

（3）情志异常波动，可使病情加重，或迅速恶化。根据临床观察，在许多疾病的过程中，若患者有较剧烈的情志波动，往往会使病情加重，或急剧恶化。这种身心疾病对人体容貌的影响更为明显，久之可使人憔悴、苍老等损害。

（三）饮食所伤

饮食是摄取营养物质、维持生命活动的必要条件。充足而合理的饮食是滋补先天，培育后天，比生气血，濡养脏腑的物质基础。而饮食不节又是导致疾病发生的原因。

1. 饥饱失常　饮食以适量为宜。摄食不足，使气血生化之源缺乏，气血得不到足够的补充，一方面因气血虚而，致脏腑失养，肌肤失荣，如见形体消瘦、面色苍白、气短乏力、神疲等；另一方面又因气血亏虚而易招致外邪入侵，产生其他病证。暴饮暴食或长期摄食过量，则损伤脾胃，可致脘腹胀满、嗳腐泛酸，或化湿生痰而为肥胖。此外过食肥甘厚味，则易于化生内热，引起痈疽疮毒等病症。故《素问·生气通天论》说："膏粱之变，足生大丁。"

2. 饮食不洁　进食不洁之物可引起多种肠胃病症，出现腹痛、吐泻、痢疾等，或引起寄生虫病而见腹痛、嗜食异物、面黄肌瘦等症。若进食腐败变质或有毒食物，常出现剧烈腹痛、吐泻等中毒症状；误食毒物可以导致机体中毒，甚或危及生命。

3. 饮食偏嗜　五味偏嗜《素问·至真要大论》曰："夫五味入胃，各归所喜攻，酸先人肝，苦先入心，甘先入脾，辛先入肺、咸先人肾。"说明人体的精神气血都由五味入内所资生，五味与五脏，各有其亲和性。如果长期嗜好某种食物，就会造成与之相应的内脏机能偏盛，久之则损伤内脏，破坏五脏之间的协调平衡，而出现各种病变。如《素问·五脏生成篇》所说："多食咸，则脉凝位而变色；多食苦，则皮槁而毛拔；多食辛，则脉急而爪枯；多食酸，则肉胝制而唇揭；多食甘，则骨痛而发落"。

烟酒偏嗜　烟性燥烈，大量吸受损伤肺脏而发咳喘、痰饮，且烟气熏的可致手指黄染、牙齿焦黄、面色晦暗、口中及身体散发烟气，给人以颓废不振之感。酒性既热且湿，长期过量饮用，则损伤脾胃，湿热留滞胃肠，而见脘腹胀满、胃纳减退、口苦口腻、舌苔厚腻等，或发为疮疡，还可造成严重病变，如酒精中毒性肝病，腹水膨胀。先入脾，辛先入肺、咸先人肾。"说明人体的精神气血都由五味入内所资生，五味与五脏，各有其亲和性。如果长期嗜好某种食物，就会造成与之相应的内脏机能偏盛，久之则损伤内脏，破坏五脏之间的协调平衡，而出现各种病变。如《素问·五脏生成篇》所说："多食咸，则脉凝位而变色；多食苦，则皮槁而毛拔；多食辛，则脉急而爪枯；多食酸，则肉胝疹而唇揭；多食甘，则骨痛而发落"。

（四）劳逸损伤

劳逸，包括过度劳累和过度安逸两个方面。正常的劳动和体力锻炼，有助于气血流

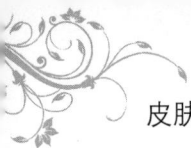

通、增强体质。必要的休息，可以消除疲劳，恢复体力和脑力，不会使人致病。只有比较长时间的过度劳累，包括体力劳动、脑力劳动及房劳过度，或过度安逸，完全不劳动、不运动、劳逸才能成为致病因素而使人发病。

过劳指过度劳累，包括劳力、劳神和房劳过度三个方面。

劳力过度，是指较长时间的过度用力而积劳成疾。劳力过度则伤气，久之则气少力衰，神疲消瘦。如《素问·举痛论》说："劳则气耗"，《素问·宣明五气论》说："久立伤骨、久行伤筋。"即指此而言。

劳神过度，是指思虑太过，劳伤心脾而言。《素问·阴阳应象大论》说："脾在志为思"，而心主血藏神，所以思虑劳神过度，则耗心血，损伤脾气，可出现心神失养的心悸、健忘、失眠、多梦及脾不健运的纳呆、腹胀、便溏等症。

房劳过度，是指性生活不节，房事过度而言。肾藏精，主封藏。肾精不宜过度耗泄，若房事过频则肾精耗伤，临床常出现腰膝酸软，眩晕耳鸣，精神萎靡，男子则遗精、早泄、甚则阳痿，女子则月经不调、痛经、闭经等病症。

过逸指过度安逸，不参加劳动，又不运动而言。人体每天需要适当的活动，气血才能流畅。若长期不劳动，又不从事体力锻炼，易使人体气血不畅，脾胃功能减弱，可出现食少乏力，精神不振，肢体软弱，或发胖臃肿，动则心悸、气喘、汗出等症，或继发它病。《素问·宣明五气论》所说："久卧伤气"。气虚所致血虚者，则面色苍白无华、唇甲色淡、头晕目眩等。

（五）外伤

外伤包括枪弹、金刃、跌打损伤、持重努伤、烧烫伤、日晒伤、冻伤和虫兽伤等。枪弹、金刃、跌打损伤、持重努伤等外伤，可引起皮肤肌肉瘀血肿痛，出血，或筋伤骨折，脱臼。重则损伤内脏，或出血过多，可导致昏迷、抽搐、亡阳虚脱等严重病变。

1. 烧烫伤　多由高温物品、沸水或热油、或烧烫等引起。轻者损伤肌肤，在受伤部位红、肿、热、痛、皮肤干燥、或起水泡、剧痛；重度烧烫伤则可损伤肌肉、筋骨，使痛觉消失，创面如皮革样，或蜡白、焦黄或炭化；严重烧烫伤，则伤面过大，除有局部症状外，常因剧烈疼痛、火毒内攻、体液蒸发或渗出，可出现烦躁不安、发热、口干渴、尿少等，甚至死亡。

2. 日晒伤　是指皮肤暴露在强烈阳光下而引起的伤害。日光暴晒，可加速皮肤老化，诱发黄褐斑、并可导致日光性皮炎等。

3. 冻伤　是指人体遭受低温侵袭所引起的全身性或局部性损伤。全身性冻伤，因寒为阴邪，易伤阳气，阴寒过盛，阳气受损，失于温煦和推动血行，则寒战，体温逐渐下降，面色苍白，唇青，指甲青紫，感觉麻木，神疲乏力，或昏睡，呼吸减弱，脉迟细。如不救治，易致死亡。局部冻伤，多发生在手、足、耳廓、鼻尖和面额部位。发病初起，受冻部位因寒主收引，经脉拳急，气血凝滞不畅，影响受冻局部的温煦和营养，致使局部皮肤苍白，冷麻，继则肿胀青紫，痒痛灼热，或出现大小不等的水泡等，溃破后常易感染。

4. 虫兽伤　包括毒蛇、猛兽、疯狗咬伤，或蝎、蜂蛰伤等。轻则局部损伤，出现肿痛，出血等；重则损伤内脏，或出血过多而死亡。毒蛇咬伤则出现全身中毒症状，如不及时救治，常导致中毒死亡。疯狗咬伤，初起仅见局部疼痛，出血，伤口愈合后，经

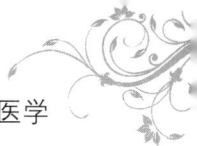

一段潜伏期，然后可出现烦躁、惶恐不安、牙关紧闭、抽搐、恐水、恐风等症。

此外，药物和不良的化妆品也可导致损美性疾病或造成美容缺陷。如某些药物（内服或外用）使用后出现过敏反应，面部及全身出现过敏性药疹；不良化妆品可直接刺激皮肤，发生皮炎或导致过敏性反应，出现皮肤瘙痒、红肿疼痛、皮疹、粉刺、色斑等。

（六）先天原因

某些美容缺陷或损美性疾病，并非由以上原因所致，而是先天不足和先天缺陷，可在降生时即见明显的生理缺陷，或在发育过程中逐渐显现病症，这些属先天性病因所致，如兔唇、多指（趾）、脑瘫、鱼鳞病等。

六、病　机

病机，是指疾病发生、发展、变化及其结局的机理、和阐述疾病发生、发展、变化和结局的机理及其基本规律，即病机学说。病机的理论，在《黄帝内经》中已奠定了基础，病机之名，首见于《素问·至真要大论》的"审查病机，无失气宜"和"谨守病机，各司其属"。病机的理论在《黄帝内经》中已奠定了基础。如《素问·至真要大论》的"诸风掉眩，皆属于肝……"等"病机十九条"，是以"五运六气"的"六气"与五脏相应的理论，将临床常见的诸多症状，分别归属于心、肺、脾、肝、肾之疾患，风、寒、湿、热、火之疾患，病变部位是在"上"或"下"等。但必须指出：《内经》之论述病机，内容非常广泛，并不局限于"病机十九条"，它与邪正和阴阳之盛衰，气血和脏腑之虚实，以及某些病证（如疼痛、痿、痹、厥、痈疽等）的病机，均有详尽的论述。

历代医家对于病机学说均非常重视。汉代张仲景的《伤寒杂病论》在《素问》及《灵枢》的基础上，结合临床实践阐述了热病的虚实、寒热、表里、阴阳的进退变化；在《内经》脏腑、经络虚实的基础上，对不少病证的病机进行了阐述。隋代巢元方的《诸病源候论》对1729种病候的病因、病机、及其临床证候作了阐述，成为我国历史上最早的病因病机学专著。金元时期的刘河间在《素问·玄机原病式》中提出"六气皆从火化"和"五志过极，皆为热甚"的观点；李东垣在《内外伤辨惑论》中，论述了"内伤脾胃，百病由生"和"火与元气不两立"的病机；张从正在《儒门事亲》中论述了"邪气"致病的病机；朱丹溪在《格致余论》中阐释了"阳有余而阴不足"和"湿热相火"等病机。

从整体上探讨疾病的发生、发展、变化和结局的基本规律。病机学说的具体内容可以概括为以下几个方面：如邪正盛衰、阴阳失调、气血失常、津液代谢失常等。

（一）邪正盛衰

邪正盛衰，是指在疾病过程中，致病邪气与机体正气之间的盛衰变化，决定着病机的虚或实，并直接影响着疾病的发展变化及其转归。邪正盛衰与病机虚实的关系，首见于《素问·通评虚实论》中的"邪气盛则实，精气夺则虚"。也就是说，实的病机主要是邪气盛；虚的病机主要是正气虚，然而疾病的种类极多，疾病的过程亦较复杂，使邪正之间的盛衰变化呈现错综复杂。

1. "实"的病机 "实"的病机，主要是由于邪气亢盛，正气尚未虚衰，邪正之间剧烈抗争而导致的一系列病理变化。多见于外感的早、中期；食积停滞不化，痰涎壅盛，水湿泛滥，淤血内阻等。《素问·玉机真脏论》有"脉盛、皮热、腹胀、前后不通、闷瞀"为"五实"证候的记载。现在一般认为壮热、狂躁、声高气粗、腹痛拒按、二便不通、脉实有力等，均属于"邪气盛则实"的临床表现。

2. "虚"的病机 "虚"的病机，主要是由于正气不足，机体的脏腑、经络等组织器官及其生理功能减弱，抗御致病邪气的能力低下，所以邪正之间剧烈抗争的现象不明显，而导致一系列正气虚衰的病理变化。临床多见于素体虚弱或疾病的后期，或因大病、久病、大汗、吐利、大出血等耗伤机体的正气；或因致病邪气的久留而伤正等，均可导致正气虚衰而成虚证。《素问·玉机真脏论》中就有"脉细、皮寒、气少、泄利前后、饮食不入"为"五虚"证候的记载。现在一般认为神疲乏力、形容憔悴、神思恍惚、心悸气短、自汗盗汗、二便失禁、脉微弱无力；或五心烦热、畏寒肢冷等，均属于"精气夺则虚"的临床表现。

（二）阴阳失调

阴阳失调，是指机体阴阳的平衡协调状态，由于某些因素的作用而遭到破坏，导致阴阳之间出现阴阳偏胜、阴阳偏衰、阴阳互损、阴阳格拒和阴阳亡失等情况，是对机体各种病理状态的高度概括。

阴阳失调之说，首见于《内经》。如《素问·阴阳应象大论》说的"阴胜则阳病，阳胜则阴病。阳胜则热，阴胜则寒"和《素问·调经论》说的"阳虚则外实、阴虚则内热；阳盛则外热、阴盛则内寒"等。

1. 阴阳偏胜 阴或阳的偏盛，主要是指"邪气盛则实"的实证病机。病邪侵入人体，在性质上，必从其类，即阳邪侵袭人体，则邪并于阳，而形成机体的阳偏胜；阴邪侵袭人体则邪并于阴，而形成机体的阴偏胜。

由于阴和阳是相互制约的，一般来说，阳长则阴消，阴长则阳消。所以阳偏胜必然会耗阴，从而导致阴液不足；阴偏盛也必然会损阳，从而导致阳气虚损。

（1）阳偏盛：阳主动，主升而为热，所以阳偏胜时，多见机体的机能活动亢奋、代谢亢进，机体反应性增强，热量过剩的病理状态。一般来说，阳胜的病机，多指阳气亢盛而阴液未虚的实热证。进一步发展，可成为阳盛阴虚之证。

阳胜的形成，多由于感受温热阳邪，或虽感受阴寒之邪，但入里从阳而化热，或情志内伤，五志过极而化火，或气滞、血瘀、食积等郁而化热所致。临床多见壮热、烦渴、面红、尿赤、便干、苔黄、脉数。若阳热亢盛过久，则必耗阴液，故阳盛实热病证，易于煎灼人体阴液，久之亦可导致人体津液不足，阴精亏损，转化为实热伤阴的病证。此即是"阳胜则阴病"。

（2）阴偏盛：阴主静，主内收而为寒，故在阴偏胜时，多见机体的机能活动代谢低下，热量不足，以及病理性代谢产物积聚等阴寒内盛的病理状态。一般来说，阴偏胜，多指阴邪偏盛而阳气未衰的寒实证，进一步发展可导致阳虚，则成为阴盛阳虚之证。

阴盛的形成，多由外感阴寒之邪，或过食生冷，阴寒内盛，遏抑机体的阳气，或由素体阳虚，阳不制阴，而致阴寒内盛。前者属实，后者则为虚实夹杂。此外，阴寒之邪

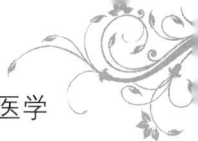

壅盛，日久必伤阳气，故阴盛实寒病证，常可导致虚衰，出现机体生理功能活动减退情况，此即"阴胜则阳病"。

2. 阴阳偏衰　阴或阳的偏衰，是指"精气夺则虚"的虚证。所谓"精气夺"，包括了机体的精、气、血、津液等基本物质的不足及其生理功能的减退，同时也包括了脏腑、经络等生理功能的减退和失调。

（1）阳偏衰：阳偏衰，即是阳虚，是指机体阳气虚损，机能减退或衰弱，机体反应性低下，代谢活动减退，热量不足的病理状态。多由于先天禀赋不足，或后天饮食失调，或劳倦内伤，或久病损伤阳气所致。

阳气不足，一般以脾肾阳虚为主，尤以肾阳虚衰（命门之火不足）最为重要，这是由于肾阳为诸阳之本的缘故。由于阳气虚衰，阳虚不能制阴，阳气的温煦功能减弱，脏腑经络等组织器官的功能活动亦因之而减退，血和津液的运行迟缓，水液不化而阴寒内盛。这是阳虚则寒的主要机理。

阳虚则寒，临床可见面色苍白，畏寒肢冷，舌淡脉迟等寒象，亦可见到倦卧神疲，小便清长，下利清谷等虚象，以及由于阳虚气化无力，阳不化阴，水液代谢功能减退或障碍而导致的水湿停滞等病变。

（2）阴偏衰：阴偏衰，即是阴虚，是指机体的精、血、津液等阴液亏耗，其滋养、宁静的作用减退。多由于阳邪伤阴，热邪炽盛伤津耗液，或因五志过极化火伤阴，或因久病耗伤阴液所致。

阴虚，虽然五脏皆可发生，但一般以肺、肝、肾之阴虚为主，其他脏腑之阴虚，久延不愈，最终亦多累及肺肾或者肝肾，所以临床上以肺肾阴虚与肝肾阴虚为多见。因为，肾阴为诸脏阴液之本，所以，肾阴不足在阴偏衰的病机中又占有极其重要的地位。

所谓阴虚则热，是指阴液不足，不能制约阳气，阳气相对亢盛，从而形成阴虚内热、阴虚火旺以及阴虚阳亢等病理表现。阴虚内热多有全身性虚热，五心烦热，骨蒸潮热，消瘦，盗汗，口干，舌红，脉细数；阴虚火旺多有咽干疼痛，牙龈肿痛，颧红升火，咳血或痰中带血等症；阴虚阳亢多见眩晕耳鸣，肢麻，肌肉颤动等症。

3. 阴阳互损　阴损及阳，系指由于阴液（精、血、津液）亏损，累及阳气生化不足，或阳气无所依附而耗散，从而在阴虚的基础上又导致了阳虚，形成了以阴虚为主的阴阳两虚病理状态。

阳损及阴，系指由于阳气虚损，无阳则阴无以生，久之则阴液生化不足，从而在阳虚的基础上又导致了阴虚，形成了以阳虚为主的阴阳两虚病理状态。

4. 阴阳格拒　阴阳格拒，是阴阳失调病机中比较特殊的一类病机，主要包括阴盛格阳和阳盛格阴两方面。主要由于某些原因引起阴和阳的一方盛极，因而壅盛于内，将另一方排斥格拒于外，迫使阴阳之间不相维系，从而形成真寒假热或真热假寒等复杂的临床现象。

阴盛格阳，即阴阳内外格拒。系指阴寒之邪盛极于内，逼迫阳气浮越于外，相互格拒、排斥的一种病理状态。其疾病的本质虽然是阴寒内盛，但由于其格阳于外，故其临床表现，反见面红烦热、欲去衣被、口渴、狂躁不安等热象。因其阴寒内盛，格阳于外所致，故为真寒假热。

此外，阴盛于下，虚阳浮越，亦可见面红如火，称为戴阳，亦是阳虚阴盛，阴阳之间不相维系的一种表现。

阳盛格阴，系指邪热内盛，深伏于里，阳气郁闭于内，格阴于外的一种病理状态。多见于热病的热盛至极，反见"热极似寒"的四肢厥冷、脉沉伏等寒象。由于其疾病之本质是热盛于里，而格阴于外，故称为真热假寒。这种四肢厥冷，又称之为"阳厥"或"热厥"。

5. 阴阳亡失　阴阳的亡失，是机体的阴液或阳气因大量消耗而亡失，是生命垂危的一种病理状态。主要包括亡阳和亡阴两类。

（1）亡阳：是指机体的阳气发生突然性脱失，导致全身机能突然衰竭的一种病理状态。多由外邪过盛，正不敌邪，阳气突然大量耗伤而脱失；或由于素体阳虚，正气不足，又加疲劳过度等多种因素所诱发；或过用汗法，阳随津枯，阳气外脱等所致。慢性消耗性疾病之亡阳，多由于阳气严重耗散而衰竭，虚阳外越所致。主症是大汗淋漓，汗稀而凉，肌肤手足逆冷，精神疲惫，神清淡漠，甚则昏迷，脉微欲绝等阳气欲脱之象。

（2）亡阴：系指机体的阴液大量消耗或丢失，而致全身机能严重衰竭的一种病理状态。多由热邪炽盛，或邪热久留，煎灼阴液，或因慢性消耗性疾病，阴液耗竭所致。主症多见汗出不止，汗热而黏，手足温，喘渴烦躁，甚则昏迷谵妄，脉数无力，舌光绛无苔等。

由于阴与阳相互依存，故阴亡，则阳必无所依附而浮越于外，阴亡之后可迅速导致亡阳，"阴阳离决，精气乃绝"，生命亦告终结。

（三）气血失常

气血失调，是指气或血的亏损和各自的生理功能异常，以及气血之间互根互用的关系失调等病理变化。

1. 气的失常　主要包括气的生化不足、耗损过多或气的某些功能减退所导致的气虚，及气的运动失常，即气机失调，形成气滞、气逆、气陷、气闭或气脱等病理状态。

（1）气虚：气虚，包括元气、宗气、卫气的虚损，以及气的推动、温煦、防御、固摄和气化功能的减退，从而导致机体的某些功能活动低下或衰退，抗病能力下降等衰弱的现象。多由先天禀赋不足，或后天失养，或劳伤过度而耗损（"劳则气耗"），或久病不复，或肺脾肾等脏腑功能减退，气的生化不足等所致。

气虚的病理反映可涉及全身各个方面，如气虚则卫外无力，肌表不固，而易汗出；气虚则四肢肌肉失养，周身倦怠乏力；气虚则清阳不升、清窍失养而精神萎顿，头昏耳鸣；气虚则无力以率血行，则脉象虚弱无力或微细；气虚则水液代谢失调，水液不化，输布障碍，可凝痰成饮，甚则水邪泛滥而成水肿；气虚还可导致脏腑功能减退，从而表现一系列脏腑虚弱征象。

（2）气机失调：气机失调，即气的升降出入运行失常，是指疾病在其发展过程中，由于致病因素的作用，导致脏腑经络之气的升降出入运动失常。一般地说，气机失调的病机，可概括为气滞（即气的运行流通障碍）、气逆（即气的上升太过或下降不及）、气陷（即气不上升力量不足或下降力量过强）、气闭（气的外出受阻）、气脱（气失内导而散脱于外）等方面，现分述如下：

1）气滞：是指气机郁滞，气的运行不畅所致的病理状态。主要由于七情内郁，或因寒冷刺激，或痰湿、食积、瘀血等阻滞，影响了气的流通运行，形成局部或全身的气

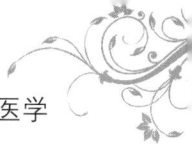

机不畅，导致某些脏腑经络的功能障碍。可引起局部的胀满或疼痛、形成血瘀、水湿、痰饮等病理产物。还可使某些脏腑功能失调，如肺气壅滞、肝郁气滞、脾胃气滞等。

2）气逆：是指气的上升过度，下降不及，而致脏腑之气逆上的病理状态。多由于情志所伤，或饮食寒温不适，或痰浊壅阻等因素所致。多见于肺、胃和肝等脏腑。如气逆在肺，则肺失肃降，肺气上逆，而发作咳逆，气喘；气逆在胃，则胃失和降，胃气上逆，发为恶心、呕吐、或呃逆、嗳气；气逆在肝，则肝气逆上，发为头痛而胀，胸胁胀满，易怒等症。若突然遭受惊恐刺激，肝肾之气或水寒之气循冲脉而上逆，则可形成"奔豚气"的病证。

气逆于上多以实证为主，但也有因虚而气上逆者，如肺气虚而肃降无力，或肾气虚而失于摄纳，则都可导致肺气上逆；胃气虚，和降失职，亦能导致胃气上逆，此皆因虚而致气上逆之病机。

3）气陷：是以气的升举无力为主要特征的一种病理状态，多由气虚发展而来。若素体虚弱，或因久病耗伤，脾气虚损不足，致使清阳不升，中气下陷，则可产生胃下垂、肾下垂、子宫脱垂、脱肛等病证。

4）气闭与气脱：都是以气的出入异常，或为闭塞，或为脱失的严重病理状态，临床多表现为昏厥或亡脱等病证。

2. 血的失常　血的失常，主要表现在两个方面：一为血的生化不足或耗伤太过，或血的濡养功能减退，从而形成血虚的病理状态。二为血的运行失常，或为血行迟缓，或为血行逆乱，从而导致血瘀、血热，以及出血等病理变化。

（1）血虚：主要指血液不足，或血的濡养功能减退，以致脏腑经脉失养的病理状态。多由于失血过多，新血不及补充；或因脾胃虚弱，饮食营养不足，生化血液功能减退而血液生成不足，以及久病不愈，慢性损耗而致血液暗耗等，均可导致血虚。

常见全身或某一局部的某些机能减退或营养不良，如肌肤爪甲失养、面色苍白、唇舌爪甲色淡、头昏眼花、两目干涩、心神不宁、心悸怔忡、视力减退、肢节屈伸不利、肢体或肌肤麻木等。

（2）血瘀：指血液循行迟缓、或郁滞流通不畅、甚则血液瘀结停滞。多由于气机阻滞而血行受阻，或气虚无力行血；或痰浊阻滞脉道，血行不畅；或寒邪入血，则血寒而凝；或邪热入血，煎灼津液而成瘀；或因离经之血、瘀血阻滞血脉等。

血瘀的病机，主要是血行郁滞不畅或凝结而成瘀血，故血瘀阻滞于脏腑经络等某一局部时，则可导致脉络不通，痛有定点，得寒温而不减，甚则可形成肿块，同时面色黧黑，肌肤甲错，唇舌紫暗或见瘀点，瘀斑等症。

（3）血热：指血份有热，血液运行加速，甚则血液妄行而致出血。多由于邪热入于血分所致。如外感温热邪气，或外感寒邪，入里化热，伤及血分，皆能导致血热；温热病的营分证和血分证；情志郁结，五志过极，郁久化火，伤及血分，亦可导致血热。如肝郁气滞，郁而化火，内火炽盛，郁结血分，即可形成血热证候。临床可见身热以夜间为甚，口干不欲饮，心烦或躁扰发狂，或衄血、吐血、尿血、月经提前、过多，舌质红绛，脉细数等症。

3. 气血互根互用功能的失调　气属于阳，血属于阴，气与血之间具有阴阳相随、相互依存、相互为用的关系。一旦气血互根互用功能的失调，临床主要表现为气滞血瘀、气不摄血、气随血脱、气血两虚、气血失和和不荣经脉等几方面的症状。

（1）气滞血瘀：是指由于气的运行郁滞不畅，以致血液循行障碍，继而出现血瘀的病理状态。多由于情志内伤，抑郁不遂，气机阻滞而成血瘀。亦可因闪挫外伤等因素伤及气血，而致气滞和血瘀同时形成。

（2）气不摄血：主要指气虚不足，固摄血液的功能减退，而致血不循经，逸出于脉外，从而导致各种失血的病理状态。多与久病伤脾，脾气虚损，中气不足有关。临床常见便血、尿血、妇女崩漏等症，还见于皮下出血或紫斑等。

（3）气随血脱：在大出血的同时，气亦随着血液的流失而脱散，从而形成虚脱的危象。临床常见冷汗淋漓、四肢厥冷、晕厥、脉芤或沉细而微。

（4）气血两虚：为气虚和血虚的同时存在的病理状态。多因久病耗伤，或先有失血，气随血衰；或先因气虚，血无以生化而日渐亏少，从而形成气血两虚病证。临床常见面色淡白或萎黄、少气懒言、疲乏无力、形体瘦怯、心悸失眠、肌肤干燥，肢体麻木等气血不足症状。

（5）气血不荣经脉：主要指因为气血两虚，以致气血之间相互为用的功能失于和调，影响了经脉、筋肉和肌肤的濡养。常见肢体麻木不仁，或运动失灵，甚则不用或皮肤瘙痒，或肌肤干燥，甚则肌肤甲错等症。

（四）病机的虚实错杂

在疾病过程中，由于邪正在抗争中经常发生变化。所以，虚和实的病机，也经常可发生转化和错杂。病机的或实或虚，在临床上均有一定的征象可循。但是，临床征象仅仅是疾病的现象，在现象与本质相一致的情况下，可以反映病机的或虚或实；而在疾病的现象与本质不完全一致的特殊情况下，这些假象不能反映病机的虚实，所以临床分析病机，要透过现象看本质，而不被假象所迷惑。

1. 因实致虚　实证，由于未及时治疗或治疗不当；或因年老体衰，不耐病邪侵袭；或因大汗、大吐、大泻、大出血等耗损了机体的气、血、津液而致虚证。

2. 因虚致实　是指本为虚证，由于虚久不复，脏腑、经络等组织器官的生理功能减弱，气、血、津液等运行迟缓和代谢失常，以致形成食积、痰、水湿、瘀血等滞留体内，积聚而成实证。

3. 虚实错杂　实际上多是在疾病的虚实转化中形成的虚实错杂。如因虚致实的虚实错杂，正虚是本、是因，邪实是标、是果；因实致虚的虚实错杂，邪实是本、是因，正虚是标、是果。

（五）虚实真假的病机

1. 真虚假实　主要指病机的本质为"虚"，"实"是指临床上表现出来的假象。多为正气虚弱、气血不足、脏腑、经络等组织器官的功能减退，运化无力所致。如脾胃的运化功能减退，可引起腹胀满、疼痛；阴不敛阳，阳气外越时，可见精神兴奋、面红、烦躁等假实的征象。但因其本质是正虚，故必有虚象显露，如脉象的虚弱无力、舌质的胖嫩、光剥等。

2. 真实假虚　主要是指病机的本质是"实"，"虚"是临床上表现出来的假象。多由于热结肠胃、痰食壅滞、湿热内蕴及大积大聚等实邪结聚，阻滞经络，气血不能畅达于外所致。如阳气不能外达于表，则可见肢冷；气血郁聚于内，则可见精神萎靡，不欲

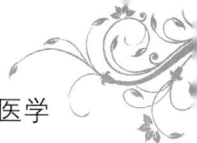

多言，肢体倦怠。但其本质是邪实，故必有邪实之征象可见。如脉滑数有力，舌苔黄糙等。

在疾病的发生、发展及其转归的过程中，邪正的消长盛衰不是不变的，在一般状况下，正胜则邪退，疾病趋向于痊愈或好转；邪胜则正衰，疾病趋向于恶化，甚则可以导致死亡。

3. 正盛则邪退 是指在邪正盛衰的变化过程中，正气来复，正气战胜邪气，邪气逐渐消退，疾病趋向好转而痊愈，这是在许多疾病中最常见的一种结局。如六淫之邪所致的外感疾病，多由于正气被邪气所遏制而发病。如果患者的正气来复，抗御病邪的能力较强，则可促使邪从外解。

4. 邪盛则正衰 是指在邪正盛衰的变化过程中，邪气旺盛，正气渐衰，疾病趋向恶化，甚则死亡的一种转归。如外感热病的发展过程中，亡阴、亡阳等症状的出现，即是正不胜邪，邪盛正衰的典型表现。

此外，若邪正双方势均力敌，则亦可出现邪正相持，或正虚邪恋，或邪祛而正气不复等情况，是许多疾病由急性转为慢性，或遗留某些后遗症、或慢性病持久不愈的主要原因之一。

（1）从脏腑、经络等某一系统研究疾病的发生、发展、变化和结局的基本规律。如脏腑病机、经络病机等。

（2）探讨某一类疾病的发生、发展、变化和结局的基本规律，如六经传变病机、卫气营血传变病机和三焦传变病机等。

（3）研究某一种病证的发生、发展、变化和结局的基本规律，如感冒的病机、哮喘的病机、痰饮的病机、疟疾的病机等等。

（4）研究某一种症状的发生、发展的病机。如疼痛的机理、恶寒发热的机理、失眠的机理等等。

（5）研究由于气血津液、脏腑等生理功能失调所引起的综合性病机变化，如内生"五邪"。具体包括风气内动、寒从中生、湿浊内生、津伤化燥、火热内生。

七、预　防

《素问·四气调神大论》中说："圣人不治已病治未病；不治已乱治未乱。……夫病已成而后药之，乱已成而后治之，譬如渴而穿井，斗而铸锥，不亦晚乎。"说明中医学在治疗上对预防的重视程度。所谓"治未病"，可以概括为"未病先防"与"既病防变"两方面的内容。

（一）未病先防

又称无病防病，无病先防。是指在人体未发生疾病之前，充分调动人的主观能动性增强体质，颐养正气，提高机体抗病能力，同时能动地适应客观环境，采取各种有效措施，做好预防工作，避免致病因素的侵害，以防止疾病的发生。古书《丹溪心法》曾称："是故已病而后治，所以为医家之法；未病而先治，所以明摄生之理。"

未病先防，一是研究传统的养生方法，如针刺、气功、药物法等；二是研究综合的预防措施，如环境卫生管理、除灭疾病等；三是研究常见疾病的预防措施，如食疗、敷

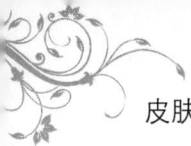

贴、中药等；四是运用现代科学手段整理中医预防措施，即通过开展中医药临床和实验研究，观察中医药预防措施的实际效果。

防病应该做到以下几个方面：增强正气、调养精神、健身锻炼、调节生活、营养调配、忌食或少食不利于治疗与康复的饮食，还可以采取药物预防的方法，并从各方面注意防止病邪的侵入。

（二）既病防变

又可以说是有病早治，防止病变。古称"差后防复"，是指疾病刚痊愈，正处于恢复期，但正气尚未得元，因调养不当，旧病复发或滋生其他病者，事先采取的防治措施。或指疾病症状虽已消失，因治疗不彻底，病根未除，潜伏于体内，受某种因素诱发，使旧病复发所采取的防治措施。总之，是指人体在患病之后，要及时采取有效措施，早期诊断，早期治疗，截断疾病的发展、转变或复发，同时注意疾病痊愈后预防复发，巩固疗效。尤其是对传染性疾病，更应防止恶性或不良性变化，以防止传播条件的产生。

疾病防变在临床上可应用于多种急、慢性病中，中医药防变对于咳喘、慢性病毒性肝炎、慢性胃炎、胆石症、高血压症、脑血管意外、癌症等，均有积极作用，可有效阻止或减缓疾病向不良方面转化。

八、治　则

治则，是中医学在整体观念和辨证论治的指导下，对疾病的现状进行周密分析的基础上，确立的一套比较完整和系统的治疗原则理论，包括治病求本、扶正与祛邪、调整阴阳、调整脏腑功能、调整气血关系和因时、因地、因人制宜六个方面，其中包含着许多辩证法思想，用以指导具体的立法、处方、用药。治则是指导疾病治疗的总则；治法是治则的具体化，是治疗疾病的具体方法，如汗法、吐法、下法、和法、温法、清法、补法、消法等。治法中的益气法、养血法、温阳法、滋阴法都属于在扶正总下的具体治法；治法中的汗法、吐法、下法、逐水法等，都属于祛邪总则下的具体治法。

（张怀亮）

第二节　美容中医保健概论

一、四时调养

中医认为人生天地之间，宇宙之中，一切生命活动与大自然息息相关，即天人合一。美容之道在于自然，自然界有"春生、夏长、秋收、冬藏"的四季变化，人体生理机能和大自然四时变化交替相对应。气候的变化，会影响到皮肤的美容。重要是要根据不同的生活环境和季节变化，采取相应的措施，以适应自然环境，特别是天气反常，变化突然的时候，更要注意护肤。

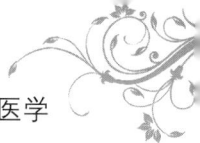

（一）春季

气候逐渐由冷转温，人的皮肤纹理由紧缩而开始舒展，从中医观点来看，春季多风温、风热的邪气，气温干燥，同时春天又是春暖花开之时，百花齐放，很容易导致一些皮肤敏感的人过敏，出现皮炎、湿疹等，因此在春季，要多饮水，来保持皮肤湿润，少量增加油脂食物的摄入，经常使用护肤霜或滋润剂湿润皮肤，外出时尽量不要被风吹，对花粉过敏的人，应减少接触。另一方面，春季就开始皮肤护理，对一年皮肤质量很重要，可为以后的护肤奠定基础。

（二）夏季

为酷暑天气，出汗多，皮脂分泌旺盛，因此容易引起痱子、痤疮、脓疱疮及疖肿等皮肤病，夏天阳光曝烈，也很容易引起日晒伤，所以，夏季控制皮脂分泌、保护皮肤清洁及防晒相当重要。要勤洗脸，保持毛孔的清洁，多喝水或菊花、薄荷等凉茶，外出时一定要防晒。

（三）秋季

秋季是收敛的过程，秋凉而劲急干燥的气候，易伤津液，燥邪很容易侵犯皮肤，黏膜等部位，出现肌肤干燥，甚至皲裂、脱屑、毛发不荣，口干唇燥等症。可用保湿类化妆品，尽量多饮水，多食蔬菜、水果，另外还要注意增加室内湿度，以增加皮肤的含水量。也可适当吃一些含油脂的食物，保持皮肤一定的油脂含量，并要进行皮肤按摩，加快皮肤新陈代谢。

（四）冬季

为寒冷天气，寒性凝滞收引易导致经脉气血不通，气血凝滞、皮脂分泌减少。容易出现皮肤干燥皲裂，苍白没有光泽，皮肤冰凉或生冻疮等。因此冬季注意保暖，多运动以促进血液循环，护肤品可以使用霜类护肤品，在饮食方面，可进冬令补品。

二、动静结合

生命体的发展变化，始终处在一个动静相对平衡的自身更新状态中。

（一）动的重要性

"生命在于运动"是人所共知的保健格言，它说明运动能锻炼人体各组织器官的功能，促进新陈代谢，可以增强体质，防止早衰。

重视锻炼是中医养生学的基本方法之一。早在公元220年前，汉代名医华佗就根据"流水不腐，户枢不蠹"的观念，创造了"五禽戏"，通过模仿五种动物生动活泼的动姿来锻炼，达到强身健体和疗疾之目的。另外中医还倡导采取灵活多样的锻炼方式，如老年人、女性宜采取气功、太极拳、散步、观景作画（或刺绣）等比较柔和的方法；青年人可根据各人体质情况及爱好，采取球类、武术、跑步等运动量较大的方法；总之，适当方式、适量强度的体格运动可使血脉通畅，精气流通，饮食易化，二便通利，从而促进机体生化功能旺盛。

（二）静的重要性

也有人提出"生命在于静止"。《内经》提出了"恬淡虚无"的摄生防病的思想。认为躯体和思想的高度静止，排除杂念，养心安神，以达到心境宁静状态，即是养生的

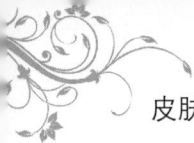

根本大法，突出说明了以静养生的思想也符合人体生命的内在规律。由此可见运动和静养是中国传统养生防病的重要原则。

（三）动、静结合

动和静，是物质运动的两个方面或两种不同表现形式。人体生命运动始终保持着动静和谐的状态，维持着动静对立统一的整体性，从而保证了人体正常的生理活动功能。只有做到动静兼修，动静适宜，形神共养，才能"形与神俱"达到养生的目的。如周述官所说："……动静合一，气血和畅，百病不生，乃得尽其天年。"

三、调 和 情 志

人的情绪与美容有着密切的关系，经常忧伤、恐惧、愤怒、烦躁、悲哀、妒忌、憎恨、孤僻等不良情绪往往孕育着衰老。

情绪就是人体的内在精神活动，中医称七情，包括喜、怒、忧、思、悲、恐、惊七种情志变化，是人体对客观事物的不同反映。

七情和调、精神愉快，情志活动适度，对机体有益无害。如《素问·举痛论》说："喜则气和志达，营卫通利"。说明保持喜悦情绪，可使气机调达，营卫合和，经脉通利，故对健康、姿容有利。中医认为，人的任何一种情志（情绪和志向）不可能没有，但过激的情绪变化、长期的精神刺激或突然受到剧烈的精神创伤，这七种情感中任何一种表现过度超过了人体生理活动所能调节的范围，可使人体气机紊乱，脏腑阴阳气血失调，伤及内脏，或诱发疾病，从而导致疾病的发生，也会有损容貌。伤及五脏，即"怒伤肝"、"喜伤心"、"思伤脾"、"悲忧伤肺"、"惊恐伤肾"；诱发旧病，如：心肌梗死的病人，可因情志刺激而诱发。

由此可见，情绪变化与人体健康及美容有着十分密切的关系，必须注意控制情绪。因此，中医倡导"和情志"，即保持情绪相对的稳定性，即使出现暂时的情志"太过"，也能很快得到协调，不致持久郁结而伤体，这是维护人体健康、容姿的方法之一。在控制情绪时，要学会自我解脱，当遇到挫折或不幸的时候，要有意识地控制自己的情绪，不惊、不怒、不悲、保持乐观态度，热爱生活，培养自己的多方面的爱好，兴趣，知足常乐，不贪婪，自然会抵消情绪不稳定带来的影响，保持身心的健康。

四、饮 食 调 理

食疗是我国宝贵的文化遗产，早在远古时代，就有神农尝百草，以辨药食之性味的传说。在我国历史上有"药食同源"之说，以食物经过适当配伍、烹调，因人、因时、因疾来"保健"，"治疗"，"预防"，即"中医食疗学"，是中医药学的重要组成部分，《素问·六节脏象论》"天食人以五气，地食人以五味"。正常合理的饮食所化生的水谷精微是人体维持生命活动之气血阴阳的主要来源，是人体生长、发育，完成各种生理功能，保证生命生存和健康不可缺少的物质基础。

但不合理的膳食，即饮食失宜，常常导致多种疾病。饮食物从口而入，主要依靠脾胃的消化吸收，饮食失宜，首先损伤脾胃，影响其运化、腐熟功能，从而引起消化机能

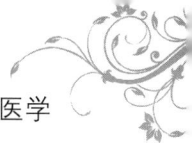

障碍；其次，还能生热、生痰、生湿，导致种种病变，成为疾病发生的一个重要病因。

饮食是人赖以生存的一个主要条件，皮肤作为人体的重要器官之一，也不断从饮食中摄取必要的营养成分，进行新陈代谢，从而能更好地保证其组织结构及生理机能，并利用某些食物的特殊作用，使皮肤健美，色泽红润而富有弹性，使头发乌黑光亮。因此，饮食与美容有着不可分割的关系。

（一）食物的搭配

1. 食物的重要性　中医讲究食物搭配,按食物性味选食。《素问·藏气法时论》说："五谷为养,五果为助,五畜为益,五菜为充,气味合而服之,以补益精气"。从治疗上来讲,提倡药食合和使用,从饮食上来讲提倡以谷为主,以五谷、五果、五畜、五菜合而用之,利用食物所含养分的互补作用,增进营养的滋补功效,以补益精气,反对偏食。

2. 食物搭配的方法

（1）粗细搭配：因有些粗粮的蛋白质的生理价值比细粮高，并含有丰富的维生素。精细粮食合理搭配，既可提高食物蛋白质的生理价值，又可增添种种风味。

（2）干、稀搭配：利用主食的干、稀搭配，是选配谷类蛋白质的简单易行的方法。

（3）荤素搭配：副食是摄取多种营养素的主要来源，只有采取多种品种搭配加工，才能保证全日充分的供给人体蛋白质、维生素和矿物质。

（4）要多品种搭配，这主要是指蔬菜类的搭配，由于各种蔬菜含营养的多少和种类不一，在选择蔬菜时，应特别注意选择含有钙、铁和维生素 B、维生素 C，胡萝卜素含量高的食物。

3. 美容膳食　美容膳食品类繁多，一般可分为鲜汁、饮、露，汤，酒、醴、醪，蜜膏，粥，羹，糖果、蜜饯、糖渍食品，米面食品，菜肴等 9 类。临床上要根据不同的病情、年龄、性别、喜好以及所选食物、药物的性能，服食季节等选择不同的制作品类。选方如下：

（1）醋黄豆

功效：行气活血，减淡面部色素斑。

原料：新黄豆 250 克。

制作：醋浸半月。

服法：每天取 10 粒左右嚼食。

（2）首乌降脂粥

配伍：何首乌 50 克，芹菜 100 克，猪瘦肉末 50 克，粳米 100 克，盐、味精适量。

制法：先将首乌入砂锅加水煎煮后取汁，以汁与粳米同煮，粥将好时加入瘦肉末、芹菜，煮至米烂，加盐、味精调味即可。

服法：分早、晚服食，可长期食用。

功效主治：补肝肾，益脾胃，活血降脂。本方对延缓动脉粥样硬化及防治心脑血管病颇为有益。

（3）三七首乌粥

配伍：三七 5 克，何首乌 30 ~ 60 克，大米 100 克，红枣 2 枚，白糖适量。

制法：将三七、何首乌洗净，放入砂锅内煎取浓汁。将大米、红枣、白糖放入砂锅中，加水适量，先煮成稀粥，然后放入三七首乌汁，轻轻搅匀，文火烧至翻滚，见粥汤

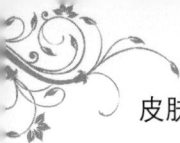

黏稠停火，盖紧焖 5 分钟即可。

服法：供早、晚餐服食。

功效主治：益肾养肝，补血活血，降血脂，抗衰老。适用于老年性高血脂、血管硬化、大便干燥及头发早白、神经衰弱等。

（4）虾米粥

配伍：虾米 30 克，粳米 100 克。

制法：将虾米用温水浸泡 30 分钟，与淘净的粳米一同入锅，加水适量，用武火烧开后转用文火熬煮成稀粥。

服法：每日早、晚温热顿服。

功效主治：本品补肾，益精，壮阳，通乳，降血压，降血脂。

（5）绿豆葛根粥

配伍：绿豆 50 克，葛根 50 克，粳米 50 克。

制法：将洗净的粳米、绿豆一同入锅，加水适量，武火烧开，转文火熬煮。将葛根粉用冷水调成糊状，待粥半熟时加入粥中，再稍煮至粥成。

服法：日服 1 剂，分数次食用。

功效：本品清热解毒，消暑利水，生津止渴。

（6）决明子粥

配伍：决明子 20 克，粳米 100 克。

制法：将决明子洗净，炒至微黄有香气，入砂锅，加水 200 克，煎至 10 克，去渣留汁，加入淘净的粳米，再加水 400 克，武火烧开后转文火熬煮成稀粥。

服法：日服 1 剂，分数次食用。

功效：本品清肝明目，降压、消脂、通便。大便溏泄者或血虚眩晕者不宜多服。

五、精气神的保养

中医认为精、气、神是人体生命活动的根本。在古代讲究养生的人，都把"精、气、神"称为人身的三宝，如人们常说的："天有三宝日、月、星；地有三宝水、火、风；人有三宝神、气、精。"所以保养精、气、神是健身、抗衰老的主要原则，尤其是当精、气、神逐渐衰退变化，人已步入老年的时候就更应该珍惜此"三宝"，古人对这点非常重视。

保养精、气、神三宝，关键在于修身养性，清心寡欲，则心不外驰、意不外想，神不妄游，情不妄动，气不外耗。精足，气旺，神全，则精神焕发、行动矫健，老年人能鹤发童颜，延年益寿，青年人可长葆青春，推迟衰老。

1. 清静养神　静则百虑不思，神不过用，身心的清静有助于神气的内守。反之，神气的过用、躁动往往容易耗伤，会使身体健康受到影响。清静养神是以养神为目的，以清静为大法，只有清静，神气方可内守。清静养神原则的运用归纳起来，大致有三点：一是以清静为本，无忧无虑，静神而不用，即所谓"恬淡虚无"之态，其气即可绵绵而生；二是少思少虑，用神而有度，不过分劳耗心神，使神不过用，即《类修要诀》所谓："少思虑以养其神"；三是常乐观，和喜怒，无邪念妄想，用神而不躁动，专

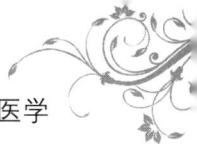

一而不杂、可安神定气，所以，《素问·上古天真论》中说："精神内守，病安从来"，强调了清静养神的养生保健意义。

2. 节欲保精　由于精在生命活动中起着十分重要的作用，所以，要想使身体健康而无病，保持旺盛的生命力，养精则是十分重要的内容。保精必须抓住两个关键环节。其一为节欲，所谓节欲，是指对于男女间性欲要有节制，不可禁欲，也不可纵欲，其二是保精，此指广义的精而言，精禀于先天，养于水谷而藏于五脏，若后天充盛，五脏安和，则精自然得养，故保精即是通过养五脏以不使其过伤，调情志以不使其过极，忌劳伤以不使其过耗，来达到养精保精的目的。

3. 调息养气　养气主要从两方面入手，一是保养元气，二是调畅气机。元气充足，则生命有活力，气机通畅，则机体健康。保养正气，首先是顺四时、慎起居，如果人体能顺应四时变化，则可使阳气得到保护，不致耗伤。保养正气，多以培补后天，固护先天为基点，饮食营养以培补后天脾胃，使水谷精微充盛，以供养气。而节欲固精，避免劳伤，则是固护先天元气的方法措施。先天、后天充足，则正气得养，这是保养正气的又一方面。此外，调情志可以避免正气耗伤，省言语可使气不过散，都是保养正气的措施。至于调畅气机，则多以调息为主。呼吸吐纳，可调理气息，畅通气机，宗气宣发，营卫周流，可促使气血流通。经脉通畅。故古有吐纳、胎息、气功诸法，重调息以养气。在调息的基础上，还有导引、按蹻、健身术以及针灸诸法。都是通过不同的方法，活动筋骨、激发经气、畅通经络，以促进气血周流，达到增强真气运行的作用，以旺盛新陈代谢活力。足以看出，在诸多养生方法中，都将养气作为一条基本原则之一，而具体予以实施，足见养气的重要。

六、颜面的保养

一个人的容貌面部皮肤细腻饱满，红润光泽，为最佳面容；面色无华、枯燥皱瘪为病态或衰老面容。而面容的健美与否，取决于脏腑气血的功能是否旺盛，早在《黄帝内经》中就记载有："十二经脉，三百六十五络，其血气皆上于面而走空窍"。说明面部通过经络与整体有直接的联系，因此说"面为五脏之华"。中药美颜保健是指以中医药基本理论为指导，运用中药的护肤、养颜作用，达到延缓皮肤衰老，驻颜美形，预防某些损容性疾病发生的美容保健方法。

中医认为人体是一个有机整体，人体的各个组成部分之间在结构上不可分割，在功能上相互协调、相互为用，在病理上相互影响，这种相互关系以五脏为中心，通过经络的联络作用而实现。中医有"诸内者，必形诸外"的论断，因此中医称头面部为五脏之镜。如五脏功能正常，可通过经络将气血津液输送和敷布于头面部，皮肤得滋养，又能抗御外邪，从而使面部红润细腻，毛发光泽，五官正常。反之，则出现面无光泽，皮肤干涩粗糙，毛皮枯而不荣，五官不端的现象，所以说五脏功能的盛衰直接关系到人的容貌之美。

在面部的不同部位分属于不同的脏腑和经络，如前额属心，下颏属肾，左颊属肝，右颊属肺，鼻部属脾。又如《黄帝内经》说，五脏各有外候，与形体诸窍之间各有特定联系，心其华在面，其充在血脉，开窍于舌；肺其华在皮毛，其充在皮，开窍于鼻；

脾其华在唇，其充在肌，开窍于口；肝其华在爪，其充在筋，开窍于目；肾其华在发，其充在骨，开窍于耳。所以美容与五脏关系密切，五脏的失常就会引起容颜的异常和衰退。同样，气血的盛衰和运行状况也直接影响着容颜的状况。如气血不足则面色萎黄，精神疲惫；气血瘀滞则面色晦暗，或有黑斑、雀斑等，表情呆滞。心气、心血不足则面色无华，精怯气弱；肝血不足则两目无神，面色苍白；脾气亏虚则面色萎黄，水肿虚胖，唇色苍白；肺虚失润，则毛发枯槁，皮肤粗糙少光泽，弹性差；肾阴虚则头发脱落，面颊瘦削，肾阳虚则面白水肿，两目失神等。保养容颜，首先要保养脏腑气血，采用传统药物补益元阳，滋阴养血，理气化瘀，以利气血充沛，经络畅通，气血津液得以顺利输送到体表组织器官，只有气血充盛，运行畅达，面部才能得到充分的滋养和濡润，只有脏腑充盛协调，才能保证神气旺盛，精气上达，从而保持容颜不衰，青春永驻，达到养颜美肤的作用。保养容颜还要充分利用日常生活养生法，从各个方面综合保养，如劳逸结合，保证睡眠；调节情志，保持精神轻松愉快；加强营养，平衡膳食，保证水分；适当运动，促进气血流通等等，都是保养容颜等必要措施。此外，面部的洗浴和按摩等方法也具有良好的保养容颜作用。洗浴的方法可祛除面部污垢，促进气血流通，加快皮肤的更新；按摩面部能促进气血流通，改善皮肤营养，长期坚持可以使面容丰满，精神焕发，光泽明润。

中医防治选方如下：

（一）内服方

1. 八仙丸（《寿亲养老新书》） 泽泻90克，牡丹皮90克，附子90克，茯苓60克，肉桂60克，生干地黄240克，山茱萸120克，干山药120克。上药，除肉桂外均焙干，研为末炼蜜丸，如梧桐子大。每天早晨空腹用温酒或盐开水下30丸。此方补益脾肾，益容颜，阴阳两虚者均服用。

2. 牛乳丸（《圣济总录》） 黄牛乳240克，生姜汁120克，淑红末0.3克，白茯苓末15克，人参末15克。先将生姜汁和牛奶煮熟，再入后3味药末，熬成膏，为丸如梧桐子大。每服20丸，饭前温开水下。此方补中养脏、润体悦色。

（二）外用方

1. 永和公主澡豆方（《太平圣惠方》） 白芷150克，川芎150克，瓜蒌仁150克，鸡骨香90克，皂荚300克，大豆250克，赤小豆250克。诸药捣为粉末。日用洗面。此方祛风活血，润肤香肌，悦泽面容。

2. 洗面光彩方（《外科寿世方》） 冬桑叶适量。桑叶煎浓汁收贮。冬月早晨用适量掺入水洗面。此方祛风润肤，令面光滑，亦可不冻。本方既可冬日悦泽美容，又有预防面颧部冻伤、皲裂的作用。

七、头发的保养

头发：是人身上最有美容效果的附属品。"头为诸阳之会"是说头部是十二经脉中诸阳经相会之处，即手三阳经与足三阳经在头部交接。头发的问题：稀疏、干枯、分叉、脱落、白发、易断。中医认为头发与五脏六腑有关，《黄帝内经》曰："发为血之余"。发的营养来源于血。但发的生机又根源于肾精，肾藏精，精能化血，精血旺盛，

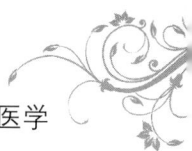

则毛发壮而有光泽，故又说"肾，其华在发"，由于发为肾之外候，故发的生成与脱落、润泽与枯槁，与肾精盛衰有密切关系。心主血脉：心气虚，气血运行不畅，则发失所养。脾胃为后天之本，气血生化之源，脾失健运，气血衰少，营养不良，则发失所养。肝藏血，忧虑抑郁，紧张压力，肝气郁滞，肝血不足，则发失所养。预防保健如下：

1. 保持心理健康，常运动，科学方法洗头。

2. 梳头　"一日百梳,发美无比"，可见要有一头的秀发，勤梳是唯一的方法，通过梳理，可以起到按摩，刺激作用，促进发根营养，保护头发，减少脱发。

3. 饮食　饮食清淡、营养丰富、多吃深色果蔬，少食辛辣肥甘之品。

4. 中医中药，辨证选方，针灸按摩。

5. 减少染发、烫发，阳光曝晒。

八、体形的保养

减少摄入，增加消耗，促进排泄是减肥治疗的原则和基础，也就是减少食量、改善饮食结构，增加运动，促进大小便的排泄。同时特别强调患者在饮食运动方面的积极主动配合，这是治疗成败的关键。单纯性肥胖中医认为是本虚标实之证，本虚以脾虚、肾虚为主；标实以痰饮、瘀血、胃热为主。有的以本虚为主矛盾，有的以标实为主矛盾，有的本虚标实并重。这些对于减肥方法的确立具有指导意义，不可不明。在辨证分型上主要有以下几种：

（一）脾胃积热证

1. 症状　多见于青少年。食欲亢进，消谷善饥，体形健硕肥壮，皮肤富有光泽，面色红润，口干口渴，易于上火，口舌生疮，大便干结，小便黄赤，舌红苔黄，脉数有力。

2. 治则　清胃热，降腑气。

方药：大柴胡汤合防风通圣散加减：柴胡、防风、川芎、当归、白芍、白术、栀子、桔梗各12克，黄芩、半夏、枳实各10克，大黄、甘草各6克，滑石、生石膏各20克。每日一付，水煎两次，分三次温服。

（二）痰湿内盛证

1. 症状　女性或中年人多见。形体肥胖臃肿，面部有忧郁感，四肢困重，胸腹胀满不适，不喜饮水，嗜睡，头昏重不爽，白带量多，月经不调，大便困难或干结或黏滞。舌体胖大，舌苔白厚，脉濡。

2. 治则　治以益气健脾、化湿祛痰、通降六腑。

方药：用防己黄芪汤合二陈汤加减：防己、黄芪、陈皮各15克，白术、半夏、茯苓各10克，炙甘草5克，乌梅6克，生姜3克。每日一付，分三次温服。

（三）气滞血瘀证

1. 症状　多有不良的情绪背景，性情急躁易怒或压抑内向，形体肥胖，暴饮暴食，时感胸胁胀痛，或头痛，善叹息，月经不调或闭经，大便偏干，舌质暗有瘀斑或瘀点，脉涩。

2. 治则　治以疏肝理气，活血化瘀。

方药：用逍遥丸合桂枝茯苓丸加减：桂枝、桃仁、丹皮、当归、柴胡各 10 克，白术、茯苓各 12 克，生姜 3 克，薄荷 4 克。服法同上。

（四）脾肾阳虚证

1. 症状　肌肉松弛下坠，食量减少，面色㿠白，形体畏寒，腰膝冷痛，精神疲惫，白带清稀，宫寒不孕，舌质胖嫩，舌苔滑润，脉沉细。

2. 治则　温肾健脾补阳。

方药：用右归丸合防己黄芪汤加减：熟地 24 克，黄芪 15 克，山药、枸杞、鹿角胶、菟丝子、杜仲、防己各 12 克，山茱萸、当归、白术各 10 克，肉桂 4 克，制附子、炙甘草各 6 克。服法同上。

经验方：

1. 防己黄芪汤　防己 6 克，黄芪 15 克，白术 10 克，炙甘草 9 克，生姜 6 克，大枣 4 枚。水煎服，每日 2 次。

2. 荷术汤　荷叶，苍术，白术，黄柏，牛膝，薏苡仁，黄芪，桂枝，木瓜，茯苓，泽泻，山楂，车前草，虎杖，夏枯草，甘草各等份，煎水服。主治高脂血症，高血压型肥胖症。

3. 轻身一号　黄芪 15 克，防己 9 克，白芷 9 克，川芎 9 克，首乌 15 克，泽泻 10 克，山楂 10 克，丹参 20 克，茵陈 15 克，水牛角 15 克，仙灵脾 6 克，生大黄 3 克。水煎服，每日 2 次。主治单纯性肥胖症。

4. 实消痞丸　枳实 15 克，厚朴 10 克，党参 15 克，白术 10 克，茯苓 10 克，甘草 10 克，白芥子 10 克，莱菔子 15 克，泽泻 10 克，山楂 30 克，首乌 30 克，大黄 15 克。头痛头晕者，加川芎 10 克，菊花 10 克；大便干燥难解者，加芒硝 15 克冲服。每日 1 剂，每次煎 200 ~ 300 毫升，分 2 ~ 3 次服。3 个月为一疗程。主治高脂血症型肥胖症。

5. 平陈汤　槟榔 75 克，厚朴 15 克，酒军 7.5 克，青皮 15 克，苍术 15 克，半夏 15 克，云苓 15 克，枳壳 15 克，白芥子 10 克，焦楂 15 克。日服 1 剂，早晚各服 1 次，疗程 1 个月。主治脾虚湿盛型肥胖症。

6. 消痰健脾汤　枳实，白芥子，防己，杏仁各 9 克，白术，茯苓，大腹皮各 12 克，冬瓜皮，泽泻，赤小豆各 15 克，法夏 6 克，陈皮 5 克，川骨皮 10 克。日服 1 剂，早晚服 1 次，疗程 1 个月。主治脾虚痰盛型肥胖症。

九、乳房的保养

中医对乳腺疾病早有认识。"七情"，即"喜，怒，忧，思，悲，恐，惊"等精神状态异常，可致气血运行失常，脏腑功能失调。怒则气上，忧则气结，可致气滞血瘀成积；而其中肝脏的不适更会波及乳腺。因此爱乳房，先保肝，养成定期自检或到医院检查的好习惯，并通过瑜伽姿势让乳房更健康美丽。

以下习惯可降低乳癌发病率：①运动；②合理膳食，控制总热量摄入；③减少动物性蛋白质摄入，多摄入大豆蛋白；④补充维生素 C，维生素 E，微量元素如硒，碘，锌，铜，锰等。

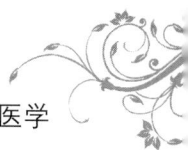

经验方：

1. 素馨花玫瑰茶　将素馨花 6 克，玫瑰花 10 克，绞股蓝 10 克放入茶罐里，先用开水烫洗一下，沸水冲泡，加红糖适量，每日饮用多次。可疏肝行滞，缓解乳腺增生等症状。

2. 青皮 10 克，沸水冲泡，当茶饮用，可缓解乳房胀痛。

✦ 十、手部的保养

学习，工作，生活都离不开双手，手的形象与整体形象密切相连，就像面部一样随时展示于人。手不断与外界各种微生物，刺激物，致敏物和种种污物直接接触，如果不保养好，就会变得粗糙，影响社交活动。

美化双手要重视日常的护理，具体方法如下：

（一）要养成勤洗手的习惯

由于日常工作，生活的需要，手要接触许多东西，手被污染是很自然的事。要及时将污物及灰尘等有害物洗净，保持手部清洁。

（二）防止化学物品对手的损害

用洗衣粉，洗涤剂等化学液剂洗衣服或洗橱具、餐具，对手部皮肤的损害极大，如不注意保养，时间久了会加速皮肤老化，发生皮肤粗糙干裂，起皱纹等。所以在用洗涤用品时应戴上胶皮手套保护皮肤，洗完后将手泡在温净水中，并用香皂洗净擦干，然后搽油性护肤霜滋润皮肤。

（三）保暖

寒冷季节，皮肤较干燥，血液循环较差，手部皮肤容易发生干燥，生冻疮等。所以要注意戴上手套，保护双手。

（四）防晒

双手暴露在外，烈日曝晒会使皮肤变黑，粗糙。夏日里要注意涂一些防晒霜或戴薄手套保护皮肤。

（五）坚持做手部运动

不经常活动，会使手显得苍白无力，缺乏弹性和灵活性，协调性。所以平时要注意做一些手部运动，并适当涂抹一些含维生素的护肤霜。

（六）手部防护

当手部出现干燥，皲裂脱屑时，可用中药浸泡，再涂护手霜。

选方如下：

处方 1：防风，地肤子，白鲜皮，各 9 克，金银花 15 ～ 30 克，蒲公英 9 ～ 12 克，薄荷，甘草各 6 克。煎水泡洗。每天一次，每次 10 ～ 15 分钟。

处方 2：蒲公英，生地，土茯苓，地丁各 20 克，煎水泡洗。每天一次，每次 10 ～ 15 分钟。

（汪黔蜀）

第九章　常见损容性皮肤病

第一节　色素障碍性皮肤病

一、黄　褐　斑

(一) 概述

黄褐斑 (chloasma; melasma) 祖国医学称肝斑，是发生于面部的黄褐色斑片，常对称呈蝴蝶状。病因尚不清楚，由于女性多见，故目前认为可能与妊娠、口服避孕药、内分泌、某些药物、化妆品、遗传、微量元素、肝脏疾病及紫外线等有关。妊娠或口服避孕药可能是主要的诱发因素。

某些慢性病，特别是妇科疾病如月经失调、痛经、子宫附件炎、不孕症等以及乳房小叶增生、肝病、慢性酒精中毒、甲状腺疾病 (尤其甲亢及甲状腺切除综合征病人)、结核、内脏肿瘤等患者中也常发生本病，可能与卵巢、垂体、甲状腺等内分泌有关。

日光照射是一个重要因素，紫外线能激活酪氨酸酶活性，使照射部位黑素细胞产生黑素增加。

化妆品可引发黄褐斑的发生，这可能与化妆品中某些成分如氧化亚油酸、枸橼酸、水杨酸盐、金属、防腐剂和香料等有关，尤以劣质化妆品更为有害。

黄褐斑可能与遗传有关，李相平报告上海一家两代 6 例黄褐斑患者，女性 2 例，男性 4 例。Miguel 等对 28 例男性黄褐斑患者研究中发现，有 70.4% 的患者有家庭史，认为遗传是男性黄褐斑主要病因之一。

微量元素对黄褐斑的发病亦有影响，有报告道黄褐斑患者血清铜、锌值浓度降低，其原因是在色素形成过程中其需要量增高所致。亦有报告相反。

近来有人认为皮肤的微生态失衡可能与黄褐斑的发生有一定的关系。有作者应用定位、定量和定性的方法对 51 例黄褐斑进行微生态学研究，发现产生褐色素、橘黄色素的微球菌、棒球菌及需氧革兰阴性杆菌显著增加，而常驻痤疮丙酸杆明显减少，提示皮肤菌群的改变，细菌产生色素的吸收和沉积参与了黄褐斑的形成。

黄褐斑女性多见，尤以育龄期妇女，但也有发生在绝经期妇女。男人和未婚青年女性也可发生。分布于面部，以颧部、颊部及鼻、前额、颏部为主，一般不累及眼睑和口

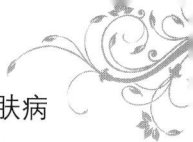

腔黏膜，损害为淡褐到深褐色的色素斑，大小不一，边缘清楚或呈现弥漫性。有时呈现蝶翼状。无主观症状。临床上可见三种类型：①面中型最为常见，皮损分布额、颊、上唇、鼻和下颏部；②颊型：皮损主要位于双侧颊及鼻部；③下颌型；皮损主要位于下颌，偶累及颈部"V"型区。分类亦可根据色素沉着的深浅，用Wood灯检查，分为表皮型、真皮型和混合型；表皮型在Wood灯下，色素程度加深；真皮型无明显加深；混合型两型表现均可看到。自然光下检查，表皮型为淡褐色，真皮型呈蓝灰色，混合型为深褐色。黄褐斑色素随内分泌变化、日晒等因素可稍有变化，部分患者分娩后或停服口服避孕药后可缓慢消退，但大多数黄褐斑患者病程难于肯定，可持续数月或数年。

（二）诊断要点

1. 发病性别及原因　多见于女性，常因妊娠、口服避孕药、化妆品、日晒或其他不明原因引起。损害可随季节、劳累、紧张、睡眠或某些疾病、药物而加重。

2. 发病部位　多位于前额、眉弓、双颧、双颊、鼻部、上唇等。

3. 皮损特点　淡褐色至深褐色斑，大小形状不一，境界清楚，呈蝶状对称分布，不伴有局部和全身症状。

（三）治疗

1. 掌握色素代谢生理　黄褐斑的发生与色素代谢障碍密切相关。只有掌握色素代谢的生理及病理，才能使这一类色素性皮肤病达到较好的治疗目的和美容效果。日晒、皮肤炎症、化学剥脱等，都可破坏皮肤角质，使酪氨酸酶活性增加，色素增多；B族维生素、睡眠不好、雌激素增加、肾上腺皮质功能异常、内分泌改变如：甲状腺疾病，均可使酪氨酸酶活性增加，黑色素生成增多；维生素C、E有抗氧化作用，使酪氨酸活性减低，黑色素生成减少；维生素A能增加皮肤巯基含量，减少色素生成，谷胱甘肽、半胱氨酸能够减低酪氨酸酶的活性，使黑色素减少。因此，治疗时应避免使酪氨酸酶活性增加的因素，利用有利因素抑制酪氨酸酶活性达到治疗黄褐斑的目的。

2. 药物治疗

（1）西药治疗：针对色素代谢的生理及病理，进行系统治疗。

1）静滴：可静滴还原型谷胱甘肽，1.2克/次；维生素C针，3克/次，每周2次。

2）口服：可口服维生素E胶丸，0.1克/次，每天1次；维生素C片，100毫克/次，每天3次。

3）外用　外用3%氢醌、0.1%全反式维A酸、0.1%氢化可的松或外用脱色剂20%壬二酸、曲酸可减轻色素沉着。

（2）中药治疗

1）中药内治

①肝郁内热证

临床表现　面部黄褐色斑片，伴有月经不调，月经前斑色加深，乳房胀痛，烦躁易怒，胸胁胀满，口苦口干。舌质红苔薄黄，脉弦数。

治则　疏肝清热，活血退斑。

方药　丹栀逍遥散加减

牡丹皮15g，栀子15g，柴胡10g，白芍15g，当归10g，茯苓15g，白术15g，薄荷10g，丹参30g，郁金15g，白芷15g，甘草6g。

②肝肾阴虚证

临床表现　面部黄褐色或黑褐色斑片，伴腰膝酸软，头晕耳鸣，夜尿频多。舌质淡或淡红苔少，脉沉缓。

治则　滋养肝肾，调和阴阳。

方药　六味地黄丸加减

熟地黄 15g，山茱萸 15g，山药 30g，茯苓 15g，泽泻 15g，牡丹皮 15g，当归 10g，丹参 20g，菟丝子 15g，女贞子 15g，旱莲草 15g，白芍 15g，怀牛膝 10g，甘草 6g。

③脾虚湿阻证

临床表现　面部黄褐色斑片，伴神疲，纳呆，脘腹胀满等。舌质淡苔厚腻，脉弦缓。

治则　健脾除湿，活血消斑。

方药　参苓白术散加减

人参 15g，茯苓 15g，白术 15g，白扁豆 15g，陈皮 15g，山药 20g，莲子 15g，砂仁 15g，薏苡仁 20g，桔梗 10g，鸡血藤 20g，红花 6g，三七 6g，甘草 6g。

④气滞血瘀证

临床表现　面部黄褐色斑片，伴月经量少色黑，胸胁胀满，常太息，烦躁易怒，或见腹部包块。舌质暗红或有瘀斑、瘀点，舌苔薄，脉弦或涩。

治则　活血化瘀，疏肝理气。

方药　桃红四物汤加减

桃仁 10g，红花 6g，当归 10g，川芎 15g，白芍 15g，熟地黄 15g，柴胡 10g，茯苓 15g，白术 15g，三棱 15g，莪术 15g，白芷 15g，甘草 6g。

2）中药外治

处方 1　紫草外洗方：紫草 30g，茜草、白芷、赤芍、苏木、红花、厚朴、丝瓜络、木通各 15g，加水 3000ml，煮沸 15~30 分钟，待温局部外洗。

处方 2　单味茯苓粉，每日一勺，早晚洗面。

处方 3　玉容散：绿豆粉 90 克，白菊花 30 克，白附子 30 克，白芷 30 克，食盐 15 克，冰片 1.5 克共研细末，用清水调洗。

处方 4　白附子、白芷、滑石各 250 克共研细末，用清水调洗。

3. 针灸疗法

处方 1　取曲池、外关、合谷、血海、足三里、三阴交为主穴，便秘者加天枢、支沟、血海；月经不调者加关元、气海、列缺；情志不畅者加太冲。

处方 2　取耳穴：子宫、神门、内分泌、肺；配穴：心、肝、脾、肾上腺、面部色素相应穴，每次选 4~6 个穴埋针。

4. 美容治疗

（1）注意皮肤再生修复：外用脱色剂、剥脱剂，能使皮肤表皮更替时间缩短，色素及表皮剥脱增快，皮脂膜破坏，皮肤发生刺激，变得敏感、干燥、脱屑，可造成炎症后的色素生成增多。应使用医学护肤品修护保湿系列，使皮脂膜重建，促进表皮修复再生，恢复皮肤屏障功能，增强皮肤对外界不良因素的抗力。

（2）将防晒霜使用始终贯穿于整个治疗过程中：使用防晒指数 SPF > 30 的防晒剂，

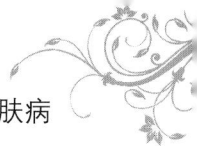

合理防晒，避免紫外线引起的色素生成。

（3）坚持足够疗程：应遵循皮肤表皮更替时间规律，常常需要三个月。

（4）激光治疗：参见激光部分-色素性疾病。

（5）化学剥脱：外用剥脱剂30%果酸，具有加速色素脱落，起到辅助治疗作用。

二、颧部褐青色痣

（一）概述

颧部褐青色痣（naevus fuscoceruleus zygomaticus，NFZ）又称 Hori 痣、获得性双侧太田痣样斑。由 Hori 在 1984 年首次报道。NFZ 均为后天发病，发病高峰见于 26 ~ 30 岁青年女性，好发于亚洲人，在我国发病率较高。表现为对称分布于双侧颧部、颞部、眼睑，群集而又不融合的圆形、椭圆形，粟粒至黄豆大小的灰青色斑点，斑点间可见正常皮肤，无明显自觉症状。

国内学者何黎教授等报道本病与太田痣、黄褐斑在组织病理、电镜和 HMB45 免疫组化染色方面存在区别，经初步研究证实 NFZ 为独立于黄褐斑、太田痣的一种独立的色素痣，其真皮黑素细胞具有痣细胞、早期胚胎细胞特性，可能来源于神经嵴。发现该病患者真皮的浅层黑素细胞存在散在、弥漫两种表现形式，与皮损颜色具有关联，并通过检测患者血清性激素水平，显示该病与血清性激素无关，但其真皮黑素细胞有雄激素受体表达。从而推测推测本病的发生是胚胎神经嵴细胞在迁移中异常停留在真皮，在后天某些刺激因素（如紫外线、局部受体表达异常等）作用下，并向黑素细胞分化产生黑素所致，是一种独立的色素痣类疾病。

（二）诊断要点

1. 发病年龄　均为后天发病，发病高峰见于 30 岁以下青年女性。

2. 发病部位　发生于颧部和/或颞部。

3. 皮损特点　散在灰青色的椭圆形或多角形斑点，皮损之间可见正常皮肤对称分布，无明显自觉症状。

4. 组织病理　基底层黑素细胞数量增加，真皮浅层胶原纤维间可见散在或弥漫分布的长梭形的黑素细胞，长轴与皮面平行，细胞内充满褐色色素颗粒，而不局限在血管周围，还有部分噬黑素细胞存在。

（三）治疗

本病首选激光治疗，见激光部分-色素性疾病。

三、雀　斑

（一）概述

雀斑（ephelides，freckles）是极为常见的常染色体显性遗传性色素沉着病。据报道，最早发生在 3 岁，青春期常可增多，女性多于男性。常发生在暴露部位，特别是面部，尤以鼻和颊最为常见，少见于手背、前臂、颈、肩部。皮损直径 3 ~ 5mm，为圆形、椭圆形及多角形，边缘不规则的淡褐色到深褐色斑点，境界清楚，孤立而不融合，可疏密不一分布。本病与日晒关系显著，其色素斑点的数目、大小、颜色取决于吸收阳光的量及个体对阳光的耐受性，夏季雀斑的数目多、形体大，为深褐色，冬季则相反。不同人种斑点色素可有不同，但没有黑色的。此点可与斑痣及联合痣鉴别。

（二）诊断要点

1. 发病年龄及性别　常首发于 5 岁左右儿童，女性多于男性，随年龄增长，数目增多，青春期最明显。

2. 发病部位　多发生于面部，亦可见于手背、颈及肩部暴露部位皮肤。

3. 皮损特点　皮损为针尖至米粒大圆形或卵圆形淡褐色或黄褐色斑疹，分布对称，无自觉症状，日晒后加重。

4. 组织病理　可见表皮基底层尤其表皮皮突部位色素颗粒增多，但黑素细胞数量并不增加。

（三）治疗

1. 一般治疗　避免日晒和应用合适的遮光剂（选择 SPF > 15 为好）是本病最佳的处理方法。冷冻治疗、化学剥脱治疗均可选用，但应注意炎症后色素沉着或瘢痕的危险。各种外用祛斑药物疗效较差。

2. 激光治疗　见激光部分-色素性疾病。

四、白癜风

（一）概述

白癜风是一种较常见的后天性脱色素疾病，表皮、黏膜和其他组织内黑素细胞丧失为其特征。主要由于皮肤和毛囊的黑素细胞内酪氨酸酶的功能减退、丧失引起的一种以局限性或泛发性色素脱失。其发病机制尚不完全清楚，涉及多种因素，包括遗传、精神与情感压力、神经内分泌因素、自身免疫等。可能与以下数种学说有关：遗传学说、神经学说、自身免疫学说、黑素细胞自身破坏学说。

临床上主要表现为色素减退或雪白色斑，边界清楚，在整个病程中，皮损迅速或缓慢扩大期、色素脱失的停止和自发性或部分色素再生均可出现，最后导致每个患者的皮损数量和大小、不同患者之间的损害范围和方式有极大差异。根据皮肤脱色的范围和分布，Ortonne 等将本病分为三型：局限型、泛发型、全身型。

（二）诊断要点

1. 发病年龄　本病为后天发生，男女发病无显著差别，可开始于任何年龄。

2. 发病部位　可发生于身体任何部位，但较常见于面颈、手指背侧、腕、前臂、生殖器及其周围。

3. 皮损特点　患者皮损色素脱失呈白色，可逐渐移行至正常皮肤。白斑中的毛发色素可脱失，也可正常，白斑大小、形状不一，有的白斑中可见散在色素区呈岛状；皮损边缘境界清楚，色素多见增加。

（三）治疗

1. 药物治疗

（1）西药治疗

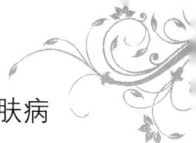

1）口服：对泛发型白癜风可口服小剂量泼尼松（每日 15～30mg）；甘露聚糖肽（5mg/次，每日 2 次）可改善患者免疫功能；复合维生素 B（1 片/次，每日 2 次）可增加酪氨酸酶活性，促进黑素生成。

2）外用 局部用药适用于 10 岁以下儿童和局限型白癜风，可外搽糖皮质类固醇激素，每日一次，持续数月，约半数患者有明显色素再生，但应注意激素引起的副作用。对于皮损面积较小的患者，可局部外用他克莫司也有明显的色素再生，且不宜产生副作用。

（2）中药治疗

白癜风中医称"白癜"、"白驳风"。认为其发病机制是由于风邪博于皮肤、血气不和所生。众多学者认为，白癜风发病与气血不和、瘀血阻滞、肝肾不足有关，因此，采用调和气血、舒肝理气、活血化瘀、补肾固本的治法。

1）中药内治

①气滞血瘀证

症状 皮肤白斑多为局限而不对称，边界截然，斑内毛发变白，发展缓慢而疗效较差，或有气郁不舒及心烦不安。舌质淡或有瘀点，苔薄白，脉缓。

治则 活血化瘀。

方药 通窍活血汤或桃红四物汤加减。赤芍 10 克，川芎 10 克，桃仁 15 克，红花 15 克，地龙 10 克，丹皮 10 克，老葱 6 克，生姜 3 片，红枣 3 个。水煎服，每日一剂。

②肝肾阴虚证

症状 白斑边界截然，脱色明显，脱色斑内毛发多变白，局限或泛发，病程长或有遗传倾向，疗效较差，伴头晕耳鸣、肢倦乏力，腰膝酸软，五心烦热等症。舌质红，苔少，脉沉细。

治则 滋补肝肾，养血祛风。

方药 六味地黄丸或一贯煎加减。熟地 15 克，丹皮 10 克，茯苓 15 克，枣皮 10 克，泽泻 10 克，何首乌 15 克，枸杞 10 克，仙灵脾 10 克，菟丝子 10 克，女贞子 10 克，补骨脂 10 克，红花 10 克。水煎服，每日一剂。

③肝郁气滞证

症状 白斑无固定的好发部位，色泽时暗时明，皮损发展较慢，常随情感变化而加剧，多见于女性，常伴有胸肋胀满、性急易怒。月经不调及乳房结块，苔薄润，脉多弦细。

治则 疏肝解郁、活血祛风。

方药 逍遥散加减。柴胡 15 克，白芍 10 克，当归 10 克，薄荷 10 克，茯苓 15 克，白蒺藜 10 克，郁金 10 克，川芎 10 克，浮萍 10 克，甘草 6 克。水煎服，每日一剂。

④气血不和证

症状 主要表现为白斑色淡、边缘模糊、发展缓慢，兼见神疲乏力、面色㿠白、手足不温，舌淡润，脉细。

治则 调和气血，疏散风邪。

方药 四物汤加减。当归 10 克，白芍 10 克，川芎 10 克，防风 10 克，白术 10 克，鸡血藤 15 克，苏梗 6 克，桂枝 6 克，甘草 6 克。水煎服，每日一剂。

2）中药外治

30%补骨脂酊：补骨脂30克、75%酒精100毫升，将补骨脂浸入酒精内，一周后取用；毛姜浸在75%酒精内，使成糊状擦患处；红花补骨脂酒：补骨脂30克，菟丝子10克，红花6克，僵蚕6克，白蒺藜10克，以上5种药浸于60度米酒120毫升中，一周后取汁外涂，每日1~2次。

2. 外科治疗

参阅外科部分第二十节白癜风外科治疗。

3. 针灸

（1）毫针刺：取合谷、曲池、血海、膈俞、三阴交。针刺及加电刺激，留针15~20分钟，每日一次，10次为一疗程。

（2）梅花针：患处以梅花针刺激，边缘用强刺激手法，中心用弱刺激手法，敲打程度以有组织液或血液渗出为妥，每5~7天敲打一次。用于治疗小面积白斑。

4. 美容治疗

（1）光疗

1）局部PUVA：8-甲氧补骨脂素或竹红菌素外搽后30分钟，UVA照射，开始剂量为0.12J，以后每次增加0.12J直至产生轻微红斑，每周2次，达到红斑量后持续治疗3个月。由于多数患者会发生疼痛型水疱，且方法难掌握，因此临床应用较少。

2）窄波UVB：先测定患者的UVB最小红斑量（MED），然后用70% MED量照射患处，每周2~3次，15~20次为一疗程。和PUVA相比，其色素恢复快、毒性小、无光接触变态反应、色素恢复比较一致，长期照射无光角化过度。

（2）激光治疗：白癜风是一种较难治愈的色素脱失性疾病，多种治疗方法的临床疗效有效率各不相同，但很难达到痊愈，使色素完全恢复。目前可采用308nm XeCl准分子激光治疗。

308nm XeCl准分子激光的波长与NBUVB（311nm）相近，故可能具有相似的生物学和临床效应，但传统的UVB为多频、连续的光源，而准分子激光为单频的相干光，二者尽管波长相似，某些参数如脉冲频率不同，因此在白癜风的治疗上准分子激光较NBUVB显示出更好的疗效。2002年美国JAAD杂志报道308nm准分子激光治疗白癜风的初步研究，Spencer JM等认为Xe-Cl单色准分子激光可作为治疗稳定期白癜风的新方法。

准分子激光治疗白癜风的疗效与患者病程、治疗次数和皮损部位有关。Esposito报道了24例白癜风患者，予准分子激光每周2次照射白癜风局部皮损，共9个月并进行随访，初始剂量为患者最小红斑量（MED）的75%。发现接受治疗时病程越短，疗效越好。除此之外，疗效还和治疗次数呈正相关，Taneja观察了15例稳定期白癜风患者，发现准分子激光局部照射手足部位皮损，色素多从周边开始恢复，部分手背部位皮损，色素也可从残余色素的毛囊处首先出现；而腋下和面部皮损，色素以上两种方式出现。伴白发皮损无色素恢复，提示黑素细胞在色素恢复过程中是必需的。Taneja的研究中，平均累计剂量为73.1J/cm^2，与Baltas治疗肘部的累计剂量相仿，由于其皮损以位于预后相对差的部位如手足为多，故疗效没有Baltas报道的令人满意。研究提示，面部和腋下的疗效优于手足。在Choi的研究中，收入了69例稳定期患者，均为病程3年以上。

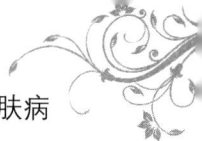

140 处皮损按部位被分为 4 组：面颈部、躯干部、四肢、肢端和关节部位。予准分子激光每周 2 次局部照射。根据部位不同，给予不同的初始剂量。在治疗 30 次（15 周）后 72.2% 皮损出现色素恢复。其中肢端和关节部位疗效最差，其初始剂量 3～5 倍于面颈部，疗效仍不理想。69 例患者中 71% 患者的满意度为 75% 或 100%，29% 患者的满意度为 50% 或更低。另外，研究发现治疗的前 20 次疗效持续增加，在 20～30 次照射期间，显示出平台期。考虑到治疗的费用效益比，如果在 20 次准分子激光照射后皮损无进一步色素恢复，可考虑改用其他治疗方法。

五、单纯糠疹

（一）概述

单纯糠疹（pityriasis simplex）又称白色糠疹，好发于儿童或青少年，多认为是一种非特异性皮炎，营养不良、维生素缺乏、日晒、皮肤干燥及感染因素是可能的诱发因素。通常可自愈，但也可复发。

（二）诊断要点

1. 发病年龄 常见于儿童。病程持续时间不等，部分患者可持续 1 年或更久。多在春季发病。

2. 发病部位 主要分布于面部，少数可在颈、躯干及肢体部位出现。

3. 皮损特点 初发时为少量孤立的圆形或椭圆形淡红色或白色斑，境界清楚，可逐渐扩大或增多，表面干燥，有少量细小鳞屑，有时皮损可融合，呈不规则形。一般无自觉症状，部分患者可有轻度痒感。

（三）治疗

可外用 5% 硫黄软膏及糖皮质激素制剂；由于本病与日晒、皮肤干燥有关，因此，需要应用医学护肤品加强皮肤的保湿及防晒。

（周展超 何 黎 项蕾虹 汪黔蜀）

第二节 病毒性皮肤病

一、扁平疣

（一）概述

扁平疣（verruca plana）又称青年扁平疣。好发于青少年面部或手背。由 HPV 病毒感染引起，主要为 HPV3、5、8、11 型，通过密切接触传播。可数周或数月后突然消失，但亦可多年不愈，与皮肤局部的细胞免疫功能有关。

（二）诊断要点

1. 发病年龄 女性青少年多见，病程慢性，有的 2～3 年内可自行消退。

2. 发病部位 好发于面部和手部。

3. 皮损特点 皮损为粟粒至绿豆大皮色、灰白色或灰褐色扁平丘疹，表面光滑，

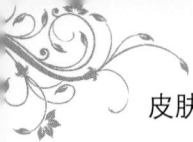

呈圆形、椭圆形或不规则形，散在分布或密集成群，经搔抓后自身接种传染成串珠状排列，即 Koebner 现象。偶有轻痒。

（三）治疗

避免搔抓，预防自身接种传染。定期煮洗毛巾、浴巾，清洗日晒生活用品，阻断间接传染途径。对治疗要有耐心、有信心，调动机体的免疫功能。扁平疣治疗常常需要看到局部有炎症反应，治疗效果才明显，通常治疗的时间 1~3 个月。

1. 药物治疗

（1）西药治疗

1）静滴：无环鸟苷针静脉滴注，0.75g，1 次/日，连用 6 天，注意应在使用外用药物致皮损产生明显炎症反应后再使用。

2）肌注：聚肌胞针肌注，2mg/次，每周 2 次，连用 3 周；肌注卡介菌多糖核酸注射剂，2ml/次，隔日一次，一个月为 1 疗程，可用 2 个疗程；胸腺肽针肌注，10mg/次，隔日一次，一个月为 1 疗程。或胸腺肽 50ml 加入 5% 葡萄糖注射液中静滴，1 次/日，10 天 1 疗程。

3）口服治疗：左旋咪唑口服，50mg/次，每日 3 次，服 3 日，停 11 日，再服 3 日为 1 疗程。多抗甲素片口服，50mg/次，每日 2 次。

4）外用治疗：0.1% 维 A 酸膏外用，每日 2 次。涂药后造成局部炎症以改变免疫反应，要薄涂于疣体表面。或配合咪喹莫特乳膏使用（每日 1 次），与维 A 酸膏交替使用。5% 氟尿嘧啶软膏外用，每日 2 次，部分患者遗留色素沉着斑，面部慎用；3% ~ 5% 间苯二酚溶液外用，每日 2 次；0.5% ~1% 鬼臼素外用，每日 2 次。

（2）中药治疗

1）中药内治　可分四型治疗。

①风热湿毒

临床表现　皮疹初起，形如粟米大小或米粒大小，扁平隆起，色泽淡黄或淡红或正常皮色，表面光滑发亮，散在分布，伴有轻微痒感。舌淡红苔黄或黄腻，脉滑数。

治则　疏风清热，利湿消疣。

方药　桑菊消疣汤加减

桑叶 10g，野菊花 10g，蒲公英 20g，大青叶 20g，马齿苋 15g，土茯苓 20g，生龙牡各 20g（先煎），薏苡仁 10g，磁石 20g（先煎）。

②气滞血瘀

临床表现　皮疹日久，疣体较大，部分呈多角形或不规则圆形斑块，数目较多。病变以手背，面部为主，皮疹长期不消，亦无新皮疹出现，无明显痒感。舌质暗红有淤点或淤斑，脉弦或涩。

治则　活血化瘀，软坚散结。

方药　活血消疣方

桃仁 15g，红花 6g，莪术 15g，三棱 15g，赤芍 12g，大青叶 15g，香附 15g，鸡血藤 20g，薏苡仁 20g，牡丹皮 10g，生地黄 15g，生甘草 5g。

③肝经郁热

临床表现　皮疹初起，疣体较小，数目或多或少，呈浅褐色，伴有微痒，口干口

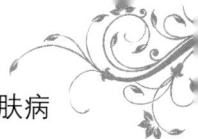

苦，心烦易怒，大便干结，舌红苔黄，脉弦数。

治则　疏肝清热，解毒散疣。

方药　疏肝消疣汤

柴胡 12g，郁金 15g，香附 15g，生牡蛎 20g，牡丹皮 10g，石决明 20g，赤芍 12g，紫草 15g，薏苡仁 20g，玄参 15，大青叶 10g，生甘草 5g。

④脾肺气虚

临床表现　疣体稀疏分布，呈皮肤颜色或灰白色，日久不消，食少肢倦，大便稀溏。舌质淡或淡红，苔薄白，脉细弱。

治则　健脾益气，养血散结。

方药　芪术苡仁汤

黄芪 15g，白术 15g，薏苡仁 30g，茯苓 15g，香附 15g，白芍 12g，怀山药 15g，鸡血藤 20g，川芎 6g，穿山甲 12g，甘草 5g。

2）中药外治

处方 1　薏苡仁 30，紫草 20，板蓝根 30，土茯苓 30，煎汤熏洗。

处方 2　板蓝根、薏苡仁各 30g，蚤休、牛蒡子、木贼、苦参、黄柏、白鲜皮各 20g，蜂房、香附、红花各 10g，煎药汁 100ml，再加入 20ml 白酒外擦疣体。

处方 3　紫草 15g，板蓝根 20g，重楼 15g，川芎 12g，红花 12g，香附 6g，艾叶 12g，菟丝子 15g，煎汤热湿敷。

处方 4　板蓝根、马齿苋、木贼、香附各 30g，夏枯草、败酱草、白花蛇舌草各 20g，研粉制成面膜涂敷。

2. 针灸疗法

处方 1　阿是穴、足三里、血海、中渚、合谷、曲池为主穴，风热者加风池、商阳；肝热者加行间、侠溪；血虚者加肝俞、膈俞；脾虚湿盛者加脾俞、中脘；阿是穴选疣体。轻中度刺激，平补平泻法。

处方 2　取耳穴：肺、神门、内分泌、皮质下及患处在耳部穴的相应部位。一侧埋针，左右交替。每次留针 3 日，每日按压 3 次。

处方 3　火针反复点刺皮损。

3. 美容治疗

（1）扁平疣种植术。

（2）冷冻：适合皮损较厚，时间较长的患者，可将过厚的角质层剥脱后，增加外用制剂的透皮吸收。

（3）皮肤护理：治疗扁平疣的外用药物往往对皮肤都有刺激作用，容易使皮肤产生敏感，因此可使用医学护肤品进行辅助治疗以缓解外用药物带来的不良反应。

二、单纯疱疹

（一）概述

单纯疱疹（herpes simplex）是由单纯疱疹病毒（HSV）感染引起的皮肤病，中医称热疮。HSV 主要通过直接接触传染，如接吻、飞沫、唾液，也可由受病毒污染的用品间接传染，人是 HSV 的唯一终末宿主。该病毒具有亲神经性，沿感觉神经纤维移动，潜伏于体内感觉神经细胞内。当发热、创伤、劳累、胃肠功能障碍、月经、妊娠等机体抵抗力降低时，可反复发作。

（二）诊断要点

1. 发病部位　皮疹好发于皮肤与黏膜交界处，如口角、唇缘、鼻孔附近，亦可累及口腔、眼部、面部、包皮、龟头、阴唇、外阴和阴道等部位。

2. 皮损特点　皮损特点为密集成群针头大小的水疱，一群或多群，渐演变成小脓疱。破溃后呈糜烂面，伴灼痛、瘙痒，干燥后结痂，1～2周痂皮脱落而愈。反复发作者多在原部位再发类似的皮疹，部分患者遗留毛细血管扩张、色素沉着斑。严重者皮损附近淋巴结肿大。

3. 病毒培养　疱液病毒培养是单纯疱疹诊断的"金标准"。或疱液涂片后用 Giemsa 染色，可见棘刺松解、气球状细胞及嗜伊红性核内包涵体。

（三）治疗

进行适量的锻炼，提高身体抵抗力，避免过度疲劳、强烈日晒、过量饮酒，尽量减少感冒。

1. 药物治疗

（1）静滴：阿糖腺苷，适用于重症患者，成人按 10～15mg/kg 剂量加入 5% 葡萄糖液内稀释至 0.5mg/ml，缓慢滴注，每日 1 次，连用 5 天；阿昔洛韦按 5mg/kg 剂量加入 5% 葡萄糖液内稀释至 1～6mg/ml 静脉滴注，1 小时滴完，8 小时 1 次，连用 5 次；新生儿疱疹可用 30～60mg/（kg·d），静脉滴注，疗程为 10～21 天。

（2）肌注：干扰素肌注，100 万～300 万 U，隔日 1 次，连用 7～10 次。

（3）口服：阿昔洛韦，成人口服 200mg，每日 4～5 次，原发性单纯疱疹疗程 7～10 天，复发性单纯疱疹疗程 5 天；伐昔洛韦，成人口服 300mg，每日 2 次；泛昔洛韦，成人口服 250mg，每日 3 次，疗程同阿昔洛韦，并发口炎、唇炎时，可适当增加剂量或延长疗程至 10～14 天；左旋咪唑口服，50mg/次，每日 3 次，连服 3 日，停 11 日，可重复 2～3 疗程。同时肌注卡介菌多糖核酸。

（4）外用：以收敛、抗病毒、防继发感染为主。

1）外用 2%～5% 无环鸟苷乳膏或 2%～3% 酞丁胺搽剂，3～5 次/日，可减轻疼痛，加速皮损干燥，缩短病程。

2）2% 甲紫液外擦以收敛、干燥皮损。继发感染者可用 0.5% 新霉素膏外涂。

3）外用 1% 喷昔洛韦乳膏于皮损处，5 次/日，连用 1 周，皮损消退后可间断外用咪喹莫特。

4）眼部疱疹用 0.1% 碘苷眼药水、0.1% 酞丁胺混悬滴眼液或眼膏。

2. 美容治疗

（1）糜烂、渗出者可用 3% 硼酸溶液或 1% 醋酸铝溶液湿敷。

（2）同一部位皮损反复发作后留下的色素沉着斑可用激光治疗。

（3）平时应加强防晒。

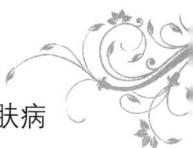

三、寻 常 疣

（一）概述

寻常疣（verruca vulgaris）俗称瘊子、刺瘊，中医称千日疮。寻常疣是由人类乳头瘤病毒（HPV）感染引起的皮肤的局部增生的皮肤病，皮疹好发于手部、足部、甲缘等处，初起为针头大灰白色角质性丘疹，渐增大至黄豆或更大，表面粗糙不平或呈菜花状、乳头瘤状、干燥，灰白色或浅褐色，触之坚硬，一般无自觉症状。疣体呈单一细长突起、顶端干燥角化者，称丝状疣，好发于眼睑或颈部。疣体表面若为多个参差不齐的指状突起，称指状疣，好发于头皮、面部、颈部，也可见于手指部。

（二）诊断要点

1. 发病部位 皮损好发于手部、足部、甲缘、面部等处。

2. 皮损特点 针头至黄豆大小乳头状丘疹，表面粗糙，灰白色或浅褐色，触之坚硬，数目不定，一般无自觉症状。

3. 病理检查 提示表皮角化过度、角化不全，颗粒层见灶性空泡样细胞或嗜碱性包涵体，棘层肥厚，真皮乳头呈乳头瘤样增生，变细。

（三）治疗

注意避免搔抓摩擦疣体，以防自身接种传染。治疗方法较多，可根据病损情况和部位灵活选用。

1. 药物治疗

（1）西药治疗

1）肌注：聚肌胞针肌注，2mg/次，每周2次，4周1疗程；转移因子皮下注射，每次1支，每周2次，3周1疗程。

2）局部注射：①氯丙嗪15～20mg加1%普鲁卡因2ml，用结核菌素注射器注入疣体基底部组织内，注入约0.1～0.2ml，1～2周后疣体脱落；②博莱霉素（0.5U/ml）加入利多卡因疣体基底部注射，直径小于5mm者注0.1ml；大于5mm者注0.2ml，约1周后结痂，2～3周后疣体脱落。

3）口服：左旋咪唑口服，50mg/次，每日3次，服3日，休11日，6周1疗程。

4）外用：5%氟尿嘧啶软膏，每日2次，用药前温水浸泡，刮去角质层，再涂药疗效更好；3%酞丁胺软膏，每日2次；0.5%～1%鬼臼素外涂，每日2次；0.1%～0.3%维A酸膏外用，每日2次；鸦胆子仁捣成糊状，外涂疣体，每周2次，或加封包疗效更好。使用时应注意保护周围正常皮肤。

（2）中药治疗：中药制疣汤：桃仁12g，红花9g，熟地12g，赤芍9g，白术9g，首乌6g，白芍12g，丹皮9g，牛膝6g，杜仲6g，赤小豆9g煎服，白酒1小杯为引，每日1剂，10剂为一疗程，适用于皮疹泛发者。

2. 美容治疗

（1）冷冻：适用于皮损小、数目少者，应注意皮损部位和冷冻的深度，防止继发感染和留下瘢痕。具体操作请参照冷冻章节。

（2）电灼：用高频电刀去除疣体，常配合药物局部注射用来治疗复发性的寻常疣。

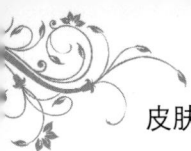

（3）激光：局麻后行 CO_2 激光烧灼，注意治疗的深度及皮损的部位，指关节部位的寻常疣治疗后不能活动。

（4）刮除术：用手术刀尽量刮除疣体至基底部，术后可外用咪喹莫特。

（骆丹　何黎　汪黔蜀　孙素姣）

第三节　皮肤附属器疾病

一、痤疮

（一）概述

痤疮（acne）是发生于毛囊皮脂腺的一种慢性炎症性疾病。好发于颜面、前胸、后背等皮脂溢出部位，其损害特征为粉刺、丘疹、脓疱、囊肿和结节，严重的可形成瘢痕。痤疮发病率高达45.6%，男性发病高峰在 16～19 岁，女性发病高峰在 14～16 岁，可持续至 30～40 岁，影响患者的身心健康。

痤疮的发病多数认为与雄激素分泌增多、皮脂腺肥大、毛囊导管口角化和毛囊内微生物密切相关。此外，遗传、饮食、胃肠功能、环境因素、化妆品及精神因素亦与发病有关。

研究表明：痤疮的遗传模式为多基因遗传，重型痤疮与遗传更具有相关性；CYP17基因 T（-34）C 多态性、CYP11α 基因的 tttta 微卫星重复多态性与中国汉族男性重型痤疮相关，CYP11α 基因 215-基因型可能是男性重型痤疮的遗传易感因素之一；AR 基因第一外显子 CAG 重复片段多态性与中国汉族男性痤疮相关。

临床上根据皮损形态，数目多少，发生部位，采用 pillsbury 分类法将痤疮分为 I-Ⅳ度：

I 度（轻度）：表现为少数或多数黑头粉刺和散发性炎症性皮疹；

Ⅱ 度（中等度）：表现为 I 度加浅在性脓疱，炎症性皮疹数目增多，皮损局限于颜面；

Ⅲ 度（重度）：表现为 Ⅱ 度加深在性炎症性皮疹，皮损发生于颜面、颈部、胸背部；

Ⅳ 度（重度-集簇性）：表现为 Ⅲ 度加囊肿、结节，皮损发生于上半身，形成疤痕。

（二）诊断要点

1. 发病年龄　以青年男女多见，好发于 15～30 岁，病程为慢性，易反复发作。

2. 发病部位　好发于面部的额部、面颊部、下颌部、胸部及上背部等皮脂分泌旺盛的部位。

3. 皮损特点　典型皮损为毛囊口粉刺形成，包括白头粉刺及黑头粉刺两种，还可出现红色丘疹、脓疱，皮损严重者可以出现脓肿、囊肿、结节及瘢痕。

（三）治疗

治疗原则为：抑制皮脂腺分泌功能、促使毛囊口正常角化、控制局部炎性反应、减少毛囊内细菌数量，治疗周期约为 3 个月，还应少食糖类甜食和脂肪含量较高的饮食以及其他刺激性食物，如辛辣、酒类等，多吃青菜、水果等。

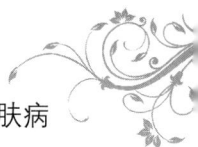

1. 药物治疗

（1）西药治疗

1）口服

①抗雄激素药：己烯雌酚，1mg/d，在月经周期的第四天开始服用，连服21天，用于月经来潮2年以上的成年女性雄激素过多引起的寻常型痤疮。主要的不良反应有恶心、呕吐、头昏等，还可出现子宫内膜过度增生而造成子宫出血，月经紊乱，男性女性化等。螺内酯（螺内酯）能减少雄激素的产生，竞争5α-还原酶、阻断皮脂腺的雄激素受体，口服20mg/次，3次/日；其他可选择西咪替丁，0.2g/次，每日3次，丹参片，2片/次，每日3次。

②纠正毛囊皮质腺导管角化口异常：主要是维A酸类药物，如维胺酯胶囊，25mg/次，每日2次，6周一个疗程；13-顺式维A酸，0.5~1mg/kg，疗程4个月。也可选用阿尔法羟酸类药物。

③抗皮脂溢出：锌制剂如硫酸锌片0.2g/d，主要是锌在皮肤局部直接起收敛作用，使皮脂分泌减少。

④抗菌消炎药：首选四环素族药物，该类药物可抑制痤疮丙酸杆菌，在皮脂腺中达到有效浓度，抑制痤疮丙酸杆菌的生长，抑制中性粒细胞趋化；减少局部游离脂肪酸的产生，临床用于治疗以炎症为主的痤疮，对粉刺的形成无明显作用。口服四环素，0.25g，每日4次，两周递减1次，减0.25g，逐渐减至维持量0.25g/d。炎症严重者可用米诺环素，0.1g，2次/日，其抗菌作用强于四环素，但副作用比四环素大。对四环素过敏者，可选择红霉素、克林霉素等。

⑤其他：糖皮质激素适用于严重的结节、囊肿型痤疮和聚合性痤疮，短期应用泼尼松20~30mg/d，7~15天；氨苯砜能抑制棒状杆菌，加强抗炎作用，适用于严重的结节和囊肿型患者，50mg/次，每日2次，连用1~2个月。

2）外用

①去除多余油脂：2%~5%硫磺霜、复方硫磺洗剂，每日2~3次可去除皮肤多余油脂；

②纠正毛囊导管口角化：维A酸制剂如0.1%阿达帕林凝胶、0.05%~0.1%他扎罗丁外擦皮损，每日1次，可纠正毛囊导管口角化；

③消炎、杀菌：抗生素制剂如0.5%氯霉素醑外搽，每日2~3次、1%氯霉素霜外涂等具有消炎、杀菌的作用。5%过氧化苯甲酰具有较好抑制皮脂分泌、溶解和剥脱角质及杀菌的作用。

（2）中药治疗

1）中药内治

①肺经风热证

临床表现　皮疹多见于颜面、前额，重者还可发生在胸背区域，呈散在分布，针头至芝麻大小的丘疹，色红或稍红，部分疮顶可见黑头，挤压可出粉刺或黄稠脓头，肤色油滑光亮，伴见微痒，微痛，口干，便秘，尿黄。舌质红，苔薄黄，脉数。

治则　清肺散风。

方药　枇杷清肺饮加减

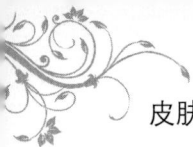

枇杷叶 12g，桑白皮 10g，地骨皮 10g，黄芩 12g，黄连 6g，金银花 15g，野菊花 15g，栀子 10g，连翘 12g，生甘草 6g。

②胃肠热壅证

临床表现 丘疹红肿，疼痛或有脓疱，颜面潮红，甚者自觉局部皮肤灼热。口臭口苦，便秘尿黄。舌红，苔黄腻，脉滑数。

治则 清热解毒，化湿通腑。

方药 黄连解毒汤合茵陈蒿汤加减。

黄连 10g，黄芩 12g，栀子 12g，茵陈蒿 15g，白花蛇舌草 12g，野菊花 12g，蒲公英 12g，赤芍 12g，牡丹皮 10g，生甘草 6g。

③气血郁滞证

临床表现 额面皮疹经年不退，肤色红或暗红，伴有经血来潮皮疹加重，经后减轻，或者平素月经不调，经行带血块，腹痛；男性患者面色晦暗或紫红。舌质暗红有瘀斑，脉沉细涩。

治则 行气理血，解毒散结。

方药 凉血清肺饮加减

生地 30g，银花 30g，茵陈 30g，白花蛇舌草 30g，炒丹皮 10g，黄芩 10g，赤芍 10g，桃仁 10g，益母草 12g，浙贝母 12g，连翘 12g，紫花地丁 12g，炒知母 6g，枇杷叶 6g。

④痰疾结聚证

临床表现 面颊及下颌部的皮疹反复发作，经久不消失，并且增至黄豆或蚕豆大的肿块，高突不平，色紫红，扪之柔软，挤压可见脓血或黄色胶样物，破溃后遗留疤痕。舌质淡红，苔滑腻，脉濡滑。

治则 活血化痰，消痰软坚。

方药 海藻玉壶汤加减

海藻 10g，浙贝母 10g，陈皮 10g，法半夏 10g，连翘 12g，夏枯草 12g，生龙牡各 12g，当归 6g，川芎 6g，陈皮各 6g。

2）中药外治

①散剂 颠倒散茶水调搽。

②水剂

处方1 防风、地肤子、白鲜皮、各9克，金银花 15～30 克。蒲公英 9～12 克，薄荷、甘草各 6 克。

处方2 蒲公英、生地、土茯苓、地丁、滑石各 20 克。

③水粉剂

处方1 三黄洗剂

大黄、黄柏、黄芩、苦参片各等分，共研细末。上药 10～15 克，加入蒸馏水 100 毫升，医用苯酚 1 毫升。

④粉剂

处方：重楼 20 克，蒲公英 20 克，滑石 200 克。

⑤软膏

黑布膏外敷。适用于以结节、囊肿、疤痕为主的阶段。

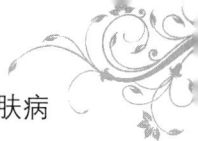

2. 皮肤磨削术　适合于除了冰渣样（Icepick）瘢痕以外的所有痤疮瘢痕。最常见的副作用是术后皮肤色素沉着、粟丘疹和创面感染遗留新瘢痕。

3. 美容治疗

（1）皮肤护理：急性期应清除粉刺、脓疱，在清洁皮肤后，挤压成熟的粉刺和脓疱，用超声波导入消炎杀菌剂，倒冷膜或药膜。亚急性及慢性期可配合按摩，辅以超声波导入消炎药物、瘢痕软化剂等，倒膜治疗。

（2）局封：大的结节、囊肿经久不愈者，可用泼尼松龙针加利多卡因针做局部封闭，每周一次，连续用 2~4 次。

（3）激光治疗：参见激光部分-第六节。

（4）其他治疗：针刺法、耳针法、耳压法、挑刺法、刺络拔罐法、割治法、埋针法及穴位注射法。穴位注射法，取双侧足三里，常规消毒后，抽患者自己的静脉血3.5ml，迅速刺入足三里推注，每侧注入 1.5~2.5ml，1 周 2 次，7 次为 1 疗程。

二、酒渣鼻

（一）概述

酒渣鼻（rosacea）该病是一种发生于面部中央，主要以鼻尖、鼻翼为主，其次为颊部、颏部和前额，以红斑、丘疹、毛细血管扩张为主要特征的慢性皮肤病。皮损对称分布，常并发痤疮及脂溢性皮炎。多发生于 30~50 岁中年人，以女性多见，无明显自觉症状。

病因不十分明确。可能在油性皮肤基础上，由于某些内外环境因素而致面部血管运动神经失调，血管长期扩张所致。嗜酒、辛辣食物、高温、严寒、风吹日晒、精神紧张、内分泌失调、胃肠功能障碍及慢性病灶等均为促发和加重因素。有人在某些酒渣鼻病人，皮损中找到了毛囊虫（即蠕形螨），提示毛囊虫感染可能与本病发生有关。

（二）诊断要点

1. 发病年龄　多数为中年女性，但病情严重者常为男性。

2. 发病部位　本病好发于面部中央，特别是鼻部、两颊、眉间及下颌部，一般无自觉症状。

3. 临床分型　临床上可分为三期，但三期间无明显界限。

（1）红斑期：先出现鼻部潮红，后累及两颊、眉间、颏部，对称分布，红斑初为暂时性，在热饮和进食辛辣食物、运动、冷热刺激或精神紧张，感情冲动时发生。反复发作后，逐渐转为持久性红斑，同时，鼻尖、鼻翼及两颊出现细丝样毛细血管扩张，呈树枝状分布。伴毛孔粗大，皮脂溢出增多皮肤油腻明显。经过数月或数年后，向第二期发展。

（2）丘疹脓疱期：在红斑基础上，鼻部、面颊部、颏部出现丘疹、脓疱结节，同时鼻部、鼻唇沟、鼻颊沟、面颊部的毛细血管扩张更加明显，纵横交错，毛孔粗大更为明显，中年女性患者皮疹常在月经前加重，皮疹时轻时重，此起彼伏、历经数年或更久。

（3）鼻赘期：又称蒜头鼻，酒渣鼻最严重一期，鼻部皮脂腺和结缔组织增生，鼻

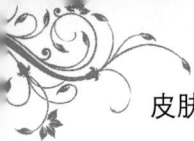

尖鼻翼肥大，形成紫红色结节状或草莓状隆起，表面凸凹不平形成鼻赘。此期，毛孔明显粗大，皮脂分泌旺盛，毛细血管扩张显著，从开始发病至鼻赘形成需数年或数十年。虽然本病患者大多为女性，但鼻赘期多为 40 岁以上男性。鼻赘期在我国较为少见。

（三）治疗

应禁酒类及辛辣刺激性食物，避免诱发或加重因素，如高热寒冷及强烈的情绪波动等可能诱发面部潮红的因素。纠正内分泌失调和胃肠功能障碍。养成良好的生活习惯，注意劳逸结合，避免强烈的日光照射。

1. 药物治疗

（1）西药治疗

1）口服：主要用于炎症较重的患者，如替硝唑 500mg，2 次/日或甲硝唑 200mg，3 次/日，连服 20 周减为 200mg，2 次/日，视病情再减药或停药。四环素 250mg，3 ~ 4 次/日，或红霉素 250mg，4 次/日，或罗红霉素 150mg，2 次/日，一般 2 个月为一疗程。异维 A 酸 10mg，2 ~ 3 次/日，起到抑制皮脂分泌溶解及加快粉刺排出，抑制疤痕形成等作用。出现口干等不良反应可减至 1 次/日，口唇涂以润唇膏或维生素 E 乳膏，一般 3 ~ 4 个月为一疗程。自主神经紊乱的患者，特别是女性，在月经前或月经期间易发生阵发性潮红者，可给予谷维素，地西泮。

2）外用：0.05% 维 A 酸外用制剂，外用每晚 1 次，对纠正酒渣鼻性红斑及毛细血管扩张，减少皮脂分泌，维持上皮组织正常角化过程有效。亦可选用复方硫黄洗剂，脓疱多时采用 1% 林可霉素，2% 氯霉素水杨酸酊，针对毛囊虫多的患者可用 1% 替硝唑凝胶或 1% 甲硝唑霜每日 2 次，或过氧化苯甲酸凝胶（2.5% 、5% 、10%）。20% 壬二酸霜，能减少炎症损害，同时对毛囊内的细菌有抗菌的活性，也能帮助毛囊角化正常化。

（2）中药治疗：中医认为红斑期多系肺胃积热，故以清泄积热为宜，用枇杷清肺饮加减，伴丘疹，脓疱以五味消毒饮或黄连解毒汤加减，到晚期形或鼻赘者则以桃红四物汤或通窍活血汤加减，以清热凉血、活血祛瘀。

2. 手术治疗　对于酒渣鼻，鼻尖、鼻翼部毛细血管扩张显著者或鼻赘期，可采用外科方格划切法或鼻赘切割术，以切断毛细血管网及削去过厚的鼻赘。

3. 美容治疗

（1）皮肤护理：可选用控油祛脂的洁肤品和护肤品，帮助皮肤恢复正常的皮肤生理屏障功能。

（2）冷冻：对毛细血管扩张明显者可用液氮冷冻治疗。

（3）激光治疗：脉冲染料激光可去除毛细血管扩张。

三、脂溢性皮炎

（一）概述

脂溢性皮炎（seborrheic dermatitis）系发生于头、面、眉、耳及胸、背等皮脂分泌旺盛部位的一种慢性炎症性皮肤病，表现为暗红或黄红色斑片上覆以鳞屑或痂皮。伴有不同程度的瘙痒，多见于成年人和新生儿。

病因和发病机制尚未完全明确。一般认为与性腺分泌紊乱有关，为雄激素分泌亢进

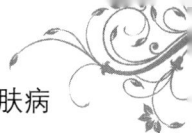

所致。除此以外，有的认为可能与免疫、遗传、激素、神经、环境因素、消化功能失常、食糖、脂肪过多、精神紧张、过度劳累、细菌感染、维生素 B 族缺乏等有一定关系。有研究发现与亲脂的酵母型马拉色菌感染有关，此外，痤疮丙酸杆菌也会因为皮脂增多而分解出游离脂肪酸，刺激引起皮肤炎症。

婴儿脂溢性皮炎常发生在出生后 1 个月，头部局部或全部布满厚薄不等的油腻灰黄色痂皮，常累及眉、耳后，无全身症状，一般 1 月内痊愈。若持续不愈，常与湿疹并发，亦可合并细菌、念珠菌感染。

（二）诊断要点

1. 发病部位　皮损发生于皮脂溢出部位，以头、面、胸、背、脐窝、腋窝及阴股等部位多见。

2. 皮损特点　由于皮脂腺开口于毛囊口，本病一般开始在毛囊周围有红丘疹，渐发展融合成暗红或黄红色斑，被覆油腻鳞屑或痂皮。皮损常因部位和轻重不同，临床表现有所差别。伴有不同程度的瘙痒。病程呈慢性。

3. 组织病理　显示慢性皮炎特征。

（三）治疗

限制高脂多糖饮食，忌酒和辛辣等刺激性食物。多吃水果蔬菜等含丰富维生素饮食，保持大便通畅。

1. 药物治疗

（1）口服：可口服 B 族维生素如维生素 B_6、B_2 及复合维生素 B 等；口服锌制剂如硫酸锌糖浆，葡萄糖酸锌等；炎症重、皮损广泛者可用皮质激素，如口服醋酸泼尼松，10mg，每日 3 次，待病情稳定后逐渐减量；瘙痒剧烈时可用镇静剂，抗组胺类药物，亦可选用硫代硫酸钠静脉注射，或维生素 C 3.0g 加入葡萄糖液中静脉滴注；治疗效果不理想时可试用抗真菌类药，如口服酮康唑，每日 0.2g，但要注意其副作用；如有感染选用适当抗生素。

（2）外用：以减少皮脂、去除鳞屑、防止感染、消炎止痒为主。

有渗出糜烂者可用 1:8000 高锰酸钾或 3% 硼酸液湿敷；无渗出糜烂者可用硫黄制剂，或煤焦油制剂，如 2% 硫黄冷霜、去头屑洗剂、1% 煤焦油洗剂等；硫化硒洗剂，用于头部，每周 1~2 次；皮质类固醇类霜剂或软膏，如 0.1% 醋酸泼尼松霜、0.1% 地塞米松霜、去炎松霜等，但不宜长时间用；抗真菌药，如酮康唑洗剂、制霉菌素洗剂等；有感染时使用抗生素霜剂或软膏；婴幼儿头皮痂较厚者可用矿物油或植物油或 3% 水杨酸油剂浸敷，每日 1~2 次，可以去痂，预防细菌感染；最近的研究表明，单独外用 0.1% 他克莫司软膏，2 次/日，外用治疗具有局部免疫调节、抗炎及止痒等多重作用，有激素的治疗作用而无激素的副作用。

2. 美容治疗　不要过度搔抓，不要过勤洗头，洗头以温水为宜。避免使用碱性较强的肥皂和刺激性的化妆品，可选择无皂基的肥皂或温和的沐浴露洗澡，选择安全性较高的医学护肤品护理皮肤，以清爽、防敏、保湿为主。

四、腋　臭

参见皮肤外科-腋臭剥离术。

五、斑　秃

（一）概述

斑秃（alopecia areata）俗称"鬼剃头"，是一种突然发生的局限性斑片状脱发，患处皮肤正常，无自觉症状。常常是别人无意中发现或理发时才被告知。其病因可能与精神因素，遗传素质或内分泌因素以及免疫异常等有关。

一般均先发生于头皮，但在罕见情况下可先出现于眉毛、胡须或四肢毳毛处出现边缘清楚的脱毛斑。儿童除发生如成人一样的斑秃外，还可在枕下沿后发际线头发脱落，称蛇形脱发，很难治愈。临床上，依病情的发展状况，斑秃可分为三期：进行期、静止期、恢复期。

斑秃痊愈后常可复发。有的患者几个月后复发，也有几年后又复发。有的病人只复发1次，有的复发多次，复发没有规律，一般来说有斑秃家族史者，尤其是有斑秃复发家族史者出现复发的机会要大的多。少数患者斑秃多次复发后，可发展成全秃或普秃。

（二）诊断要点

1. 突然发生局限性大小不等圆形或椭圆形斑片状秃发，单片或多片，可自行缓解和复发，病变处头皮外观正常，无炎症，也无自觉症状。

2. 恢复期脱发区出现纤细淡色毳毛，可随长随脱。痊愈时发渐变粗变黑。

3. 若整个头发全部脱落称为全秃，有的甚至眉毛、腋毛、阴毛和全身毳毛等全部脱落，称为普秃。

（三）治疗

做好病人思想工作，解除思想负担，坚定治愈信心。尽可能寻找病因，并除之，保持良好的生活习惯，劳逸结合。

1. 药物治疗

（1）西药治疗

1）注射治疗：适宜小面积的皮损。用泼尼松龙针（5mg/ml）加2%利多卡因针行分点、扇形封闭注射，每周1次，一般注射3~4次。

2）口服：对于精神紧张焦虑的患者可用镇静药如地西泮片，2.5~5mg/次，每日1~3次，口服。血管扩张剂如烟酸，100mg/次，每日3次，口服。免疫调节剂如转移因子、胸腺素、干扰素、左旋咪唑等均可试用。对于广泛的脱发、全秃或普秃患者，可用皮质类固醇激素如醋酸泼尼松，10mg/次，每日3次，口服，数周后逐渐减量，然后以小剂量维持2~3个月，注意其副作用。此外，还可给胱氨酸、维生素B族及维生素E等口服，辅助性治疗。

3）外用：目的是改善血液循环，促进毛发生长。常用的有1%米诺地尔霜或溶液、0.25%蒽林软膏或霜剂、30%补骨脂酊、辣椒酊、斑蝥酊等。其他疗法如生姜切片，搓

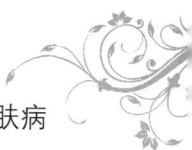

擦脱发处皮肤，每日 1 ~ 2 次，每次 4 ~ 5 分钟，使头皮发热，连续使用至新发长出为止；辣椒油擦患处，一日数次，可促使毛发再生；桑白皮 150 克，煎汤去渣，浓缩后装入瓶中，外涂脱发处，每日数次等。

（2）中药治疗：首乌针剂注射或冲剂口服；黄芪当归针剂注射；六味地黄丸，1 日 2 次，每次 1 丸；肾气丸或八珍丸，1 日 2 次，每次 1 丸；或何首乌 15 克，枸杞子 15 克，当归 15 克，生侧柏叶 30 克，水煎服。

2. 美容治疗

（1）佩戴假发：治疗期间佩戴假发可减轻患者的心理负担。

（2）物理疗法：梅花针治疗，每周 2 ~ 3 次。氦-氖激光照射能促进血液循环，刺激新发再生，每 2 ~ 3 天照射 1 次。大面积和顽固的斑秃可应用光化学疗法，先在斑秃上外擦 0.1% 8-甲氧补骨脂素酒精溶液，45 分钟后照射长波紫外线，开始每周 2 次，每次量维持在最小红斑量。当大部分新发再生后，逐渐减少照射次数，一般可治疗 30 次以上。中医可用针刺疗法，辨证取穴后再行治疗。

（3）冷冻治疗：浅低温液氮冷冻能使脱发区局部反复受到寒冷刺激，该刺激通过神经传导，可调整神经系统的功能，并反射作用于自主神经，促使皮肤血管的舒缩，毛囊血液供应增加，改善局部营养，促进毛发生长，且冷冻疗法有增进免疫的作用。一般每周 1 次，4 次为一疗程。

（何　黎　汪黔蜀　孙素姣）

第四节　变态反应性皮肤病

一、接触性皮炎

（一）概述

接触性皮炎（contact dermatitis）是外源性物质接触所致的一种皮肤炎症反应，根据病因一般可分为两种类型：刺激性接触性皮炎（ICD）和变应性接触性皮炎（ACD）。ICD 指外源性物质通过非免疫机制引起的皮肤炎症反应，这些物质称为刺激物，反应可在接触后立即发生或较长时间接触后发生，去除刺激物后炎症反应能很快消失，临床表现变化较大，可从轻微红斑、皲裂直至严重水疱、溃疡形成。ICD 是最常见的职业性皮肤病。ACD 指敏感个体再次接触变应原后所致的皮肤、黏膜炎性反应，一般表现为接触部位的湿疹性皮炎，避免变应原接触后皮炎部分或完全消退。非敏感个体的变应性致敏诱导至少需要 4 天，一般为 5 天或以上，敏感性个体在接触后 24 ~ 36 小时即可发生变态反应。ACD 是较常见的皮肤病变。

（二）诊断要点

1. 病史　常见明确的外因接触史，潜伏期的长短决定于刺激物的强弱，由变态反应诱发的初次为 4 ~ 20 天，若已致敏，再次接触致敏原后常在 24 小时内发病。

2. 临床表现　皮疹多首发于直接接触部位，亦可波及其他部位。损害表现依反应程度而定，从红斑、丘疹、疱疹、大疱直至溃疡、坏死。损害较一致，边缘较清楚，局

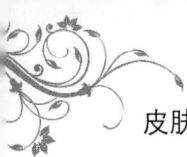

部常伴有瘙痒或灼痛感。

3. 停止接触可疑致敏物，皮疹常自愈。

4. 皮肤斑贴试验阳性。

（三）治疗

1. 一般治疗　根据斑贴试验的结果寻找诱因，脱离接触物并积极对症处理，避免再次接触致敏原以免复发。

2. 药物治疗

（1）西药治疗

1）口服：视病情轻重可内服抗组胺药如赛庚啶、西替利嗪、氯雷他定、咪唑斯汀等，可并用维生素 C 100～200mg 每日 3～4 次口服。病情严重者可加用糖皮质激素，如泼尼松片 30～40mg/天，必要时静滴，病情控制后逐渐减量停药。并发感染时加用抗生素。对伴发全身皮疹，水肿严重者，可配合服用双氢克尿塞 25mg，每日 2～3 次，连服 2～3 天，有利于消肿。

2）外用：急性期有糜烂渗液者，可选用 5% 硼酸溶液、1% 硫酸镁、0.1% 明矾溶液、醋酸铝溶液作冷湿敷，合并感染者可用 1∶5000～1∶10000 的高锰酸钾冷湿敷。急性期无糜烂渗液者可外擦炉甘石洗剂。亚急性期用糖皮质激素霜剂。

（2）中药治疗～宜清热、凉血、利湿、解毒，方药可选用龙胆泻肝汤加减，加味白虎汤、化斑解毒汤等。

3. 美容治疗　皮炎急性期，可行冷喷、冷膜治疗，并选择医学护肤品加强保湿、滋润，重建皮肤正常屏障功能。

二、化妆品皮炎

（一）概念

在我国，化妆品是以涂抹、喷洒或其他类似方法，施于人体表面任何部位（皮肤、毛发、指甲、口唇等），以达到清洁、消除不良气味、护肤、美容和修饰目的的产品。各个国家对化妆品的定义稍有不同。可能在部分国家被称为化妆品的物质，在其他一些国家属于非处方药，会接受不同程度的监管。比如止汗剂，在欧洲归为化妆品而在美国归为非处方药。化妆品皮肤病是指因使用化妆品引起的皮肤病变，如化妆品接触性皮炎和化妆品不耐受，色素性化妆品皮炎，化妆品光敏感性皮炎，化妆品毛发改变，化妆品痤疮，化妆品甲改变，以及化妆品荨麻疹等。

（二）临床表现

1. 化妆品变应性接触性皮炎　此类损害是化妆品皮肤病的主要类型，约占化妆品皮肤病的 80% 以上。包括接触化妆品而引起刺激性接触性皮炎和变应性接触性皮炎。化妆品变应性接触性皮炎临床表现与典型的变应性接触性皮炎一致，可表现为瘙痒、红斑、丘疹、水疱、渗液及结痂等。首发部位一般是接触部位，也可扩至周围及远隔部位；症状通常以接触部位较为严重。许多因素可影响对某种特定化妆品变态反应的发生率，包括其组成、浓度及纯度、使用部位及状态、接触时间、频率等。

2. 化妆品刺激性皮炎　是由化妆品刺激造成的可见的皮肤变化。特点是皮疹局限

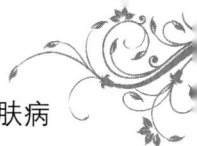

于使用化妆品的部位，临床表现为红斑，重者可出现红肿、水疱、糜烂、渗出。在初次使用化妆品后立即或数小时后即可发生，多见于劣质化妆品、特殊用途化妆品如除臭、祛斑、脱毛类等产品或者使用化妆品方法不当。对刺激的反应可能与遗传、种族有关，黑色人种的刺激性皮炎发生率较低。

3. 色素性化妆品皮炎　指应用化妆品引起的皮肤色素沉着或色素脱失，以色素沉着较为常见，约占化妆品皮肤病的 10% ~ 15%。临床表现为使用化妆品数周或数月后，逐渐出现淡褐色或褐色的密集斑点。多发生于面、颈部，可单独发生，也可以和皮肤炎症同时存在，或者发生在接触性皮炎、光感性皮炎之后。色素性化妆品皮炎是接触性皮炎的一种特殊类型，只不过炎症的成分较轻而色素沉着显著。很多这样的病人实质上是长期反复接触小量变应原引起的化妆品过敏，主要致敏物香料、煤焦油染料，光敏在本病发病中的作用较小。

4. 化妆品光感性皮炎　指用化妆品后，经过日光照射而引起的皮肤炎症。它是化妆品中的光感物质引起皮肤黏膜的光毒性或光变态反应。光毒性反应一般在日晒后数小时内发生，表现为日晒伤样反应，出现红斑、水肿、水疱甚至大疱，易留色素沉着，初次使用即可发病。常见的光毒性物质是5-甲氧补骨脂素。光变态反应一般在日晒后24 ~ 48 小时发生，表现为湿疹样皮损，通常伴有瘙痒。化妆品中的光感物质多见于防腐剂、染料、香料以及唇膏中的荧光物质等成分。

5. 化妆品痤疮　表现为粉刺、丘疹、脓疱等，大多为使用油质或粉质化妆品后发生。当面部出现痤疮时，要符合以下条件方可考虑化妆品痤疮：发病前有明确的化妆品接触史，皮损发生于接触部位。若原有寻常痤疮，则可导致皮损加重。停用化妆品后，痤疮样皮损可以明显改善或消退。必要时可以对所使用的化妆品进行质量检验。

6. 化妆品甲损伤　包括甲板损伤和甲周软组织损伤两部分。指甲化妆品成分中多含有有机溶剂、合成树脂、有机染料、色素及某些限用化合物，如丙酮、氢氧化钾、硝化纤维等，它们多数有一定的毒性，对指甲和皮肤有刺激性，并有致敏性，如原发性刺激性皮炎可由甲板清洁剂、表皮去除剂中的某些成分引起。变应性接触性皮炎可由指甲油中的树脂类、指甲硬化剂中的甲醛等成分诱发，光感性皮炎可由指甲油中的多种荧光物质引起。

7. 接触性荨麻疹　表现为接触某种化妆品后出现的风团、红晕、瘙痒、红斑、水肿等，大多发生于接触部位，也可通过间接接触传播到远离部位甚至通过气源性途径导致全身皮疹。

（三）诊断技术

当疑诊化妆品变应性接触性皮炎时，下一步应该进行斑贴试验以确诊。国际接触性皮炎研究组（International Contact Dermatitis Research Group，ICDRG）推荐，将斑贴试验作为诊断的基础，但当使用可疑变应原或产品进行斑试结果持续阴性，或当斑试结果关联性不确定时，应进行重复开放试验。值得注意的是，仅进行产品的斑贴试验可能出现假阴性，对"洗脱性"化妆品进行重复开放试验时可能出现假阳性。当出现暴露部位皮炎的时候，考虑进行光斑贴试验也是必要的。随着越来越多天然植物提取物以及防紫外线添加品进入市场，光斑贴试验重要性将会增加。

化妆品主要的变应原包括香料、防腐剂、染料等。要确定化妆品变应原，理想条件下是能将产品中所有的单一成分以合适的浓度进行斑贴试验，并进行产品的斑试。部分保留性产品可以原物进行封闭式斑试，但是一些含有刺激性成分的产品（如肥皂、去污剂、香波、发泡清洁剂、泡沫浴剂、剃毛霜、洁牙剂等）应进行稀释后斑试或采用半封闭方法。当高度疑诊变应性接触性皮炎但对成分进行斑试结果为阴性时，最好能从生产厂家获得原料进行斑试。

斑贴试验的具体方法在不同的医学中心有的存在少许差异。我国对于化妆品斑贴试验规定的操作步骤为：将斑试器（标准芬兰小室）标好顺序；将化妆品按品种稀释至规定浓度或使用化妆品系列变应原顺序加至斑试器内，膏、霜物约0.03g，液体约0.02~0.04ml，对照斑试器仅用化妆品稀释剂；将加有变应原的斑试器用胶带敷贴于上背部或前臂屈侧；斑贴48h后除掉斑试胶带，30分钟后，待斑试器压痕消失后判定反应强度。如结果为阴性，为避免遗漏迟发反应，可于72小时和96小时再分别观察结果。

我国《化妆品接触性皮炎诊断标准及处理原则》中对于斑试结果的判定标准为：皮肤无反应（-）；皮肤呈淡红斑、无浸润（±）；皮肤呈红斑、浸润、丘疹（+）；皮肤呈红斑、水肿、丘疹、小水疱（++）；皮肤在红斑、水肿上出现大水疱（+++）。

正确判读斑贴试验结果必须鉴别刺激性反应与变态反应。

受试注意事项包括：皮炎急性期不宜做斑贴试验，试验期间受试者应避免服用抗炎性介质类药物如皮质类固醇类激素、抗组织胺药等。斑试前应向受试者说明意义和可能出现的反应，以便取得合作。如试验处感到重度烧灼或剧痒，可及时去掉斑试物。斑试期间要保持局部干燥，不要挪动斑试器，防止脱落，不宜洗澡。夏季酷暑不宜做皮肤斑贴试验。

开放性斑贴试验的操作步骤为：将受试物（膏霜类约0.3g，液体类约0.3ml）涂于前臂屈侧近肘窝处约5cm×5cm大的皮肤上，每日两次，连续七天。每日观察局部皮肤反应，无反应者为阴性，出现皮炎者为阳性。需注意：如受试中有任何刺激现象发生则随时停止。反应多在使用4日内发生，少数反应慢者可于第5日至第7日出现反应，因此应观察一周为宜。如仍无反应出现可延长至2周。避免在试验期内水洗，搓揉局部皮肤。

皮肤光斑贴试验是将可疑光敏物于患者背部同时做三处斑贴试验或使用斑贴试验胶带同时进行几种不同试验物。一般采用高压汞气石英灯或水冷式石英灯，在前臂屈侧或腹部测定最小红斑量（MED）。斑贴24h后去除三处斑贴试验物，其中：一处去除后立即用遮光物覆盖，避免任何光线照射，作为对照；第二处用低于MED的亚红斑量照射（主要是UVB）；第三处用经普通窗玻璃滤过的光源照射（主要是UVA，时间为MED的20~30倍）。于照射后24，48，72h分别观察结果，反应程度评定同前。未经光照处出现阳性反应者可参照同前。仅在亚红斑量照射处出现阳性反应可判定为光毒性反应；仅在窗玻璃滤过后光源照射处出现阳性反应可判定为光变应性反应；若后两者均出现阳性则说明既有光毒反应又有光变应性反应。

（四）治疗

治疗上与普通接触性皮炎原则一致。对急性炎症，应避免搔抓、烫洗、肥皂洗涤。可用抗组胺药、维C、钙剂抗过敏。严重者可酌情使用皮质激素。局部可视情况采用冷

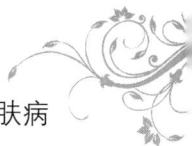

敷、炉甘石洗剂或氧化锌油。对其他病变，可按相应的皮肤病处理原则治疗。

（五）预防

对于化妆品不良反应来说，重在预防。选择化妆品时，应注意选择质量合格的产品。正规化妆品应该在产品上标有卫生许可证、生产许可证或卫生部进口化妆品批准文号或卫生部特殊用途化妆品批准文号。产品外包装上还应标有制造商的名称、地址，进口化妆品应标明原产国名、地区名、制造者名称、地址或经销商、进口商、在华代理商在国内依法登记注册的名称和地址。

对于变态反应导致的不良反应，应该避免再次接触相同抗原，可选用较低致敏性的替代物，还需注意交叉反应的可能性。在化妆品标签上标明成分是预防化妆品皮炎的关键。对于化妆品过敏的患者，在通过斑贴试验确定了过敏的抗原后，只有知道哪些化妆品中含有该物质，才能更好地避免再次接触。

三、激素依赖性皮炎

近年来，随着糖皮质激素外用制剂的广泛使用，激素依赖性皮炎（Hormone dependence dermatitis，HDD）逐渐增多，已成为皮肤科的常见病。该病具有多形态损害，对激素依赖或成瘾，反复发作等特点，严重影响着患者的容貌及心理健康。目前，国内外皮肤科专著尚未将此病作为一种独立的疾病加以阐述，在临床工作中对本病的概念、命名、定义、临床表现、诊断及治疗缺乏明确的统一标准。因此，有必要对上述内容制定标准。

指南不是一成不变的，随着新的循证医学证据和药物的出现，需要经常更新。

（一）命名

在多个文献中，分别有"激素依赖性皮炎、糖皮质激素依赖性皮炎、皮质类固醇激素依赖性皮炎、激素性皮炎"等命名。根据外用糖皮质激素理论及临床要求，命名为"糖皮质激素依赖性皮炎"，简称"激素依赖性皮炎"更为确切。

（二）定义

由于长期外用含糖皮质激素制剂，一旦停药导致皮疹复发或加重，并出现多形态损害的慢性炎症性皮肤病，称为激素依赖性皮炎。

（三）诱因

1. 激素使用不当　不能正确、合理地为患者选择合适的外用糖皮质激素。

2. 适应证选择不当　对一些慎用激素的皮肤病，如：痤疮、酒渣鼻、浅表真菌病、黄褐斑等，长期滥用中、强效糖皮质激素。

3. 用药部位选择不当　面部及婴幼儿皮肤最好不要选用中、强效激素及含氟激素。

4. 外用时间过长　外用糖皮质激素分为高、中、低效，所引起的激素依赖性皮炎时间不同，最短约20天，最长可在2个月以上。

5. 把激素当化妆品使用　将激素掺进化妆品，长期应用所谓"特效嫩肤、美白"化妆品后产生依赖。

（四）临床表现及分型

1. 临床表现

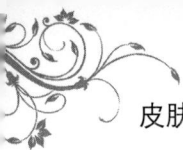

（1）他觉症状

1）皮肤变薄、潮红伴毛细血管扩张。

2）痤疮样皮炎：粉刺、丘疹、脓疱。

3）色素沉着。

4）皮肤老化：皮肤干燥、脱屑、粗糙、甚至萎缩。

5）毳毛增粗变长。

（2）自觉症状：自觉灼热、瘙痒、疼痛、紧绷感。

2. 临床分型　根据皮损发生部位，分为三型：

（1）口周型：皮损主要分布于口周离唇 3～5mm 的区域。

（2）面部中央型：皮损主要分布于双面颊、下眼睑、鼻及前额，通常口唇周围皮肤正常。

（3）弥散性：皮损分布于整个面部、前额和口周皮肤。

（五）诊断

1. 用药史　有明确的长期外用糖皮质激素史。可根据外用激素高、中、低效的使用时间确定。

2. 临床表现　停用激素后，皮疹复发或加重，或出现以下症状：

（1）他觉症状

1）皮肤变薄、潮红伴毛细血管扩张。

2）痤疮样皮炎：粉刺、丘疹、脓疱。

3）色素沉着。

4）皮肤老化：皮肤干燥、脱屑、粗糙、甚至萎缩。

5）毳毛增粗变长。

（2）主观症状：自觉灼热、瘙痒、疼痛、紧绷感。

诊断：1 条为基本条件，加上（1）、（2）条 1～2 种。并根据皮损发生部位，进行诊断及临床分型。

（六）鉴别诊断

注意和寻常型痤疮、酒渣鼻、脂溢性皮炎、颜面播散性粟粒性狼疮等皮肤病鉴别。

（七）治疗

1. 一般治疗

（1）健康教育：由于本病容易反复，常引起患者烦躁、焦虑、情绪悲观。因此，应让患者充分了解疾病是可以治愈的，以减少病人的恐惧，增强治疗的信心，但由于疗程相对长，应教育患者需有配合医师治疗的思想准备，以取得患者的信任和合作。

（2）日常护理：长期外用糖皮质激素易导致皮肤变薄，发生炎症反应，皮肤屏障功能被破坏，皮肤对外界各种理化刺激的敏感性增高，每遇日晒、风吹、热及进食刺激性食物后症状加重。因此，让患者配合使用能恢复皮肤屏障功能的防敏、保湿医学护肤品，以降低皮肤敏感性。

（3）饮食：尽量避免食用辛辣、刺激食物及饮酒。多食蔬菜、水果等富含维生素的食物。

2. 药物治疗

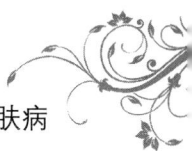

（1）西医治疗

1）外用药物

激素递减疗法：对病程长、停药后反应剧烈者，采用递减法，直全戒断：①由强效制剂改用弱效制剂；②由高浓度改为低浓度制剂；③逐渐减少用药次数，延长使用间隔时间。

对病程及用药时间较短，停药后反跳较轻者，可停止使用激素制剂。

激素替代治疗：钙调神经酶抑制剂：如，他克莫司软膏，每天 1~2 次。

非甾体类的软膏：①丁苯羟酸乳膏；②乙氧苯柳胺乳膏；③氟芬那酸丁酯软膏；每天 1~2 次。

伴痤疮样皮炎，待皮肤屏障功能恢复后，加用 5% 硫黄乳剂、过氧苯甲酰凝胶、甲硝唑乳剂等。伴色素沉着，待皮肤屏障功能恢复后，加用 3% 氢醌、熊果苷、戊二酸等脱色剂。

2）系统治疗

抗敏药物　氯苯那敏、氯雷他定、地氯雷他定、咪唑斯汀等。

抗炎治疗　羟氯喹、吲哚美辛、阿司匹林、甘草酸苷等。

其他治疗　伴痤疮样皮炎，加服米诺环素、四环素、丹参酮、维 A 酸及替硝唑等。伴色素沉着，补充维生素 C、维生素 E、谷胱甘肽等。

（2）中医治疗

1）中药内治

①风热血热型

临床表现　红斑、潮红、脱屑、毛细血管扩张、红丘疹，甚者肿胀灼痒，遇热加重，春夏易复发，伴尿黄便秘，口干，烦躁。舌红无苔，脉浮或细数。

治则　疏风清热、凉血解毒

方药　凉血消风汤加减：

生地 15g，丹皮 10g，赤芍 10g，紫草 10g，荆芥 10g，防风 10g，牛蒡子 10g，银花 10g，白花蛇舌草 10g，蝉蜕 10g，生甘草 6g

②肝经郁热型

临床表现　局部皮疹以潮红斑、毛细血管扩张为主，亦可有皮肤萎缩、红色丘疹，情绪紧张时加重，可伴有烦躁易怒，胁肋胀痛，口干，口苦，舌红苔黄，脉弦数。

治则　疏肝解郁，清热解毒

方药　丹栀逍遥散加减：

丹皮 15g，栀子 15g，黄芩 10g，柴胡 10g，赤芍 10g，白芍 10g，茯苓 15g，白术 10g，当归 10g，薄荷 10g，紫草 10g，白花蛇舌草 15g，生甘草 6g

③湿热壅滞型

临床表现　皮疹潮红、毛细血管扩张、痤疮样皮疹、丘疱疹等，有渗出、糜烂、灼痒肿胀，可伴有口臭，尿黄便秘，烦躁不眠，舌红，苔黄腻，脉滑数。

治则　清热利湿

方药　茵陈蒿汤加减：

茵陈 30g，栀子、黄芩、大青叶、白鲜皮各 20g，泽泻、丹皮、紫草各 10g，大黄、

甘草各6g

④阴虚风燥型

临床表现　皮疹萎缩、发干发硬、糠状脱屑，甚者有假面具感，可有裂纹、色素沉着或减退，可伴有大便干结，潮热盗汗，口干，烦躁。舌红苔少乏津，脉细数。

治则　滋阴润燥，疏风清热

方药　增液汤加减：

生地15g，玄参20g，麦冬15g，白花蛇舌草、桑白皮、地骨皮、牡丹皮、当归、蝉蜕、防风、金银花各10g，生甘草6g

2）中医外治

处方1　黄柏、地榆各30g，白鲜皮、生甘草各10g，煎水间歇性冷敷。

处方2　桑叶、枇杷叶、丹皮、生地榆各30g，皮疹以炎性结节为主加蒲公英、紫花地丁各30g。渗出明显加黄柏、马齿苋各30g，煎汤冷湿敷。

处方3　野菊花、蒲公英、蛇床子、葛根、当归、地肤子、白芷、白藓皮各24g，花椒15g，明矾10g，煎汤湿敷。

3. 物理治疗

（1）湿敷：急性期，可行冷喷、冷膜治疗；避免面部按摩；避免使用美白、祛斑化妆品；避免日晒。不用热水洗脸、淋浴，更不可蒸桑拿。

（2）光子修复：使用较低能量、较长波长的强光，对敏感性皮肤进行非剥脱性、非介入性治疗，达到修复皮肤，减轻炎症，使皮肤敏感性降低或恢复正常的一种光子技术。

（3）激光脱毛：针对毳毛增生患者，在其皮肤屏障功能恢复后，可进行激光脱毛治疗。

（八）预防

1. 合理选择糖皮质激素

1）面部及婴幼儿皮肤最好不要选用中、强效激素及含氟激素，如需使用，应尽量选用弱效、不含氟激素，使用时间不要超过1个月。

2）痤疮、酒渣鼻、浅表真菌病、黄褐斑等皮肤病应尽量不外用糖皮质激素，如需使用应尽量选用不含氟激素，使用时间不要超过1周。

2. 教育患者不要使用含糖皮质激素的化妆品。

四、口周皮炎

口周皮炎（perioral dermatitis）最早由Frumess等在1957年描述，为发生于口周、鼻唇沟、鼻部等处的慢性皮炎。又称为口周酒渣鼻、光感性皮脂溢出、口周脂溢性皮炎等，多见于青年女性。

本病被认为与光敏有关联，目前认为长期外用含氟皮质类固醇激素及含氟牙膏是常见原因，有人还提出日光、感染、皮脂溢出、遗传过敏性皮炎、口服避孕药、含苯甲酸钠的牙膏、化妆品等因素。

本病90%以上为女性，年龄在20～35岁之间，侵犯部位主要是"口罩区"，即口

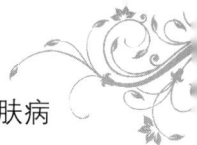

周、颏部及鼻侧，常对称，在皮损与唇红缘之间围绕约 5mm 宽的皮肤区域不受累，上下唇从不累及具有特征性。皮损为分散的 1~2mm 大小的丘疹、丘疱疹，基底红或融合成片。亦可见分散的小丘脓疱疹，有轻度鳞屑，局部可有轻度瘙痒及烧灼感。病程呈周期性发作。

（一）诊断要点

1. 发病年龄　好发于 20~35 岁女性。

2. 发病部位　好发于口、鼻周围、双侧颊部、下颏部位，口唇不累及。

3. 皮损特点　皮损为丘疹、丘疱疹、脓疱、红斑及鳞屑，病程持久者发生血管扩张。皮损及症状可在日光、饮酒、进热食、寒冷刺激后加重。

（二）治疗

本病较顽固，随着年龄增长，皮损可有自愈倾向，但应尽量避免各种可能诱发本病和加重皮损的因素，如停用含氟牙膏、含氟激素，注意防晒、停用可疑化妆品等。由于本病病因多元化，治疗也应个体化。

1. 药物治疗

（1）内服药物：口服四环素常有效，一般口服 0.5~1.0g/d，也可用多西环素 100mg/d 或米诺环素 100mg/d 口服，连用 2~3 周或更长时间，可用到 6 周。对不宜使用四环素治疗的儿童及孕妇可选用红霉素 250mg/d 口服，但红霉素疗效不如四环素。

（2）外用药物　局部可用硫黄软膏加 1% 氢化可的松乳膏或糠酸莫米松乳膏等。可用 1.5%~2.0% 的红霉素溶液外擦，每日 2 次，连用数月；也可外用 0.75% 甲硝唑凝胶 14 周或 1% 甲硝唑霜 8 周。有人试外用 0.03% 他克莫司软膏也取得良好效果。

2. 美容治疗

本病患者口周皮肤较干燥、敏感，可选择防敏、保湿的护肤品，缓解因皮肤干燥和外用药物带来的紧绷、不适感，修护皮肤屏障功能，辅助治疗。

五、日 晒 伤

（一）概述

日晒伤（sunburn）又称日光性皮炎（solar dermatitis），是皮肤受强烈日光照射后产生的一种急性皮炎，可表现为红斑、水肿或大疱。

本病是由于过度照射日光中的 UVB 后，使局部皮肤发生急性光毒性反应，角质形成细胞释放多种炎症介质，如前列腺素、组胺、血清素和激肽等，并扩散到真皮，此外紫外线对血管有直接而短暂的扩张作用，从而使真皮血管扩张、组织水肿，激发炎症，引起红斑，并促进黑素细胞合成黑素。

本病多见于春末夏初，任何人均可发生，妇女、儿童及皮肤白嫩者易发病。局部皮肤于日晒后数分钟到 2~6 小时于暴露部位开始出现弥漫性红斑，1~1.5 天达到高峰，3~5 天后逐渐消退。红斑开始为鲜红色，较重时可伴水肿，自觉有烧灼感或有刺痛，触之痛甚。以后渐变为暗红色或红褐色，脱屑，消退后遗留褐色斑。严重者除红斑、肿胀外，可发生水疱，破裂后形成糜烂。若日晒面积广，可引起全身症状，如发热、畏

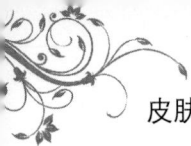

寒、头痛、乏力、恶心和全身不适等，甚至休克。

（二）诊断要点

主要根据强烈的日光暴晒史和 24 小时内在日晒部位出现边界清楚的红斑、水肿、水疱等皮损进行诊断。

（三）治疗

经常参加室外锻炼，使肤色逐渐加深，以增强皮肤对日晒的耐受力。

1. 药物治疗

（1）内服药物：皮损严重者可口服泼尼松 20～30mg/d，以及抗组胺药如氯雷他定、咪唑斯汀等。

（2）外用药物　治疗原则为消炎、安抚、止痛。有糜烂渗出可用 3% 硼酸溶液湿敷；无糜烂渗出者可外用炉甘石洗剂，冰湿敷；或外擦糖皮质激素软膏。

2. 美容治疗

冰牛奶液（牛奶和水 10∶1）湿敷，每一次 15～20 分钟，每隔 3 小时 1 次，持续治疗到水疱干涸。或打冷喷雾，并倒冷膜，安抚、镇定皮肤。配合使用适合敏感性皮肤使用的护肤品，加强保湿以促进皮肤修复以及黑素的代谢。特别注意，日晒伤后至少两星期之内不要做按摩护理，更不要做美白、祛斑等护理。

六、多形性日光疹

（一）概述

多形性日光疹（polymorphis light eruption，PLE）是一种光敏性皮肤病，多发于春夏季，常在日光照射后几小时或几天后发生，临床表现为曝光部位出现丘疹、丘疱疹、水疱等湿疹样多形性损害伴瘙痒。其发病机制目前仍不清楚，遗传、环境、免疫因素都可能与之相关。

春季和夏初发病，冬季很少发生。曝光后 30 分钟至数天发病。如避免进一步光照，7～10 天皮损消失，偶尔更长，消退后不留痕迹。发疹前可有瘙痒或灼热感。好发于暴露部位，如上胸"V"字区、颈部、前臂伸侧、肩和小腿，亦可累及面部，尤其在儿童面部是常见部位，非暴露部位少见。PLE 可发生于任何人种和肤型，但更易发于白色人种，女性好发，女∶男为 3∶1。其皮损包括丘疹、丘疱疹、斑块、水疱、大疱以及多形性红斑样皮损。尽管 PLE 概念中有"多形性"含义，但对个体而言皮损常单一或以一种为主。皮损伴有明显的瘙痒。病程长短不一，反复发作，长期反复发作后可以失去季节性，且皮损可发生与非暴露部位。

（二）诊断要点

1. 发病年龄及性别　多发生于青年女性。

2. 病史　患者多在春季或夏初日晒后发病，秋冬病情好转，慢性病程，可持续多年。

3. 临床表现　日晒后在面部、颈、胸前和手臂等暴露部位感觉刺痒，继而发生红斑、丘疹、水疱等多种形态皮疹。慢性皮肤损害可出现苔藓样变。

4. 皮肤光敏反应多呈阳性。

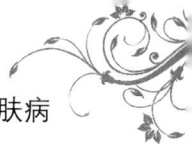

（三）治疗

1. 药物治疗

（1）口服

1）皮质类固醇：对偶发病例在发作早期或发作危险期之初，推荐使用泼尼松片，但应避免长期使用。

2）抗组胺药：咪唑斯汀不仅具有抗组胺作用，而且还有一定的抗炎作用，因此，对于该病多选用咪唑斯汀治疗。

3）抗疟药：目前临床常用的抗疟药是羟氯喹，该药对眼毒性较轻，更适宜在每年6~8月份重复治疗，一般开始剂量为400mg/d，症状缓解可减少至200mg/d，维持一段时间。

4）免疫抑制剂：对于极严重的病例，且对PUVA及其他治疗无效时，可服硫唑嘌呤，75~150mg/d，连服3个月；反应停，150~300mg/d，分2~3次口服，2周左右见效，持续2~6周，但要注意该药有致畸性，因此育龄期妇女禁用该药。

5）抗氧化剂及其他　口服维生素C和维生素E进行预防性系统治疗，能减少多数皮肤反应。

（2）外用

1）糖皮质激素：可选用糖皮质激素乳膏外搽，考虑到该病具有复发性，因此最好选用软性激素，如：糠酸莫米松乳膏、地奈德乳膏。

2）他克莫司：是土壤真菌中提取的大环内酯类免疫抑制剂，该药最早用于器官移植，后来发现它对多种免疫相关性疾病有效。他克莫司能够抑制T细胞活性；可抑制IgE活化的皮肤肥大细胞的组胺释放；同时还可破坏前列腺素D2的从头合成；可干扰细胞因子网络（TNF-α，IL-1，8）及Th1/Th2失平衡，抑制INF-γ、IL-2、4 mRNA的表达，降低共刺激因子（B7家族）及FcεR的表达，目前已成为皮肤科临床治疗光敏性皮肤病的一个新选择。

2. 美容治疗

（1）外用防晒剂：改变他们日光暴露习惯，能避免本病发作，多数轻症患者，使用遮光剂和保护性服装能消除或减轻症状。但中至重度患者，据其发病频率、持续时间、严重程度和生活限制的程度，除选择个性化治疗方案外还需让病人了解本病避光的重要性。

①暴露日光15~30分钟前在暴露部位使用防晒剂；

②日光照射15~30分钟后在暴露部位重复使用防晒剂；

③诸如游泳、擦洗、过分的出汗和摩擦等剧烈活动后宜重复使用防晒剂。

（2）光疗及光化学疗法：光疗的目的是在不激发PLE发作的前提下，诱导患者产生光学耐受。一般而言，疗效以补骨脂素长波紫外线疗法（PUVA）为佳，窄谱UVB及宽谱UVB次之。但有研究认为窄谱UVB与PUVA疗效相当，窄谱UVB因治疗程序简化（患者不需服药和照射佩带护目镜）以及致癌性低于PUVA，可能成为首选。治疗的起始剂量宜很低，照射剂量的增加应个体化。治疗应在春季开始，严重病例在最初两周内可合并使用皮质类固醇。

七、慢性光化性皮炎

（一）概述

慢性光化性皮炎（chronic actinic dermatitis，CAD）是一种慢性、持续性出现于曝光和非曝光部位持久性光过敏性疾病，显示了光敏性皮炎（photosensitivity dermatitis，PD）和光化性网状细胞增生症（actinic reticuloid，AR）内在的联系和演变的过程，又称 PD/AR 综合征。

光敏物质的存在是主要发病因素，常见的光敏物质如肥皂、清洁剂中含有光敏物卤代水杨酰苯胺；某些植物和野草中的含油树脂；建筑装潢材料中的某些成分；职业接触皮肤的焦油、沥青；外用皮肤的补骨脂、白芷、香豆素类等。内服药物或食物引起的光敏反应有四环素、灰黄霉素、磺胺类、苯丙噻嗪类、利尿药、抗组胺药、水杨酸类、雌激素等药物，中药如荆芥、防风等，动植物如灰菜、木耳等食物。在 UVA 或 UVB 照射后，形成短暂的光接触性皮炎，但由于少量原发性光敏物质的存在，反复刺激，使机体形成对光持久敏感，从而造成疾病的发生。此外，免疫功能的紊乱，色氨酸代谢的障碍及紫外线照射后，皮肤组织中产生过多的氧自由基和胶原纤维类型的改变，使这些外来变应原不易被清除，也促使了光敏性的增高。

本病好发于 50 岁以上中老男性，一般初次发作在夏季，但慢慢地四季均可发病。皮损开始主要累及曝光部位，如面、颈侧、项部、手背、上胸部、前臂伸侧、头皮等处，部分会累及掌跖部，而上睑、下颏、耳后、皮肤皱褶等部位一般不受累，但逐渐可扩散至非曝光区域。患者常有明显的剧痒感。皮损开始呈弥漫性水肿性红斑、丘疹、水疱，反复发作和病程较长后皮损可出现浸润、肥厚的苔藓样丘疹和斑块，表面附有少量鳞屑。可有秃发、睑外翻、色素改变，尤其是曝光部位。少数病例有红皮病倾向。

（二）诊断要点

1. 发病年龄及性别　多发生于中老年男性、室外工作者多见，有长期日光曝光史，部分患者有长期外用或接触化学品史。

2. 发病部位　好发于面部、颈部、手背。皮损长期存在不消退。发生于曝光部位的慢性皮肤炎症，可以发展延伸到周围非曝光部位。

3. 皮损特点　皮损为慢性湿疹样改变，包括皮肤红斑、浸润增厚形成斑块，急性加重时皮损鲜红、水肿，出现丘疹、小水疱。慢性期皮损暗红，苔藓化增厚，表面鳞屑，境界清楚。

4. 光敏试验阳性。

（三）治疗

1. 药物治疗

（1）口服：严重病例可用糖皮质激素，泼尼松片（20~60mg/d），控制后逐渐减量停药。也可用硫唑嘌呤（50~200mg/d），控制后减量维持 3 个月。羟氯喹（200mg~400mg/d），分两次口服。联用或单用可取得一定的效果。硫唑嘌呤可用于糖皮质激素替代疗法，有较好的疗效，并且副作用较小。

（2）外用：急性期可以用润滑剂、强效糖皮质激素外用，目前外用他克莫司软膏

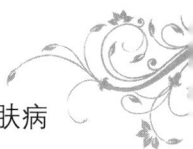

取得良好的效果。

2. 美容治疗

（1）皮肤护理：急性期可行冷喷、倒冷膜治疗，亚急性期和慢性期可行热喷、热倒膜，并配合保湿、滋润霜使用。

（2）光疗：是一种免疫抑制疗法，目的是在不激发疾病发作的条件下，诱发患者产生光学耐受。PUVA 和 UVB 都可使用，开始剂量低于 MED（75％的最小红斑量），然后逐渐增加直至获得保护作用。

（3）防晒：同 PLE。

（何黎　李利　杨森　周成霞　汪黔蜀）

第五节　其他损容性皮肤病

一、脂溢性角化病

（一）概述

脂溢性角化病（seborrheic keratosis）也称老年疣（verruca senilis），大多数发生于 40 岁以后年长者，确切病因不明。可能与常染色体显性遗传或长期日晒有关。成年人如突然在躯干出现许多瘙痒性的黑色脂溢性角化，要检查有无内脏肿瘤。

（二）诊断要点

1. 发病年龄　主要见于中老年。病程缓慢，逐渐发展，一般无自觉症状，无自愈倾向，但很少癌变。

2. 发病部位　皮损常多发，好发于面部，特别是颞部，其次是手背、躯干和上肢，不累及掌跖。

3. 皮损特点　早期皮损为扁平丘疹或斑，呈淡褐色或深褐色，表面光滑，直径 0.5cm 或更大，以后逐渐增大隆起，表面可呈轻度乳头瘤样增生，常附有油性鳞屑。

4. 组织病理　主要分为角化过度型、棘层肥厚型和腺样型等 6 型，其共同点是均有角囊肿，并有角化过度、棘层肥厚和以基底细胞为主的乳头瘤样增生，且病变基底部与两侧正常表皮突底部位于同一水平面。

（三）治疗

1. 药物治疗

外用 0.025％～0.05％维 A 酸软膏

2. 美容治疗

（1）冷冻：在皮损周围 1mm 范围内用棉签或喷射法冷冻是首先治疗方法，残留皮损或复发皮损可再次行冷冻治疗。

（2）其他：表面刮除后，基底部用烧灼、电凝或硝酸银等外涂去除。

（3）激光治疗：参见激光部分-色素性疾病。

3. 手术切除　参见皮肤外科部分。

二、日光性角化病

（一）概述

日光性角化病（solar keratosis）本病又名光线性角化病（actinic keratosis），老年角化病（Senilis keratosis），为长期日光暴晒损伤皮肤而引起的癌前期损害，易发生于皮肤白皙中老年。损害开始为淡红色扁平小丘疹，表面有鳞屑及结痂，散在，日久可有色素沉着，表面干燥，角化显著，往往与老年皮肤萎缩、干燥等伴发。20% 病例可转变成鳞状细胞癌。

日光、放射线、PUVA 和砷剂均可引起本病，有报道儿童期减少日晒可显著降低该病的发生率。老年、蓝眼和儿童期雀斑是本病的高危因素。

（二）诊断要点

1. 发病年龄　好发于中老年人，慢性病程，一般无自觉症状。

2. 发病部位　常见于暴露部位。

3. 皮损特点　日晒皮肤上发生肤色或淡红色扁平丘疹，小结节、红斑、色素斑或角化过度性斑块。米粒至蚕豆大小，圆形或不整形，表面疣状增殖，质硬，表面光亮或有轻微黏着性鳞屑。以后皮疹转变为黄褐色或黑褐色，表面干燥，角化显著有固着于基底的硬痂，不易剥离。有时有轻微瘙痒。常与老年性皮肤萎缩、干燥、色素沉着伴发。

4. 组织病理　表皮角质形成细胞排列紊乱，有异形性，基底膜带完整，真皮浅层胶原纤维常有嗜碱性变性及明显的慢性炎症。

（三）治疗

1. 药物治疗　较大的损害可采用冷冻治疗，数目多的损害可用维 A 酸类药物（如外用全反式维 A 酸），结合用 5% 氟尿嘧啶霜剂可有较好的效果。另外局部注射干扰素 a-2b 也可试用。

2. 激光治疗　参见激光部分-色素性疾病

3. 手术治疗　由于本病可能是一种癌前期病变，故可行手术切除。

4. 预防　由于该病与日晒有密切的关系，避免过度日光照射是最好的预防方法，特别是从儿童期就开始进行紫外线防护可显著降低后期日光性角化症的发病。光防护参见皮肤老化与光老化。

（周展超　何　黎）

参 考 文 献

1. 张学军. 皮肤性病学. 第六版. 北京：人民卫生出版社，2004

2. 张学军. 皮肤性病学教师版. 第六版. 北京：人民卫生出版社，2004

3. 张其亮. 美容皮肤科学. 北京：人民卫生出版社，2002

4. 何黎，刘流. 皮肤科医师推荐—皮肤保健与美容. 北京：人民卫生出版社，2007

5. 戴耕武，潘宁. 皮肤外科学. 北京：科学出版社，2006

6. 张国成，方方. 协和皮肤外科学. 北京：中国协和医科大学出版社，2008

7. 谢忠主译. 皮肤外科手册. 北京：中国医药出版社，2007

8. Kligman AM. Early destructive effects of sunlight on human skin. JAMA, 1969；210：2377-2380.

9. Seite S, Colige A, Piquemal-Vivenot P, et al. A full-UV spectrum absorbing daily use cream protects human skin against biological changes occurring in photoaging. Photodermatol Photoimmunol Photomed, 2000；16：147-155.

10. Phillips TJ, Bhawan J, Yaar M, et al. Effect of daily versus intermittent sunscreen application on solar simulated UV radiation-induced skin response in humans. J Am Acad Dermatol, 2000；43：610-618.

11. Rigel DS, Chen T, Appa Y. Sunscreens and UV protection [abstr], American Academy of Dermatology Annual Meeting. Washington DC, March, 2001；2-7.

12. Roelandts R. Shedding light on sunscreens. Clin Exp Dermatol, 1998；23：147-157.

13. Darvay A, White IR, Rycroft RJG, et al. Photoallergic contact dermatitis is uncommon. Br J Dermatol, 2001；145：597-601.

14. Stege H, Budde MA, Grether-Beck S, et al. Evaluation of the capacity of sunscreens to photoprotect lupus erythematosus patients by employing the photoprovocation test. Photodermatol Photoimmunol Photomed, 2000；16：256-260.

15. Moyal D, Binet O, Richard A, et al. Prevention of polymorphous light eruption by a new sunscreen：need for a high UVA protecting factor. J Eur Acad Dermatol Venereol, 1999；12（suppl 2）：317.

16. Sakuta T, Kanayama T. Marked improvement induced in photoaged skin of hairless mouse by ER36009, a novel RAR gamma-specific retinoid, but not by ER35794, an RXR-selective agonist. Int J Dermatol, 2006；45：1288-1295.

17. Sendagorta E, Lesiewicz J, Armstrong RB. Topical isotretinoin for photodamaged skin. J Am Acad Dermatol, 1992；27：15-18.

18. Philipps TJ. Efficacy of 0.1% tazarotene cream for the treatment of photodamage：a 12-month multicenter, randomized trial. Arch Dermatol, 2002；138：1486-1493.

19. Saurat JH. Topical retinaldehyde on human skin：biological effects and tolerance. J Invest Dermatol, 1994；103：770-774.

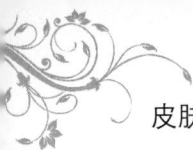

20. Berneburg M, Plettenberg H, Krutmann J. Photoaging of human skin. Photodermatol Photoimmunol Photomed, 2000; 16: 239-244.

21. Van Scott EJ, Ditre CM, Yu RJ. Alpha-hydroxyacids in the treatment of signs of photoaging. Clin Dermatol, 1996; 14: 217-226.

22. Pinnell DR. Cutaneous photodamage, oxidative stress, and topical antioxidant protection. J Am Acad Dermatol, 2003; 48: 1-19; quiz 20-22.

23. Nelson BR, Majumudr G, Griffiths CEM et al. Clinical improvement following dermabrasion of photoaged skin correlates with synthesis of collagen I. Arch Dermatol, 1994; 130: 1136-1142.

24. Smith WP. Epidermal and dermal effects of topical lactic acid. J Am Acad Dermatol, 1996; 35: 388-391.

25. Griffin TD, Murphy GF, Sueki H, et al. Increased factor XIIIa transglutaminase expression in dermal dendrocytes after treatment with alpha-hydroxy acids; potential physiologic significance. J Am Acad Dermal, 1996; 34: 196-203.

26. Lask G, Keller G, Lowe N, et al. Laser skin resurfacing with the Silk Touch Flashscanner for facial rhytids. Dermatol Surg, 1995; 21: 1021-1024.

27. Lowe NJ, Lask G, Griffin ME, et al. Skin resurfacing with the ultrapulse carbon dioxide laser: observations on 100 patients. Dermatol Surg, 1995; 21: 1025-1029.

28. Goodman GJ. Facial resurfacing using a high-energy short pulse carbon dioxide laser. Aust J Dermatol, 1996; 37: 125-132.

29. Fitzpatrick R, Goldman MP, Satur NM, et al. Pulsed carbon dioxide laser resurfacing of photoaged facial skin. Arch Dermatol, 1996; 132: 395-402.

30. David LM, Sarne A, Unge WP. Rapid laser scanning for facial resurfacing. Dermatol Surg, 1995; 21: 1031.

31. Kye YC. Resurfacing of pitted facial scars with a pulsed Er: YAG laser. Dermatol Surg, 1997; 23: 880.

32. Teikemeir G, Goldberg DJ. Skin resurfacing with erbium: YAG laser. Dermatol Surg, 1997; 23: 685.

33. Perez MI, Bank DE, Silvers D. Skin resurfacing of the face with the erbium: YAG laser. Dermatol Surg, 1998; 24: 653.

34. Bass LS. Erbium: YAG laser skin resurfacing: preliminary clinical evaluation. Ann Plast Surg, 1998; 40, 328.

35. Robert Baran and Howard I Maibach (eds.). Textbook of cosmetic dermatology. Third edition, London, Taylor & Francis, 2005.

36. Lowe NJ, Lask G, Griffin ME. Laser skin resurfacing: pre-and posttreatment guildines. Dermatol Surg, 1995; 21: 1017-1019.

37. Nanni CA, Alster TS. Complications of carbon dioxide laser resurfacing: an evaluation of 500 patients. Dermatol Surg, 1998; 24: 315-320.

38. Kilmer SL. Laser resurfacing comlplications. Aesthetic Restorative Surg, 1997; 5: 41-45.

39. Khatri KA, Ross V, Grevelink JM, et al. Comparison of erbium: YAG and carbon dioxide lasers in resurfacing of facial rhytides. Arch Dermatol, 1999; 35: 391-397.

40. Khatri KA. Ablation of cutaneous lesions using an erbium: YAG laser. J Cosmet Laser Ther, 2003; 5: 150-153.

41. Goldberg DJ. Lasers for facial rejuvenation. Am J Clin Dermatol, 2003; 4: 225-234.

42. Huzaira M, Anderson RR, Sink K, et al. Intradermal focusing of near-infrared optical pulse: A new approach for non-ablative laser therapy. Lasers Surg Med, 2003; 32 (Suppl 15): 17-38.

43. Manstein D, Herron GS, Sink Rk, et al. Fractional photothermolysis: A new concept for cutaneous re-

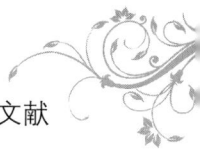

modeling using microscopic pattern of thermal injury. Lasers Surg Med, 2004; 34: 426-438.

44. Khan MH, Sink RK, Manstein D, et al. Intradermally focused infrared laser pulses: Thermal effects at defined tissue depths. Lasers Surg Med, 2005; 36: 270-280.

45. Schroeter CA, Neumann HA. An intense light source. The photoderm VL-flashlamp as a new treatment possibility for vascular skin lesions. Dermatol Surg, 1998; 24: 743-748.

46. Angermeier MC. Treatment of facial vascular lesions with intense pulsed light. J Cut Laser Ther, 1999; 1: 95-100.

47. Bjerring P, Christiansen K. Intense pulsed light source for treatment of small melanocytic naevi and solar lentigines. J Cut Laser Ther, 2000; 2: 177-181.

48. Goldberg DJ, Cutler KB. Nonablative treatment of rhytids with intense pulsed light. Lasers Surg Med, 2000; 26: 196-200.

49. Goldberg DJ. New collagen formation after dermal treatment remodelling with an intense pulsed light source. J Cut Laser Ther, 2000; 2: 59-61.

50. Bitter PH. Noninvasive rejuvenationg of photodamaged skin using serial full face intense pulsed light treatments. Dermatol Surg, 2000; 26: 835-843.

51. Sadick NS, Weiss R. Intense pulsed-light photorejuvenation. Semin Cutan Med Surg, 2002; 21: 280-287.

52. Neigishi K, Tezuka Y, Kushikata N, et al. Photorejuvenation for Asian skin by intense pulsed light. Dermatol Surg, 2001; 27: 627-631.

53. Sadick NS, Weiss R, Kilmer S, et al. Photorejuvenation with intense pulsed light: results of a multi-center study. J Drugs Dermatol, 2004; 3: 41-49.

54. Weiss RA, Weiss MA, Beasley KL. Rejuvenation of photoaged skin: 5 years results with intense pulsed light of the face, neck, and chest. Dermatol Surg, 2002; 28: 1115-1119.

55. Goldman MP, Weiss RA, Weiss MA. Intense pulsed light as a nonablative approach to photoaging. Dermatol Surg, 2005; 31 (9 pt 2): 1179-1187.

56. Nouri K, Rivas MP, Bouzari N, et al. Nonablative lasers. J Cosmet Dermatol, 2006; 5: 107-114.

57. Hedelund L, Due E, Bjerring P, et al. Skin rejuvenation using intense pulsed light: a randomized controlled split-face trial with blinded response evaluation. Arch Dermatol, 2006; 142: 985-990.

58. Alam M, Dover JS, Arndt KA, et al. Energy Delivery Devices for Cutaneous Remodeling: Lasers, Lights, and Radio Waves. Arch Dermatol, 2003; 139: 1351-1360.

59. Bhatia AC, Dover JS, Arndt KA, et al. Patient Satisfaction and Reported Long-Term Therapeutic Efficacy Associated with 1,320nm Nd: YAG Laser Treatment of Acne Scarring and Photoaging. Dermatol Surg, 2006; 32: 346-352.

60. Nikolaou VA, Stratigos AJ, Dover JS. Nonablative skin rejuvenation. J Cosmetic Dermatol, 2005; 4: 301-307.

61. Goldberg DJ, Silapunt S. Histologic evaluation of a Q-switched Nd: YAG laser in the nonablative treatment of wrinkles. Dermtol Surg, 2001; 27: 744-746.

62. Ang P, Barlow RJ. Nonablative laser resurfacing: a systematic review of the literature. Clinl Expe Dermatol, 2002; 27: 630-635.

63. Tanzi EL, Williams CM, Alster TS. Treatment of facial rhytides with a nonablative 1450-nm diode laser: a controlled clinical and histologic study. Dermatol Surg, 2003; 29: 124-128.

64. Kopera D, Smolle J, Kaddu S, et al. Nonablative laser treatment of wrinkles: meeting the objective? Assessment by 25 dermatologists. B J Dermatol, 2004; 150: 936-939.

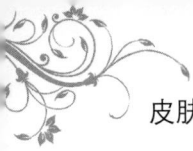

65. Goldberg DJ, Pogachefsky AS, Silapunt S. Non-ablative laser treatment of facial rhytides: a comparison of 1450-nm diode laser treatment with dynamic cooling as opposed to treatment with dynamic cooling alone. Lasers Surg Med, 2002; 30: 79-81.

66. Geronemus RG. Fractional photothermalysis: Current and future applications. Lasers Surg Med, 2006; 38: 169-176.

67. Alster TS, Tanzi EL, Lazarus M. The use of fractional laser photothermolysis for the treatment of atrophic scars. Dermatol Surg, 2007; 33: 295-299.

68. Hasegawa T, Matsukura T, Mizuno Y, et al. Clinical trial of a laser device called fractional photothermolysis system for acne scars. J Dermatol, 2006; 33: 623-627.

69. Wanner M, Tanzi EL, Alster TS. Fractional photothermolysis: treatment of facial and nonfacial cutaneous photodamage with a 1,550-nm erbium-doped fiber laser. Dermatol Surg, 2007; 33: 23-28.

70. Rokhsar CK, Fitzpatrick RE. The treatment of melasma with fractional photothermolysis: a pilot study. Dermatol Surg, 2005; 31: 1645-1650.

71. Tannous ZS, Astner S. Utilizing fractional resurfacing in the treatment of therapy-resistant melasma. J Cosmet Laser Ther, 2005; 7: 39-43.

72. Hasegawa T, Matsukura T, Mizuno Y, et al. Clinical trial of a laser device called fractional photothermolysis system for acne scars. J Dermatol, 2006; 33: 623-627.

73. Fisher GH, Geronemus RG. Short-term side effects of fractional photothermolysis. Dermatol Surg, 2005; 31 (9 pt 2): 1245-1249.

74. Narins DJ, Narins RS. Non-surgical radiofrequency facelift. J Drugs Dermatol, 2003; 2: 495-500.

75. Abraham MT, Chiang SK, Keller GS, et al. Clinical evaluation of non-ablative radiofrequency facial. J Cosmet Laser Ther, 2004; 6: 136-144.

76. Nahm WK, Su TT, Rotunda AM, et al. Objective changes in brow position, superior palpebral crease, peak angle of the eyebrow, and jowl surface area after volumetric radiofrequency treatments to half of the face. Dermatol Surg, 2004; 30: 922-928.

77. Kushikata N, Negishi K, Yukiko T, et al. Non-ablative shin tightening with radiofrequency in Asian shin. Lasers Surg Med, 2005; 36: 92-97.

78. Weiss RA, Weiss MA, Munavalli G, et al. Monopolar radiofrequency facial tightening: a retrospective analysis of efficacy and safety in over 600 treatments. J Drugs Dermatol, 2006; 5: 707-712.

79. Sadick NS, Alexiades-Armenakas M, Bitter P, et al. Enhanced full-face skin rejuvenation using synchronous intense pulsed optical and conducted bipolar radiofrequency energy (ELOS): introducing selective radiophotothermolysis. J Drugs Dermatol, 2005; 4: 181-186.

80. Weiss RA, McDaniel DH, Geronemus RG, et al. Clinical trial of a novel non-thermal LED array for reversal of photoaging: clinical, histologic and surface profilometric results. Lasers Surg Med, 2005; 36: 85-91.

81. Bogle MA, Arndt KA, Dover JS. Evaluation of Plasma Skin Regeneration Technology in Low-Energy Full-Facial Rejuvenation. Arch Dermatol, 2007; 143: 168.

82. Ee HL, Barlow RJ. Lasers, lights and related technologies: a review of recent journal Highlights. Clin Exp Dermatol, 2006; 32: 135-137.

83. Trelles MA. Phototherapy in anti-aging and its photobiologic basics: a new approach to skin rejuvenation. J Cosmetic Dermatol, 2006; 5: 87-91.

84. Potter MJ, Harrison R, Ramsden A, et al. Facial Acne and Fine Lines: Transforming Patient Outcomes With Plasma Skin Regeneration. Ann Plast Surg, 2007; 58: 608-613.

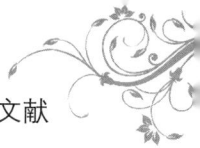

85. Dierickx CC, Anderson RR. Visible light treatment of photoaging. Dermatol Ther, 2005; 18: 191-208.

86. Chan HH, Alam M, Kono T, et al. Clinical Application of Lasers in Asians. Dermatol Surg, 2002; 28: 556-563.

87. Kronemyer B. PSR technology creates unique surface microenvironment for skin regeneration. Aesthetic Buyers Guide, 2005.

88. Peacock EE, Madden JW, Trier WC1 Biologic basis for theereatment of keloids and hypertrophic scars [J] 1 outh Med J, 1970; 63 (5): 755-763.

89. Niessen FB, Spauwen PHM, Schalkwijk J, et al 1 On the nature of hypertrophic scars and keloids: a review [J]. Plast Reconstr Surg, 1999; 104 (5): 1435-1458.

90. English RS, Shenefelt PD. Keloid and hypertrophic scars[J]. Dennatol Surg, 1999; 25 (8): 631-638.

91. Dockery GL. Hypertrophic and keloid scars [J]. J Am Podiatr Med Assoc, 1995; 85 (1): 57-60.

92. Lee Y, Minn KW, Baek RM, et al. A new surgical treatment ofkeloid: keloid core excision. Ann Plast Surg, 2001; 46: 135-140.

93. Liew SH, Murison M, Dickson WA. Prophylactic treatment of deepdermal burn scar to prevent hypertrophic scarring using the pulsed dyelaser. a preliminary study Ann Plast Surg, 2002; 49 (5): 472-475.

94. Raphael C Lee, Howard Doong, Aileen F, et al. The response of burn scars to intralesionsal verapamil. Arch Surg, 1994; 129: 107-111.

95. Lawrence WT. Treatment of earlobe keloids with surgery plus adjuvantintralesional verapamil and pressure earrings. Ann Plast Surg, 1996; 37: 167-169.

96. Zaal LH, Mooi WJ, Sillevis-Smitt JH, et al. Classification of congenital melanocytic naevi and malignant transformation: a review of the literature [J]. Br J Plast Surg, 2004; 57 (8): 707-719.

97. Coleman WP 3rd, Hanke CW, Orentreich N, et al. A history of dermatologic surgery in the United States. J Dermatol Surg, 2000; 26 (1): 5211.

98. Brodland DG, Amonette R, Hanke CW, et al. The history and evolution of Mohs micrographic surgery. Dermatol Surg, 2000; 26 (4): 303-307.

99. Daniel E. Zelac, Neil Swanson, Michael Simpson, et al. The History of Dermatologic Surgical Reconstruction. Dermatol Surg, 2000; 26 (11): 983-990.

100. alter P. Unger. The history of hair transplantation. Dermatol Surg, 2000; 26 (3): 181-189.

101. Calatayud J, Gonzalez A. History of the development and evolution of local anesthesia since the coca leaf. Anesthesiology, 2003; 98: 1503-1508.

102. Wildsmith JA, Strichardtz GR. Local anaesthetic drugs-an historical perspective. Br J Anaesth, 1984; 56: 937-939.

103. Clark LE, Mellette JR. The use of hyaluronidase as an adjunct to surgical procedures. Dermatol Surg, 1994; 20: 842-844.

104. Eaglstein NF. Chemical injury to the eye from EMLA cream during erbium laser resurfacing. Dermatol Surg, 1999; 25: 591.

105. Randle HW, Salassa JR, Roenigk RK. Know your anatomy. Local anesthesia for cutaneous lesions of the head and neck-practical applications of peripheral nerve blocks. J Dermatol Surg Oncol, 1992; 18: 231-235.

106. Eaton JS, Grekin RC. Regional anesthesia of the face. Dermatol Surg, 2001; 27: 1006-1009.

107. Grekin RC, Auletta MJ. Local anesthesia in dermatologic surgery. J Am Acad Dermatol, 1988; 19: 599-614.

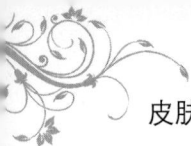

108. Denkler K. A comprehensive review of epinephrine in the finger：to do or not to do. Plast Reconstr Surg，2001；108：114-124.

109. Lawrence C. Drug management in skin surgery. Drugs，1996；52：805-817.

110. Dire DJ, Hogan DE. Double-blinded comparison of diphenhydramine vs lidocaine as a local anesthetic. Ann Emerg Med，1993；22：1419-1422.

111. 姜丽亚，杨秀莉，任秋实，等. 长脉宽与 Q 开关 1 064nm Nd：YAG 激光对皮肤作用的比较. 临床皮肤科杂志，2007；36（3）：137-140.

112. 刘伟平，黄红斌，林仕相，等. 基于 LED 的多波长皮肤美容光疗系统. 激光杂志，2005；26：94-95.

113. 付小兵，程飚. 病理性瘢痕治疗现状与展望. 中华整形外科杂志，2006；22（2）：146-148.

114. 宋宁静，曾学思，李阿梅，等. 发育不良性痣 11 例临床病理学分析［J］. 中华皮肤科杂志，2006；39（2）：92-94.

115. 柴燕杰，李红宾. 1366 例色素痣样皮损病理结果分析［J］. 皮肤病与性病，2006；28（3）：9.

116. 邓军，程良金，陈其富，等. Q 开关翠绿宝石激光和 Q 开关 Nd：YAG 激光治疗太田痣疗效比较［J］. 中华皮肤科杂志，2000；33（6）：430.

117. 李航. 皮肤外科的概念、范畴和相关理念. 中国美容医学，2008；17（8）：1220-1222.

118. 李航. 皮肤外科的历史沿革与发展现状. 中国美容医学，2008；17（9）：1352-1355.

119. 李航、杨淑霞、王波. Mohs 显微外科手术 75 例分析. 中华皮肤科杂志，2007；40（3）：323-324.

120. 杨希鏸. 中国皮肤外科学的创始人之一——石光海教授. 皮肤科时讯，2005；13（6）：33.

121. 王明慧. 中国皮肤外科学的创始人系列之二——王高嵩教授. 皮肤科时讯，2005；15（9）：29.

122. 毛玲蛾，叶雯，张传钧. 加温负压吸疱自体表皮移植法治疗白癜风 27 例疗效观察. 中华皮肤科杂志，1995；28：259-260.

123. 傅雯雯，章强强，徐昱. 负压吸疱自体表皮移植治疗非平整部位白癜风. 临床皮肤科杂志，1998；27：167-169.